“十三五”国家重点出版物出版规划项目

མཁས་དབང་ཁྲོ་རུ་ཚེ་རྣམ་མཆོག་གི་གསུང་འབུམ། པོད་གཉིས་པ།

༄། །བདུད་རྩི་སྙིང་པོ་ཡན་ལག་བརྒྱད་པ་གསང་བ་མན་ངག་རྒྱུད་ཀྱི་འགྲེལ་ཆེན་དྲང་སྲོང་དགྱེས་པའི་ཞལ་ལུང་ལས་རྩ་རྒྱུད་དང་བཤད་རྒྱུད་ཀྱི་ལེའུ་དང་པོ་ནས་བཅོ་ལྔ་བར་གྱི་འགྲེལ་པ་བཞུགས་སོ། །

གཙོ་སྒྲིག་པ། བསོད་ནམས་འཚེ་མེད།
གཙོ་སྒྲིག་གཞོན་པ། གཡང་མེར།

བོད་ལྗོངས་མི་དམངས་དཔེ་སྐྲུན་ཁང་།

民族文字出版专项资金资助项目

图书在版编目(CIP)数据

四部医典大详解. 1:藏文/索朗其美主编. 一拉萨:西藏人民出版社， 2019.8 （2023.8 重印）
（措如 · 次朗大师文集）
ISBN 978 －7 －223 －06222 －0

Ⅰ. ①四… Ⅱ. ①索… Ⅲ. ①藏医一古籍一藏语 Ⅳ. ①R291.4

中国版本图书馆 CIP 数据核字(2019)第 055618 号

措如 · 次朗大师文集　第二卷

四部医典大详解　1

策　　划	刚　　组
主　　编	索朗其美
副 主 编	央　　美
责任编辑	巴桑旺庆
封面设计	格桑罗布
责任印制	扎西桑珠
出版发行	西藏人民出版社(拉萨市林廓北路 20 号)
印　　刷	拉萨市明鑫印刷有限公司
开　　本	787 ×960　1/16
印　　张	24.625
字　　数	280 千
版　　次	2019 年 8 月第 1 版
印　　次	2023 年 8 月第 2 次印刷
印　　数	2,001 －4,000
书　　号	ISBN978 －7 －223 －06222 －0
定　　价	68.00 元

སྔོན་འགྲོའི་གཏམ།

ཇི་སྐད་དུ། སྔོན་གྱི་རྒྱལ་པོ་གྲགས་པའི་གཟུགས། །ངག་གི་རང་བཞིན་མི་ཤོང་ཐོབ། །དེ་དག་ཉེར་བར་མི་གནས་ཀྱང་། །རང་ཉིད་ཉམས་པ་མེད་ལ་ལྟོས། །ཞེས་གསུངས་པ་ལྟར། དམ་པ་ཉིད་སྐུ་ཞི་བར་གཤེགས་ཟིན་ཀྱང་ཁོང་གིས་ང་ཚོས་རྗེས་རབས་པ་རྣམས་ལ་ཐུན་མོང་མ་ཡིན་པའི་ཁྱད་ཆོས་དུ་མས་སྤྲུག་ཅིང་འཛམ་གླིང་རིག་གནས་བང་མཛོད་ནང་གི་རྒྱན་ལྟ་བུར་རིན་ཐང་གསུང་རྩོམ་མང་དག་ཅིག་བཞག་ཡོད་པས་དེ་དག་མི་ཉམས་གོང་སྤེལ་དང་ཉམས་པ་སོར་ཆུད་ཡོང་ཆེད་དུ་མི་ལོ་བཅུ་ཕྲག་ལྷག་ཙམ་རིང་དུ་རང་གི་མིག་གི་མཐོང་ནུས་ཉམས་ཞན་དུ་སོང་བ་དང་། ཁྲག་ཤེད་མཐོ་བས་རྒྱུན་དུ་མགོ་ན་བ་སོགས་ཀྱི་དཀའ་ངལ་འཕྲད་ཀྱང་ངལ་བ་ཁྱད་བསད་ཀྱིས་མ་བསྐྱུལ་དང་བླངས་ངང་བསྡུ་སྒྲིག་དང་སྒྲིག་སྐྲད་ནང་དུ་འཇུག་པ། སྒྲ་ཐག་གི་ནང་དོན་རྣམས་ཡི་གེར་འགོད་པ་བཅས་བྱས་ཏེ། ཐོག་མར་རང་གིས་འགྲོ་གྲོན་སྒོར་ཁྲི་ཉི་ཤུ་ཙམ་བཏང་ནས་དཔེ་རིང་རྣམ་པའི་ཐོག་ནས་ཚར་ལྔ་བཅུ་ནང་ཁུལ་དཔྱད་གཞིར་བོད་ཡོངས་ཀྱི་དཔེ་མཛོད་ཁང་དང་སློབ་ཁང་། དགོན་སྡེ་ཁ་ཤས་བཅས་སུ་རིན་མེད་དུ་ཕུལ་བ་ཡིན། འོན་ཀྱང་དེས་རིག་པ་གང་དེར་བརྩོན་པའི་རྒྱ་ཆེའི་སློབ་པ་པོའི་ཐུགས་འདུན་ཡོངས་སུ་སྐོང་ཐབས་མེད་པས་ལོ་ཤས་སྔོན་དུ་བོད་ལྗོངས་མི་དམངས་དཔེ་སྐྲུན་ཁང་ལ་དེབ་གཟུགས་ཅན་གྱི་དཔེ་དེབ་ཐོག་ནས་རྒྱལ་ཡོངས་སུ་དཔེ་སྐྲུན་འགྲེམས་སྤེལ་ཐུབ་པའི་རེ་ཞུ་བྱས་རུང་། གཅིག་ནས་གསུང་འབུམ་གྱི་གྲངས་འབོར་མང་བས་དཔེ་སྐྲུན་འགྲོ་སོང་ཆེ་བ་དང་། གཉིས་ནས་སྒྲ་གཞུང་སོགས་ཞུ་དག

བྱེད་པའི་ལས་ཀ་རྒྱ་ཆེ་བས་ད་བར་ནར་འགྱངས་སུ་ལུས། ད་ལམ་བོད་ལྗོངས་མི་དམངས་དཔེ་སྐྲུན་ཁང་གིས་གོང་རིམ་ལ་སྙན་ཞུ་འབུལ་ལམ་དུ་རྒྱལ་ཁབ་གསར་འགྱུར་དཔེ་སྐྲུན་སྤྱི་ཁྱབ་སྤྱའུ་དང་ལྗོངས་གསར་འགྱུར་དཔེ་སྐྲུན་ཚུད་ཀྱི་ཐུགས་ཁུར་ཐབ་བཞེས་འོག་རྒྱལ་ཁབ་ཀྱི་ལོ་ལྔ་ཚན་བཅུ་གསུམ་པའི་དཔེ་སྐྲུན་འཆར་འགོད་ནང་དུ་ཚུད་པ་མ་ཟད། གྲངས་ཉུང་མི་རིགས་ཡི་གེའི་དཔེ་སྐྲུན་མ་དངུལ་གྱི་རྒྱབ་སྐྱོར་རྣམ་གྲངས་ཐོབ་པས་དཔེ་སྐྲུན་གྱི་བྱ་བ་ལམ་ལྷོངས་ཡོང་རྒྱུར་ཟླ་བའི་ནྭ་བར་འབྲུག་སྐད་ཐོས་པ་ལྟ་བུའི་རྒྱུ་རུ་འགྱུར།

ད་ལམ་དཔེ་སྐྲུན་ཐུབ་པའི་དམ་པ་ཁོང་གི་གསུང་འབུམ་འདི་དག་ནི་དེ་སྔོན་དངོས་སུ་པར་སྐྲུན་ཟིན་པ་དང་མ་ཟིན་པ། གསུང་ཐོར་བུར་ལུས་པ་དང་། ཕྱག་བྲིས་ཕྱག་བསྟར་མའི་དཔེ་མཚོན་ཁ་ཤས་བཅས་ལས་གྲུབ་ཅིང་། ནང་དོན་ལ་གསོ་བ་རིག་པ་དང་། སྒྲ་རིག་པ། ནང་དོན་རིག་པ། སྐར་རྩིས། སྙན་ངག ལོ་རྒྱུས་སོགས་ཁྱོན་པོད་བཅོ་བརྒྱད་ཡོད། དེ་ཡང་པོད་དང་པོ་མཁན་ཆེན་ཁྲི་རུ་ཚེ་རྣམ་མཆོག་གི་རྣམ་ཐར་བོད་རྒྱ་དབྱིན་གསུམ་པར་རིས་ཅན་དང་། པོད་གཉིས་པ་ནས་བདུན་པ་བར་དཔལ་ལྡན་རྒྱུད་བཞིའི་འགྲེལ་པ། པོད་བརྒྱད་པར་ལུས་ཀྱི་གནས་ལུགས་དང་སྨན་རྫས་སོགས་ཀྱི་དཔེ་རིས་ཆོན་ཁྲ་ཅན། པོད་དགུ་པ་དང་བཅུ་པ་དབྱངས་ཅན་སྒྲ་མདོའི་འགྲེལ་པ། པོད་བཅུ་གཅིག་པ་དང་། བཅུ་གཉིས་པ། བཅུ་གསུམ་པ་ཙནྡྲ་པའི་འགྲེལ་པ། པོད་བཅུ་བཞི་པ་སྙིང་མ་བའི་གྲུབ་མཐའ་སྤྱི་བཤད། པོད་བཅོ་ལྔ་པ་བཀའ་བརྒྱུད་པའི་གྲུབ་མཐའ་སྤྱི་བཤད། པོད་བཅུ་དྲུག་པ་དངུལ་ཆུ་བཙོ་བཀྲུ་སོགས་ཀྱི་སྦྱོར་ཐབས། པོད་བཅུ་བདུན་པ་རྒྱུད་བླ་མའི་འགྲེལ་པ། པོད་བཅོ་བརྒྱད་པ་གསུང་ཐོར་བུ་ཕྱོགས་བསྒྲིགས་བཅས་ཡིན།

སྐྱིར་མཁས་དབང་ཁོང་གིས་བརྩམས་གནང་བའི་གཞུང་ལ་ཁྱད་ཆོས་མང་དུ་

ཡོད་པ་ནི་སློས་མ་དགོས་ཀྱང་། འདིར་རགས་ཙམ་ཞུས་ན་དམིགས་བསལ་གྱི་ཁྱད་ཆོས་འདི་ལྟར་ལྡན་པ་སྟེ།

༡ རྫོང་ཁྲེད་ཀྱི་ཚིག་སྦྱོར་བདེ་ཞིང་བློ་རིག་མཐོ་དམན་ཀུན་གྱིས་རང་དགོས་ལྟར་གོ་བདེ་བ་དང་།

༢ བརྗོད་དོན་རྒྱ་ཆེ་ཞིང་གཏིང་ཟབ་ལ། དམིགས་ས་དམིགས་ཡུལ་ཁ་གསལ་ཞིང་ནང་དོན་རྒྱ་ཆེ་བ།

༣ རྩོམ་གྱི་གྲངས་དང་འབོར་ཚད་ལ་དམིགས་ནས་བརྩམས་གནང་བ་མ་ཡིན་པར་ཕྲུས་ཚད་ག་ཚོགས་སུ་བཟུང་བའི་དབང་གིས་མཁས་པའི་གདེངས་ཡོད་པའི་རྩོམ་ཡིག་འབའ་ཞིག་ཡིན་པ།

༤ རང་སེམས་ཀྱིས་བཞག་པའི་ནོར་ལ་མི་གཅེས་མཁན་གྱི་སྐྱེ་བོ་བླུན་པོ་དེ་རིགས་ཀྱི་མཚང་བརྗོལ་ཞིང་རང་གི་ནོར་བུའི་གཟི་འོད་ཕྱོགས་བཙུར་ཁྱབ་པར་བྱས་ཡོད་པ།

༥ སོ་རྒྱུས་གང་ཡང་བཀའ་བསྟན་གཞུང་བཞིན་ཆེད་དུ་འཛིན་ས་དཔེན་ན་ཡང་གང་གི་དགོས་པ་བཞིན་རང་རེའི་སེམས་པོའི་གསོ་རིག་སོ་རྒྱུས་སོགས་ཀྱི་ཐད་ལ་རང་གི་ལྟ་བ་གསལ་བཏོན་གནང་ཡོད་པ་མ་ཟད་དེ་དག་ནི་ལེགས་བཤད་གདམས་ངག་ཅིག་ཡིན་པའོ། །

གཞན་ཡང་ངས་མཚམས་འདིར་ངེས་པ་དོན་གྱི་པཎྜི་ཏ་མཁན་ཆེན་ཁྲི་རུ་ཚེ་རྣམ་མཆོག་གི་གསུང་འབུམ་དཔེ་སྐྲུན་གྱི་བྱ་བར་ཤུགས་ཆེའི་རྒྱབ་སྐྱོར་གནང་མཁན་བོད་ལྗོངས་མི་དམངས་དཔེ་སྐྲུན་ཁང་དང་ལྷག་དོན་དུ་ཀན་ཀང་བཙུགས་ལགས་དང་པ་སངས་དབང་ཆེན་ལགས་སོགས་ལ་བཀའ་དྲིན་བླ་མེད་ཆེ་ཞུ་རྒྱུ་དང་། དེ་བཞིན་ཐེངས་འདིར་གསུང་འབུམ་ཕྱོགས་བསྒྲིགས་ཀྱི་ལས་ཀའི་ནང་ཞུ་དག་སོགས་ཀྱི་བྱ་བ

དང་། རྣམ་ཐར་རྒྱ་ཡིག་དང་དབྱིན་ཡིག་ལ་བསྒྱུར་མཁན། སྤྱོངས་སྨན་རྩིས་ཁང་གི་རྒན་ཡུམ་པ་ལགས། གླིང་དཔོན་པདྨ་སྐལ་བཟང་ལགས། དཔལ་བརྩེགས་བོད་ཡིག་དཔེ་རྙིང་ཁང་གི་རྒན་ཐུབ་བསྟན་ཉི་མ་ལགས། ཚེ་རིང་ཆོས་རྒྱལ་ལགས། མཁན་བསོད་དགེ་ལགས། ནང་ཆེན་བཀྲ་ཤིས་ལགས། བོད་སྤྱོངས་བརྟན་འཕྲིན་ལས་ཁུངས་ཀྱི་ཕུར་སྒྲོན་ལགས། དབང་ཕྱུག་རྡོ་རྗེ། སྐལ་དབྱངས། ཏ་མགྲིན་ཚེ་བསྟན། གླིང་སྨན་གཡུང་དྲུང་བཀྲ་ཤིས། སྐལ་བཟང་རྒྱ་མཚོ། རིག་འཛིན། ཚེ་དབྱངས། ཟླ་བ་ཕུན་ཚོགས། བསོད་ནམས་ཚེ་རིང་། འཇིགས་མེད། དགེ་འདུན་རྒྱ་མཚོ། བཀྲ་ཤིས་ནོར་བུ། རྡོ་རྗེ་ཚེ་འཕེལ། གཙོ་ཚེ་བསྟན་རྡོ་རྗེ། བཀྲ་ཤིས་མཚོ་མོ། ལེགས་སྐྱེས་མ། པདྨ། འོད་མཛེས། རིག་འཛིན་སྒྲོལ་མ་སོགས་དངོས་ཤུགས་གང་ཐད་ནས་བྱ་བ་འདིར་རྒྱབ་སྐྱོར་གནང་མཁན་རྣམ་པར་སྙིང་ཐག་པ་ནས་བཀའ་དྲིན་ཆེ་ཞུ་རྒྱུ་ཡིན།

སྤྱིར་དམ་པ་ཁོང་ལ་བུ་སློབ་ནི་མདོ་དབུས་ཁམས་གསུམ་ལ་ནམ་མཁའི་སྐར་ཚོགས་བཞིན་ཤིན་ཏུ་མང་པོ་ཡོད། ཡིན་ནའང་ཇི་སྐད་དུ། དམ་པ་རྣམས་དང་ཕལ་པ་ལ། །བྱས་པ་མཉམ་ཡང་དྲིན་མི་འདྲ། །ཞིང་ལ་ས་བོན་ཁྱད་མེད་ཀྱང་། །ལོ་ཏོག་ཁྱད་པར་དཔག་ཏུ་མེད། །ཅེས་འཇིག་རྟེན་གྱི་ཆོས་ཉིད་ལྟར་སློབ་མ་ཕལ་ཆེ་བ་ནི་རང་ཉིད་ཀྱི་འཚོ་ཐབས་དང་དབང་གྲགས་ཀྱི་འབྲུག་སྒྲ་སྒྲོག་པ་སོགས་ལ་འབད་དང་འབད་བཞིན་པ་ལས་དམ་པར་རྗེས་དྲན་དང་ལྷག་དོན་ལས་ཀ་འདི་རིགས་ཐད་གོ་མེད་ཚོར་མེད་ཀྱི་ཧིང་ངེ་འཛིན་ལ་ཞུགས་པ་ལས་རྒྱབ་སྐྱོར་དང་དྲན་སྐུལ་མཐོང་ཆེན་སོགས་གནང་མཁན་ཅུང་ཟད་ཙམ་དུ་མཐོང་། འོན་ཀྱང་ད་རེས་གསུང་འབུམ་དཔེ་སྐྲུན་བྱས་པ་འདིས་སྔད་རང་རེ་རྗེས་འབྲངས་སློབ་མ་ཚོས་སུ་མཐུད་བཤེས་གཉེན་ཁོང་གི་བཀའ་སློབ་དང་། ཐུགས་འདུན། ལྟ་བ། དགོངས་དོན་བཅས་ཚུལ་བཞིན་གོ་བ་

བླངས་ཏེ་ལག་ལེན་དངོས་ཀྱི་ནང་རྒྱུན་འཕྱོངས་འབད་འབུངས་བྱེད་དགོས་པའི་སློབ་སྟོན་གྱི་དྲན་སྐུལ་བཟང་པོ་ཞིག་ཀྱང་ཡོང་བར་སྨོས་མེད་རེད།

མཇུག་ཏུ་གསལ་ཞུ་བྱ་རྒྱུར། མཁན་ཆེན་དམ་པའི་གསུང་འབུམ་འདིར་སྤྱིར་ན་འདྲ་མིན་རྒྱ་ཆེ་ཞིང་། འཐོར་ཚད་མང་བ། ནང་དོན་ཟབ་གྲངས་མང་བ། ཁྱད་པར་དུ་སྨྲ་རིག་པའི་སྐོར་སྤྱི་དང་སྒོས་སུ་ཚཱནྡྲ་པར་གཅིག་ན་ཞུ་དག་མཁྱེན་མཁན་དང་གཏིང་ཟབ་མོ་མཁྱེན་མཁན་ཉུང་བ། གཉིས་སུ་ཡི་གེ་བརྩེགས་མ་ཤིན་ཏུ་མང་བས་གློག་ཀླད་ནང་འཇུག་དཀའ་བ་སོགས་མདོར་ན་ཡི་གེ་མ་དག་པ་དང་ཆད་ལྷག་སོགས་ཡོད་སྲིད་པ་ནི་གདོན་མི་ཟ་བས་རྒྱ་ཆེའི་ཀློག་པ་པོས་དགོངས་བཞེས་དང་བསམ་འཆར་ལྷུག་སྤྲོལ་ཡོད་པ་ཞུ།

དགེའོ། །

བསོད་ནམས་འཆི་མེད་ནས།
པོད་ས་ཕག་ལོའི་ཟླ་ཚེས་དགེ་བའི་ཉིན་ལ་སྦྱར།

རྩོམ་པ་པོ་ངོ་སྤྲོད་མདོར་བསྡུས།

ངེས་པ་དོན་གྱི་པཎྜི་ཏ་ཁྲོ་རུ་ཚེ་རྣམ་རིན་པོ་ཆེ་མཆོག་ནི་ཁམས་སྨེ་དགེ་ཁྲོ་རུར་མེ་ཕོ་སྟག་སྟེ་སྤྱི་ལོ་༡༩༢༨བོད་ཟླ་༤པའི་ཚེས་༨ཉིན་ངོ་མཚར་བའི་ལྟས་དུ་མ་དང་བཅས་ཏེ་སྐུ་འཁྲུངས། མཚན་ལ་ཚེ་རིང་རྣམ་རྒྱལ་ཞེས་བཏགས། སྐུ་ཆུང་དུས་ནས་སི་ཏུ་པདྨ་དབང་མཆོག་རྒྱལ་པོ་ལ་གཙུག་ཕུད་ཕུལ་བ་དང་དེ་རྗེས་མཁས་དབང་དུ་མ་བསྟེན་ཏེ་རིག་པའི་གནས་ཁག་ལ་སྦྱངས་པ་ཧུར་གྱིས་བཞེས། དགུང་ལོ་ཉི་ཤུའི་སྐོར་ལ་ཀཿཐོག་མཁན་ཆེན་རྒྱལ་མཚན་འོད་ཟེར་གྱི་མདུན་ནས་བསྙེན་པར་རྫོགས་པ་དགེ་སློང་གི་སྡོམ་པ་བཞེས། མཚན་ཀརྨ་བསོད་ནམས་མཆོག་ལྡན་དུ་གསོལ། དེ་ལྟར་གསན་སྦྱངས་མཐར་ཕྱིན་ཏེ་མཁས་པ་ཆེན་པོར་འགྱུར་ནས་ཐོག་མར་ཀཿཐོག་དགོན་པའི་སློབ་དཔོན་དང་། རིག་གནས་མཁན་པོ་མཛད། ༡༩༥༨ལོར་དགུང་གྲངས་སོ་བཞི་བཞེས་སྐབས་རང་དགོན་ཁྲོ་རུ་དགོན་དུ་ཕྱིར་ཐེབས་ཀྱིས་མཁན་པོ་མཛད་ནས་ཁྲོ་རུ་མཁན་ཆེན་ཞེས་ཡོངས་སུ་གྲགས།

༡༩༧༣ལོའི་སྤྱི་རྗེས་སུ་སྤོ་བོ་དང་ལྷ་ས་སྤྱི་བདེ་སྨན་ཁང་དང་། སྨན་རྩིས་ཁང་། བོད་སྨན་སློབ་གྲྭ། དཔྱིན་རྗེ་སོགས་རྒྱལ་ཁབ་ཕྱི་ནང་གང་སར་ཐེབས་ནས་ཉམ་ཐག་ནད་པ་ཁྲི་མ་འབུམ་གྱི་སྲོག་བསྐྱབས་པ་དང་། བཅོས་དཀའ་བའི་ནད་རིགས་ཀྱི་གཉེན་པོ་ཁྲ་མན་མང་སྦྱོར་སོགས་གསར་བཟོ་གནང་། ལྷག་པར་དུ་མདོ་དབུས་ཁམས་གསུམ་ལ་ཕྱིན་ནས་དངུལ་ཆུ་བཟོ་བཀྲུ་ཆེན་མོ་དང་རིན་ཆེན་རིགས་སོགས་ཀྱི་སྨན་སྦྱོར་ལག་ལེན་ཇི་བཞིན་གནང་ནས་དངུལ་ཆུ་བཙོ་བཀྲུའི་ལག་ལེན་བསྐྱར་གསོ་མཛད།

༡༩༨༣ ལོའི་དགུན་དུས་སུ་བོད་ལྗོངས་སྨན་རྩིས་ཁང་གི་ཡོན་ཀྲང་བྱམས་པ་འཕྲིན་ལས་མཆོག་གི་རྒྱབ་སྐྱོར་ལྟར་སྨན་རྩིས་ཁང་གི་སྨན་པ་དང་། བོད་ལྗོངས་ཀྱི་ཚོགས་ཚན་རིག་ཁང་གི་ཞིབ་འཇུག་མི་སྣ། བོད་ལྗོངས་སློབ་ཆེན་གྱི་དགེ་རྒན་སོགས་ལ་ཀ་ཅན་དབྱངས་གསུམ་དང་སྡེབ་སྦྱོར་སོགས་དཔེ་མཚུད་མེད་པར་སློབ་ཁྲིད་མཛད་དེ་སློབ་མ་དུ་མ་གསོ་སྐྱོང་གནང་།

བོད་ལྗོངས་གསོ་རིག་སློབ་གླིང་དངོས་སུ་བཙུགས་རྗེས་སྔ་རྗེས་སུ་བོད་ལྗོངས་གསོ་རིག་སློབ་ཆེན་གྱི་ཡོན་ཀྲང་སྐུ་གཞོན་པ་དང་། ཡོན་ཀྲང་གི་འགན་བཞེས་ཏེ་སློབ་གྲྭ་ཡོངས་ཀྱི་སྲིད་འཛིན་བྱ་བ་བསྐྱངས་པ་དང་། སློབ་ཁྲིད་ནང་དོན་ཐད་ཁོང་སྐུ་ངོ་མས་བཀོད་སྒྲིག་གནང་ཞིང་། སློབ་དེབ་རྩོམ་སྒྲིག་དང་སློབ་ཁྲིད་ཐད་ཀྱང་འགོ་ཁྲིད་དེ་རྐང་འཛིན་གྱི་དགེ་རྒན་དཔུང་ཁག་གསོ་སྐྱོང་གནང་བ་མ་ཟད། ཞིང་ལྗོངས་ལྷོ་དང་ཤིན་ཅང་། ནང་སོག་གི་སློབ་མ་མང་པོ་གསོ་སྐྱོང་གནང་ནས་བོད་ཀྱི་གསོ་བ་རིག་པས་གཙོས་པའི་རིག་གནས་སྤྱི་ཕྱི་ཐག་ཀུན་ལ་མཛད་རྗེས་དཔག་ཏུ་མེད་པ་མཛད། གཞན་ཡང་སྔ་རྗེས་སུ་རྒྱལ་ཡོངས་སྲིད་གྲོས་ཀྱི་ཨུ་ཡོན་དང་། ཀྲུང་གོ་ནང་བསྟན་མཐུན་ཚོགས་ཀྱི་རྒྱུན་ལས་ལས་འཛིན། བོད་ལྗོངས་ནང་བསྟན་མཐུན་ཚོགས་ཀྱི་རྒྱུན་ལས་ཚོགས་གཙོ་སྐུ་གཞོན་སོགས་གནང་བ་དང་། སྐབས་དང་པོའི་གཡུ་ཐོག་གསེར་གྱི་བུམ་པའི་བྱ་དགའ་སོགས་པའི་གཟེངས་བསྟོད་དུ་མས་མངའ་གསོལ་ཐུབ་ཡོད།

མདོར་ན་ཁོང་གིས་བོད་ཀྱི་སྲོལ་རྒྱུན་རིག་གནས་མཐའ་དག་ཉམས་པ་སོར་ཆུད་དང་། མི་ཉམས་གོང་འཕེལ་གྱི་སྒོ་ནས་རང་རྒྱལ་གྱི་དཔལ་ཡོན་གཉིས་དར་རྒྱས་ཡོང་ཆེད་དང་། རྒྱུན་འཛིན་པ་མི་རབས་རྗེས་མ་གསོ་སྐྱོང་བྱ་རྒྱུ་སོགས་ཀྱི་ཐད་ལ་མཁྱེན་ནུས་ཡོད་རྒྱུ་འདོན་སྤེལ་གྱིས་རང་དཔེ་གཞན་སྟོན་གྱི་མཛད་པ་ལྷག་པོ་ཆེ་བསྐྱངས་ཤིང་། མཐར་སྤྱི་ལོ་༢༠༠༩ ལོའི་ཟླ་༡༠ ཚེས་༡༩ དང་བོད་རབ་བྱུང་༡༧ པའི་ཤིང་སྤྲེལ་ཟླ་དགུ་པའི་ཚེས་དྲུག་ཉིན་པེ་ཅིང་དུ་དགོངས་པ་གཞན་དོན་དུ་གཤེགས་སོ། །

༄༅། །རྒྱུད་བཞིའི་འགྲེལ་ཆེན་གྱི་ནང་དོན་གཙོ་བོ་དང་ཁྱད་ཆོས།

དེ་ཡང་དཔལ་ལྡན་གསོ་བ་རིག་པའི་རྒྱུད་བཞི་པོ་འདིར་དེ་སྔོན་མེས་པོ་རིམ་བྱོན་རྣམས་ཀྱིས་ཆ་ལག་གི་འགྲེལ་པ་ཐོར་བུ་མཛད་པ་དང་། ལྷག་པར་དུ་རབ་བྱུང་བདུན་པ་དང་བཅུ་གཅིག་པའི་ནང་བྱང་ཟུར་གཉིས་དང་སྡེ་སྲིད་རིན་པོ་ཆེས་སྔ་རྗེས་སུ་རྒྱུད་འདིར་ཚིག་དོན་གྱི་འགྲེལ་པ་མཛད་གནང་ཡོད། དེ་ནས་བཟུང་ལོ་ངོ་སུམ་བརྒྱ་ཡི་ནང་ཚུད་དུ་གཞུང་འདིར་འགྲེལ་པ་ཆ་ཚང་བ་ཞིག་མ་བྱུང་བས་དོན་གྱི་སྙིང་པོ་མི་ཉུང་བ་ཞིག་བསྒྲིལ་མི་ཐུབ་པ་དང་། དཀའ་གནད། གཙོ་གནད་ཁག་གཅིག་དཔྱད་པའི་གནས་སུ་ལུས་པར་བརྟེན་མཁན་རིན་པོ་ཆེ་ཉིད་ཀྱིས་ལོ་ངོ་དྲུག་ཅུ་ལྷག་ཙམ་རིང་གཞུང་ཆེན་འདིས་གཙོས་པའི་གསོ་རིག་གི་གཞུང་ལུགས་ཀུན་ལ་ཐོས་བསམ་དང་། རྒྱུད་འདི་དང་དེ་མིན་གཞུང་མང་པོར་ཞིབ་འཇུག་དཔྱད་བསྡུར་བྱས་པ་དང་། གྲངས་ལས་འདས་པའི་རྗེས་འཛིན་རྣམས་ལ་འཆད་ཁྲིད། རང་ཉིད་ཀྱི་ནད་ཐོག་དང་། སྨན་བཅོས་དངོས་ཀྱི་ཉམས་མྱོང་། ཐུན་མོང་མ་ཡིན་པའི་བོད་ཀྱི་བཅུ་ཕྲག་རིག་གནས་ཀུན་ལ་བྱང་ཆུབ་པའི་བློ་རྒྱ་བཅས་ལ་བརྟེན་ནས་ཐོག་མའི་མ་ཟིན་དང་མཆན་བུ་ཁག་ཕྱོགས་གཅིག་ཏུ་བསྡུས་ཏེ། དུས་རབས་འདིའི་བོད་སྨན་རིག་འཛིན་རྣམས་ཀྱི་སྐྱུལ་བ་དང་མ་འོངས་པའི་འགྲོ་བའི་དོན་དུ་རྩོམ་སྒྲིག་ཞུས་པ་ཞིག་ཡིན་གཤིས། འདི་ནི་ལོ་ངོ་སུམ་བརྒྱའི་ནང་ཚུད་ཐོན་པའི་བོད་ལུགས་གསོ་རིག་གི་གཞུང་འགྲེལ་ཆེ་ཤོས་དང་། དུས་རབས་ཉི་ཤུའི་དུས་མཇུག་དང་དུས་རབས་ཉེར་གཅིག་གི་

དུས་འགོར་བཞག་པའི་སྐབས་ཆེན་གྱི་མཛད་རྗེས་ཆེ་ཤོས་ཤིག་ཡིན།

དང་པོ། དཔལ་ལྡན་གསོ་བ་རིག་པའི་རྒྱུད་ཀྱི་དགོངས་དོན་གྱི་འགྲེལ་པ་རྒྱུད་ཉིད་ཀྱི་རྩ་བའི་དགོངས་གཞི་གཞིར་བཟུང་སྟེ་རྒྱུད་བཞི་དང་། ཡན་ལག་བརྒྱད། གནས་བཅུ་གཅིག སྐབས་བཅོ་ལྔ། མདོ་བཞི། ལེའུ་བརྒྱ་དང་ལྔ་བཅུ་ང་དྲུག་སོ་སོའི་དོན་རྒྱུད་རང་གི་དངོས་བསྟན་ས་བཅད་གཞིར་བཟུང་རྒྱས་བསྡུས་འཚམས་པར་ཕྱེ་བ་དང་། རྗེས་འཛིན་རྣམས་ཀྱིས་འཆད་སློབ་ཞིབ་འཇུག་བདེ་བའི་སླད་དུ་ས་བཅད་སོ་སོའི་ཐད་དུ་གཞུང་དངོས་ཀྱི་རྩ་བ་དང་། དེ་འཕྲལ་དེ་དོན་འགྲེལ་པ་བཅས་ཐད་ཀར་བཀོད། དཀའ་གནད་དང་། དོགས་གནད། གཙོ་གནད་སོགས་ལ་གཞན་འགྲེལ་མི་ཤུང་བ་ལ་དཔྱད་དེ་སློབ་དཔོན་ཉིད་ཀྱི་ལུང་རིགས་མན་ངག་གི་ཚད་མ་གསུམ་གྱིས་དབུ་མར་གཏན་ལ་ཕབ་ཡོད།

གཉིས་པ། ཚིག་སྦྱོར་བསྡུས་ཤིང་དོན་གྱི་སྙིང་པོ་གཅིག་ཏུ་སྡྲིལ་བ། སློབ་དཔོན་ཉིད་ཀྱི་རྣམ་དཔྱོད་ཀྱི་རྩལ་དང་། ཉམས་མྱོང་གི་གདམས་ངག་ཟབ་མོས་ལེགས་པར་བརྒྱན་ཏེ་ཆད་པ་གསབ། འཁྲུགས་པ་སྟེབས། གབ་པ་མངོན་ཕྱུངས། ཐེ་ཚོམ་རྩད་ནས་འཁྲིན་ཏེ། ཚན་རིག་གི་ལྟ་བ་དང་། རིག་གཞུང་གི་ལྟ་བ། དེང་དུས་ཀྱི་ལྟ་བ་མཚོན་པའི་སྒོ་ནས་རྒྱུད་ཀྱི་དངོས་བསྟན་དགོངས་དོན་གསལ་ཞིང་ཞིབ་པར་འགྲེལ་བཤད་བྱས་ཡོད།

གསུམ་པ། རྒྱུད་དགོངས་ཉིད་ལ་ལྟ་བ་གཞན་གྱི་དྲི་མས་མ་གོས་པར་ཡང་དག་གི་ལུང་རིགས་མན་ངག་གི་ཚད་མས་བསྒྲུབས་ཏེ་འཆད་པ་དཔེར་ན། དཔལ་ལྡན་རྩ་རྒྱུད་ཀྱི་ལེའུ་དང་པོར་བསྟན་པའི་ཕུན་སུམ་ཚོགས་པ་ལྔ་ལྡན་སྐབས་རྗེ་བཙུན་གཡུ་ཐོག་པ་ཆེན་པོས་རྒྱུད་བཞི་བརྩམས་ཤིང་འཆད་པ་ལ་མངོན་པར་ཕྱོགས་པ་དེའི་ཚེ་སྨྲ་ཉིད་ལ་སྟོན་པ་སྨན་བླའི་དག་པའི་གཟིགས་སྣང་འཆར་བ་ལ་རྒྱུད་འཆད་པའི་ཚུལ་དུ་

དྲང་སྲོང་རིག་པའི་ཡེ་ཤེས་དང་དྲང་སྲོང་ཡིད་ལས་སྐྱེས་གཉིས་ཞུ་བ་ཞུས་ལན་གྱི་ཚུལ་དུ་ཇི་ལྟར་མཛད་པ་གསལ་འགྲེལ་བྱས་ཡོད།

བཞི་པ། གཞུང་གི་རྩ་བའི་ཚིག་ལ་ཡི་གེ་པའི་རྐྱེན་པས་ཆད་ལྷག་དང་གོ་རིམ་འཛོལ་བ་དག་ཕྱིས་འགྲེལ་པ་མཁན་གྱིས་གོ་བ་དེ་དོན་དུ་བླངས་ནས་འགྲེལ་བཤད་བྱས་པ་དག་དོན་དངོས་དང་གོ་བ་ལེན་དཀའ་བས་འགྲེལ་ཆེན་འདིའི་ནང་ལེགས་པར་དཔྱད་དེ་བཅོས་པ་དཔེར་ན། བཤད་རྒྱུད་ཆགས་ཚུལ་སྐབས། མངལ་ཁ་བྱེ་ནས་ཞག་ནི་བཅུ་གཉིས་བར། །དང་པོའི་ཞག་གསུམ་བཅུ་གཅིག་བུ་མི་ལེན། །ཞེས་པ། དང་པོའི་ཞག་གསུམ་བཅུ་གཅིག་བུ་མི་ལེན། །མངལ་ཁ་ཕྱེ་ནས་ཞག་ནི་བཅུ་གཉིས་བར། །ཞེས་རྒྱུད་དོན་གྱི་དགོངས་པ་དངོས་ཡིན་པ་འགྲེལ་པ་བྱས་པ་དང་། ཡང་། ཟླ་མཚན་ལྡན་པ་སྐྱེས་པ་འདོད་པའི་རྟགས། །ཞེས་སྐྱེས་པ་འདོད་པ་ཟླ་མཚན་ལྡན་པའི་རྟགས། །ཞེས་གོ་དོན་དངོས་དང་། །གཞན་ཡང་སོང་ནད་གསོ་བའི་སྐབས། རྩ་བར་སོང་གི་ནད་ལ་རྟགས་དང་བཅོས་ཐབས་གཉིས། །ཞེས་པར། སོང་གི་ནད་ལ་རྒྱུ་རྐྱེན་དབྱེ་བ་དང་། །རྟགས་དང་བཅོས་ཐབས་རྣམ་པ་བཞི་ཡིས་བསྟན། །རྒྱུ་ནི་ལུས་གྲང་རླུང་འཁྲུགས་རླུན་སྙིང་བསྣད། །ཕོ་བ་རྒྱ་མའི་ཚད་རོ་སོང་དུ་བབས། །ཞེས་པ་ཆད་པ་རྣམས་ཁ་གསབ། རྩ་དཀར་གསོ་བའི་སྐབས། རྩ་དཀར་ནད་ལ་གྱིས་ཚུལ་རྒྱུ་རྐྱེན་དང་། །རྟགས་དང་བཅོས་ཐབས་རྣམ་པ་བཞི་ཡིས་བསྟན། །ཞེས་པར། །དབྱེ་བ་རྟགས་དང་བཅོས་ཐབས་ལྔ་ཡིས་བསྟན། །ཞེས་དེ་དང་དེ་འདྲ་བའི་རྩ་བའི་ཚིག་ལ་ཞུས་དག་དང་། རྒྱུད་དགོངས་དངོས་མི་ཤུང་བ་གསལ་འགྲེལ་བྱས་ཡོད།

ལྔ་པ། རྒྱུད་ཚིག་གི་བརྡ་རྙིང་དང་གབ་ཚིག་སོགས་བརྡ་ཆད་གོ་དཀའ་ལ་སྣྲན་གྱི་ངོས་འཛིན་མི་མཐུན་པ་དག་སོ་སོའི་སྐབས་དང་སྦྱར་སྟེ་གོ་བ་ལེན་དགོས་པ་དཔེར་

ནི། སྨན་ནད་སྐབས་ཀྱི་བྱི་ཤང་དཀར་མོ་ཞེས་རྫ་ཐལ་དང་། རྒྱ་གཟེར་སྐབས་ཀྱི་ཆིག་ཐུབ་དཀར་པོ་ཞེས་སྤྱང་རྩི་དོ་པོ། མེ་དབལ་སྐབས་ཀྱི་ཤེ་ཀྱུ་ཞེས་ཕོ་རིལ་དཀར་པོ། མོ་ནད་སྐབས་ཀྱི་ཧི་བྱི་ཏ་ཞེས་དུར་བྱིད། མིག་ནད་སྐབས་ཀྱི་ཏ་ཙ་ཞེས་གསེར་རྫ་སོགས་སོ་སོའི་སྐབས་བསྟུན་གྱིས་གོ་བ་ལེན་དགོས་པ་ཇི་སྙེད་འགྲེལ་ཆེན་འདིའི་ནང་གབ་མེད་གསལ་བར་བྱས་ཡོད།

དྲུག་པ། རྒྱུད་ཀྱི་གཞུང་དོན་འགྲེལ་བྱེད་མེས་པོ་སྔོན་མ་རྣམས་ཀྱིས་བཞེད་སྲོལ་མི་འདྲ་བ་དང་དཀའ་གནད་ཁག་དཔེར་ན། བཤད་རྒྱུད་ཀྱི་ལུས་ཀྱི་གནས་ལུགས་དང་མཚན་ཉིད། ཟས་དང་སྨན་གྱི་རོ་ནུས་ཞུ་རྗེས་སྐོར་དང་། མན་རྒྱུད་སྐབས་ནད་རིགས་སོ་སོའི་ཁྱད་པར་གྱི་རྟགས་དང་། སྨན་སྦྱོར་ངོས་འཛིན། ཕྱི་རྒྱུད་ཀྱི་ལག་ལེན་དངོས་སོགས་ལ་སློབ་དཔོན་ཉིད་ཀྱི་བློ་རིག་གི་རྩལ་དང་། དབུ་མའི་ལྟ་བ། ཉམས་ལེན་དངོས་ཀྱི་སྦྱོང་གྲུབ་ཀྱིས་ཁ་བསྐང་ཞིང་གསལ་འགྲེལ་བྱས་ཡོད།

བདུན་པ། རྒྱུད་ཀྱི་རྩ་བའི་ཚིག་ལ་ཡི་གེ་པས་མ་དག་པ་མི་ཉུང་བ་ཡོད་འདུག་པ་རྣམས་སྤྱི་འགྲེལ་འགའ་དང་། འཆད་ཁྲིད་མང་པོ་གོམས་འདྲིས་དེ་ལྟར་སོང་བ་རྣམས་འགྲེལ་ཆེན་འདིར་དག་བཅོས་ལེགས་པར་ཞུས་ཏེ་རྒྱུད་དགོངས་འཁྲུལ་མེད་གཏན་ལ་ཕབ་ཡོད།

བརྒྱད་པ། རྒྱུད་ཀྱི་འགྲེལ་ཆེན་འདིར་དེང་དུས་དང་མཐུན་པའི་སྒྲོ་ནས་བོད་ལུགས་གསོ་རིག་གི་ཐུན་མོང་མ་ཡིན་པའི་ཁྱད་ཆོས་མངོན་པར་བྱས་ཏེ་དཔེ་རིས་༨༠༠ལྷག་ཙམ་མཚོན་པའི་སྒོ་ནས་གསལ་འགྲེལ་བྱས་པ་སྟེ།

དཔལ་ལྡན་རྒྱུད་ཀྱི་གྲུབ་པ་ལུས་ཀྱི་སྐབས་ལས་བསྟན་པའི་ཆགས་ཚུལ་དང་། རུས་དུམ། ཤ་གནད་དང་། རྩ་གནད། ཆུ་བ་དང་རྒྱུས་པ། དོན་ལྔ་སྣོད་དྲུག བྱང་ཁོག་ཡུལ་ཐིག་སོགས་མཚོན་པའི་ནང་དོན་རྣམས་དཔེ་རིས་སུ་བཀོད་ནས་གསལ་

འགྲེལ་བྱས་ཡོད།

བརྒྱུད་ལས་བསྟན་པའི་ཆ་བྱད་ཁག་དང་། གཏར་དམིགས། མེ་དམིགས། གསེར་མེ། རྟེར་མེ། ཚུགས། རྣ་འཛེབ་སོགས་ལག་ལེན་ཇི་སྙེད་རི་མོར་ཕབ་སྟེ་གསལ་འགྲེལ་ཞུས་ཡོད།

བཤད་རྒྱུད་ནུས་པ་རྐྱང་སེལ་སོགས་ལས་བསྟན་པའི་སྨན་རྫ་རྣམས་དཔར་ལེན་སོགས་ལ་བརྟེན་ནས་ངོས་འཛིན་འཁྲུལ་པ་མེད་པར་གསལ་འགྲེལ་ཞུས་ཡོད།

དགུ་པ། དམིགས་བསལ་ཁྱད་ཆོས། བོད་ལུགས་གསོ་བ་རིག་པའི་ཆེས་རྩ་བར་གྱུར་པའི་དཔལ་ལྡན་རྒྱུད་བཞི་འདིར་ལོ་ངོ་སུམ་བརྒྱའི་གོང་ནས་བརྩམས་པའི་འགྲེལ་པ་དང་ཕྱིས་དུས་བུ་ཁག་གཅིག་དང་། ཆ་ཤས་ཙམ་ལ་འགྲེལ་པ་གནང་ཙང་འགྲེལ་བྱེད་ སྔ་མ་རྣམས་དང་མི་འདྲ་བར་འགྲེལ་ཆེན་འདིར་གཤམ་གསལ་ཁྱད་ཆོས་འདི་ལྟ་ཡོད་དེ།

1. རྒྱུད་རང་ནས་བསྟན་པའི་རྩ་བའི་གཞུང་དངོས་ཀྱི་ས་བཅད་གཙོ་བོར་བཟུང་བའི་རྒྱང་གཞིའི་ཐོག་ས་བཅད་མི་འདྲ་བ་མང་པོར་དཔྱད་བསྡུར་གྱིས་གོ་རིམ་མི་འཁྲུགས་པ་དང་། གཞུང་དོན་རྟོགས་སླ་བ། རྒྱས་བསྡུས་འཚམས་པ། འཇུག་པ་བདེ་བའི་ས་བཅད་གསལ་བར་དབྱེ་ཞིང་། དེ་དང་འབྲེལ་བའི་གཞུང་དོན་དངོས་ཀྱི་རྩ་བ་སོ་སོའི་ངོས་སུ་བཀོད་པ་དང་ཆབས་ཅིག་དོན་གྱི་འགྲེལ་པ་ཟུར་དུ་བཀོད་ཡོད་པས་བློ་གྲོས་རྣམས་ཀྱིས་ལྟ་ཀློག་བདེ་ཞིང་གཞུང་ཆེན་འདིའི་ས་བཅད་དང་། རྩ་བ། འགྲེལ་པ་གསུམ་མི་འཁྲུགས་པའི་སྒོ་ནས་སྙིང་དོན་ཐད་ཀར་གོ་བ་ལེན་ཐུབ་པ་མ་ཟད་འཆད་ཁྲིད་སླ་བའི་ཁྱད་ཆོས་ལྡན་པ་ཞིག་ཡིན།

2. གཞུང་གི་དངོས་བསྟན་དང་ཤུགས་བསྟན་ལས་རྟོགས་དགོས་པའི་གཙོ་གནད་དང་། དཀའ་གནད། དོགས་གནད་ཀྱི་རིགས་སུ་གྱུར་པའི་ནང་དོན་ཐད་ལ་

གསོ་བ་རིག་པའི་དཔེ་རྙིང་མི་ཉུང་བར་ཞིབ་དཔྱད་དང་། སྔོན་བྱོན་མཁས་པོ་རྣམས་ཀྱི་འགྲེལ་ལུགས་མི་མཐུན་པ་ཀུན་བླང་ཞིང་བརྟག་ནས་སློབ་དཔོན་ཉིད་ཀྱི་བློ་རིག་གི་རྩལ་དང་། ཐུལ་དུ་བྱུང་བའི་ལག་ལེན་གྱི་གདམས་ངག་དངོས་ལ་བརྟེན་ནས་བསྒྲིག་བཅད་བརྡར་བའི་སྒོ་ནས་རིམ་སུ་མ་ཆད་པར་དཔུ་མར་འགྲེལ་ཡོད་པས་གཞུང་དོན་དངོས་ཀྱི་དགོངས་པ་ཕྱིན་ཅི་མ་ལོག་པ་ཐ་མལ་བའི་ལུས་ཀྱི་ཁམས་དང་། དེ་ལ་འབྱུང་བའི་ནད། དེ་ཉིད་རྟོགས་པའི་ཐབས། གང་གིས་གསོ་བའི་ཚུལ་སོགས་རིག་པ་གཞན་གྱིས་མ་བསླད་པར་རྟོགས་ནུས་པའི་ཁྱད་ཆོས་ཡོད།

3. སློབ་དཔོན་ཉིད་ཀྱིས་རྒྱུད་བཞི་འདྲིས་གཙོས་པའི་གསོ་བ་རིག་པའི་གཞུང་ལུགས་སྤྱི་དང་། ལག་ལེན་གྱི་ཟིན་ཏིག་ཀུན་ལ་ཞིབ་འཇུག་དང་སློབ་ཁྲིད་གནང་བ་བརྒྱུད་གཞུང་ཆེན་འདིའི་ཚིག་རྐང་རེ་རེ་དང་ཚིག་ཁྱིམ་རེ་རེར་ལེགས་པར་དཔྱད་དེ་མཆན་འགྲེལ་གྱིས་གཏན་ལ་དབབ་པ་རྣམས་ཇི་བཞིན་འགྲེལ་ཆེན་འདིའི་ནང་འཁོད་ཡོད་པས་རྩོམ་པོ་ཉིད་ཀྱི་ལྷ་བ་གསལ་བའི་ཁྱད་ཆོས་ལྡན་ཡོད།

4. རྩོམ་པོ་ཉིད་ཀྱི་སོ་མང་ནང་ནད་ཐོག་དངོས་ཀྱི་ཉམས་མྱོང་དང་། རྒྱུད་ཀྱི་དགོངས་དོན་ཟུང་དུ་འབྲེལ་ནས་ནད་རིགས་ངོས་འཛིན། སྨན་བཅོས་ཀྱི་རྩ་དོན་མི་ཉུང་བ་ཟིན་བྲིས་ཀྱིས་གཏན་ལ་དབབ་པ་དང་། ཐུལ་དུ་བྱུང་བའི་མན་ངག་གི་གདམས་པའི་བཅུད་ཀུན་བསྡུས་ཏེ་འགྲེལ་ཆེན་འདིའི་ནང་འཁོད་ཡོད་པས་མན་ངག་གིས་ཕྱུག་པའི་ཁྱད་ཆོས་ལྡན་ཡོད།

5. རྩོམ་པ་པོ་ཉིད་བཅུ་ཕྲག་རིག་པའི་གནས་གང་ལ་ཡང་ཐོགས་པ་མེད་པའི་བློ་གྲོས་དང་ལྡན་པས་གཞུང་དོན་དཔྱད་ཞིབ་དང་འགྲེལ་པ་བྱ་བའི་ནང་རིག་པ་གཞན་གྱིས་མི་དོགས་པར་བློ་སྒོ་ཡངས་པ་དང་། དཔྱེ་ཞིབ་དང་། ཐག་གཅོད་ཀྱི་ནུས་པ་མངོན་པར་མཐོ་བས་རྒྱུད་ཆེན་འདིའི་གཞུང་དོན་དངོས་སྒྲིབ་མེད་གཏིང་ཕྱིན་པ་

འགྲེལ་ཆེན་འདི་ཉིད་དུ་གསལ་ཐུབ་ཡོད།

6. དཔལ་ལྡན་གསོ་བ་རིག་པའི་རྒྱུད་ལས་ལུས་ཁམས་ཀྱི་ཆགས་ཚུལ་དང་གནས་ལུགས་སོགས་རྒྱུད་ལས་ཇི་སྐད་བསྟན་པ་ལྟར་དཔེ་རིས་སུ་ཕབ་ནས་འགྲེལ་བཤད་བྱས་ཡོད་པས་བོད་ལུགས་གསོ་བ་རིག་པའི་ཐུན་མོང་མ་ཡིན་པའི་ཁྱད་ཆོས་དེ་ཉིད་གོམ་སྟབས་གསར་པ་ཞིག་ཏུ་མདུན་སྐྱོད་དང་སྔད་ལུས་ཀྱི་གནས་ལུགས་ལ་ཞིབ་འཇུག་དང་སློབ་ཁྲིད་བྱ་རྒྱུའི་ཐད་ཚད་མཐོའི་དོན་སྙིང་ལྡན་ཡོད།

7. རྒྱུད་ལས་དངོས་སུ་བསྟན་པའི་སྨན་རིགས་དང་། གཏར་དམིགས། མེ་དམིགས། རྡ་འཛིབ། ཚུགས་དང་། ཧོར་མེ་སོགས་ལག་ལེན་དངོས་ཀྱི་བྱ་ཐབས་ཁག་དཔར་རིས་དང་དཔེ་རིས་ཀྱི་ཐོག་ནས་མཚོན་པར་བྱས་པ་དེས་ཚེ་རིག་འཛིན་པ་རྣམས་ཀྱིས་རྟོགས་སླ་ཞིང་ལག་ལེན་དུ་འཁྱེར་བདེ་བའི་ཁྱད་ཆོས་ལྡན་ཡོད།

8. གཞུང་འགྲེལ་གྱི་བརྗོད་བྱ་རྒྱ་ཆེ་ཞིང་། རྗོད་བྱེད་ཚིག་ཉུང་བ། བོད་ལུགས་གསོ་བ་རིག་པའི་གཞུང་ལུགས་དང་ལག་ལེན་དངོས་ཀྱི་མན་ངག་ཀུན་གྱི་སྙིང་པོ་གཅིག་ཏུ་བསྡུས་ཤིང་རྩོམ་པ་པོས་ལྷ་བ་གསར་པ་དང་ཐབས་ཤེས་གསར་པ་ལ་བརྟེན་ནས་རྩོམ་འབྲི་བྱས་ཤིང་དེར་ཚད་མཐོའི་ཚན་རིག་གི་རང་བཞིན་དང་། གསར་གཏོད་ཀྱི་རང་བཞིན། དེང་རབས་རང་བཞིན་བཅས་ལྡན་ཞིང་ལོ་ངོ་སུམ་བརྒྱའི་ནང་ཚུད་ཐོན་པའི་རྒྱུད་བཞིའི་འགྲེལ་ཆེན་ཕུལ་དུ་བྱུང་བ་ཞིག་ཡིན་གཤིས། འདིས་བོད་ལུགས་གསོ་བ་རིག་པར་ཞིབ་འཇུག་དང་། རྒྱུན་འཛིན། འཕེལ་རྒྱས་གཏོང་རྒྱུའི་ཐད་ཕན་འབྲས་ཤིན་ཏུ་བཟང་པོ་ཐོན་བཞིན་ཡོད་དོ། །

དཀར་ཆག

༄༅། །བདུད་རྩི་སྙིང་པོ་ཡན་ལག་བརྒྱད་པ་གསང་བ་མན་ངག་རྒྱུད་ཀྱི་འགྲེལ་ཆེན་དྲང་སྲོང་དགྱེས་པའི་ཞལ་ལུང་ལས་རྩ་རྒྱུད་ཀྱི་འགྲེལ་པ་བཞུགས་སོ། ། …… (1)

མཆོད་བརྗོད། …………………………………… (2)

དངོས་གཞི་རྒྱུད་ཀྱི་དོན་འགྲེལ་པ། ………………………… (7)

ཐོག་མར་དགེ་བ་སྐད་ཀྱི་དོན། ………………………… (8)

བར་དུ་དགེ་བ་གཞུང་གི་དོན། ………………………… (12)

ལེའུ་དང་པོ། རྒྱུ་གླེང་གཞི་བཤད་པ། ………………………… (13)

ལེའུ་གཉིས་པ། རྐྱེན་གླེང་སློང་བཤད་པ། ………………………… (27)

ལེའུ་གསུམ་པ། ཆུ་དང་འབྲུགས་རོམ་ཚུལ་དུ་གནས་པ་གནས་ལུགས་ནད་གཞིའི་དོན་བསྟན་པ། ………………………… (47)

ལེའུ་བཞི་པ། མེ་དང་དུ་བའི་ཚུལ་དུ་གནས་པ་ངོས་འཛིན་རྟགས་ཀྱི་དོན་བསྟན་པ། ………………………… (55)

ལེའུ་ལྔ་པ། ཉི་མ་དང་བ་མོའི་ཚུལ་དུ་གནས་པ་གསོ་བྱེད་ཐབས་ཀྱི་དོན་བསྟན་པ། ………………………… (61)

ལེའུ་དྲུག་པ། དཔེ་དོན་རྣམ་གྲངས་རྣམ་པར་བཀོད་པ། ……… (73)

༄༅། །བདུད་རྩི་སྙིང་པོ་ཡན་ལག་བརྒྱད་པ་གསང་བ་མན་ངག་རྒྱུད་ཀྱི་འགྲེལ་ཆེན་དྲང་སྲོང་དགྱེས་པའི་ཞལ་ལུང་ལས་བཤད་རྒྱུད་ཀྱི་ལེའུ་དང་པོ་ནས་བཅོ་ལྔ་བར་གྱི་འགྲེལ་པ་བཞུགས་སོ། ། ………………………… (80)

གནས་དང་པོ། རྩ་བ་མདོ་ཡི་གནས་བསྟན་པ། …………… (81)
ལེའུ་དང་པོ། བཤད་རྒྱུད་ཀྱི་སྡོམ་ཚིག་བསྟན་པ། …………… (82)
གནས་གཉིས་པ། གྲུབ་པ་ལུས་ཀྱི་གནས་བསྟན་པ། ………… (91)
ལེའུ་གཉིས་པ། ལུས་ཀྱི་ཆགས་ཚུལ་བསྟན་པ། …………… (93)
ལེའུ་གསུམ་པ། ལུས་ཀྱི་འདྲ་དཔེ་བསྟན་པ། …………… (130)
ལེའུ་བཞི་པ། ལུས་ཀྱི་གནས་ལུགས་བསྟན་པ། …………… (139)
ལེའུ་ལྔ་པ། ལུས་ཀྱི་མཚན་ཉིད་བསྟན་པ། ……………… (171)
ལེའུ་དྲུག་པ། ལུས་ཀྱི་ལས་དང་དབྱེ་བ་བསྟན་པ། ………… (198)
ལེའུ་བདུན་པ། ལུས་ཀྱི་འཇིག་ལྟས་བསྟན་པ། …………… (208)
གནས་གསུམ་པ། འཕེལ་གྲིབ་ནད་ཀྱི་གནས་བསྟན་པ། …… (228)
ལེའུ་བརྒྱད་པ། ནད་ཀྱི་རྒྱུ་བསྟན་པ། ………………… (230)
ལེའུ་དགུ་པ། ནད་ཀྱི་རྐྱེན་བསྟན་པ། ………………… (238)
ལེའུ་བཅུ་པ། ནད་ཀྱི་འཇུག་ཚུལ་བསྟན་པ། …………… (261)
ལེའུ་བཅུ་གཅིག་པ། ནད་ཀྱི་མཚན་ཉིད་བསྟན་པ། ………… (271)
ལེའུ་བཅུ་གཉིས་པ། ནད་ཀྱི་དབྱེ་བ་དང་སོ་སོའི་དོན་བསྟན་པ།
……………………………………… (291)
གནས་བཞི་པ། བྱ་བ་སྤྱོད་ལམ་གྱི་གནས་བསྟན་པ། ……… (322)
ལེའུ་བཅུ་གསུམ་པ། རྒྱུན་སྤྱོད་བསྟན་པ། ……………… (324)
ལེའུ་བཅུ་བཞི་པ། དུས་སྤྱོད་བསྟན་པ། ………………… (347)
ལེའུ་བཅོ་ལྔ་པ། གནས་སྐབས་ཀྱི་སྤྱོད་ལམ་བསྟན་པ། ……… (362)

༄༅། །བདུད་རྩི་སྙིང་པོ་ཡན་ལག་བརྒྱད་པ་གསང་
བ་མན་ངག་རྒྱུད་ཀྱི་འགྲེལ་ཆེན་དྲང་སྲོང་
དགྱེས་པའི་ཞལ་ལུང་ལས་རྩ་རྒྱུད་
ཀྱི་འགྲེལ་པ་བཞུགས་སོ། །

མཆོད་བརྗོད།

ན་མོ་གུ་རུ་བུདྡྷ་ཤཱི་ཧེ་ཧྲཱུཿ
གང་མཚན་སྙན་པ་ཟླ་བ་བདུད་རྩིའི་རྒྱུན། །
རྣ་བའི་བུ་གར་ཆ་ཙམ་ལྷུང་བས་ཀྱང་། །
སྲིད་པའི་རིམས་ནད་ཚ་གདུང་ཀུན་འཇོམས་པའི། །
སྟོན་མཆོག་སྨན་གྱི་བླ་མས་དགེ་ལེགས་སྩོལ། །
དྲི་མེད་ཟླ་བ་རྒྱས་པའི་ཞལ་ཕྱིམ་ཅན། །
མི་འཛུམ་སྤྱན་གྱིས་འགྲོ་ལ་བུ་ལྟར་བརྩེ། །
སྙིང་རྗེ་ཆེན་པོའི་བློ་ཡི་གཞན་དབང་ཅན། །
ལྷ་ཡི་ལྷ་དེས་ཚེ་རབས་ཁྲིད་པར་སྐྱོངས། །
དུས་གསུམ་རྒྱལ་བའི་འཕྲིན་ལས་གཅིག་འདུས་པ། །
གངས་ཅན་བསྟན་འགྲོའི་དཔལ་དུ་ཤར་བའི་མགོན། །
མཁྱེན་བརྩེའི་བདག་ཉིད་མཁན་སློབ་ཆོས་གསུམ་གྱི། །
བཀའ་དྲིན་རབ་དྲན་དད་པས་ཕྱག་བགྱི་འོ། །
བདེ་གཤེགས་སྨན་གྱི་བླ་མ་བསམ་བཞིན་དུ། །
གངས་ལྗོངས་བསྟན་འགྲོའི་གཉེན་དུ་ལེགས་འཁྲུངས་པ། །
གཡུ་ཐོག་པ་ཞེས་གྲགས་པ་དོན་ལྡན་དེར། །

གུས་པས་འདུད་དོ་བརྩེ་བས་རྗེས་འཛིན་མཛོད། །
ཆོས་ཀྱི་སྐུ་ལས་གཟུགས་ཀྱི་སྐུར་སྤྲུལ་ཏེ། །
འགྲོ་བ་འདྲེན་ཞེས་རྒྱལ་བས་སྔར་བསྟན་ཀྱང་། །
སྤྲུལ་པའི་སྐུ་ཞེས་སྭ་ལའི་སྨན་ལྗོངས་འདིར། །
མཚན་གྱི་ཐོག་མ་རང་བྱུང་ཞབས་ལ་འདུད། །
དཔལ་ལྡན་རྒྱུད་ཆེན་ཆུ་གླང་རྣམ་བཞིའི་རྒྱུན། །
གངས་ལྗོངས་འཛིན་མའི་ཁྱོན་ལ་དྲོང་མཁས་པ། །
ཧླཛ་སུ་མི་རྣམ་རྒྱལ་གྲགས་བཟང་སོགས། །
བྱང་ཟུར་མཁས་མང་གཙུག་གི་རྒྱན་དུ་བཀུར། །
མི་བདག་ས་ཡི་ཚངས་པ་སྣ་རའི་ཞབས། །
ལུགས་གཉིས་མཛད་པ་རྒྱ་མཚོའི་འདུ་ལོང་ཁྲིད། །
ཇོ་མཚར་བཻཌཱུར་སྔོན་པོའི་བདུད་རྩིའི་ཆར། །
གངས་ལྗོངས་སྐྱེ་འགྲོའི་དཔལ་དུ་བསྙིལ་དེ་བཙུགས། །
གྲངས་མེད་གོང་ནས་མངོན་པར་བྱང་ཆུབ་ཀྱང་། །
མཐའ་ཡས་འགྲོ་ལ་རྗེས་བརྩེ་སྤྲུལ་པའི་གར། །
ལྷ་རིག་ཀུན་མཁྱེན་ཆོས་ཀྱི་འབྱུང་གནས་སོགས། །
ཡབ་སྲས་བརྒྱུད་པར་བཅས་ལ་དད་ཕྱག་བརྩེགས། །
ས་ལ་སྐྱེས་ཚད་སྨན་དུ་གྱུར་མོད་ཀྱང་། །
འཁྲུལ་བར་སྤྱོད་ན་ཕན་གནོད་ལྡོག་འགྱུར་བས། །
ངོས་འཛིན་ལག་ལེན་འཁྲུག་མེད་སྟོན་པ་པོ། །
དེའུ་དམར་བ་ཞེས་མཁས་བརྒྱའི་ཡི་རངས་གནས། །

བཀའ་བབ་བདུན་ལྡན་འཇམ་དབྱངས་མཁྱེན་བརྩེའི་དབང་། །
མཛོད་ལྔའི་ཤིང་རྟ་བློ་གྲོས་པ་མཐའ་ཡས། །
སྨྲ་བའི་སེང་གེ་མི་ཕམ་རྣམ་རྒྱལ་སོགས། །
གསོ་རིག་བསྟན་པ་གསལ་མཛད་རྣམས་ལ་འདུད། །
བཤད་པའི་རྒྱུན་དང་ལག་ལེན་མན་ངག་གནད། །
རྡོ་རྗེ་མདུད་རྒྱ་བཀྲོལ་ནས་སྟོལ་མཛད་པའི། །
འགྱུར་མེད་བསྟན་པ་རྣམ་རྒྱལ་ལ་སོགས་པའི། །
སློབ་དཔོན་ཐུགས་རྗེ་ཅན་རྣམས་རྟག་ཏུ་དྲན། །
གཞན་ཡང་གངས་ལྗོངས་གསོ་རིག་བསྟན་པའི་ཆེད། །
རྒྱུན་འཛིན་དར་སྤེལ་བཀུར་བསྟི་ལེགས་མཛད་པའི། །
ཕྲིན་དང་འཕྲིན་འགྱུར་ཚེ་རིག་འཛིན་པའི་ཚོགས། །
ཀུན་གྱི་རླབས་ཆེན་མཛད་པར་རྗེས་ཡི་རངས། །
ཡེ་ཤེས་སྤྱན་གྱིས་དུས་གསུམ་ས་ལེར་གཟིགས། །
ཐུས་མཐུ་ཆེན་པོས་བསྟན་དགྲ་རྩད་ནས་བཅླགས། །
སྨན་སྲུང་ཞང་བློན་དམ་ཅན་སྡེ་དགུ་ཡིས། །
རྒྱུད་འདི་འཛིན་སྐྱོང་སྤེལ་ལ་སྟོངས་གྲོགས་མཛོད། །
བསྟན་བཅོས་རྩོམ་པའི་རྒྱུ་ཚོགས་ཚང་དཀའ་ཡང་། །
དད་སྤྲོའི་འདུན་པ་དལ་འགྲོའི་རྒྱུན་ལས་རིང་། །
རང་སྟོས་སློབ་བུའི་རེ་བ་རི་ལས་མཐོ། །
དེ་ཕྱིར་འདི་བགྱིས་ངལ་བ་དང་དུ་བླངས། །

ཞེས་ཚིགས་སུ་བཅད་པས་མཆོད་པར་བརྗོད་ཅིང་རྩོམ་པར་དམ་བཅས་ནས་

འདིར་གང་སློང་བར་བྱ་བ་ནི། འགྲོ་བ་མི་ཡི་རིགས་ཀྱི་ཚེ་རིང་བར་བྱེད་པ་དང་། ནད་མེད་བདེ་བར་འཚོ་བའི་ཐབས་ཁྱད་པར་ཅན་གངས་ཅན་བོད་ཀྱི་གསོ་བ་རིག་པའི་རྒྱུད་ཐམས་ཅད་ཀྱི་རྒྱལ་པོ། ལུང་ཐམས་ཅད་ཀྱི་སྤྱི་འགྲེལ། མན་ངག་ཐམས་ཅད་ཀྱི་རྩ་བ། དཔལ་ལྡན་རྒྱུད་བཞིའམ། བདུད་རྩི་སྙིང་པོ་ཡན་ལག་བརྒྱད་པ་གསང་བ་མན་ངག་གི་རྒྱུད་ཀྱི་ཚིག་དོན་ཕྱིན་ཅི་མ་ལོག་པར་བཤད་པར་བྱ་བ་ལ། སྤྱིར་གསོ་བ་རིག་པ་ནི་འགྲོ་བ་རྣམས་མི་ན་བ་ཡུན་རིང་དུ་གནས་པར་བྱེད་པ་དང་། ན་བ་རྣམས་ནད་ཀྱི་སྡུག་བསྔལ་ལས་གྲོལ་ཏེ་ནད་མེད་བདེ་བའི་དཔལ་ལ་འགོད་པར་བྱེད་པའི་རིག་པ་ཁྱད་དུ་འཕགས་པ་ཞིག་ཡིན་ཞིང་། འདི་ལ་མཁས་པ་རྣམས་ཀྱིས་ཡུལ་ལུང་སོ་སོའི་ཁྱད་ཆོས་དང་མཐུན་པའི་བསྟན་བཅོས་མང་དུ་བརྩམས་པ་ལས། རང་ཅག་ཁ་བ་ཅན་པ་ཉིད་དང་ཉེ་བར་འཚམ་པའི་གསོ་རིག་གི་གཞུང་ཁྱད་པར་དུ་འཕགས་པ། དཔལ་ལྡན་རྒྱུད་བཞི་ཞེས་ཡོངས་སུ་གྲགས་པ་འདི་ཉིད། མཁས་པ་འགའ་ཞིག་གིས། རྗེ་བཙུན་གཡུ་ཐོག་པ་ཆེན་པོས་ཡན་ལག་བརྒྱད་པ་སོགས་འཕགས་ཡུལ་གྱི་གཞུང་དང་། སོ་མ་ར་ཛ་སོགས་རྒྱ་ནག་ནས་བསྒྱུར་བའི་གཞུང་དང་། འཁོར་ལོ་རྒྱལ་པོའི་བེ་བུམ་སོགས་ཞང་ཞུང་ནས་བསྒྱུར་བའི་གཞུང་རྣམས་ཀྱི་དགོངས་པ་བླངས་ནས་བརྩམས་པར་བཞེད་པ་དང་། འགའ་ཞིག་གིས། བདག་ཅག་གི་སྟོན་པ་སྨན་རྒྱལ་གྱི་སྐུར་བཞེངས་ནས་རྗེས་སུ་གནང་བའི་བཀའ་དངོས་སུ་བཞེད་པ་དང་། ཡང་འགའ་ཞིག་གིས། བཀའ་དངོས་ཡིན་ཀྱང་། སྟོན་སློབ་དཔོན་པདྨས་བསམ་ཡས་དབུ་རྩེར་གཏེར་དུ་སྦས་པ། གྲ་མངོན་དབང་ཕྱུག་འབར་གྱིས་ཕྱུང་བའི་གཏེར་མར་བཞེད་པ་སོགས་འདོད་ཚུལ་སྣ་ཚོགས་པ་སྣང་ཡང་། འདིར་གསོ་དཔྱད་ཀུན་གྱི་རྒྱལ་པོ་དཔལ་ལྡན་རྒྱུད་བཞི་ཞེས་སུ་གྲགས་པ་འདིའི་བྱུང་བ་ཅུང་ཟད་ཙམ་ཞིག་རང་གི་འདོད་ཚུལ་ལྟར་བརྗོད་ན། དེ་ཡང་བོད་ཀྱི་རྒྱལ་རབས་སོ་བརྒྱད་པ་ཆོས་སྐྱོང་བའི་

རྒྱལ་པོ་ཆེན་པོ་ཁྲི་སྲོང་ལྡེའུ་བཙན་གྱི་སྐུ་དུས་སུ། གངས་ཅན་སྨན་པའི་རྒྱལ་པོ་གཡུ་ཐོག་ཡོན་ཏན་མགོན་པོ་དེ་ཉིད་ཐུགས་བསྐྱེད་དུས་སུ་སྨིན་ནས་མཁས་པའི་སྙན་གྲགས་ཆེས་ཆེར་རྒྱས། ཆོས་རྒྱལ་ཁྲི་སྲོང་ལྡེའུ་བཙན་གྱི་བླ་ཡི་སྨན་པ་རུ་དབང་བསྒྱུར། སྐབས་དེར་རྗེ་བཙུན་གཡུ་ཐོག་ཆེན་པོས། རྒྱ་དང་བོད་ཀྱི་གསོ་བ་རིག་པའི་གཞུང་གདམས་རྣམས་རྩ་བ་རུ་བཟུང་། དེའི་ཁར་ཁ་ཆེ་ཟླ་བ་མངོན་པར་དགའ་བ་སོགས་ནས་ཞུས་པའི་མན་ངག་རྣམས་དང་། རྗེ་ཉིད་ཀྱི་ཐུན་མོང་མ་ཡིན་པའི་མྱོང་བྱང་རྣམས་ཀྱིས་བརྒྱན་ཁ་ཅི་རིགས་པར་མཛད་ནས་བདུད་རྩི་སྙིང་པོ་གསང་བ་མན་ངག་གི་རྒྱུད་ཅེས་བྱ་བའི་གཞུང་འདི་ཉིད་བརྩམས་པར་མཛད། གཞུང་འདི་ལ་ཁ་ཆེ་ཟླ་བ་མངོན་པར་དགའ་བའི་ཞལ་ནས་གསུངས་པའི་མན་ངག་མང་པོ་ཞིག་གིས་བརྒྱན་ཁ་མཛད་པས་མཛད་བྱང་ཡང་། ནུབ་ཕྱོགས་ཁ་ཆེའི་ཡུལ་དུ་རབ་གྲགས་པ། །སློབ་དཔོན་ཟླ་བ་མངོན་པར་དགའ་བ་ཡིས། །ཞེས་པ་སོགས་བཀོད་པར་མཛད། །གནས་སྐབས་རྒྱུད་འདི་སྤེལ་བའི་དུས་ལ་མ་བབས་པར་མཁྱེན་ནས། བསམ་ཡས་ཀ་བ་བུམ་པ་ཅན་དུ་གཏེར་དུ་སྦས་པར་གྲགས།

རྗེ་བཙུན་གཡུ་ཐོག་ཡོན་ཏན་མགོན་པོ་ཉིད་དགུང་ལོ་ལྔ་བཅུར་ཕེབས་པའི་སྐབས་སུ་སྐུ་འཁོར་བུ་སློབ་དང་བཅས་པ་ཀོང་པོ་སྨན་ལུང་དུ་ཕེབས། དེར་སྨན་གྱི་གྲོང་ཁྱེར་ལྷ་ན་སྡུག་ཅེས་བྱ་བའི་སྨན་གྱི་སློབ་གྲྭ་ཞིག་གསར་དུ་ཕྱག་བཏབ། སྟོད་ལྷན་ཀྱི་སློབ་མ་རྣམས་ལ། ཉིད་ཀྱིས་མཛད་པའི་བུ་དོན་མ་ཞེས་པའི་བཤད་ཁྲིད་བསྐྱངས། གཞུང་དེ་ཉིད་ནི་གོང་སྨོས་བདུད་རྩི་སྙིང་པོ་གསང་བ་མན་ངག་གི་རྒྱུད་ལ་གཞི་རུ་མཛད་ནས། སློབ་བུ་རྣམས་ཀྱི་དོན་དུ་མཛད་པ་ཡིན་པས་མཚན་ཡང་བུ་དོན་མ་ཞེས་སུ་གྲགས།

དེ་ནས་བསྟན་པ་ཕྱི་དར་གྱི་སྐབས་སུ་གྲ་མདོན་དབང་ཕྱུག་འབར་བས་བདུད་

རྩེ་སྙིང་པོ་གསང་བ་མན་ངག་གི་རྒྱུད་ཀྱི་དཔེ་གཏེར་ནས་བཞེས། གནས་བརྟན་དར་མ་གྲགས་དང་། སྟོད་སྟོན་དཀོན་མཆོག་སྐྱབས། གཡུ་ཐོག་གསར་མ་ཡོན་ཏན་མགོན་པོའི་བར་དུ་ཚིག་བརྒྱུད་ཀྱིས་སྤེལ། གཡུ་ཐོག་ཡོན་ཏན་མགོན་པོ་ལ་བཤད་སྲོལ་ཐམས་ཅད་ཀྱི་གཞུང་ལག་ལེན་དང་བཅས་པའི་གདམས་ངག་ཡོངས་རྫོགས་ཀྱི་བཀའ་བབས། བདུད་རྩི་སྙིང་པོ་གསང་བ་མན་ངག་གི་རྒྱུད་ཉིད་རྩ་བར་བཟུང་། དེའི་སྟེང་དུ་སྙིང་པོ་བསྡུས་པ་རྩ་འགྲེལ་དང་། དེ་མིན་ཐུར་ཡོད་བོད་ཀྱི་སྨན་གཞུང་ལག་ལེན་དང་བཅས་པས་ཁ་བསྐང་། གཡུ་ཐོག་རྙིང་མ་ནས་བཟུང་མི་རབས་བཅུ་གསུམ་བར་བརྒྱུད་པའི་ལག་ལེན་མན་ངག་གིས་བྱུར་བརྒྱན། བདེ་གཤེགས་སྨན་གྱི་བླ་མས་དངོས་སུ་ཞལ་གཟིགས། ལུང་བསྟན། དབུགས་དབྱུང་། སྤྲུལ་པའི་དྲང་སྲོང་རིག་པའི་ཡེ་ཤེས་དང་། ཡིད་ལས་སྐྱེས་གཉིས་ཀྱིས་ཞུ་བ་དང་། ཞུ་ལན་གྱི་ཚུལ་དུ་རྒྱུད་བཞི་ཡོངས་རྫོགས་གསུངས་པ་དག་པའི་གཟིགས་པ་ཉིད་གཞིར་བཞག་སྟེ་བཀའ་དངོས་དང་ཁྱད་པར་མ་མཆིས་པའི་གཞུང་བདུད་རྩི་སྙིང་པོ་ཡན་ལག་བརྒྱད་པ་གསང་བ་མན་ངག་གི་རྒྱུད་དམ་དཔལ་ལྡན་རྒྱུད་བཞི་ཞེས་སུ་གྲགས་པའི་གསོ་དཔྱད་ཀུན་གྱི་རྒྱལ་པོ་འདི་ཉིད་ཚོམ་སྒྲིག་གནང་བ་ཡིན་ནོ། །

དཔོས་གཞི་རྒྱུད་ཀྱི་དོན་འགྲེལ་བ།

དྲི་མེད་བཻཌཱུར་སྔོན་པོ་བཞུས་འདྲའི་སྐུ། །
སྤྲོས་བྲལ་ཡེ་ཤེས་མཁྱེན་པའི་ངོ་བོ་ཉིད། །
ཐུགས་ཀྱི་རྣམ་སྤྲུལ་མི་བསྐྱོད་རྡོ་རྗེ་ཡིས། །
བཅོ་བས་རྗེས་བཟུང་གནང་བ་སྟུལ་དུ་གསོལ། །

བདུད་རྩི་སྙིང་པོ་ཡན་ལག་བརྒྱད་པ་གསང་བ་མན་ངག་གི་རྒྱུད་ཀྱི་གཞུང་དོན་

དངོས་འགྲེལ་པ་ལ་ཐོག་མར་དགེ་བ་སླད་ཀྱི་དོན། བར་དུ་དགེ་བ་གཞུང་གི་དོན། ཐ་མར་དགེ་བ་མཇུག་གི་དོན་དང་གསུམ་མོ། །

ཐོག་མར་དགེ་བ་སླད་ཀྱི་དོན་བཤད་པ།

ཐོག་མར་དགེ་བ་སླད་ཀྱི་དོན་བཤད་པ་ལ་ཡང་ཇི་ལྟར་བཏགས་པ་མཚན་གྱི་དོན་དང་། གུས་པས་འདུད་པ་ཕྱག་གི་དོན་བསྟན་པའོ། །

དང་པོ། ཇི་ལྟར་བཏགས་པ་མཚན་གྱི་དོན་བཤད་པ།

ཇི་ལྟར་བཏགས་པ་མཚན་གྱི་དོན་བཤད་པ་ལ་ཡང་མཚན་ལེགས་སྦྱར་སྐད་དུ་བཤད་པ་དང་། བོད་ཀྱི་སྐད་དུ་བཤད་པ་དང་། སྐད་གཉིས་ཤན་སྦྱར་བ་དང་། མཚན་གྱི་དོན་བཤད་པ་དང་བཞིའོ། །

༡ མཚན་ལེགས་སྦྱར་སྐད་དུ་བཤད་པ།

རྒྱ་གར་སྐད་དུ། ཨ་མྲི་ཏ་ཧྲི་ད་ཡ་ཨངྒ་ཨཥྚ་གུ་ཧྱ་ཨུ་པ་དེ་ཤ་ཏནྟྲ་ནཱ་མ། ཞེས་པའོ། །

༢ བོད་སྐད་དུ་བཤད་པ།

བོད་སྐད་དུ། བདུད་རྩི་སྙིང་པོ་ཡན་ལག་བརྒྱད་པ་གསང་བ་མན་ངག་གི་རྒྱུད་ཅེས་བྱ་བ། ཞེས་པའོ། །

༣ སྐད་གཉིས་ཤན་སྦྱར་བ།

ཨ་མྲི་ཏ་ཞེས་པ་ནི་འཆི་མེད་ཅེས་པའི་དོན་ཡིན་ཞིང་། དོན་བསྒྱུར་བྱས་པས་བདུད་རྩིའི་དོན་ཡིན་ལ། ཧྲི་ད་ཡ་ཞེས་པ་སྙིང་པོ་དང་། ཨངྒ་ཞེས་ཡན་ལག་གམ་རྣམ་གྲངས་དང་། ཨཥྚ་སྟེ་བརྒྱད་དང་། གུ་ཧྱ་ཞེས་གསང་བ་དང་། ཨུ་པ་དེ་ཤ་ཞེས་ཉེ་བར་གདམས་པ་སྟེ་མན་ངག་དང་། ཏནྟྲ་ཞེས་རྒྱུད་དང་། ནཱ་མ་སྟེ་ཞེས་བྱ་བའོ། །

༤ མཚན་གྱི་དོན་བཤད་པ།

ཤྲཱི་ཏ་འཆི་བ་ལ་འཇུག་པ། དེའི་འགོར་དགག་པའི་སྒྲ་ཨ་ཐུང་བཞག་པས་འཆི་མེད་ཅེས་གྲུབ་ལ། དོན་འགྱུར་གྱི་དབང་དུ་མཛད་ནས་བདུད་རྩི་ཞེས་པར་འགྱུར་བ་ཡིན། ཧྲི་ད་ཡ་ཞེས་པ་ཧྲི་འཕྲོག་པའི་ཁམས་ལས་བྱུང་སྟེ། འོ་མ་ལས་མར་ལྟ་བུ་འཕྲོག་པའམ་བསྡུས་པའི་དོན་གྱིས་ན་སྙིང་པོ་ཞེས་བྱ་བ་སྟེ། འདིར་ཡང་གསོ་བ་རིག་པ་བདུད་རྩི་དང་མཚུངས་པ་དེ་དག་གི་ཡང་སྙིང་པོ་ལྟ་བུར་རྒྱུད་དུ་བྱུང་བས་ན་བདུད་རྩི་སྙིང་པོ་སྟེ་དཔེའི་སྒོ་ནས་བཏགས་པའོ། །རྣམ་པ་གཅིག་ཏུ་ན། འཆི་བདག་བདུད་ཀྱི་དཔུང་དང་བཅས་པ་ལས་སྲུང་ཞིང་སྐྱོབ་པའི་རྩི་རྣམས་ཀྱི་བཅུད་ཕྱུངས་པས་ཀྱང་དེ་སྐད་ཅེས་བྱ་བ་ཡིན་ནོ། །ཨཥྚ་ཞེས་པ་ཡན་ལག་གམ་རྣམ་གྲངས་དང་། ཨཥྚ་ཞེས་པ་བརྒྱད་ཡིན་ལ། དེ་གཉིས་བསྡུས་པས་ཡན་ལག་བརྒྱད་ནི་བརྗོད་བྱ་ཡིན་མོད། དེ་ལ་བདག་པོའི་སྒྲ་པ་སྦྱར་བས་ཡན་ལག་བརྒྱད་པ་ཞེས་པ་འགྱུར་ལ། དེ་ནི་གསོ་བྱ་ཡན་ལག་བརྒྱད་ལ་དབང་བསྒྱུར་བའམ་བྱ་བ་བྱེད་པས་གསོ་བྱེད་དུ་འགྱུར་རོ། །འདིར་ཁ་ཅིག་གིས་ཡན་ལག་དེ་རྣམས་དང་ལྡན་པའི་རྩ་བའམ་ཡན་ལག་ཅན་ཞིག་དགོས་ཞེས་གསུངས་ཀྱང་། འདིར་ཡན་ལག་ཅེས་པ་ནི་རྣམ་གྲངས་ཞེས་པའི་དོན་ཡིན་པས། ལུས་དང་ཡན་ལག་ཅེས་པའི་སྐབས་དང་མི་འདྲ་བས། ཡན་ལག་ཅན་ཞིག་འཚོལ་བའི་དགོས་པ་མེད་དོ་སྙམ།

གུ་ཧྱ་ཞེས་པ་ནི། གུད་སྦེད་པའི་བྱིངས་ལས་བསྒྲུབས་པས། ཕྱིར་སྟོད་ཞབས་རྗོལ་ལྟ་བུ་དང་། སྟོད་ཁ་སྲུབ་ལྟ་བུ་དང་། སྟོད་དུག་ལྡན་ལྟ་བུ་སྟེ་དེ་འདྲ་བའི་སྐྱོན་དང་བཅས་པའི་གང་ཟག་རྣམས་ལ་བསྟན་པར་མི་བྱའོ་ཞེས་པའི་དོན་དང་། ལྷག་པར་དུ། དེ་ཕྱིར་གསང་བའི་སྟོད་ངན་འདི་ལྟ་བུ། །སློབ་དཔོན་གསང་ཞིང་རང་ཆེ་འཛིན་པ་དང་། ཞེས་པ་སོགས་རྒྱུད་ཀྱི་ཡོངས་གཏད་ལས་ཇི་སྐད་བསྟན་པའི་སྟོད་

ངན་དེ་རིགས་ལ་ཅི་ནས་ཀྱང་གསང་བར་བྱའོ་ཞེས་སྣོད་ལ་བསྔོས་ནས་བཏགས་པའོ། །མན་ངག་གི་སྐད་དོད་ཨུ་པ་དེ་ཤ་ཞེས་པའི་ཨུ་པ་ནི་ཉེ་བ་དང་། དེ་ཤ་ནི་གདམས་པ་སྟེ། ཉེ་བར་གདམས་པ་ཞེས་པའི་དོན་ནོ། །དེ་ཡང་བླ་མ་བརྒྱུད་པ་ཟམ་མ་ཆད་པ་ལས་ཉེ་བར་འོང་བའི་གསོ་བ་རིག་པའི་གཞུང་ལུགས་ཀྱི་སྙིང་དང་། མཐོང་བ་བརྒྱུད་པའི་ཕྱག་ལེན་ཟབ་མོ་རྣམས་མ་ནོར་བར་ལྷུག་པར་བསྟུལ་བའི་དོན་ཡིན་ཏེ། ཇི་སྐད་དུ། མན་ངག་ཅེས་བྱ་གང་ཞེ་ན། པོ་ཏི་ལ་སོགས་ལས་རྙེད་པ། །དྲང་དོན་རབ་ཏུ་སྟོན་པ་རྣམས། །ཇི་བཞིན་འབྲི་དང་བསྒྲིག་པ་ནི། །བླ་མ་བརྒྱུད་པའི་རིམ་པ་ཡིས། །གང་ཞིག་ངེས་དོན་སྟོན་པའོ། །ཞེས་གསུངས་པ་ལྟར་རོ། །

ཏནྟྲ་ཞེས་པ་རྒྱུན་ཆགས་པའི་དོན་ཏེ། མཇུག་དོན་ལས། འགྲོ་བའི་ལུས་འདི་འབྱུང་བ་བཞི་ལས་གྲུབ། །གསོ་བྱའི་ནད་ཀྱང་འབྱུང་བ་བཞི་ཡིས་བསྐྱེད། །གཉེན་པོའི་སྨན་ཡང་འབྱུང་བཞིའི་ངོ་བོ་ཉིད། །ལུས་ནད་གཉེན་པོ་བདག་ཉིད་གཅིག་པར་འབྲེལ། །ཞེས་པ་ལྟར་ལུས་ནད་གཉེན་པོ་གསུམ་ངོ་བོ་བདག་ཉིད་གཅིག་ཏུ་འབྲེལ་ཞིང་རྒྱུན་ཆགས་པས་ན་རྒྱུད་ཅེས་བྱའོ། །

ནཱ་མ་ནི་ཞེས་བྱ་བའམ་མིང་ཡིན་ལ། དེ་ཡང་གཞུང་འདིའི་མཚན་ལ་དེ་ལྟ་བུ་ཟེར་བ་ཡིན་ནོ་ཞེས་མིང་གསལ་བར་བྱེད་པའི་སྒྲ་ཡིན་ནོ། །

གཉིས་པ། གུས་པས་འདུད་པ་ཕྱག་གི་དོན་བཤད་པ།

གུས་པས་འདུད་པ་ཕྱག་གི་དོན་ལའང་སྟོན་པའི་རང་དོན་སྤངས་རྟོགས་ཕུན་སུམ་ཚོགས་པ་ལ་ཕྱག་འཚལ་བ་དང་། གཞན་དོན་འཕྲིན་ལས་ཕུན་སུམ་ཚོགས་པ་ལ་ཕྱག་འཚལ་བ་གཉིས་སོ། །

༡ སྟོན་པའི་རང་དོན་སྤངས་རྟོགས་ཕུན་སུམ་ཚོགས་པ་ལ་ཕྱག་འཚལ་བ།

བཅོམ་ལྡན་འདས་དེ་བཞིན་གཤེགས་པ་དགྲ་བཅོམ་པ་ཡང་དག་པར་

རྫོགས་པའི་སངས་རྒྱས་སྨན་གྱི་བླ་བཻཌཱུརྱ་འོད་ཀྱི་རྒྱལ་པོ་ལ་ཕྱག་འཚལ་ལོ། །

ཞེས་པ་སྟེ། བདུད་བཞི་ལ་སོགས་པའི་མི་མཐུན་པའི་ཕྱོགས་ཐམས་ཅད་བཅོམ་ཞིང་དབང་ཕྱུག་སོགས་ལེགས་པ་རྣམ་པ་དྲུག་དང་ལྡན་ལ། སྲིད་ཞི་གཉིས་ཀྱི་མཐའ་ལ་མི་གནས་པས་འདས་པ་དང་། ཆོས་ཐམས་ཅད་ཀྱི་རང་བཞིན་དེ་བཞིན་ཉིད་ཇི་ལྟ་བར་མཁྱེན་པའི་གནས་སུ་གཤེགས་པས་ན་ཉོན་མོངས་པས་བསྐྱུས་པའི་གཟུང་འཛིན་གྱི་དགྲ་མ་ལུས་པ་བཅོམ་པ་ཡིན་ཞིང་། བྲལ་བ་དང་རྣམ་སྨིན་གྱི་ཆོས་ཐམས་ཅད་ཡང་དག་པར་ཕོང་དུ་ཆུད་པའམ་སྐུ་ལ་ཡོངས་སུ་རྫོགས་པ་སྟེ། དེ་ལྟར་བཤད་མ་ཐག་པའི་སྤངས་རྟོགས་ཕུན་སུམ་ཚོགས་པ་ནི་སངས་རྒྱས་ཕོ་ན་ཡིན་ནོ་ཞེས་པའི་དོན་ཏེ། དེ་ལྟ་བུའི་སངས་རྒྱས་ཞེས་པ་སྤྱིའི་སྒྲ་ཡིན་ལ། ཁྱད་པར་དུ་འདིར་རིས་མེད་པའི་འགྲོ་བ་རྣམས་ཀྱི་ལུས་ངག་ཡིད་གསུམ་གང་ལ་སྨན་པ་དང་བདེ་བ་དཔག་ཏུ་མེད་པ་སྦྱིན་པ་ལ་མཚན་སྨན་གྱི་བླ་མ་ཞེས་པ། གཟུགས་སྐུའི་ཁྱད་པར་ནི་རིན་པོ་ཆེ་བཻཌཱུརྱ་སྔོན་པོ་ཇི་ལྟ་བུ་ཡིན་ཞིང་། དེའི་འོད་ཟེར་རྣམས་འགྲོ་བ་གང་ལ་ཕོག་པ་ཙམ་གྱིས་རྒྱུ་དང་འབྲས་བུའི་ནད་ཀུན་བདེ་བླག་ཏུ་སེལ་བར་ནུས་པས་འོད་ཀྱི་རྒྱལ་པོ་སྟེ། དེ་ལྟ་བུའི་སྤངས་རྟོགས་ཕུན་སུམ་ཚོགས་པའི་སྟོན་པ་བླ་ན་མ་མཆིས་པ་དེ་ལ་གུས་པ་ཆེན་པོས་ཕྱག་འཚལ་ལོ་ཞེས་པའོ། །

༢ གཞན་དོན་འཕྲིན་ལས་ཕུན་སུམ་ཚོགས་པ་ལ་ཕྱག་འཚལ་བ།

ཐུགས་རྗེས་འགྲོ་བའི་དོན་མཛད་བཅོམ་ལྡན་འདས། །མཚན་ཙམ་ཐོས་པས་ངན་འགྲོའི་སྡུག་བསྔལ་སྐྱོབ། །དུག་གསུམ་ནད་སེལ་སངས་རྒྱས་སྨན་གྱི་བླ། །བཻཌཱུརྱ་ཡི་འོད་ལ་ཕྱག་འཚལ་ལོ། །ཞེས་པ་སྟེ། སངས་རྒྱས་སྨན་གྱི་བླ་མ་དེ་ཉིད་རང་དོན་སྤངས་རྟོགས་མཐར་ཕྱིན་ནས། གཞན་དོན་བརྩེ་བ་ཐུགས་རྗེ་ཆེན་པོས་འགྲོ་བ་སེམས་ཅན་ཐམས་ཅད་ཀྱི་བསམ་པ་དང་། རང་བཞིན་དང་། དབང་པོ་

དང་། བག་ལ་ཉལ་བ་སོགས་སྐྱིག་གྱུར་གྱི་དོན་ཐམས་ཅད་མངོན་སུམ་དུ་མཁྱེན་པའི་སྒོ་ནས། གང་ལ་གང་འདོད་པ་དང་ཇི་ལྟར་འཚམ་པའི་ཆོས་ཀྱིས་འདོད་པའི་དོན་བདེ་བླག་ཏུ་བསྒྲུབ་པར་མཛད་པའི་སྐྱེས་བུ་ཆེན་པོ་བཅོམ་ལྡན་འདས་ལ་དངོས་སུ་བསྙེན་བཀུར་སོགས་བྱས་ན་ལྟ་སྨོས་ཀྱང་ཅི་དགོས། འགྲོ་བ་སུ་ཡི་རྣ་ལམ་དུ་མཚན་ཙམ་ཐོས་པས་ཀྱང་ངན་འགྲོའི་སྡུག་བསྔལ་དྲག་པོ་ལས་སྐྱོབ་ནུས་ཤིང་། ཁྱད་པར་དུ་འདོད་ཆགས་ཞེ་སྡང་གཏི་མུག་སྟེ་རྒྱུ་དུག་གསུམ་དང་དེས་བསྐྱེད་པའི་འབྲས་བུ་རླུང་མཁྲིས་བད་ཀན་དང་བཅས་པའི་ནད་སེལ་བ་ལ་ལྷག་པར་ཡང་སྨོན་པ་གྲུབ་པའི་སངས་རྒྱས་སྨན་གྱི་བླ་མ་བཻཌཱུརྱའི་འོད་ཀྱི་རྒྱལ་པོ་ལ་གཞུང་རྩོམ་པ་པོ་བདག་གཡུ་ཐོག་ཡོན་ཏན་མགོན་པོས་གཞུང་རྩོམ་པ་ལ་བར་ཆད་མི་འབྱུང་ཞིང་བརྩམ་པ་མཐར་ཕྱིན་པ་སོགས་ཀྱི་ཆེད་དུ་སྒོ་གསུམ་གུས་པ་ཆེན་པོས་ཕྱག་འཚལ་ལོ་ཞེས་པའི་དོན་ནོ། །

བར་དུ་དགེ་བ་གཞུང་གི་དོན་བཤད་པ།

བར་དུ་དགེ་བ་གཞུང་གི་དོན་ལའང་ཕུན་སུམ་ཚོགས་པའི་གླེང་གཞི་བསྟན་པ། རྣམ་གྲངས་མདོར་བསྟན་གླེང་སློང་བཀོད་པ། རྒྱུད་ཀྱི་དོན་དངོས་རྒྱས་པར་བཤད་པའོ།། །།

ལེའུ་དང་པོ། རྒྱུ་གླེང་གཞི་བཤད་པ།

རྒྱུ་གླེང་གཞིའི་ལེའུའི་དོན་འགྲེལ་བ་ལ་གཞུང་དོན་དངོས་དང་། ལེའུའི་མཚན་བསྟན་པ་གཉིས་སོ། །

གཞུང་དོན་དངོས་བསྟན་པ།

འདི་སྐད་བདག་གིས་བཤད་པའི་དུས་གཅིག་ན། །ཞེས་པས་ཕུན་སུམ་ཚོགས་པ་ལྔ་བསྟན་པ་སྟེ། དེ་ཡང་འདི་སྐད་ཅེས་པས་ཆོས་ཕུན་སུམ་ཚོགས་པ་དང་། བདག་གིས་ཞེས་པས་འཁོར་ཕུན་སུམ་ཚོགས་པ་དང་། བཤད་པ་ཞེས་པས་སྟོན་པ་ཕུན་སུམ་ཚོགས་པ་དང་། དུས་གཅིག་ཅེས་པས་དུས་ཕུན་སུམ་ཚོགས་པ་དང་། ན་ཞེས་པ་རྣམ་དབྱེ་བདུན་པ་གནས་གཞིའི་དོན་ཡིན་པས་གནས་ཕུན་ཚོགས་པ་བསྟན་པ་དང་ལྔའོ། །

དང་པོ། གནས་ཕུན་སུམ་ཚོགས་པ་བསྟན་པ།

གནས་ཕུན་སུམ་ཚོགས་པ་བསྟན་པ་ལ་ཡང་གནས་དངོས་དང་། རྒྱན་བཀོད་པའི་ཁྱད་པར་གཉིས་སོ། །

༡ གནས་དངོས་བསྟན་པ།

དྲང་སྲོང་གི་གནས་སྨན་གྱི་གྲོང་ཁྱེར་ལྟ་ན་སྡུག་ཅེས་བྱ་བ་རིན་པོ་ཆེ་སྣ་ལྔ་ལས་གྲུབ་པའི་གཞལ་ཡས་ཁང་ཡོད་དེ། །ཞེས་པ་སྟེ། རང་ཉིད་ཉེས་པའི་སྐྱོན་གྱིས་མ་འགོས་པས་དྲང་ལ་འགྲོ་བ་གཞན་རྣམས་ཉེས་པས་ཡོ་བའམ་འཁྱོག་པོར་གྱུར་

པ་ལ་ཐབས་དུ་མས་སྦྱོང་བར་མཛད་པའི་དྲང་སྲོང་སྟེ། དེ་ཡང་བླ་ན་མེད་པའི་དྲང་སྲོང་སངས་རྒྱས་དང་། ཁྱད་པར་གྱི་དྲང་སྲོང་མངོན་ཤེས་རྫུ་འཕྲུལ་ལྡན་པའི་འཕགས་པ་དང་། ཚ་མཐུན་ཙམ་གྱི་དྲང་སྲོང་ཕྱི་ནང་བརྟུལ་ཞུགས་གང་རུང་ལ་གནས་པའམ་འགྲོ་བའི་གཉེན་དུ་གྱུར་པའི་འཚོ་བྱེད་སྨན་པ་རྣམས་ལ་འཇུག་པ་ལས། འདིར་སྟོན་པ་སྨན་གྱི་བླ་མའི་བྱིན་རླབས་ཀྱི་མཐུ་ལ་བརྟེན་ནས་རྗེ་བཙུན་གཡུ་ཐོག་པ་ཆེན་པོའི་དག་པའི་སྣང་བ་ལ། གོང་སྨོས་དྲང་སྲོང་གི་གནས་སྨན་གྱི་གྲོང་ཁྱེར་མཛེས་ཤིང་ཡིད་དུ་འོང་བས་ཐ་སྙད་དུ་ལྟ་ན་སྡུག་ཅེས་བྱ་བ། རྒྱུ་རིན་པོ་ཆེ་གསེར་དང་། དངུལ་དང་། མུ་ཏིག་དམར་པོ་དང་། བཻཌཱུརྻ་དང་། ཡིད་བཞིན་གྱི་ནོར་བུ་སོགས་རིན་པོ་ཆེ་སྣ་ལྔ་ལས་ཡོངས་སུ་གྲུབ་པའི་གཞལ་ཡས་ཁང་འདི་ལྟ་བུ་ཞིག་མངོན་སུམ་དུ་གཟིགས་ཡོད་པ་སྟེ་ཞེས་པའོ། །

༢ རྒྱན་བཀོད་པའི་ཁྱད་པར་བསྟན་པ།

རྒྱན་བཀོད་པའི་ཁྱད་པར་བསྟན་པ་ལ་ཡང་ནང་གི་རྒྱན་དང་། ཕྱི་ཡི་རྒྱན་གཉིས་སོ། །

(༡) ནང་གི་རྒྱན་བཤད་པ།

ཁང་པ་དེའི་རྒྱན་ནི་སྨན་གྱི་ནོར་བུ་རིན་པོ་ཆེ་རྣམ་པ་སྣ་ཚོགས་པས་བརྒྱན་པ་སྟེ། ནོར་བུ་རིན་པོ་ཆེ་དེས་ནི་རླུང་གི་ནད་དང་། མཁྲིས་པའི་ནད་དང་། བད་ཀན་གྱི་ནད་དང་། ལྡན་པའི་ནད་དང་། འདུས་པའི་ནད་ལས་གྱུར་པའི་ནད་བཞི་བརྒྱ་རྩ་བཞི་སེལ་བར་བྱེད་པ། ཚ་བའི་ནད་ལ་བསིལ་དུ་གྱུར་པ། གྲང་བའི་ནད་ལ་དྲོད་དུ་གྱུར་པ། བགེགས་རིགས་སྟོང་ཕྲག་བརྒྱད་ཅུ་ཞི་བར་བྱེད་པ། དགོས་འདོད་ཐམས་ཅད་ཡིད་བཞིན་དུ་འགྲུབ་པར་བྱེད་པ་ཡོད་དོ། །ཞེས་པ་སྟེ། གཞལ་ཡས་ཁང་དེའི་ཕྱི་ནང་ཐམས་ཅད་མཛེས་པར་བྱེད་པའི་རྒྱན་

ནི། སྨན་གྱི་རང་བཞིན་གྱི་ནོར་བུ་དགོས་འདོད་འབྱུང་བའི་རིན་པོ་ཆེ་རྣམ་པ་སྣ་ཚོགས་པས་བརྒྱན་པ་སྟེ། ནོར་བུ་རིན་པོ་ཆེ་དེ་རྣམས་ཀྱི་ཡོན་ཏན་གྱིས་རླུང་གི་ནད་དང་། མཁྲིས་པའི་ནད་དང་། བད་ཀན་གྱི་ནད་དང་། ལྡན་པའི་ནད་དང་། འདུས་པའི་ནད་ལས་གྱུར་པའི་ཉེས་པ་དང་། གཙོ་བོ་དང་། གནས་དང་། རིགས་ཀྱིས་ཕྱེ་བའི་ནད་བཞི་བརྒྱ་རྩ་བཞི་སེལ་བར་བྱེད་པ་སྟེ། དེ་ཡང་ཚ་བའི་ནད་ལ་བསིལ་དུ་གྱུར་ནས་ཚ་བ་ཞི་བར་བྱེད་པ་དང་། གྲང་བའི་ནད་ལ་དྲོད་དུ་གྱུར་ནས་གྲང་བ་ཞི་བར་བྱེད་པ་དང་། ཀུན་བརྟགས་གདོན་གྱིས་སྐྱེད་པའི་བགེགས་རིགས་སྟོང་ཕྲག་བརྒྱད་ཅུའི་གནོད་པ་ཞི་བར་བྱེད་པ་དང་། དགོས་འདོད་ཐམས་ཅད་ཡིད་ཀྱིས་ཇི་ལྟར་བསམ་པ་བཞིན་དུ་འགྲུབ་པར་བྱེད་པ་ཡོད་དོ་ཞེས་པའོ། །

（༢）ཕྱིའི་རྒྱན་བཤད་པ།

ཕྱིའི་རྒྱན་ལའང་ལྷོ་ཕྱོགས་དང་། བྱང་ཕྱོགས་དང་། ཤར་ཕྱོགས་དང་། ནུབ་ཕྱོགས་དང་། འཁོར་ཁྱམས་ཀྱི་རྒྱན་ལྔའོ། །

ཀ༡ ལྷོ་ཕྱོགས་ཀྱི་རྒྱན། གྲོང་ཁྱེར་དེའི་ལྷོ་ཕྱོགས་ན་རི་བོ་འབིགས་བྱེད་ཅེས་བྱ་བ་ཉི་མའི་སྟོབས་དང་ལྡན་པའི་རི་ལ་སེ་འབྲུ་དང་ན་ལེ་ཤམ་དང་པི་པི་ལིང་དང་ཙི་ཏྲ་ཀ་ལ་སོགས་པ་གྲང་བ་སེལ་བར་བྱེད་པའི་སྨན་རོ་ཚ་བ་དང་། སྐྱུར་བ་དང་། ལན་ཚ་བ་དང་ནུས་པ་ཚ་བ་དང་། རྣོ་བའི་སྨན་གྱི་ནགས་ཚལ། རྩ་བ་དང་། སྡོང་པོ་དང་། ཡལ་ག་དང་། ལོ་མ་དང་། མེ་ཏོག་དང་། འབྲས་བུར་ལྡན་པའི་སྨན་དྲི་ཞིམ་པ་ལྟ་ན་སྡུག་པ་ཡིད་དུ་འོང་བ་སྨན་གྱི་དྲིས་ཁྱབ་པ་རྣམས་སུ་གྲང་བའི་ནད་མི་འབྱུང་བ་ཡོད་དོ། །ཞེས་པ་སྟེ། སྨན་གྱི་གྲོང་ཁྱེར་ལྟ་ན་སྡུག་ཅེས་བྱ་བ་ཡོད་པ་དེའི་ལྷོ་ཕྱོགས་ཀྱི་རི་ངོས་དེ་ནི་གདགས་ཡིན་པས་ན་ཐ་སྙད་དུ་རི་བོ་འབིགས་བྱེད་ཅེས་བྱ་བ་སྟེ། དེ་ནི་ཉི་མའི་སྟོབས་ཕྱུལ་དུ་བྱུང་བ་དང་ལྡན་

པའི་རི་ཡིན་པས། རི་དེའི་ངོས་ལ་སེ་འབྲུ་དང་། ན་ལེ་ཤམ་དང་། པི་པི་ལིང་དང་། ཙི་ཏྲ་ཀ་ལ་སོགས་པ་གྲང་བའི་ནད་སེལ་བར་བྱེད་པའི་སྨན་རོ་ཚ་བ་དང་། སྐྱུར་བ་དང་། ལན་ཚ་བ་དང་། རོ་ཇི་ལྟར་བྱུང་ཡང་ནུས་པ་ཚ་བ་དང་། རྣོ་བའི་སྨན་གྱི་ནགས་ཚལ་ཏེ། དེ་དག་ཐམས་ཅད་ཀྱང་རྩ་བ་དང་། སྡོང་པོ་དང་། ཡལ་ག་དང་། ལོ་མ་དང་། མེ་ཏོག་དང་། འབྲས་བུར་ལྡན་པའི་སྨན་ཤ་སྟག་ཡོད་ལ། སྨན་དེ་དག་ཀུན་ཀྱང་སྣའི་ཡུལ་དུ་དྲི་ཞིམ་པ་དང་། མིག་གི་ཡུལ་དུ་ལྟ་ན་སྡུག་པ་སོགས་ཀྱི་དབང་གིས་དབང་པོ་ཚིམ་པར་བྱེད་པས་ཡིད་དུ་འོང་བ་དང་བཅས་མདོར་ན་དེར་སྐྱེས་པའི་སྨན་གྱི་དྲིས་ཁྱབ་པ་རྣམས་སུ་གྲང་བའི་ནད་རང་བཞིན་གྱིས་མི་འབྱུང་བ་ཡོད་དོ་ཞེས་བྱ་བའི་དོན་ནོ། །

ཀ༢ བྱང་ཕྱོགས་ཀྱི་རྒྱན། **གྲོང་ཁྱེར་དེའི་བྱང་ཕྱོགས་ན་རི་བོ་གངས་ཅན་ཞེས་བྱ་བ་ཟླ་བའི་སྟོབས་དང་ལྡན་པའི་རི་ལ་ཙན་དན་དང་། ག་བུར་དང་། ཨ་ག་རུ་དང་། ནིམ་པ་ལ་སོགས་པ་ཚ་བ་སེལ་བར་བྱེད་པའི་སྨན་རོ་ཁ་བ་དང་། མངར་བ་དང་། བསྐ་བ་དང་། ནུས་པ་བསིལ་བ་དང་། རྟུལ་བའི་སྨན་གྱི་ནགས་ཚལ། རྩ་བ་དང་། སྡོང་པོ་དང་། ཡལ་ག་དང་། ལོ་མ་དང་། མེ་ཏོག་དང་། འབྲས་བུར་ལྡན་པའི་སྨན་དྲི་ཞིམ་པ་ལྟ་ན་སྡུག་པ་ཡིད་དུ་འོང་བ་སྨན་གྱི་དྲིས་ཁྱབ་པ་རྣམས་སུ་ཚ་བའི་ནད་མི་འབྱུང་བ་ཡོད་དོ། །**ཞེས་པ་སྟེ། གྲོང་ཁྱེར་དེའི་བྱང་ཕྱོགས་ཀྱི་རི་ངོས་དེ་ནི་སྲིབས་ཡིན་པས་ཐ་སྙད་དུ་རི་བོ་གངས་ཅན་ཞེས་བྱ་སྟེ། དེ་ནི་ཟླ་བའི་སྟོབས་ཕྱལ་དུ་བྱུང་བ་དང་ལྡན་པའི་རི་ཡིན་པའི་ཕྱིར། རི་དེའི་ངོས་ལ་ཙན་དན་དཀར་པོ་དང་། ག་བུར་དང་། ཨ་ག་རུ་ནག་པོ་དང་། ནིམ་པ་ལ་སོགས་པ་ཚ་བ་སེལ་བར་བྱེད་པའི་སྨན་རོ་ཁ་བ་དང་། མངར་བ་དང་། བསྐ་བ་དང་། རོ་ཇི་ལྟར་བྱུང་ཡང་ནུས་པ་བསིལ་བ་དང་། རྟུལ་བའི་སྨན་གྱི་ནགས་ཚལ་ཏེ།

དེ་དག་ཐམས་ཅད་ཀྱང་རྩ་བ་དང་། སྡོང་པོ་དང་། ཡལ་ག་དང་། ལོ་མ་དང་། མེ་ཏོག་དང་། འབྲས་བུར་ལྡན་པའི་སྨན་ཤ་སྟག་ཡོད་ལ། སྨན་དེ་དག་ཀུན་ཀྱང་སྣའི་ཡུལ་དུ་དྲི་ཞིམ་པ་དང་། མིག་གི་ཡུལ་དུ་ལྟ་ན་སྡུག་པ་སོགས་ཀྱི་དབང་གིས་དབང་པོ་ཚིམ་པར་བྱེད་པས་ཡིད་དུ་འོང་བ་དང་བཅས་མདོར་ན་དེར་སྐྱེས་པའི་སྨན་གྱི་དྲིས་ཁྱབ་པ་རྣམས་སུ་ཚ་བའི་ནད་རང་བཞིན་གྱིས་མི་འབྱུང་བ་ཡོད་དོ་ཞེས་བྱ་བའི་དོན་ཏོ། །

ཀ༣ ཤར་ཕྱོགས་ཀྱི་རྒྱན། **གྲོང་ཁྱེར་དེའི་ཤར་ཕྱོགས་ན་རི་བོ་སྤོས་ངད་ལྡན་ཞེས་བྱ་བའི་རི་ལ་ཨ་རུ་རའི་ནགས་ཚལ། རྩ་བས་རུས་པའི་ནད་སེལ་བ། སྡོང་པོས་ཤའི་ནད་སེལ་བ། ཡལ་གས་རྩ་རྒྱུས་ཀྱི་ནད་སེལ་བ། ཤུན་པས་པགས་པའི་ནད་སེལ་བ། ལོ་མས་སྣོད་ཀྱི་ནད་སེལ་བ། མེ་ཏོག་གིས་དབང་པོའི་ནད་སེལ་བ། འབྲས་བུས་དོན་སྙིང་གི་ནད་སེལ་བ། རྩེ་མོ་ན་ཨ་རུ་ར་རྣམ་པ་ལྔ་སྨིན་པ། རོ་དྲུག་དང་ལྡན་པ། ནུས་པ་བརྒྱད་དང་ལྡན་པ། ཞུ་རྗེས་གསུམ་དང་ལྡན་པ། ཡོན་ཏན་བཅུ་བདུན་རྫོགས་པ། ནད་ཀྱི་རིགས་སུ་གྱུར་པ་ཐམས་ཅད་སེལ་བ། དྲི་ཞིམ་པ་ལྟ་ན་སྡུག་པ་ཡིད་དུ་འོང་བ་སྨན་གྱི་དྲིས་ཁྱབ་པ་རྣམས་སུ་ནད་བཞི་བརྒྱ་རྩ་བཞི་མི་འབྱུང་བ་ཡོད་དོ། །**ཞེས་པ་སྟེ། སྨན་གྱི་གྲོང་ཁྱེར་ཡོད་པའི་རི་བོ་དེའི་ཤར་ཕྱོགས་ཀྱི་ངོས་ན་ཉི་མ་དང་ཟླ་བའི་སྟོབས་མཉམ་ཞིང་། ཐ་སྙད་དུ་རི་བོ་སྤོས་ངད་ལྡན་ཞེས་བྱ་བའི་རི་ལ། ཨ་རུ་ར་ལ་སོགས་པའི་སྨན་གྱི་ནགས་ཚལ་ཡོད་ཅིང་། སྨན་དེ་དག་གི་རྩ་བས་རུས་པའི་ནད་སེལ་བ་དང་། སྡོང་པོས་ཤའི་ནད་སེལ་བ་དང་། ཡལ་གས་རྩ་དང་ཆུ་རྒྱུས་ཀྱི་ནད་སེལ་བ། ཤུན་པས་པགས་པའི་ནད་སེལ་བ། ལོ་མས་སྣོད་ཀྱི་ནད་སེལ་བ། མེ་ཏོག་གིས་དབང་པོའི་ནད་སེལ་བ། འབྲས་བུས་དོན་སྙིང་སོགས་རྣམ་པ་ལྔའི་ནད་སེལ་བར་བྱེད་པ་ཡིན་ཏེ། དེ་ནི་ནད་བསལ་

བྱའི་གཞི་ལུས་ཀྱི་འབྱུང་བ་དང་། སེལ་བྱེད་གཉེན་པོ་སྨན་གྱི་འབྱུང་བ་གཉིས་དབྱིབས་སོགས་ཆ་མཐུན་པའི་དབང་གིས་སོ། དེ་ལྟར་གནས་པའི་ཤིང་དེ་རྣམས་ལས་བྱེ་བྲག་ཏུ་ཨ་རུ་རའི་ཤིང་རགས་པའི་དབང་དུ་བྱས་ན་རིགས་མི་འདྲ་བ་རྣམ་པ་ལྔ་པོ་རང་རང་གི་རྩེ་མོ་ན་རིམ་པ་བཞིན་དུ་རྣམ་རྒྱལ་དང་། འཇིགས་མེད་དང་། བདུད་རྩི་དང་། འཕེལ་བྱེད་དང་། སྐེམ་པོ་སུལ་མང་སྟེ་ཨ་རུ་རའི་འབྲས་བུ་རྣམ་པ་ལྔར་སྨིན་པ་དང་། ཨ་རུ་ར་ལ་སོགས་པའི་སྨན་དེ་དག་ལ་རོ་དྲུག་པོ་ཅི་རིགས་པ་དང་ལྡན་པ། ནུས་པ་བརྒྱད་པོ་གང་ཡང་རུང་བ་དང་ལྡན་པ། ཞུ་རྗེས་གསུམ་པོ་ཅི་རིགས་དང་ལྡན་པ། ཡོན་ཏན་བཅུ་བདུན་གང་རུང་རྫོགས་པ་ཡིན་མོད། འདིར་སྨན་རྣམས་ལ་དབྱིབས་མཐུན་གྱི་ནུས་པ་དང་། རོ་ནུས་ཞུ་རྗེས་ཡོན་ཏན་འདི་དང་འདི་ལྟ་བུ་ཡོད་ཅེས་མདོ་ཙམ་ཞིག་བསྟན་པ་ཡིན་པས། ཨ་རུ་ར་ལ་རོ་དྲུག་ཚང་མིན་ལ་སོགས་པའི་སྤྲོས་པ་ཀུན་དགོས་པ་ཆེར་མ་མཐོང་བས། རེ་ཞིག་བཏང་སྙོམས་སུ་བཞག གཞན་ཡང་དེར་སྐྱེས་པའི་སྨན་དེ་དག་ཐམས་ཅད་ཀྱང་དྲི་ཞིམ་པ་དང་། ལྟ་ན་སྡུག་པ་ཡིད་དུ་འོང་བ་དང་ལྡན་པ་ཤ་སྟག་སྟེ། སྨན་དེ་རྣམས་ཀྱི་དྲི་ཡིས་ཁྱབ་པ་རྣམས་སུ་ནད་བཞི་བརྒྱ་རྩ་བཞི་པོ་མཐའ་དག་རང་བཞིན་གྱིས་མི་འབྱུང་བ་ཡོད་དོ་ཞེས་བྱ་བའི་དོན་ཏོ། །

ཀ༩ ནུབ་ཕྱོགས་ཀྱི་རྒྱན། **གྲོང་ཁྱེར་དེའི་ནུབ་ཕྱོགས་ན་རི་བོ་མ་ལ་ཡ་ཞེས་བྱ་བ་ལ་བཟང་པོ་དྲུག་གི་སྨན་འཁྲུངས་པ་སྟེ། ནད་ཐམས་ཅད་ཞི་བར་བྱེད་པའི་སྨན་ཙོང་ཞི་རིགས་ལྔ་དང་། བྲག་ཞུན་རིགས་ལྔ་དང་། སྨན་ཆུ་རིགས་ལྔ་དང་། ཆུ་ཚན་རིགས་ལྔ་དང་ལྡན་པའི་རི་བོ་ཡོད་དོ། །**ཞེས་པ་སྟེ། སྨན་གྱི་གྲོང་ཁྱེར་དེའི་ནུབ་ཕྱོགས་ཀྱི་རི་ངོས་ན་ཉི་མ་དང་། ཟླ་བའི་སྟོབས་མཉམ་ཞིང་། ཐ་སྙད་དུ་རི་བོ་མ་ལ་ཡ་ཞེས་བྱ་བ་ལ་རྡོ་ཏི་དང་། ལི་ཤི། ཙུ་གང་། གུར་

ཀུམ། སུག་སྨེལ། ཀ་ཀོ་ལ་བཅས་བཟང་པོ་དྲུག་གི་སྨན་འབྲུངས་པ་སྟེ། ཁྱད་པར་ལྡན་འདུས་ཀྱི་ནད་ཐམས་ཅད་ཞི་བར་བྱེད་པའི་སྨན་ཚོང་ཞི་རིགས་ལྔ་དང་། བྲག་ཞུན་རིགས་ལྔ་དང་། སྨན་ཆུ་རིགས་ལྔ་དང་། ཆུ་ཚན་རིགས་ལྔ་དང་ལྡན་པའི་རི་བོ་ཡོད་དེ། དེ་དག་ཀྱང་གང་ཞེ་ན་ཤར་ཚོང་ལ་ཧ་སོ་བཅག་པ་ལྷ་བུ་མཁྲིགས་ཤིང་ཀླི་བ་དང་། དཀར་པོ་སྐྱ་སོབ་མཉེན་པ་གཉིས། མོ་ཚོང་ལ་སྨུག་ཟིལ་བ་ནུ་ལྷ་བུ་དང་། སེར་པོ་ཉ་ཀླིབས་ཅན་གཉིས། མ་ནིང་དཀར་དམར་སེར་ལ་སྣ་རིང་མཉེན་པ་གཅིག་སྟེ་བསྡོམས་པས་ཚོང་ཞི་རིགས་ལྔ་དང་། བྲག་ཞུན་ནི་རིན་ཆེན་ལྔའི་ཁམས་ཡིན་པའི་བྲག་ལ་སོས་ཀ་སོགས་སུ་ཚད་པས་གདུངས་པའི་ཚེ། རྒྱ་སྐྱེགས་ཁུ་བ་ལྟར་འཛག་པ་དེ་ལ་བྱ་ཞིང་། དེ་ཡང་གང་འབྱུང་བའི་བྲག་གི་རིགས་མི་འདྲ་བ་ལ་བརྟེན་ནས་བྲག་ཞུན་རིགས་ལྔ་འབྱུང་སྟེ། གསེར་བྲག་ལས་གསེར་ཞུན་སེར་པོ། དེ་བཞིན་དངུལ་ལས་དཀར་པོ། ཟངས་ལས་དམར་ལྡང་། ལྕགས་ལས་ནག་པོ། ཚོན་མོ་ཏིང་ངམ་ཞ་ཉེ་ལས་སྔོ་ནག་འཛག་པ་དང་བཅས་སོ། སྨན་ཆུ་རིགས་ལྔ་ནི་རླུང་སེལ་བ་སྤོ་ལ་མངར་བ། མཁྲིས་པ་སེལ་བ་སེར་ལ་ཁ་བ། བད་ཀན་སེལ་བ་སྐྱ་ལ་སྐྱུར་བ། ཁྲག་སེལ་བ་དམར་ལ་བསྐ་བ། ཆུ་སེར་སེལ་བ་སྨུག་ལ་ཚ་བ་བཅས་དང་། ཡང་ན།……སྨན་ཆུ་རིགས་ལྔ་ཞེས་བྱ་བ། །ཚོང་ཞི་རིགས་ལྔ་དག་ལས་འབྱུང་། །སྐྱུར་ཞིང་ལན་ཚས་བད་རླུང་དང་། །སྐྱུར་མངར་ལྡན་པས་བད་མཁྲིས་ཏེ། །སྐྱུར་ཚས་བད་ཀན་རྒྱུང་པ་སེལ། །སྐྱུར་ཁས་བད་ཀན་ཁྲག་ནད་འཇོམས། །དེ་བཞིན་སྐྱུར་བསྐས་བད་སྨུག་སེལ། །ཞེས་གསུངས་པ་ལྟར་རོ། །ཆུ་ཚན་ནི་རྡོ་སོལ་དང་ཚོང་ཞི་འདྲེས་པ་ལས་བྱུང་བ་དང་། རྡོ་སོལ་དང་མུ་ཟི་འདྲེས་པ་ལས་བྱུང་བ་དང་། རྡོ་སོལ་དང་བྲག་ཞུན་འདྲེས་པ་ལས་བྱུང་བ་དང་། རྡོ་སོལ་དང་ཚོང་ཞི་མུ་ཟི་གསུམ་འདྲེས་པ་ལས་བྱུང་བ་དང་། རྡོ་སོལ་དང་མུ་ཟི་བྲག་ཞུན་ཕྱོང་རོས་བཞི་འདྲེས་པ་ལས་བྱུང་བའི་ཆུ་ཚན་

རིགས་ལྔ་དང་ལྡན་པའི་རི་བོ་ཡོད་དོ་ཞེས་པའི་དོན་ཏོ། །

ཀ༥ འཁོར་ཁྱམས་ཀྱི་རྒྱན་ནི། **ས་ཕྱོགས་ཐམས་ཅད་ཀུང་གུར་ཀུམ་གྱི་སྤང་རི་དང་། སྤོས་ཀྱི་དད་ལྡང་བ། བྲག་ཐམས་ཅད་ལ་རྫོའི་སྨན་དང་། རྩྭ་སྔའི་རིགས་ཚང་བར་ཡོད་པ། སྨན་གྱི་ནགས་ཚལ་གྱི་རྩེ་ན་རྨ་བྱ་དང་ཤང་ཤང་དང་ནེ་ཙོ་ལ་སོགས་པ་བྱ་སྐད་སྙན་པར་སྒྲོག་པ། རྫ་བ་ན་གླང་པོ་ཆེ་དང་དོམ་དང་གླ་བ་ལ་སོགས་པ་སྨན་བཟང་པོ་ཡོད་པའི་སེམས་ཅན་ཚང་བར་གནས་པ། སྨན་གྱི་རིགས་སུ་གྱུར་པ་ལ་མ་འབྲུངས་པའམ་མ་ཚང་བ་མེད་པའི་རྒྱན་གྱིས་སྤྲས་པའོ།** །ཞེས་པ་སྟེ། གྲོང་ཁྱེར་ལྷ་ན་སྡུག་པའི་འཁོར་ཁྱམས་ཀྱི་ས་ཕྱོགས་ཐམས་ཅད་ཀུང་གུར་ཀུམ་གྱི་སྤང་རི་དང་ལྡན་པས་སྤོས་ཀྱི་ངད་ལྡང་བ། བྲག་ཐམས་ཅད་ལའང་རྫོའི་སྨན་དང་རྩྭ་སྔའི་རིགས་སུ་གྱུར་པ་ཐམས་ཅད་ཚང་བར་ཡོད་པ་དང་། སྨན་གྱི་ནགས་ཚལ་དེ་རྣམས་ཀྱི་སྡོང་པོའི་རྩེ་ལ་རྨ་བྱ་དང་། ཤང་ཤང་དང་། ནེ་ཙོ་ལ་སོགས་པ་བྱ་སྐད་སྙན་པར་སྒྲོག་བཞིན་དུ་བག་ཕབ་སྟེ་གནས་པ། ནགས་ཚལ་གྱི་རྫ་བ་ན་གླང་པོ་ཆེ་དང་། དོམ་དང་། གླ་བ་ལ་སོགས་པ་གི་ཝཾ་དང་། དོམ་མཁྲིས་དང་། གླ་རྩི་སོགས་སྨན་བཟང་པོ་ལུས་ལ་ཡོད་པའི་སེམས་ཅན་རྣམས་ཀྱང་ཚང་བར་གནས་པ། མདོར་ན་སྨན་གྱི་རིགས་སུ་གྱུར་པ་མ་འབྲུངས་པའམ། མ་ཚང་བ་གཅིག་ཀྱང་མེད་པའི་རྒྱན་གྱིས་ཡང་དག་པར་སྤྲས་པའོ་ཞེས་བྱ་བའི་དོན་ཏོ། །

སྐབས་འདིར། ཁ་ཅིག་གིས་གྲོང་ཁྱེར་ལྷ་ན་སྡུག་དེ་ཉིད་ཨོ་ཏེ་ཡ་ནའི་གནས་ན་ཡོད་པར་འདོད་པ་དང་། ཡང་ཁ་ཅིག་གིས་རི་རབ་ཀྱི་རྩེ་ན་ཡོད་པར་འདོད་པ། ཡང་འགའ་ཞིག་གིས་ཐུབ་པ་གངས་ཅན་མཚོའི་ཞིང་ཁམས་གཞི་དང་སྙིང་པོ་མེ་ཏོག་གིས་བརྒྱན་པའི་གནས་ཀྱི་དུམ་བུ་གཅིག་ཡིན་ཞེས་པ་དང་། ཡང་ཁ་ཅིག་གིས་འབིགས་བྱེད་སོགས་རི་བཞི་པོའི་དབུས་ན་ཡོད་པས་སོ་སོ་སྐྱེ་བོས་ལྟ་བར་ནུས་མི་ནུས་

གྲགས་ཆུང་ངོ་། །ཞེས་པ་སོགས་འདོད་ཚུལ་སྣ་ཚོགས་པར་མཆིས་ཀྱང་། རང་ལུགས་ནི་སྨན་གྱི་གྲོང་ཁྱེར་ལྟ་ན་སྡུག་ལ་སོགས་པའི་བཀོད་པ་ཀུན་ཀྱང་སྨན་རྒྱལ་གྱི་བྱིན་རླབས་ལ་བརྟེན་ནས་གཡུ་ཐོག་པའི་དག་པའི་སྣང་བ་ལ་ཤར་བ་ཁོ་ན་ཡིན་པས། གནས་ངེས་པ་ཅན་འདི་དང་འདི་ལྟ་བུ་ལ་ཡོད་དོ་ཞེས་སྨྲ་མི་བཏུབ་ཅིང་། འཕགས་བྱེད་སོགས་རི་བོ་དེ་དག་ཀྱང་ཆོས་མངོན་པ་སོགས་ནས་བསྟན་པའི་རི་བོ་རྣམས་དང་ཐ་སྙད་ཙམ་མཚུངས་ཀྱང་། ངོ་བོ་ནི་ཐ་དད་ཡིན་པས་ཕན་ཚུན་སྦྱར་ཐུབ་པ་མ་ཡིན་ནོ་སྙམ། །

གཉིས་པ། སྟོན་པ་ཕུན་སུམ་ཚོགས་པ་བསྟན་པ།

གཞལ་ཡས་ཁང་དེའི་དབུས་ན་ནོར་བུ་བཻཌཱུརྱའི་གདན་ལ་སྟོན་པ་བཅོམ་ལྡན་འདས་འཚོ་མཛད་སྨན་གྱི་བླ་བཻཌཱུརྱ་འོད་ཀྱི་རྒྱལ་པོ་ཞེས་བྱ་བ་བཞུགས་སོ། །ཞེས་པ་སྟེ། དེ་ལྟར་ཕྱི་ནང་གི་རྒྱན་ཕུན་སུམ་ཚོགས་པ་དང་ལྡན་པའི་སྨན་གྱི་གྲོང་ཁྱེར་ལྟ་ན་སྡུག་ཅེས་བྱ་བའི་གཞལ་ཡས་ཁང་དེའི་དབུས་ན་ནོར་བུ་བཻཌཱུརྱའི་གདན་ལ་སྟོན་པ་བཅོམ་ལྡན་འདས་འཚོ་མཛད་སྨན་གྱི་བླ་བཻཌཱུརྱ་འོད་ཀྱི་རྒྱལ་པོ་ཞེས་བྱ་བ་དེ་ཉིད་ཆོས་གསུང་བ་ལ་མངོན་དུ་ཕྱོགས་པའི་སྒོ་ནས་བཞུགས་སོ་ཞེས་པའོ། །

གསུམ་པ། འཁོར་ཕུན་སུམ་ཚོགས་པ་བསྟན་པ།

འཁོར་ཕུན་སུམ་ཚོགས་པ་ལ་ཡང་རྣམ་གྲངས་མདོར་བསྟན་པ་དང་། སོ་སོའི་མཚན་བཤད་པ་གཉིས་སོ། །

༡ རྣམ་གྲངས་མདོར་བསྟན་པ།

སྟོན་པ་དེ་ལ་འཁོར་ནི་ལྷ་དང་། དྲང་སྲོང་དང་། ཕྱི་པ་དང་། ནང་པའི་འཁོར་བཞིས་ཡོངས་སུ་བསྐོར་བ་སྟེ། ཞེས་པ་སྟེ། གཞལ་ཡས་ཁང་དེའི་དབུས་ན་བཞུགས་པའི་སྟོན་པ་བཅོམ་ལྡན་འདས་དེ་ལ་འཁོར་ནི་དགའ་བར་རྩེ་བའི་ལྷ་དང་།

དཀའ་ཐུབ་ཀྱི་བརྟུལ་ཞུགས་འཛིན་པའི་དྲང་སྲོང་དང་། ཡང་དག་པའི་དོན་ལས་ཕྱི་རོལ་དུ་གྱུར་པའི་ཕྱི་པ་དང་། སྙིང་པོའི་དོན་ལ་སྤྱོད་པས་ན་ནང་པ་སྟེ་འཁོར་སྡེ་བཞིས་ཡོངས་སུ་བསྐོར་བ་སྟེ་ཞེས་པའོ། །

༢ སོ་སོའི་མཚན་བཤད་པ།

སོ་སོའི་མཚན་བཤད་པ་ལ་འང་ལྷ་དང་། དྲང་སྲོང་དང་། ཕྱི་པ་དང་། ནང་པ་བཞིའོ། །

(༡) ལྷ་ཡི་འཁོར་བསྟན་པ།

གང་ཞེ་ན་ལྷའི་འཁོར་ནི་འདི་ལྟ་སྟེ། ལྷའི་སྨན་པ་སྐྱེ་རྒྱུའི་བདག་པོ་སྐྱུར་བ་དང་། ལྷའི་སྨན་པ་ཐ་སྐར་དང་། ལྷའི་དབང་པོ་བརྒྱ་བྱིན་དང་། ལྷ་མོ་བདུད་རྩི་མ་ལ་སོགས་པ་ལྷའི་འཁོར་མང་པོ་དང་ཐབས་ཅིག་ཏུ་བཞུགས་སོ། །

ཞེས་པ་སྟེ། དེ་དག་སོ་སོ་གང་ཞེ་ན། དང་པོ་ལྷའི་འཁོར་ནི་འདི་ལྟ་བུ་ཡོད་དེ། གཟུགས་ཁམས་ཀྱི་ལྷའི་སྨན་པ་སྐྱེ་དགུའི་བདག་པོ་སྐྱུར་བ་སྟེ། དེ་ཡང་སྐྱེ་རྒྱུའི་བདག་པོ་ཞེས་པ་ནི་སེམས་ཅན་ཐམས་ཅད་རང་གིས་བྱས་པར་རློམ་པའི་ལྷ་ཆེན་པོ་རྣམས་ཀྱི་མིང་སྟེ། དེའི་ནང་ནས་སྐྱུར་བ་ཞེས་བྱ་བ་ནི་ལྷ་རྣམས་ཀྱི་སྨན་པར་ཁས་ལེན་པ་ཡིན་པས་ན་ལྷའི་སྨན་པ་སྐྱེ་རྒྱུའི་བདག་པོ་སྐྱུར་བ་ཞེས་བྱའོ། །འདོད་ཁམས་ཀྱི་ལྷའི་སྨན་པ་ཐ་སྐར་གྱི་བུ་གཉིས། འདིར་སྐར་མ་ཐ་སྐར་དང་ཟླ་བ་འཛོམ་པའི་དུས་སུ་སྐྱེས་པས་ཐ་སྐར་སྐྱེས་སམ་ཐ་སྐར་གྱི་བུ་ཞེས་བྱའོ། །འདི་ཡན་གྱི་ལྷའི་སྨན་པ་དེ་དག་ལ་མཁས་པ་རྣམས་ཀྱི་འགྲེལ་ཚུལ་མང་དུ་མཆིས་ཀྱང་། ཟུར་མཁར་བློ་གྲོས་རྒྱལ་པོའི་གསུང་རྣམས་ལེགས་བཤད་དུ་མཐོང་བས། འདིར་དེ་ཉིད་གཞི་རུ་བཞག་སྟེ་བྲིས་ཡོད་དོ། །

དེ་བཞིན་སུམ་ཅུ་རྩ་གསུམ་པའི་ལྷའི་དབང་པོ་བརྒྱ་བྱིན་མིག་སྟོང་ཅན་དང་། ལྷ་མོ་བདུད་རྩི་མ་ནི་རི་རབ་ཀྱི་བྱང་ཕྱོགས་ངོས་ཡོངས་འདུའི་ཤིང་ལ་གནས་པའི་

དཔལ་ལྡན་ལྷ་མོ། དེར་དེའི་སོས་ཀར་སུམ་ཅུ་རྩ་གསུམ་གནས་པའི་ཚེ་སྨན་གྱི་ལྷ་མོ་བདུད་རྩི་མ་ཞེས་སོ། ངོ་བོ་འདོད་ཁམས་ཀྱི་དབང་ཕྱུག་མའོ། །ལ་སོགས་པའི་སྨྲས་ཉི་མ་བཅུ་གཉིས་ལྷ་བུ་ལྷའི་འཁོར་མང་པོ་དང་ཐབས་ཅིག་ཏུ་བཞུགས་སོ་ཞེས་པའོ། །

(༢) དྲང་སྲོང་འཁོར་བསྟན་པ།

དྲང་སྲོང་གི་འཁོར་ནི་འདི་ལྟ་སྟེ། །དྲང་སྲོང་ཆེན་པོ་རྒྱུན་ཤེས་ཀྱི་བུ་དང་། །མེ་བཞིན་འཇུག་དང་། སྨ་ཁྲུད་འཛིན་དང་། འཇྲོབ་སྐྱོང་གི་བུ་དང་། གསོལ་འགྲོ་སྐྱེས་དང་། ཁང་གཉིས་སྤྱོད་དང་། ཐང་ལ་འབར་དང་། ནབས་སོ་སྐྱེས་ལ་སོགས་པ་དྲང་སྲོང་གི་འཁོར་མང་པོ་དང་ཐབས་ཅིག་ཏུ་བཞུགས་སོ། །

ཞེས་པ་སྟེ། དྲང་སྲོང་གི་འཁོར་ནི་གང་ཞེ་ན་འདི་ལྟ་སྟེ། དྲང་སྲོང་ཆེན་པོར་འདོད་ཅིང་སེམས་ཅན་གྱི་རྒྱུན་ཤེས་ཞེས་པའི་བུ་དང་། ཤེས་རབ་རྣོ་མྱུར་གསལ་བས་མེ་བཞིན་འཇུག་པས་ན་མེ་བཞིན་འཇུག་དང་། སྨ་ཁྲུད་འཛིན་དང་། ཁྲིས་པའི་སྐབས་སུ་སྤྱོད་པ་ཤིན་ཏུ་རྩུབ་པས་ལྷག་ཚན་སོགས་བྲབས་ནས་སྐྱོང་དགོས་པས་ན་འཇྲོབ་སྐྱོང་ཞེས་སུ་གྲགས་པ་དེ་ཡི་བུ་དང་། གསོལ་འགྲོ་སྐྱེས་དང་། ཁང་གཉིས་སྤྱོད་དང་། ཐང་ལ་འབར་དང་། ནབས་སོ་སྐྱེས་དང་། སོགས་ཁོངས་ནས་ལུག་ནག་དང་རྒྱ་སྐྱེགས་སྣ་ལ་སོགས་པའི་དྲང་སྲོང་གི་འཁོར་མང་པོ་དང་ཐབས་ཅིག་ཏུ་བཞུགས་སོ་ཞེས་པའོ། །

འདིར་རྒྱུད་ཚིག་འགའ་ཞིག་ཏུ། འགྲོ་བ་སྐྱོང་གི་བུ་དང་ཞེས་པ་དང་། དཀའ་གཉིས་སྤྱོད་དང་། ཞེས་ཡོད་ཀྱང་། དེ་དག་ནི་རྒྱ་གཞུང་ཟླ་ཟེར་དང་། ཚ་ལག་བཅོ་བརྒྱད་སོགས་དང་མི་མཐུན་པས། ཡིག་ནོར་དུ་ཟད་པས་ན། སྐབས་འདིར་གོང་ལྟར་བཅོས་ཡོད་པས་འཐད་མིན་དཔྱོད་ལྡན་རྣམས་ཀྱིས་གཟིགས་སུ་གསོལ། །

(༣) ཕྱི་པའི་འཁོར་བསྟན་པ།

ཕྱི་པའི་འཁོར་ནི་འདི་ལྟ་སྟེ། མུ་སྟེགས་ཀྱི་མེས་པོ་ཚངས་པ་དང་། མ་ཧཱ་དེ་བ་ཐྲི་རལ་པ་ཅན་དང་། ཁྱབ་འཇུག་དང་། གཞོན་ནུ་གདོང་དྲུག་ལ་སོགས་པ་མུ་སྟེགས་ཀྱི་འཁོར་མང་པོ་དང་ཐབས་ཅིག་ཏུ་བཞུགས་སོ། །ཞེས་པ་སྟེ། ཕྱི་པའི་འཁོར་ནི་གང་ཞེ་ན་འདི་ལྟ་སྟེ། མུ་སྟེགས་སྤྱོད་པའམ་རིག་བྱེད་པ་རྣམས་ཀྱི་སྟོན་པར་འཛིན་པའི་མེས་པོ་ཚངས་པ་དང་། སེར་སྐྱ་པའམ་གྲངས་ཅན་པ་རྣམས་ཀྱི་སྟོན་པར་འཛིན་པའི་མ་ཧཱ་དེ་བ་ཐྲི་རལ་པ་ཅན་ཞེས་པ་ལྷ་ཆེན་པོ་དཔལ་གྱི་རལ་པ་ཅན་ཏེ་དབང་ཕྱུག་ཆེན་པོ་དང་། གྲངས་ཅན་པའམ་གཅེར་བུ་པ་རྣམས་ཀྱི་སྟོན་པར་འཛིན་པའི་ཁྱབ་འཇུག་དང་། རྒྱང་འཕེན་པ་རྣམས་ཀྱི་སྟོན་པར་འཛིན་པའི་གཞོན་ནུ་གདོང་དྲུག་པ་དང་། སོགས་ཁོངས་ནས་ཚོགས་ཀྱི་བདག་པོ་དང་ནྡ་མ་ཋ་ལ་སོགས་པ་མུ་སྟེགས་ཀྱི་འཁོར་མང་པོ་དང་ཐབས་ཅིག་ཏུ་བཞུགས་སོ་ཞེས་པའོ། །

(༤) ནང་པའི་འཁོར་བསྟན་པ།

ནང་པའི་འཁོར་ནི་འདི་ལྟ་སྟེ། འཕགས་པ་འཇམ་དཔལ་དང་། སྤྱན་རས་གཟིགས་དབང་ཕྱུག་དང་། ཕྱག་ན་རྡོ་རྗེ་དང་། ཀུན་དགའ་བོ་དང་། འཚོ་བྱེད་གཞོན་ནུ་ལ་སོགས་པ་ནང་པའི་འཁོར་མང་པོ་དང་ཐབས་ཅིག་ཏུ་བཞུགས་སོ། །ཞེས་པ་སྟེ། ནང་པའི་འཁོར་ནི་གང་ཞེ་ན་འདི་ལྟ་སྟེ། སངས་རྒྱས་ཐམས་ཅད་ཀྱི་སྐུ་རྡོ་རྗེར་གྱུར་པ་འཕགས་པ་འཇམ་དཔལ་གཞོན་ནུར་གྱུར་པ་དང་། གསུང་རྡོ་རྗེར་གྱུར་པ་སྤྱན་རས་གཟིགས་དབང་ཕྱུག་དང་། ཐུགས་རྡོ་རྗེར་གྱུར་པ་ཕྱག་ན་རྡོ་རྗེ་དང་། དེའི་རྣམ་པར་སྤྲུལ་པ་ཀུན་དགའ་བོ་དང་། ལན་གསུམ་དུ་སྨན་པའི་རྒྱལ་པོར་དབང་བསྐུར་བའི་འཚོ་བྱེད་གཞོན་ནུས་གསོས་དང་། སོགས་ཁོངས་ནས་འོད་སྲུང་དང་། ཉེ་བར་འཁོར་ལ་སོགས་ནང་པའི་འཁོར་མང་པོ་དང་ཐབས་

གཅིག་ཏུ་བཞུགས་སོ་ཞེས་པའོ། །

བཞི་པ། དུས་ཕུན་སུམ་ཚོགས་པ་བསྟན་པ།

དེའི་ཚེ་དེའི་དུས་ན། ཞེས་པ་སྟེ། གཞལ་ཡས་ཁང་དུ་སྟོན་པ་བཅོམ་ལྡན་འདས་འཁོར་སྡེ་བཞིའི་ཚོགས་པ་དང་བཅས་ཐབས་ཅིག་ཏུ་བཞུགས་པ་དེའི་ཚེ། ཡང་དག་པར་མཉམ་པར་བཞག་པས་ཟབ་མོའི་ཆོས་སྟོན་པར་དགོངས་ཏེ། གསོ་བ་རིག་པའི་རྒྱུད་འདི་ཉིད་གསུང་བ་ལ་མངོན་པར་ཕྱོགས་པ་དེའི་དུས་ན་ཞེས་པའོ། །

ལྔ་པ། ཆོས་ཕུན་སུམ་ཚོགས་པ་བསྟན་པ།

ཆོས་ཕུན་སུམ་ཚོགས་པ་བསྟན་པ་ལ་ཡང་སྟོན་པའི་ཐུགས་རྗེ་ལ་བརྟེན་ནས་མོས་པའི་དབང་གིས་སོ་སོར་གོ་ཚུལ་དང་། རྒྱུད་བཞི་འདི་ཉིད་མཆོག་གི་དྲང་སྲོང་གི་ལུགས་སུ་ངོས་བཟུང་བ་དང་གཉིས་སོ། །

༡ སྟོན་པའི་ཐུགས་རྗེ་ལ་བརྟེན་ནས་མོས་པའི་དབང་གིས་སོ་སོར་གོ་ཚུལ།

སྟོན་པས་གསུངས་པའི་ཚིག་གཅིག་ལ་འཁོར་རྣམ་པ་བཞི་སོ་སོ་རང་རང་གི་སྟོན་པའི་ལུགས་སུ་གོ་བར་ཟད་དོ། །ཞེས་པ་སྟེ། སྟོན་པ་བཅོམ་ལྡན་འདས་དྲང་སྲོང་རིག་པའི་ཡེ་ཤེས་མཆེད་བཞི་པོས་རིམ་པ་བཞིན་དུ་གསུངས་པའི་ཚིག་ཟབ་ལ་རྒྱ་ཆེ་བའི་གསུང་གི་རྒྱུན་གཅིག་པོ་ན་ལ་ལྷ་དང་། དྲང་སྲོང་དང་། ཕྱི་པ་དང་། ནང་པའི་འཁོར་རྣམ་པ་བཞི་སོ་སོ་རང་རང་གི་སྟོན་པའི་ལུགས་སུ་གོ་བར་ཟད་དོ་ཞེས་པ་སྟེ། དེ་ཡང་ལྷ་རྣམས་ཀྱིས་གསོ་དཔྱད་འབུམ་པ་དང་། དྲང་སྲོང་རྣམས་ཀྱིས་ཙ་ར་ཀ་སྡེ་བརྒྱད་དང་། ཕྱི་རོལ་པ་རྣམས་ཀྱིས་དབང་ཕྱུག་ནག་པོའི་རྒྱུད་དང་། ནང་པ་རྣམས་ཀྱིས་རིགས་གསུམ་མགོན་པོའི་སྐོར་དུ་གོ་བ་ཡིན་ནོ་ཞེས་བྱའོ། །

༢ རྒྱུད་བཞི་འདི་ཉིད་མཆོག་གི་དྲང་སྲོང་གི་ལུགས་སུ་ངོས་བཟུང་བ།

འདི་ནི་རང་གི་ལུས་ངག་ཡིད་གསུམ་ཉེས་པ་མེད་པར་དྲང་པོར་བསྲངས་ནས་གཞན་གྱི་ཉེས་པ་མ་སྨྲས་པ་སྨྲས་པར་བྱེད་པས་དྲང་སྲོང་གི་ལུགས་ཞེས་བྱའོ། །ཞེས་པ་སྟེ། གཞུང་ལུགས་ཆེན་པོ་དཔལ་ལྡན་རྒྱུད་བཞི་ཡོངས་གཏད་དང་བཅས་པ་འདི་ནི་ཚིག་དོན་ཉམས་སུ་ལེན་པ་པོ་རང་རང་གི་ལུས་ངག་ཡིད་གསུམ་དྲང་པོར་བསྲུངས་ནས་གཞན་ཕ་རོལ་པོ་རྣམས་ཀྱི་ཉེས་པ་རླུང་མཁྲིས་བད་ཀན་འཕེལ་ཟད་འཁྲུགས་པས་མི་སྨྲ་པ་མཐའ་དག་མགོ་སྨྲས་པར་བྱེད་པས་ན་དྲང་སྲོང་ཆེན་པོ་ཡིད་ལས་སྐྱེས་ཀྱི་ལུགས་ཞེས་བྱའོ། །

ལེའུའི་མཚན་བསྟན་པ།

བདུད་རྩི་སྙིང་པོ་ཡན་ལག་བརྒྱད་པ་གསང་བ་མན་ངག་གི་རྒྱུད་ལས་གླེང་གཞིའི་ལེའུ་སྟེ་དང་པོའོ།། །།

ལེའུ་གཉིས་པ། ཀྱེན་གླེང་སློང་བཤད་པ།

ཀྱེན་གླེང་སློང་གི་ལེའུའི་དོན་འགྲེལ་བ་ལ་སངས་རྒྱས་སྨན་བླའི་ཏིང་ངེ་འཛིན་གྱི་ཁྱད་པར་ལས་རྒྱུད་འཆད་པའི་སྟོན་པ་སྤྲུལ་ཚུལ། དེས་འཁོར་ལ་མདུན་བསུ་བའི་ཚུལ་གྱིས་གསོ་བ་རིག་པའི་དགོས་ཆེད་སོགས་བསྟན་པ། ཞུ་བ་པོ་སྤྲུལ་ཚུལ། དེས་འཁོར་གྱི་དོན་ཇི་ལྟར་ཞུས་པ། སྟོན་པས་དེའི་ལན་བསྟན་པ་དང་ལྔའོ། །

དང་པོ། སངས་རྒྱས་སྨན་བླའི་ཏིང་ངེ་འཛིན་གྱི་ཁྱད་པར་ལས་རྒྱུད་འཆད་པའི་སྟོན་པ་ཇི་ལྟར་སྤྲུལ་ཚུལ་བསྟན་པ།

དེའི་ཚེ་དེའི་དུས་ན་སྟོན་པ་བཅོམ་ལྡན་འདས་འཚོ་མཛད་སྨན་གྱི་བླ་བཻཌཱུརྱ་འོད་ཀྱི་རྒྱལ་པོ་དེས་ནད་བཞི་བརྒྱ་རྩ་བཞི་ཞི་བར་བྱེད་པའི་སྨན་གྱི་རྒྱལ་པོ་ཞེས་བྱ་བའི་ཏིང་ངེ་འཛིན་ལ་སྙོམས་པར་ཞུགས་སོ། །སྙོམས་པར་ཞུགས་མ་ཐག་ཏུ་ཐུགས་ཀ་ནས་འོད་ཟེར་ཁ་དོག་བརྒྱ་སྟོང་དུ་མ་ཕྱོགས་བཅུར་འཕྲོས་པས་ཕྱོགས་བཅུའི་འགྲོ་བ་སེམས་ཅན་ཐམས་ཅད་ཀྱི་སེམས་ཀྱི་ཉེས་པའི་སྒྲིབ་བསལ། མ་རིག་པ་ལས་བྱུང་བའི་དུག་གསུམ་གྱི་ནད་ཐམས་ཅད་ཞི་བར་བྱས་ནས་སླར་ཐུགས་ཀར་འདུས་པ་ལས། སྤྲུལ་པའི་སྟོན་པ་དྲང་སྲོང་རིག་པའི་ཡེ་ཤེས་ཞེས་བྱ་བ་ཞིག་ཐུགས་ལས་སྤྲུལ་ཏེ་མདུན་གྱི་བར་སྣང་ལ་བཞུགས་ནས། །ཞེས་པ་སྟེ། དེའི་ཚེ་དེའི་དུས་ན་རྒྱུད་འཆད་པའི་འགོ་རྩོམ་པར་མཛད་པར་ཕྱོགས

པས་དེ་མ་ཐག་ཏུ་ལྷ་དང་། དྲང་སྲོང་དང་། ཕྱི་པ་དང་། ནང་པའི་འཁོར་དཔག་ཏུ་མེད་པ་རང་བཞིན་གྱིས་འདུས་པ་དེའི་དུས་ན། བླ་ན་མེད་པའི་སྟོན་པ་བཅོམ་ལྡན་འདས་འཚོ་མཛད་སྨན་གྱི་བླ་བཻཌཱུརྻ་འོད་ཀྱི་རྒྱལ་པོ་དེས་འཁོར་རྣམས་ཀྱི་ཁམས་དང་། དབང་པོ། བསམ་པ་དང་མཐུན་པའི་གསོ་བ་རིག་པའི་རྒྱུད་སྟོན་པར་གསོལ་བ་འདེབས་པར་དགོངས་ནས་རྣམ་པར་གྱུར་པའི་ནད་བཞི་བརྒྱ་རྩ་བཞི་དང་། གཞན་ཡང་སྡུག་བསྔལ་ཟུག་རྔུའི་ཐ་ཚབས་རྣམ་པ་འཕེལ་ཟད་འཁྲུགས་པས་དྲག་ཏུ་བརྡེབས་ཤིང་མནར་བ་ཐམས་ཅད་ཞི་བར་བྱེད་པའི་སྨན་པའི་རྒྱལ་པོ་ཞེས་བྱ་བའི་ཏིང་ངེ་འཛིན་ལ་སྙོམས་པར་ཞུགས་སོ། སྙོམས་པར་ཞུགས་མ་ཐག་ཏུ་ཐུགས་ཀ་ནས་སྟོན་གྱི་ལེགས་སྤྱད་དུ་མས་སྒྲུབ་པའི་འཕྲིན་ལས་དང་། འོད་ཟེར་ཁ་དོག་བརྒྱ་སྟོང་དུ་མ་ཕྱོགས་བཅུར་འཕྲོས་པས། ཕྱོགས་བཅུའི་འགྲོ་བ་སེམས་ཅན་ཐམས་ཅད་ཀྱི་སེམས་ཀྱིས་བཟུང་བ་དང་། འཛིན་པ་སོགས་ཀྱི་གནོད་ཅིང་གཟིར་བར་བྱེད་པས་ན་ཉེས་པའི་དོན་དང་། སྐྱོན་ནི་མྱ་ངན་དང་། སྡུག་བསྔལ་དང་། སྨྲེ་ངག་འདོན་པ་དང་། ཡིད་མི་བདེ་བ་ཐམས་ཅད་ཕྱིར་བསལ། ཁྱད་པར་གྱི་རྒྱུ་དོན་མ་རིག་པ་ལས་བྱུང་བའི་བདེ་བ་འཕྲོག་པར་བྱེད་པའི་དུག་གསུམ་གྱིས་ཀུན་ནས་བསྐྱེད་པའི་ནད་ཐམས་ཅད་ཞི་བར་བྱས་ནས། སླར་ཐུགས་ཀར་འདུས་པ་ལས། འོད་ཟེར་དེ་དག་གོང་བུའི་ཚུལ་དུ། གང་ལ་གང་འདུལ་སྤྲུལ་པའི་ཚུལ་གྱིས་གདུལ་བྱའི་བློ་ཡིད་ཚིམས་པ། ཉེས་པའི་སྐྱོན་གྱིས་མ་གོས་པར་རང་བཞིན་དྲང་ལ་གཞན་བདག་ཏུ་འཛིན་པ་སོགས་ཀྱི་སྡུག་བསྔལ་རྒྱུ་དང་འབྲས་བུར་བཅས་པའི་ཉེས་པས་ཡོ་བའམ་ལམ་འཁྱོག་པ་དེ་དག་སྲོང་བའི་བརྗེ་བ་ཆེན་པོའི་བདག་ཉིད། དྲང་སྲོང་རིག་པའི་ཡེ་ཤེས་ཞེས་བྱ་བ་ཞིག་འཁོར་རྣམས་ཀྱི་མདུན་གྱི་བར་སྣང་ལ་བཞུགས་ནས་ཞེས་སོ། །

གཉིས་པ། དེས་འཁོར་ལ་མདུན་བསུ་བའི་ཚུལ་གྱིས་གསོ་བ་རིག་པའི་དགོས་ཆེད་བསྟན་པ།

དྲང་སྲོང་གི་འཁོར་རྣམས་ལ་འདི་སྐད་ཅེས་མདུན་བསུའོ། །ཀྱེ་གྲོགས་པོ་དག་ཤེས་པར་གྱིས་ཤིག མི་ན་བ་གནས་པར་འདོད་པ་དང་། ན་བ་གསོ་བར་འདོད་པའི་གང་ཟག་གིས་གསོ་བ་རིག་པའི་མན་ངག་ལ་བསླབ་པར་བྱའོ། །ཚེ་རིང་བར་འདོད་པའི་གང་ཟག་གིས་གསོ་བ་རིག་པའི་མན་ངག་ལ་བསླབ་པར་བྱའོ། །ཆོས་དང་ནོར་དང་བདེ་བ་སྒྲུབ་པར་འདོད་པའི་གང་ཟག་གིས་གསོ་བ་རིག་པའི་མན་ངག་ལ་བསླབ་པར་བྱའོ། །འགྲོ་བ་གང་ཞིག་ནད་ཀྱི་སྡུག་བསྔལ་ལས་ཐར་བར་འདོད་པ་དང་། གཞན་གྱི་སྐྱེ་བོས་བཀུར་བར་འདོད་པའི་གང་ཟག་གིས་གསོ་བ་རིག་པའི་མན་ངག་ལ་བསླབ་པར་བྱའོ། །དེ་སྐད་ཅེས་བཀའ་བསྩལ་པ་དང་། ཞེས་པ་སྟེ། སྨན་པའི་རྒྱལ་པོའི་ཐུགས་རྗེའི་སྟོབས་ལས་དྲང་སྲོང་གི་འཁོར་རྣམས་ཀྱི་བསམ་པ་ཇི་ལྟ་བ་བཞིན་དུ་མཁྱེན་ནས་ཞུ་མ་དགོས་པར་མདུན་བསུས་ནས་འདི་སྐད་ཅེས་གསོལ་བའོ་ཞེས་པའི་དོན་ཏོ། །

ཀྱེ་བསྐལ་པ་དང་ལྡན་པའི་གྲོགས་པོ་དག་ཅེས་བོས་ནས་མ་སྨྲས་ལྷུག་པར་སྦྱིན་པས་མན་ངག་ཟབ་མོ་འདི་ཐོས་ལོ་ཙམ་མ་བཞག་པར་ངེས་པར་ཅན་དུ་ཤེས་པར་གྱིས་ཤིག་ཅེས་པ་བཤད་པའི་གཞིར་གཞག གང་གིས་ཤེས་པར་བགྱིས་ན་སྡེ་བཞིའི་འཁོར་དང་རྗེས་འཇུག་རྣམས་ཀྱིས་སོ། །གང་ཤེས་པར་བགྱིས་ན་གསོ་བ་རིག་པའི་མན་ངག་གོ །ཅིའི་ཕྱིར་ཤེས་པར་བགྱིས་ན་རང་གཞན་གྱི་དོན་འགྲུབ་པའི་ཕྱིར་དུའོ། །ཇི་ལྟར་ཤེས་པར་བྱེད་ན། སྨན་དང་། ཟས་དང་། སྤྱོད་ལམ་གྱི་བྱེ་བྲག་གིས་ཁམས་སྙོམས་

ཏེ་མི་ན་བ་གནས་པར་འདོད་པ་དང་། གལ་ཏེ་གནོད་བྱ་གནོད་བྱེད་འཕེལ་ཟད་འབྲུགས་པས་ན་བ་དེའི་ཁམས་གསོ་བར་འདོད་པས་གང་ཟག་གིས་གསོ་བ་རིག་པའི་མན་ངག་ལ་བསླབ་པར་བྱའོ། །

ཚེ་ནི་སྲོག་དང་ངོ་བོ་གཅིག་པ་སྟེ། དྲོད་དང་རྣམ་ཤེས་ཀྱི་རྟེན་དུ་གྱུར་པ་དེ་ཡིན་སྟེ། ཟླ་ཟེར་ལས། དེ་ལ་ཚེ་ཞེས་བྱ་བ་ནི་འཚོ་བ་སྟེ། ལུས་དང་དབང་པོ་བསམ་པ་དག །འདུས་པའི་གཞི་ནི་འཚོ་བ་སྟེ། །རྟག་པར་འགྲོ་ཞིང་རྗེས་འབྲེལ་བ། །ཚེ་ཡི་རྣམ་གཞག་ཡིན་པར་བཤད། །ཅེས་གསུངས་པ་ལྟར་གྱི་ཚེ་དེ་དུས་རིང་པོར་གནས་པར་འདོད་པའི་གང་ཟག་གི་གསོ་བ་རིག་པའི་མན་ངག་ལ་བསླབ་པར་བྱའོ། །

ཆོས་དང་ཞེས་པ་ནི་འཇིག་རྟེན་མི་ཆོས་ཀྱི་སྤྱོད་པ་ཡང་དག་པ་དང་། ཕུན་སུམ་ཚོགས་པའི་ནོར་དང་། ཕན་པ་དང་བདེ་བ་ཕུན་སུམ་ཚོགས་པ་སྒྲུབ་པར་འདོད་པའི་གང་ཟག་གིས་གསོ་བ་རིག་པའི་མན་ངག་ལ་བསླབ་པར་བྱའོ། འགྲོ་བ་གང་ཞིག་ནད་རླུང་མཁྲིས་བད་ཀན་ལས་གྱུར་པའི་ནད་བཞི་བརྒྱ་རྩ་བཞིའི་སྡུག་བསྔལ་ལས་ཐར་བར་འདོད་པ་དང་། དེ་ལ་བརྟེན་ནས་གཞན་གྱི་སྤྱི་བོས་བསྐུར་བར་འདོད་པའི་གང་ཟག་གིས་གསོ་བ་རིག་པའི་མན་ངག་ལ་བསླབ་པར་བྱའོ། །ཞེས་དེ་སྐད་ཅེས་བཀའ་བསྩལ་པ་དང་ཞེས་པའོ། །དེ་ལྟར་མདུན་བསུ་བའི་ཚུལ་གྱིས་ཇི་ལྟར་གསུངས་པ་དེ་དག་གཡུ་ཐོག་པ་ཡི་དག་པའི་གཟིགས་པར་ཇི་ལྟར་སྣང་བ་བཞིན་དུ་གསུངས་པ་ཡིན་ནོ། །

གསུམ་པ། ཞུ་བ་པོ་སྤྲུལ་ཚུལ་བསྟན་པ།

དེའི་ཚེ་དེའི་དུས་ན་སྟོན་པ་བཻཌཱུརྻ་འོད་ཀྱི་རྒྱལ་པོའི་ཐུགས་ལས་འོད་ཟེར་ཁ་དོག་བརྒྱ་སྟོང་དུ་མ་ཕྱོགས་བཅུར་འཕྲོས་པས་ཕྱོགས་བཅུའི་འགྲོ་བ་སེམས་ཅན་ཐམས་ཅད་ཀྱི་ངག་གི་ཉེས་པའི་སྐྱོན་བསལ། ནད་དང་གདོན་

ཐམས་ཅད་ཞི་བར་བྱས་ནས་སླར་ལྡོགས་ལ་འདུས་པ་ལས། གསུང་ལས་སྤྲུལ་པའི་དྲང་སྲོང་ཡིད་ལས་སྐྱེས་ཞེས་བྱ་བ་ཞིག་བྱུང་སྟེ་སྟོན་པ་ལ་ཕྱག་དང་སྐོར་བ་བྱས་ནས་སེང་གེའི་ལྟ་སྟངས་ཀྱིས་སྟོན་པའི་མདུན་དུ་འདུག་སྟེ། ཞེས་པ་སྟེ། དེའི་ཚེ་དེའི་དུས་ན་སྟོན་པ་བཻཌཱུརྱ་འོད་ཀྱི་རྒྱལ་པོའི་གསུང་གི་སྤྲུལ་པ་འབྱུང་བའི་སྟ་ལྟས་སུ། ལྡོགས་ལས་འོད་ཟེར་བརྒྱ་སྟོང་དུ་མ་ཕྱོགས་བཅུར་འཕྲོས་པ་ལས། ཕྱོགས་བཅུའི་འགྲོ་བ་སེམས་ཅན་ཐམས་ཅད་ཀྱི་ངག་རྫུན་དང་། ངག་འཁྱལ། ཚིག་རྩུབ་དང་། དབྱེན་གྱི་ཉེས་པའི་སྐྱོན། དིག་པ་དང་། ཀླུགས་པ་ལ་སོགས་པ་ཕྱིར་བསལ་འབྱུང་བཞིའི་ངོ་བོ་རྣམ་པར་གྱུར་པའི་ནད་རླུང་མཁྲིས་བད་ཀན་དང་། འབྱུང་པོ་གདོན་སེམས་དང་ལྡན་པའི་གདོན་ཐམས་ཅད་ཞི་བར་བྱས་ནས་སླར་ཡང་ལྡོགས་ལ་འདུས་པ་ལས་སྤྲུལ་པའི་དྲང་སྲོང་ཡིད་ལས་སྐྱེས་ཞེས་བྱ་བ་ཞིག་བྱུང་སྟེ། སྟོན་པ་ལ་ཕྱག་དང་སྐོར་བ་བྱས་ནས་ཞུ་བའི་སློབས་པ་དང་ལྡན་པའི་སེང་གེའི་ལྟ་སྟངས་ཀྱིས་སྟོན་པའི་མདུན་དུ་འདུག་སྟེ། །ཞེས་སོ། །

བཞི་པ། དེས་འཁོར་གྱི་དོན་དུ་ཇི་ལྟར་ཞུས་པ་བསྟན་པ།

འཁོར་གྱི་དྲང་སྲོང་རྣམས་ཀྱི་དོན་དུ་ཞུ་བའི་ཚིག་འདི་སྐད་ཅེས་གསོལ་ཏོ། །ཀྱེ་སྟོན་པ་དྲང་སྲོང་རིག་པའི་ཡེ་ཤེས་ལགས། དེ་ལྟར་བདག་གཞན་གྱི་དོན་ཕུན་སུམ་ཚོགས་པ་སྒྲུབ་པར་འདོད་པས་གསོ་བ་རིག་པའི་མན་ངག་ལ་ཇི་ལྟར་བསླབ་པར་བགྱི། དེ་སྐད་ཅེས་ཞུས་པ་དང་། །ཞེས་པ་སྟེ། འཁོར་གྱི་དྲང་སྲོང་རྣམས་ཀྱིས་སྟོན་པ་ལ་ཞུ་བའི་དོན་དུ་ཚིག་འདི་སྐད་ཅེས་གསོལ་ཏོ། ཀྱེ་ཞེས་པོས་ནས་ངོ་བོ་སྨན་གྱི་བླ་མ་ལ་རྣམ་པ་དྲང་སྲོང་རིག་པའི་ཡེ་ཤེས་ལགས། དེ་ལྟར་བདག་དང་གཞན་གྱི་དོན་ཚང་ཞིང་མ་ནོར་བས་ཕུན་སུམ་ཚོགས་པ་སྒྲུབ་པར་འདོད་པའི་

གང་ཟག་གིས་གསོ་བ་རིག་པའི་མན་ངག་ལ་ཇི་ལྟར་བསླབ་པར་བགྱི། ཞེས་ཞུས་པའོ། །

ལྔ་པ། སྟོན་པས་དེའི་ལན་བསྟན་པ།

ཐུགས་ལས་སྤྲུལ་པའི་དྲང་སྲོང་རིག་པའི་ཡེ་ཤེས་དེས་འདི་སྐད་ཅེས་གསུངས་སོ། །ཀྱེ་དྲང་སྲོང་ཆེན་པོ་རྣམས་གསོ་བ་རིག་པའི་མན་ངག་གི་རྒྱུད་ལ་བསླབ་པར་བྱའོ། །ཡན་ལག་ལ་བསླབ་པར་བྱའོ། །གནས་ལ་བསླབ་པར་བྱའོ། །སྐབས་ལ་བསླབ་པར་བྱའོ། །མདོ་ལ་བསླབ་པར་བྱའོ། །ལེའུ་ལ་བསླབ་པར་བྱའོ། །ཞེས་གསུངས་པ་དང་། ཞེས་པ་སྟེ། ཐུགས་ལས་སྤྲུལ་པའི་དྲང་སྲོང་རིག་པའི་ཡེ་ཤེས་དེས་འདི་སྐད་ཅེས་གསུངས་སོ། ཀྱེ་དྲང་སྲོང་ཆེན་པོ་རྣམས་ཉོན་ཅིག ཅེས་ཉན་པར་གདམས་ནས། རིག་པའི་གནས་ལྔའི་ཡ་གྱལ། གསོ་བ་རིག་པའི་དོན་རྟོགས་པར་བྱེད་པའི་ཐབས་ཀྱི་མན་ངག་གི་དོན་ཚང་ཞིང་འབྲེལ་བས་རྒྱུད་ལ་བསླབ་པར་བྱའོ། རྒྱུད་ཀྱི་དོན་ཐམས་ཅད་ཡན་ལག་བརྒྱད་དུ་བསྡུས་ནས་བསླབ་པར་བྱའོ། བཤད་པའི་རྒྱུད་ཀྱི་གནས་བཅུ་གཅིག་ལ་བསླབ་པ་བྱའོ། མན་ངག་རྒྱུད་ཀྱི་སྐབས་བཅོ་ལྔ་ལ་བསླབ་པར་བྱའོ། ཕྱི་མ་རྒྱུད་ཀྱི་མདོ་བཞི་ལ་བསླབ་པར་བྱའོ། རྒྱུད་བཞི་ཡི་ལེའུ་བརྒྱ་དང་ལྔ་བཅུ་ང་དྲུག་ལ་བསླབ་པར་བྱའོ། ཞེས་སྟོན་པས་དེ་སྐད་ཅེས་བཀའ་བསྩལ་བའོ།

༡ གསོ་བ་རིག་པའི་མན་ངག་གི་རྒྱུད་ལ་བསླབ་པར་བསྟན་པ།

ཡང་དྲང་སྲོང་ཡིད་ལས་སྐྱེས་ཀྱིས་གསོལ་བ། ཀྱེ་སྟོན་པ་ལགས། གསོ་བ་རིག་པའི་མན་ངག་གི་རྒྱུད་ལ་ཇི་ལྟར་བསླབ་པར་བགྱི། ཞེས་ཞུས་པ་ལས། སྟོན་པས་བཀའ་བསྩལ་བ། ཀྱེ་དྲང་སྲོང་ཆེན་པོ་ཉོན་ཅིག རྒྱུད་བཞི་ལ་བསླབ་པར་བྱ་སྟེ་གང་ཞེ་ན་འདི་ལྟ་སྟེ། རྩ་བའི་རྒྱུད་དང་བཤད་པའི་རྒྱུད། མན་ངག་

རྒྱུད་དང་ཕྱི་མའི་རྒྱུད། དེ་ལྟར་རྒྱུད་བཞི་རུ་ཤེས་པར་བྱའོ། །ཞེས་པ་སྟེ། ཡང་དྲང་སྲོང་ཡིད་ལས་སྐྱེས་ཀྱིས་འདི་ལྟར་གསོལ་བ། ཀྱེ་སྟོན་པ་དྲང་སྲོང་རིག་པའི་ཡེ་ཤེས་ལགས། གསོ་བ་རིག་པའི་མན་ངག་གི་རྒྱུད་ལ་ཇི་ལྟར་བསླབ་པར་བགྱི་ཞེས་ཞུས་པ་ལས། སྟོན་པས་འདི་ལྟར་བཀའ་བསྩལ་བ་སྟེ་སྟོན་པ་དྲང་སྲོང་རིག་པའི་ཡེ་ཤེས་ཀྱིས་ཀྱེ་ཞེས་བོས་ཏེ་དྲང་སྲོང་ཆེན་པོ་ཉོན་ཅིག་ཅེས་ཉན་པར་གདམས་ནས་རྒྱུད་བཞི་ལ་བསླབ་པར་བྱ་སྟེ་གང་ཞེ་ན་འདི་ལྟ་སྟེ། རྩ་བ་ཐུགས་ཀྱི་རྒྱུད་དང་གཅིག བཤད་པ་སྐུ་ཡི་རྒྱུད་དང་གཉིས། མན་ངག་ཡོན་ཏན་རྒྱུད་དང་གསུམ། ཕྱི་མ་འཕྲིན་ལས་རྒྱུད་དང་བཞི། ཞེས་དང་། ལེའུ་དྲུག་པས་མདོར་བསྟན་རྩ་བ་བཟུང་། །བཤད་པའི་རྒྱུད་ཀྱི་གསོ་རིག་སྤྱི་ཕོག་ཁྲོལ། །མན་ངག་རྒྱུད་ཀྱི་གང་བྱུང་ནད་ཀུན་གསོ། །ཕྱི་མ་རྒྱུད་ཀྱིས་ལག་ལེན་མདོ་དོན་དྲིལ། །ཞེས་པས་རྒྱུད་བཞིར་བསླབ་པར་བྱའོ། །ཞེས་སོ། །

༢ ཡན་ལག་བརྒྱད་ལ་བསླབ་པར་བསྟན་པ།

ཡན་ལག་བརྒྱད་ལ་བསླབ་པར་བྱ་སྟེ་གང་ཞེ་ན་འདི་ལྟ་སྟེ། ལུས་དང་བྱིས་པ་མོ་ནད་གདོན། །མཚོན་རྨ་དུག་རྒས་དང་རོ་ཙ་བ། །ཡན་ལག་བརྒྱད་དུ་ཤེས་པར་བྱའོ། །ཞེས་པ་སྟེ། དེ་ཡང་རྩ་བ་སྨན་པས་གསོ་བར་བྱ་བའི་ཡུལ་ཀྱི་ནད་ལ་ཡན་ལག་རྣམ་པ་བརྒྱད་ཡོད་པ་ལ་བསླབ་པར་བྱ་སྟེ། གང་ཞེ་ན་འདི་ལྟ་སྟེ། ལུས་སྤྱི་གསོ་བའི་ཡན་ལག ན་ཚོད་མ་རྫོགས་པའི་བྱིས་པ་གསོ་བའི་ཡན་ལག དམིགས་བསལ་དུ་བུད་མེད་ཀྱི་ནད་གསོ་བའི་ཡན་ལག གདོན་ནད་གསོ་བའི་ཡན་ལག མཚོན་རྨ་གསོ་བའི་ཡན་ལག དུག་ནད་གསོ་བའི་ཡན་ལག རྒས་པ་གསོ་བའི་ཡན་ལག རོ་ཙ་གསོ་བའི་ཡན་ལག་དང་བཅས་བརྒྱད་པོ་རྣམས་ལ་བསླབ་སྟེ་ཤེས་པར་བྱའོ། །ཡན་ལག་ཅེས་པ་ནི་ཡན་ལག་དང་ཡན་ལག་ཅན་གྱི་དོན་མ་ཡིན་པ། ཨཥྚ

ཞེས་པ་ནི་རྣམ་གྲངས་ཀྱི་དོན་ནོ། །གསོ་བྱ་རྣམ་གྲངས་བརྒྱད་ལ་གསོ་བྱེད་ཀྱི་ཐབས་བརྒྱད་བསྟན་པའི་གཞུང་ལ་ཡན་ལག་བརྒྱད་པ་ཞེས་སྦྱར་བའོ། །གཞན་ཡང་རྒྱུན་ཤེས་ཀྱི་བུ་དང་། མི་བཞིན་འཇུག་སོགས་ལས་རིམ་པར་བརྒྱུད་པའི་བྲམ་ཟེའི་གཞུང་དག་ལས་དཔལ་ལྡན་ཕ་ཁོལ་གྱི་ཡན་ལག་བརྒྱད་ཀྱི་སྙིང་པོ་བསྡུས་པ་ལས། ལུས་དང་བྱིས་པ་གདོན་ལུས་སྟོད། །མཚོན་དང་མཆེ་བ་རྒས་རོ་ཙ། །གསོ་དཔྱད་གང་ལ་གནས་པ་ཡི། །ཡན་ལག་བརྒྱད་དུ་དེ་བཤད་དོ། །ཞེས་པ་ལྟར་ཡན་ལག་བརྒྱད་ཀྱི་འདྲེན་ཚུལ་མི་འདྲ་བའང་ཡོད་དོ། །

༣ གནས་བཅུ་གཅིག་ལ་བསླབ་པར་བསྟན་པ།

གནས་བཅུ་གཅིག་ལ་བསླབ་པར་བྱ་སྟེ། གང་ཞེ་ན་འདི་ལྟ་སྟེ། རྩ་བ་མདོ་ཡི་གནས་དང་གཅིག གྲུབ་པ་ལུས་ཀྱི་གནས་དང་གཉིས། འཕེལ་འགྲིབ་ནད་ཀྱི་གནས་དང་གསུམ། བྱ་བ་སྤྱོད་ལམ་གནས་དང་བཞི། འཚོ་བ་ཟས་ཀྱི་གནས་དང་ལྔ། སྦྱོར་བ་སྨན་གྱི་གནས་དང་དྲུག ཆ་བྱད་དཔྱད་ཀྱི་གནས་དང་བདུན། ཐ་མལ་ནད་མེད་གནས་དང་བརྒྱད། ངོས་བཟུང་རྟགས་ཀྱི་གནས་དང་དགུ། གསོ་བྱེད་ཐབས་ཀྱི་གནས་དང་བཅུ། བྱ་བྱེད་སྨན་པའི་གནས་དང་ནི། བཅུ་གཅིག་གནས་སུ་ཤེས་པར་བྱའོ། །ཞེས་པ་སྟེ། གསོ་བ་རིག་པའི་དོན་འཛིན་པའི་གནས་རྣམ་གྲངས་བཅུ་གཅིག་ལ་བསླབ་པར་བྱ་སྟེ། གང་ཞེ་ན་འདི་ལྟ་སྟེ། རྒྱུད་བཞིའི་དོན་མཐའ་དག་མདོར་བསྡུས་བསྟན་པ་རྩ་བ་མདོའི་གནས་དང་གཅིག ཡང་ལུས་ཀྱི་ཕུང་པོ་ཇི་ལྟར་གྲུབ་པའི་ཚུལ་བསྟན་པ་གྲུབ་པ་ལུས་ཀྱི་གནས་དང་གཉིས། ལུས་ཀྱི་འབྱུང་བཞི་རྣམ་པར་གྱུར་ནས་འཕེལ་འགྲིབ་ཏུ་གྱུར་པའི་ཚུལ་བསྟན་པ་འཕེལ་འགྲིབ་ནད་ཀྱི་གནས་དང་གསུམ། ལུས་ངག་གིས་ཇི་ལྟར་བྱ་བ་བྱ་བ་སྤྱོད་ལམ་གྱི་གནས་དང་བཞི། ལུས་སྲོག་འཚོ་བ་ཟས་ཀྱི་གནས་དང་ལྔ། འཕྲོད་པར་སྦྱོར་བ་སྨན་

གྱི་གནས་དང་དྲུག ཆ་དཔྱད་ཀྱི་དབྱིབས་ཚད་སྟོན་ཞིང་ལས་ལ་སྦྱོད་ཐབས་ཀྱི་གནས་དང་བདུན། རྐྱེན་གྱིས་མ་བསྒྱུར་བ་ཐ་མལ་ནད་མེད་གནས་དང་བརྒྱད། གང་ལྟར་གྱུར་པ་ངོས་བཟུང་བ་རྟགས་ཀྱི་གནས་དང་དགུ། གང་གིས་གསོ་བར་བྱེད་པ་ཐབས་ཀྱི་གནས་དང་བཅུ། དེ་དག་གི་བྱ་བ་བྱེད་པ་པོ་སྨན་པའི་གནས་དང་བཅུ་གཅིག་དག་ཏུ་ཤེས་པར་བྱའོ། །

༤ སྐབས་བཅོ་ལྔ་ལ་བསླབ་པར་བསྟན་པ།

སྐབས་བཅོ་ལྔ་ལ་བསླབ་པར་བྱ་སྟེ་གང་ཞེ་ན་འདི་ལྟ་སྟེ། དང་པོ་ཉེས་གསུམ་གསོ་བའི་སྐབས། །གཉིས་པ་ཁོང་ནད་གསོ་བའི་སྐབས། །གསུམ་པ་ཚད་པ་གསོ་བའི་སྐབས། །བཞི་པ་ལུས་སྟོད་གསོ་བའི་སྐབས། །ལྔ་པ་དོན་སྣོད་གསོ་བའི་སྐབས། །དྲུག་པ་གསང་ནད་གསོ་བའི་སྐབས། །བདུན་པ་ཐོར་ནད་གསོ་བའི་སྐབས། །བརྒྱད་པ་ལྷན་སྐྱེས་རྨ་གསོའི་སྐབས། །དགུ་པ་བྱིས་པ་གསོ་བའི་སྐབས། །བཅུ་པ་མོ་ནད་གསོ་བའི་སྐབས། །བཅུ་གཅིག་གདོན་ནད་གསོ་བའི་སྐབས། །བཅུ་གཉིས་མཚོན་རྨ་གསོ་བའི་སྐབས། །བཅུ་གསུམ་དུག་ནད་གསོ་བའི་སྐབས། །བཅུ་བཞི་རྒས་པ་གསོ་བའི་སྐབས། །བཅོ་ལྔ་རོ་ཙ་གསོ་བའི་སྐབས། །དེ་ལྟར་སྐབས་བཅོ་ལྔར་ཤེས་པར་བྱའོ། །ཞེས་པ་སྟེ། ནད་དང་གཉེན་པོ་སྦྱོར་བའི་སྐབས་ཀྱི་རྣམ་གྲངས་བཅོ་ལྔ་ལ་བསླབ་པར་བྱ་སྟེ། གང་ཞེ་ན་འདི་ལྟ་སྟེ། དང་པོ་ཟླ་ཟེར་དུ་གནོད་ཅིང་སུན་འབྱིན་པར་བྱེད་པས་ན་ཉེས་པ་སྟེ་ཞེས་པ་རླུང་མཁྲིས་བད་ཀན་གསུམ་དང་འདུས་པ་གསོ་བའི་སྐབས། གཉིས་པ་མ་ཞུ་བས་རྒྱུ་བྱས་པའི་ཁོང་ནད་ཀྱི་རིགས་ཐམས་ཅད་གསོ་བའི་སྐབས། གསུམ་པ་མཁྲིས་པའི་མེ་དྲོད་ཐང་ལས་ལྷག་པས་ཚད་པའི་རིགས་གསོ་བའི་སྐབས། བཞི་པ་ལུས་སྟོད་ཀླ་བ་ཡན་གྱི་མགོ་བོ་སོགས་ཀྱི་ནད་གསོ་བའི་སྐབས། ལྔ་པ་དོན་ལྔ་སྣོད་དྲུག་གི་ནད་གསོ་བའི་

སྐབས། དྲུག་པ་གསང་བའི་ནད་གསོ་བའི་སྐབས། བདུན་པ་གཅིག་ཏུ་མི་འདུས་པའི་བླ་གཞན་སོགས་ཕོར་བུའི་ནད་གསོ་བའི་སྐབས། བརྒྱད་པ་ཕྱིའི་རྐྱེན་མེད་པར་གནོད་བྱ་ལས་བྱུང་བས་ལྷན་སྐྱེས་རྨ་གསོ་བའི་སྐབས་ཏེ་ལུས་སྤྱི་གསོ་བའི་ཡན་ལག་གོ དགུ་པ་བྱིས་པ་གསོ་བའི་སྐབས། བཅུ་པ་མོ་ནད་གསོ་བའི་སྐབས། བཅུ་གཅིག་གདོན་གྱིས་ཟིན་པ་གསོ་བའི་སྐབས། བཅུ་གཉིས་མཚོན་རྨ་གསོ་བའི་སྐབས། བཅུ་གསུམ་དུག་ནད་གསོ་བའི་སྐབས། བཅུ་བཞི་རྒས་པ་གསོ་བའི་སྐབས། བཅོ་ལྔ་རོ་ཙ་བ་སྐྱེ་རྒྱུ་ལུས་ཟུངས་གསོས་པས་འབྲས་བུ་བུ་འདོད་པ་ལ་བུ་དང་རྟེན་གྱི་དྭངས་བཅུད་རྒྱས་པར་བྱེད་པ་གསོ་བའི་སྐབས། དེ་ལྟར་སྐབས་བཅོ་ལྔར་ཤེས་པར་བྱའོ། །

༥ མདོ་བཞི་ལ་བསླབ་པར་བསྟན་པ།

མདོ་བཞི་ལ་བསླབ་པར་བྱ་སྟེ་གང་ཞེ་ན་འདི་ལྟ་སྟེ། བརྟག་པ་རྩ་ཆུའི་མདོ་དང་གཅིག །ཞི་བྱེད་སྨན་གྱི་མདོ་དང་གཉིས། །སྦྱོང་བྱེད་ལས་ཀྱི་མདོ་དང་གསུམ། །འཇམ་རྩུབ་དཔྱད་ཀྱི་མདོ་དང་བཞི། །དེ་ལྟར་མདོ་བཞི་རུ་ཤེས་པར་བྱའོ། །ཞེས་པ་སྟེ། མདོ་བཞི་ལ་བསླབ་པར་བྱ་སྟེ་གང་ཞེ་ན་འདི་ལྟ་སྟེ། ནད་ངོས་བཟུང་ཞིང་བརྟག་པ་རྩ་ཆུའི་མདོ་དང་གཅིག ནད་དེ་རྟོགས་ནས་ཞི་བར་བྱེད་པའི་སྨན་གྱི་མདོ་དང་གཉིས། ནད་སྦྱོང་བར་བྱེད་པ་ལས་ཀྱི་མདོ་དང་གསུམ། འཇམ་པ་དུག་ལུམས་བྱུག་པ། རྩུབ་པ་གཏར་བསྲེག་ཐུར་མ་སོགས་དཔྱད་ཀྱི་མདོ་དང་བཞི། དེ་ལྟར་མདོ་བཞི་རུ་ཤེས་པར་བྱའོ། །

༦ ལེའུ་བརྒྱ་དང་ལྔ་བཅུ་དྲུག་ལ་བསླབ་པར་བསྟན་པ།

ལེའུ་བརྒྱ་དང་ལྔ་བཅུ་དྲུག་ལ་བསླབ་པར་བྱ་སྟེ་གང་ཞེ་ན་འདི་ལྟ་སྟེ། གླེང་གཞི་གླེང་སློང་གཞི་དང་དོན་འཛིན་དང་། །གསོ་བའི་ཐབས་དང་རྩིས་ཀྱི་ལེའུ་དྲུག །མདོ་གནས་རྩ་བའི་རྒྱུད་དུ་ཤེས་པར་བྱ། །བཤད་པའི་སྡོམ་དང་

ཚགས་རྩོལ་འདྲ་དཔེ་དང་། གནས་លུགས་མཚན་ཉིད་དབྱེ་བ་འཛིག་ལྟས་དང་། །ནད་ཀྱི་རྒྱུ་རྐྱེན་ཞུགས་ཚུལ་མཚན་ཉིད་དང་། །དབྱེ་བ་རྒྱུན་དུས་གནས་སྐབས་སྤྱོད་པ་དང་། །ཟས་ཚུལ་ཟས་བསྟམ་ཟས་ཚོད་རན་པར་བཟའ། །སྨན་གྱི་རོ་ནུས་སྦྱར་ཐབས་ཆ་བྱད་དང་། །མི་ན་གནས་དང་ཉེས་པ་དངོས་སྟོན་དང་། །ངན་གཡོ་སྐྱོན་བརྟག་སྲང་ལྷང་ཧྲུ་བཞིར་བརྟག །གསོ་ཚུལ་སྤྱི་དང་ཁྱད་པར་གསོ་ཐབས་གཉིས། །གསོ་ཐབས་དངོས་དང་སྨན་པའི་ལེའུ་སྟེ། །དེ་ལྟར་བཤད་པའི་རྒྱུད་ལ་གནས་བཅུ་གཅིག །གཅིག་གསུམ་གསུམ་བཞི་བཞི་ལྔ་དྲུག་པ་གཅིག །སྡོམ་གཅིག་ལེའུ་སུམ་ཅུ་རྩ་གཅིག་གོ །ཞུས་དང་ཉེས་པ་རླུང་མཁྲིས་བད་ཀན་འདུས། །གཅོང་ནད་མ་ཞུ་སྐྲན་དང་སྐྱ་རབ་དང་། །འོར་དང་དམུ་ཆུ་གཅོང་ཆེན་ཟད་བྱེད་དྲུག །ཚ་བ་སྤྱི་དང་གཡལ་མདོ་རི་ཐང་མཚམས། །མ་སྨིན་རྒྱས་སྟོངས་གབ་རྙིངས་རྙོགས་པ་དང་། །འཁྲམས་འཁྲུགས་རིམས་དང་འབྲུམ་པ་རྒྱུ་གཟེར་དང་། །གག་ལྷོག་ཆམ་པ་ལེའུ་བཅུ་དྲུག་གོ །ལུས་སྟོད་མགོ་བོ་མིག་དང་རྣ་བ་དང་། །སྣ་དང་ཁ་དང་ལྦ་བ་ལེའུ་དྲུག །དོན་སྣོད་སྙིང་དང་གློ་མཆིན་མཆེར་མཁལ་དང་། །ཕོ་བ་རྒྱུ་མ་ལོང་དང་ལེའུ་བརྒྱད། །གསང་བའི་ནད་ལ་ཕོ་མོ་ཐ་དད་གཉིས། །ཐོར་ནད་སྐད་འགགས་ཡི་ག་འཆུས་པ་དང་། །སྐོམ་དད་སྐྱིགས་བུ་དབུགས་མི་བདེ་བ་དང་། །གླང་ཐབས་སྲིན་ནད་སྐྱུག་འབྲུ་དྲི་མ་འགགས། །གཅིན་འགགས་གཅིན་སྙི་ཚད་འབྲུ་དྲེག་ནད་དང་། །གྲུམ་བུ་ཚ་སེར་རྩ་དཀར་པགས་པའི་ནད། །ཕྲན་བུའི་ནད་དང་ལེའུ་བཅུ་དགུའོ། །ཧྲན་སྐྱེས་རྨ་ལ་འབྲས་དང་གཞང་འབྲུམ་དང་། །མེ་དབལ་སུར་ཡ་རྨེན་བུ་རྐང་འབམ་དང་། །རྐང་འབམ་མཚན་བར་རྡོལ་དང་ལེའུ་བརྒྱད། །བྱིས་པ་ཉེར་སྤྱོད་ནད་དང་དེའི་གདོན་གསུམ། །མོ་ནད་སྤྱི་དང་བྱེ་བྲག་ཕལ་པ་གསུམ། །འབྱུང་པོ་སྨྱོ་བརྗེད་གཟའ་དང་ཀླུ་གདོན་ལྔ། །རྨ་ལ་རྨ་སྤྱི་མགོ་དང་སྐེ་ཡི་རྨ། །

བྱང་ཁོག་ཡན་ལག་ལེའུ་ལྔ་རུ་བཤད། །དུག་ལ་སྦྱར་དུག་སྦྱར་བ་དངོས་དང་
གསུམ། །རྒས་པ་གསོ་བ་བཅུད་ཀྱིས་ལེན་པ་དང་། །རོ་ཙ་ཁྲུ་བ་གསོ་དང་བྱ་
མེད་བཙལ། །དེ་ལྟར་མན་ངག་རྒྱུད་ལ་བཅོ་ལྔའི་སྐབས། །གཅིག་གཅིག་
གཉིས་གཉིས་གསུམ་གསུམ་བཞི་གཅིག་དང་། །ལྔ་དང་དྲུག་དང་བརྒྱད་གཉིས་
བཅུ་དྲུག་གཅིག །བཅུ་དགུ་གཅིག་དང་ཞུས་པས་དགུ་བཅུ་གཉིས། །རྩ་རྒྱུ་ཐང་
ཕྱེ་རིལ་བུ་ལྡེ་གུ་དང་། །སྨན་མར་ཐལ་སྨན་ཁནྡ་སྨན་ཆང་དང་། །རིན་པོ་ཆེ་
དང་སྔོ་སྦྱོར་སྣུམ་འཚོས་དང་། །བཤལ་སྐྱུགས་སྣ་སྨན་འཇམ་རྩི་ནི་རུ་ཧ། །རྩ་
སྦྱོངས་གཏར་བསྲེག་དུགས་ལུམས་ཟུག་པ་དང་། །ཐར་དཔྱད་ཕྱི་མའི་རྒྱུད་ལ་
མདོ་བཞི་སྟེ། །གཉིས་བཅུ་བདུན་དྲུག་ལེའུ་ཉི་ཤུ་ལྔ། །དེ་ལྟར་རྩ་བའི་རྒྱུད་ལ་
ལེའུ་དྲུག །བཤད་པའི་རྒྱུད་ལ་ལེའུ་སུམ་ཅུ་གཅིག །མན་ངག་རྒྱུད་ལ་ལེའུ་དགུ་
བཅུ་གཉིས། །ཕྱི་མའི་རྒྱུད་ལ་ལེའུ་ཉི་ཤུ་ལྔ། །རྒྱུད་བཞི་བསྡོམས་པས་བརྒྱ་དང་
ལྔ་བཅུ་བཞི། །མཇུག་དོན་ཡོངས་སུ་གཏད་དང་ལྔ་བཅུ་དྲུག །དེ་དག་ཡན་
ལག་བརྒྱད་དུ་འདུས་པ་སྟེ། །ལུས་ལ་བདུན་ཅུ་བྱིས་པ་མོ་ནད་དང་། །དུག་
གསུམ་མདོན་ལྔ་རྒ་ལྔ་བཅུད་ལེན་གཅིག །རོ་ཙ་ལ་གཉིས་རྒྱུད་གསུམ་སྤྱི་ཁྲབ་
ཡིན། །ཞེས་གསུངས་སོ། །ཞེས་པ་སྟེ། འདིར་འཆད་པར་འགྱུར་བའི་གཞུང་
ལུགས་ཆེན་པོ་འདི་ཉིད་ལ་ཡོངས་སུ་དྲིལ་བས་ལེའུ་བརྒྱ་དང་ལྔ་བཅུ་རྩ་དྲུག་ལ་བསླབ་
པར་བྱ་དགོས་ཏེ་གང་ཞེ་ན་འདི་ལྟ་སྟེ། གླེང་གཞིའི་ལེའུ་དང་། གླེང་སློང་གི་ལེའུ་
དང་། ནད་གཞིའི་ལེའུ་དང་། ངོས་འཛིན་པའི་ལེའུ་དང་། ངོས་ཟིན་ནས་གསོ་བའི་
ཐབས་ཀྱི་ལེའུ་དང་། གནས་ལུགས་ངོས་འཛིན་གསོ་ཐབས་གསུམ་གྱི་དོན་ཐམས་ཅད་
རྩ་བ་སྡོང་པོ་ཡལ་ག་ལོ་མའི་ཚུལ་དུ་རྩིས་ཀྱི་ལེའུ་དང་དྲུག་ལ་དུམ་བུ་གཅིག་ཏུ་བྱས་པ་
ནི། གསོ་རིག་གི་གཞུང་ལུགས་ཀུན་གྱི་གནད་མདོར་བསྡུས་པའི་གནས་སྟེ། རྩ་བ་ས

པོན་ལྷ་བུའི་རྒྱུད་དུ་ཤེས་པར་བྱའོ། དེ་ནས་བཤད་པའི་རྒྱུད་སྡོམ་ཚིག་གི་ལེའུ་དང་། ལུས་ཀྱི་ཆགས་པའི་ཚུལ། ལུས་ཀྱི་འདྲ་དཔེ། ལུས་ཀྱི་གནས་ལུགས། ལུས་ཀྱི་མཚན་ཉིད། ལུས་ཀྱི་དབྱེ་བ། ལུས་ཀྱི་འཇིག་ལྟས། ནད་ཀྱི་རྒྱུ་དང་། ནད་ཀྱི་རྐྱེན། ནད་ཀྱི་ཞུགས་ཚུལ། ནད་ཀྱི་མཚན་ཉིད། ནད་ཀྱི་དབྱེ་བ། རྒྱུན་སྤྱོད་དང་། དུས་སྤྱོད། གནས་སྐབས་ཀྱི་སྤྱོད་པ། ཟས་ཀྱི་ཚུལ་ཤེས་པ། ཟས་ཀྱི་ཚུལ་སྡོམ་པ། ཟས་ཆོད་རན་པར་བཟའ་བ། སྨན་གྱི་རོ་བཤད་པ། སྨན་གྱི་ནུས་པ། སྨན་གྱི་སྦྱོར་ཐབས་བཤད་པ། གཙགས་བུ་ལ་སོགས་པའི་ཆ་བྱད། ལུས་མི་ན་བར་གནས་པ། ཉེས་པ་དངོས་སུ་སྟོན་པའི་བརྟག་པ་དང་། ངན་གཡོ་སྐྱོན་གྱི་བརྟག་པ། སྤང་བླང་མུ་བཞིའི་བརྟག་པ། གསོ་ཚུལ་སྤྱི། ཁྱད་པར་གྱི་གསོ་ཚུལ། གསོ་ཐབས་གཉིས། གསོ་ཐབས་དངོས། བྱ་བྱེད་སྨན་པའི་ལེའུ་སྟེ། དེ་ལྟར་བཤད་པའི་རྒྱུད་ལ་གནས་བཅུ་གཅིག་གིས་བསྟན་པ་ལས་གཅིག་གསུམ་ཞེས་པ་ཆ་དཔྱད་ཀྱི་གནས་དང་། ཐ་མལ་ནད་མེད་ཀྱི་གནས་དང་། བྱ་བྱེད་སྨན་པའི་གནས་ཏེ་ལེའུ་གཅིག་གིས་གནས་གཅིག་གི་དོན་སྟོན་པ་གསུམ་དང་། གསུམ་བཞི་ཞེས་པ་བྱ་བ་སྤྱོད་ལམ་གྱི་གནས་དང་། སྦྱོར་བ་སྨན་གྱི་གནས། ངོས་འཛིན་རྟགས་ཀྱི་གནས་ཏེ་རེ་རེ་ལ་ལེའུ་གསུམ་གསུམ་གྱིས་གནས་རེ་རེ་སྟོན་པ་བཞི་ཡོད་པའོ། །

བཞི་ཞེས་པ་གསོ་བྱེད་ཐབས་ཀྱི་གནས་ལ་ལེའུ་བཞི་ཡོད་པའོ། ལྔ་ཞེས་པ་འཕེལ་འགྲིབ་ནད་ཀྱི་གནས་ལ་ལེའུ་ལྔ་ཡོད་པའོ། དྲུག་པ་གཅིག་ཅེས་པ་གྲུབ་པ་ལུས་ཀྱི་གནས་ལ་ལེའུ་དྲུག་ཡོད་པའོ། སྡོམ་གཅིག་ཅེས་པ་སྡོམ་ཚིག་གི་ལེའུ་སྟེ་སུམ་ཅུ་སོ་གཅིག་ནི་བཤད་པའི་རྒྱུད་ཀྱི་ལེའུའོ། །

མན་ངག་རྒྱུད་ཞུས་པའི་ལེའུ་དང་། ཉེས་པ་གསུམ་ལས་ལྷུང་དང་། མཁྲིས་

པ་དང་། བད་ཀན་དང་། འདུས་པ་བད་ཀན་སྨུག་པོ་དང་བཞི་སྟེ་སྐབས་དང་པོའོ། ཁོང་ནད་ལ་མ་ཞུ་བ་དང་། སྐྲན་དང་། སྐྱ་རྦབ་དང་། ཨོར་དང་། དམུ་ཆུ་དང་། གཙོང་ཆེན་ཟད་བྱེད་དྲུག་སྟེ་སྐབས་གཉིས་པའོ། །ཚ་བ་སྤྱི་དང་། གལ་མདོ་དང་། རི་ཐང་མཚམས་དང་། མ་སྨིན་པ་དང་། རྒྱས་པ་དང་། སྟོངས་པ་དང་། གབ་པ་དང་། རྙིངས་པ་དང་། རྙོགས་པ་དང་། འགྲམས་པ་དང་། འཁྲུགས་པ་དང་། རིམས་དང་། འབྲུམ་པ་དང་། རྒྱུ་གཟེར་དང་། གག་ལྷོག་དང་། ཆམས་པའི་རིམས་སྟེ་བཅུ་དྲུག་གོ་ཞེས་པ་སྟེ་སྐབས་གསུམ་པའོ། །ལུས་སྟོད་ལས་མགོ་དང་། མིག་དང་། རྣ་བ་དང་། སྣ་དང་། ཁ་དང་། ལྦ་བ་སྟེ་ལེའུ་དྲུག་གི་སྐབས་བཞི་པའོ། །དོན་སྣོད་ལ་སྙིང་དང་། གློ་བ་དང་། མཆིན་པ་དང་། མཆེར་པ་དང་། མཁལ་མ་དང་། ཕོ་བ་དང་། རྒྱུ་མ་དང་། ཕོང་དང་བཅས་པས་ལེའུ་བརྒྱད་དེ་སྐབས་ལྔ་པའོ། གསང་བའི་ནད་གསོ་ཐབས་ཀྱི་ལེའུ་ལ་ཕོ་མོ་ཐ་དད་གཉིས་ཏེ་སྐབས་དྲུག་པའོ། ཕྱོར་བུའི་ནད་ལ་སྐད་འགགས་པ་དང་། ཡི་ག་འཆུས་པ་དང་། སྐྱིགས་བུ་དང་། སྐོམ་དད་དང་། དབུགས་མི་བདེ་བ་དང་། གླང་ཐབས་དང་། སྲིན་ནད་དང་། འཁྲུ་བ་དང་། སྐྱུགས་པ་དང་། དྲི་མ་འགགས་པ་དང་། གཅིན་འགགས་པ་དང་། གཅིན་སྣི་བ་དང་། ཚད་འཁྲུ་དང་། དྲེག་ནད་དང་། གྲུམ་བུ་དང་། ཆུ་སེར་དང་། རྩ་དཀར་དང་། པགས་པའི་ནད་དང་། ཕྲན་བུའི་ནད་དང་བཅས་པའི་ལེའུ་བཅུ་དགུའོ་ཞེས་པ་སྟེ་སྐབས་བདུན་པའོ། ལྷན་སྐྱེས་ཀྱི་རྨ་ལ་འབྲས་དང་། གཞང་འབྲུམ་དང་། མེ་དབལ་དང་། སུ་ཡ་དང་། རྨེན་བུ་དང་། ལྷིག་རླུགས་དང་། རྐང་བམ་དང་། མཚན་བར་རྡོལ་བ་དང་བཅས་ལེའུ་བརྒྱད་ཀྱི་སྐབས་བརྒྱད་པའོ། བྱིས་པ་ལ་ཉེར་སྤྱོད་དང་། ནད་དང་། དེའི་གདོན་དང་གསུམ་སྟེ་སྐབས་དགུ་པའོ།

མོ་ནད་ལ་སྤྱི་དང་། བྱེ་བྲག་དང་། ཕལ་པ་དང་གསུམ་སྟེ་སྐབས་བཅུ་པའོ། འབྱུང་པོ་ལྔ་ལ་སོགས་པའི་གདོན་ཆེན་བཅོ་བརྒྱད་དང་། སྨྱོ་བྱེད་དང་། རྗེད་བྱེད་དང་། གཟའ་དང་། ཀླུའི་གདོན་དང་བཅས་པས་ལྔ་སྟེ་སྐབས་བཅུ་གཅིག་པའོ། གློ་བུར་གྱི་རྨ་ལ་རྨ་སྤྱི་དང་། མགོའི་རྨ་དང་། སྐེའི་རྨ་དང་། བྲང་ཁོག་གི་རྨ་དང་། ཡན་ལག་གི་རྨ་དང་ལེའུ་ལྔ་རུ་བཤད་པ་སྟེ་སྐབས་བཅུ་གཉིས་པའོ། དུག་ལ་སྦྱར་དུག་དང་། གྱུར་པའི་དུག་དང་། དུག་དངོས་དང་གསུམ་སྟེ་སྐབས་བཅུ་གསུམ་པའོ། །རྒས་པ་གསོ་བ་ལ་བཅུད་ཀྱིས་ལེན་པ་གཅིག་སྟེ་སྐབས་བཅུ་བཞི་པའོ། རོ་ཙ་བ་ལ་ཁུ་བ་གསོ་བ་དང་། བུད་མེད་བཙལ་བའི་ལེའུ་གཉིས་ཏེ་སྐབས་བཅོ་ལྔ་པའོ། དེ་ལྟར་མན་ངག་རྒྱུད་ཀྱི་ལེའུ་དེ་དག་ལ་སྐབས་ཕྱེ་བ་ལས། གཅིག་གཅིག་ཅེས་པ་རྒས་པ་གསོ་བའི་སྐབས་ལ་ལེའུ་གཅིག་ཡོད་པའོ། གཉིས་གཉིས་ཞེས་པ་གསང་ནད་གསོ་བའི་སྐབས་དང་། རོ་ཙ་གསོ་བའི་སྐབས་ལ་ལེའུ་གཉིས་གཉིས་ཡོད་པའོ། གསུམ་གསུམ་ཞེས་པ་བྱིས་པ་གསོ་བའི་སྐབས་དང་། མོ་ནད་གསོ་བའི་སྐབས། དུག་གསོ་བའི་སྐབས་གསུམ་ལ་ལེའུ་གསུམ་གསུམ་ཡོད་པའོ། བཞི་གཅིག་དང་ཞེས་པ་ཉེས་གསུམ་གསོ་བའི་སྐབས་ལ་ལེའུ་བཞི་ཡོད་པའོ། །ལྔ་གཉིས་ཞེས་པ་གདོན་གསོ་བའི་སྐབས་དང་། རྨ་གསོ་བའི་སྐབས་གཉིས་ལ་ལེའུ་ལྔ་ལྔ་ཡོད་པའོ། དྲུག་གཉིས་ཅེས་པ་ཁོང་ནད་གསོ་བའི་སྐབས་དང་། ལུས་སྟོད་གསོ་བའི་སྐབས་གཉིས་ལེའུ་དྲུག་དྲུག་ཡོད་པའོ། བརྒྱད་གཉིས་ཞེས་པ་དོན་སྣོད་གསོ་བའི་སྐབས་དང་། ལྷན་སྐྱེས་རྨ་གསོ་བའི་སྐབས་གཉིས་ལ་ལེའུ་བརྒྱད་བརྒྱད་ཡོད་པའོ། བཅུ་དྲུག་གཅིག་ཅེས་པ་ཚད་པ་གསོ་བའི་སྐབས་ལ་ལེའུ་བཅུ་དྲུག་ཡོད་པའོ། བཅུ་དགུ་གཅིག་དང་ཞེས་པ། ཐོར་ནད་གསོ་བའི་སྐབས་ལ་ལེའུ་བཅུ་དགུ་ཡོད་པའོ། ཞུས་པ་ལེའུ་གཅིག་ནི་སྤྱི་ཁྱབ་སྟེ་མདོར་ན་

དགུ་བཅུ་གོ་གཉིས་ནི་མན་ངག་རྒྱུད་ཀྱི་ལེའུའི་རྣམ་གྲངས་སོ། །

ཕྱི་མ་རྒྱུད་ཀྱི་ལེའུའི་གྲངས་ནི། རེག་པ་རྩ་དང་། མཐོང་བ་ཆུ་དང་། ཐང་དང་། ཕྱེ་མ་དང་། རིལ་བུ་དང་། ལྡེ་གུ་དང་། སྨན་མར་དང་། ཐལ་སྨན་དང་། ཁནྜ་དང་། སྨན་ཆང་དང་། རིན་པོ་ཆེ་དང་། སྔོ་སྦྱོར་དང་། སྣུམ་འཚོས་དང་། བཤལ་དང་། སྐྱུགས་དང་། སྣ་སྨན་དང་། འཇམ་རྩི་དང་། ནི་རུ་ཧ་དང་། རྩ་སྦྱོངས་དང་། གཏར་བ་དང་། བསྲེག་པ་དང་། དུགས་དང་། ལུམས་དང་། བྱུག་པ་དང་། ཐུར་མའི་དཔྱད་དང་བཅས་པའི་ཕྱི་མའི་རྒྱུད་ལ་མདོ་བཞི་སྟེ། དེ་ཡང་གཉིས་ཞེས་པ་རྩ་ཆུའི་མདོ་ལ་ལེའུ་གཉིས་ཡོད་པ་དང་། བཅུ་ཞེས་པ་ཞི་བྱེད་སྨན་གྱི་མདོ་ལ་ལེའུ་བཅུ་ཡོད་པའོ། བདུན་ཞེས་པ་སྦྱོངས་བྱེད་ལས་ཀྱི་མདོ་ལ་ལེའུ་བདུན་ཡོད་པའོ། དྲུག་ཅེས་པ་འཇམ་རྩུབ་དཔྱད་ཀྱི་མདོ་ལ་ལེའུ་དྲུག་ཡོད་པའོ། དེ་ལྟར་ལེའུ་ཉེ་ཤུ་རྩ་ལྔ་ནི་ཕྱི་མ་རྒྱུད་ཀྱི་ལེའུའི་རྣམ་གྲངས་སོ། །

གོང་དུ་བཤད་པ་དེ་ལྟར་རྩ་བའི་རྒྱུད་ལ་ལེའུ་དྲུག བཤད་པའི་རྒྱུད་ལ་ལེའུ་སུམ་ཅུ་གཅིག མན་ངག་རྒྱུད་ལ་ལེའུ་དགུ་བཅུ་གཉིས། ཕྱི་མའི་རྒྱུད་ལ་ལེའུ་ཉེ་ཤུ་ལྔ། རྒྱུད་བཞིའི་ལེའུ་སྡོམས་པས་བརྒྱ་དང་ལྔ་བཅུ་བཞི་ཡོད་ལ། མཇུག་དོན་བསྡུས་པ་དང་ཡོངས་སུ་གཏད་པའི་ལེའུ་གཉིས་བསྣན་པས་བརྒྱ་དང་ལྔ་བཅུ་དྲུག་ཡོད་པའོ། །དེ་ལྟར་གནས་དང་སྐབས་དང་མདོ་ལེའུ་རྣམས་ཀྱི་གྲངས་དང་གོ་རིམ་ངེས་པ་དང་། གཞན་ཡང་གོ་དོན་ཅུང་ཟད་དཔྱད་པ་རྣམས་རྒྱུད་སོ་སོའི་སྐབས་སུ་བརྗོད་པར་བྱའོ། །དེ་དག་ཐམས་ཅད་ཡན་ལག་བརྒྱད་དུ་འདུས་པ་སྟེ་ལུས་སྤྱི་གསོ་བ་ལ་མན་ངག་རྒྱུད་ཀྱི་རླུང་གསོ་བ་ནས། མཚན་བར་རྫོལ་བ་གསོ་བའི་བར་གྱི་ལེའུ་བདུན་ཅུ་དང་། བྱིས་པ་མོ་ནད་དང་དུག་གསུམ་ཞེས་པ་བྱིས་པ་གསོ་བའི་ཡན་ལག མོ་ནད

གསོ་བའི་ཡན་ལག དུག་གསོ་བའི་ཡན་ལག་གསུམ་ལ་ལེའུ་གསུམ་གསུམ་ཡོད་པའོ། །གདོན་དང་རྨ་ལྷ་ཞེས་པ་གདོན་གསོ་བའི་ཡན་ལག མཚོན་རྨ་གསོ་བའི་ཡན་ལག་ལ་ལེའུ་ལྔ་ལྔ་ཡོད་པའོ། བཅུད་ལེན་གཅིག་ཅེས་པ་རྒས་པ་གསོ་བའི་ཡན་ལག་བཅུད་ལེན་གྱི་ལེའུ་གཅིག་གོ །རོ་ཙ་བ་ལ་གཉིས་ཞེས་པ་རོ་ཙ་བའི་ཡན་ལག་ལ་ལེའུ་གཉིས་ཏེ་མན་ངག་རྒྱུད་ཀྱི་ཡན་ལག་བརྒྱད་སོ་སོར་གསོ་བའི་ཚུལ་བསྟན་པ་དང་། རྒྱུད་གསུམ་སྟེ་རྩ་རྒྱུད་དང་། བཤད་རྒྱུད། ཕྱི་མ་རྒྱུད་གསུམ་ནི་ཡན་ལག་བརྒྱད་སྤྱི་ལ་ཁྱབ་པའི་གཞུང་ཡིན་ནོ། །ཞེས་གསུངས་སོ། །

ལེའུའི་མཚན་བསྟན་པ།

བདུད་རྩི་སྙིང་པོ་ཡན་ལག་བརྒྱད་པ་གསང་བ་མན་ངག་གི་རྒྱུད་ལས་གླེང་སློང་རྣམ་གྲངས་རྣམ་པར་བཀོད་པའི་ལེའུ་སྟེ་གཉིས་པའོ།། །།

རྒྱུད་ཀྱི་དོན་དངོས་རྒྱས་པར་བཤད་པ།

རྒྱུད་དོན་དངོས་རྒྱས་པར་བཤད་པ་ལ་གསོ་དཔྱད་ཐམས་ཅད་སྐྱེད་པའི་གཞི་ས་བོན་དང་འདྲ་བ་རྩ་བ་ཐུགས་ཀྱི་རྒྱུད་བཤད་པ། ཚིག་དོན་སྒྲིབ་མེད་གསལ་བར་སྟོན་པ་ཉི་ཟླ་དང་འདྲ་བ་བཤད་པ་སྐུ་ཡི་རྒྱུད་བཤད་པ། གང་ལ་གང་དགོས་ཡིད་བཞིན་ནོར་བུ་དང་འདྲ་བ་མན་ངག་ཡོན་ཏན་རྒྱུད་བཤད་པ། ནད་ཀྱི་སྟེང་དུ་ཐོགས་པ་མེད་པ་རྡོ་རྗེ་ཕ་ལམ་དང་འདྲ་བ་ཕྱི་མ་ཕྲིན་ལས་ཀྱི་རྒྱུད་བཤད་པ་བཅས་བཞིའོ། །

གསོ་དཔྱད་ཐམས་ཅད་སྐྱེད་པའི་གཞི་ས་བོན་དང་འདྲ་བ་ རྩ་བ་ཐུགས་ཀྱི་རྒྱུད་བཤད་པ།

གསོ་དཔྱད་ཀུན་སྐྱེད་པའི་གཞི་རྩ་བ་ཐུགས་ཀྱི་རྒྱུད་དོན་འགྲེལ་བ་ལ་ཇི་ལྟར་བསྐུལ་པར་ཞུས་པ་དང་། དེའི་ལན་བསྟན་པའོ། །

ཇི་ལྟར་བསྐུལ་པར་ཞུས་པ།

དེ་ནས་དྲང་སྲོང་ཡིད་ལས་སྐྱེས་ཀྱིས་དྲང་སྲོང་རིག་པའི་ཡེ་ཤེས་ལ་འདི་སྐད་ཅེས་གསོལ་ཏོ། །ཀྱེ་སྟོན་པ་དྲང་སྲོང་རིག་པའི་ཡེ་ཤེས་ལགས། གསོ་བ་རིག་པའི་རྒྱུད་སྡེ་རྣམ་བཞི་ལས། རྩ་བའི་རྒྱུད་ལ་ཇི་ལྟར་བསླབ་པར་བགྱི། །འཚོ་མཛད་སྨན་པའི་རྒྱལ་པོས་བཤད་དུ་གསོལ། །ཞེས་ཞུས་པ་ལས། ཞེས་པ་སྟེ། དེ་ནས་ཞེས་པ་ནི་མཚམས་སྦྱར་བའི་དོན་ཏེ། གོང་དུ་གླེང་སློང་རྣམ་གྲངས་རྣམ་པར་བཀོད་པ་གསུང་ཚར་བའི་རྗེས་ཐོག་དེ་མ་ཐག་དེ་ནས་གསུང་གི་སྤྲུལ་པ་དྲང་སྲོང་ཡིད་ལས་སྐྱེས་ཀྱིས་འདི་སྐད་ཅེས་ཞུས་སོ། །

ཀུ་སྟོན་པ་དྲང་སྲོང་རིག་པའི་ཡེ་ཤེས་ལགས། ཞེས་ཞེ་ས་དང་བཅས་པོས་ནས་གསོ་བ་རིག་པའི་རྒྱུད་འདིར། རྩ་བའི་རྒྱུད་དང་། བཤད་པའི་རྒྱུད། མན་ངག་རྒྱུད། ཕྱི་མ་རྒྱུད་བཅས་རྒྱུད་སྡེ་རྣམ་པ་བཞི་ཡོད་པ་ལས། མདོ་ཙམ་སྟོན་པའི་རྩ་བའི་རྒྱུད་ལ་ཇི་ལྟར་བསླབ་པར་བགྱི། འཚོ་མཛད་སྨན་པའི་རྒྱལ་པོས་བཤད་དུ་གསོལ། ཞེས་ཞུས་པ་ལས། ཞེས་པའོ། །

དེའི་ལན་བསྟན་པ།

དེའི་ལན་བསྟན་པ་ལའང་། ཉན་པར་གདམས་ཤིང་མཚམས་སྦྱར་བ་དང་། སྤྱི་བསྡོམས་ཀྱི་སྒོ་ནས་མདོར་བསྟན་པ། གཞུང་དོན་དངོས་རྒྱས་པར་བཤད་པ་བཅས་གསུམ་མོ། །

ཉན་པར་གདམས་ཤིང་མཚམས་སྦྱར་བ།

ཐུགས་ཀྱི་སྤྲུལ་པ་དྲང་སྲོང་རིག་པའི་ཡེ་ཤེས་ཀྱིས་འདི་སྐད་ཅེས་གསུངས་སོ། །ཀྱེ་དྲང་སྲོང་ཆེན་པོ་ཡིད་ལས་སྐྱེས། །ཞེས་པ་སྟེ། ཐུགས་ཀྱི་སྤྲུལ་པ་དྲང་སྲོང་རིག་པའི་ཡེ་ཤེས་ཀྱིས་འདི་སྐད་ཅེས་གསུངས་སོ། ཀྱེ་དྲང་སྲོང་ཆེན་པོ་ཡིད་ལས་སྐྱེས་ལེགས་པར་ཉོན་ཅིག་དང་། ངས་ཁྱོད་ལ་རྩ་བའི་རྒྱུད་ལ་ཇི་ལྟར་བསླབ་པའི་ཚུལ་བཤད་པར་བྱའོ་ཞེས་ཉན་པར་གདམས་ཤིང་མཚམས་སྦྱར་བའོ། །

སྤྱི་བསྡོམས་ཀྱི་སྒོ་ནས་མདོར་བསྟན་པ།

དང་པོ་རྩ་རྒྱུད་མདོ་ཡི་གནས་བསྟན་པ། །རྩ་བ་གསུམ་ལ་འདྲིལ་བའི་སྡོང་པོ་དགུ། །ཁྱེས་པའི་ཡལ་ག་བཞི་བཅུ་རྩ་བདུན་ཏེ། །ལོ་འདབ་ཉིས་བརྒྱ་རྩ་བཞིར་རྒྱས་པ་ཡིན། །གསལ་བའི་མེ་ཏོག་འབྲས་བུ་ལྔ་རུ་སྨིན། །འདི་དག་

རྩ་བའི་རྒྱུད་ཀྱི་བསྡོམས་སུ་བཤད། །ཅེས་པ་སྟེ། རྒྱུད་བཞིའི་དང་པོ་རྩ་བའི་རྒྱུད་འཕྲོས་གཞི་དང་། རྒྱས་པར་ཕྱེ་བ་བཤད་པའི་རྒྱུད་ཐུན་མོང་དུ་གནས་བཅུ་གཅིག་ཡོད་པ་ལས་རྩ་བའི་རྒྱུད་མདོ་ཡི་གནས་ལེའུ་བཞིའི་བདག་ཉིད་ཅན་བསྟན་པ་ནི་གནས་ལུགས་ནད་གཞི། ངོས་འཛིན་རྟགས། གསོ་བྱེད་ཐབས་ཏེ་རྩ་བ་འདི་གསུམ་ལ་སྙིང་པོར་དྲིལ་བའོ། །འདི་ལས་འཕྲོས་པའི་སྡོང་པོ། གནས་ལུགས་ནད་གཞིའི་རྩ་བ་ལ། རྟེན་ལུས་དང་བརྟེན་པ་ནད་གཉིས། ངོས་འཛིན་རྟགས་ཀྱི་རྩ་བ་ལ་བལྟ་རེག་དྲི་བ་གསུམ། གསོ་བྱེད་ཐབས་ཀྱི་རྩ་བ་ལ་ཟས་སྤྱོད་སྨན་དཔྱད་བཞི་སྟེ་དགུ་ཡོད་དོ། དེ་དག་ལས་གྱེས་པའི་ཡལ་ག་བཞི་བཅུ་རྩ་བདུན་ཡོད་དེ། དེ་དག་ལ་ལོ་འདབ་ཉིས་བརྒྱ་རྩ་བཞི་རབ་ཏུ་རྒྱས་པ་ཡིན་ལ། དེ་རྣམས་མཐར་ཕྱིན་པའི་མཐོང་ཆོས་སུ་གྲུབ་པས་གསལ་བའི་མེ་ཏོག་གཉིས་འབྲས་བུ་གསུམ་དང་ལྡུ་རུ་སྨིན་པའོ། འདི་དག་རྩ་བའི་རྒྱུད་ཀྱི་བསྡོམས་ཏེ་སྙིང་དོན་བསྡུས་པའི་ཚིག་ཡིན་ནོ། །ཞེས་སོ། །

གཞུང་དོན་དངོས་རྒྱས་པར་བཤད་པ།

གཞུང་དོན་དངོས་རྒྱས་པར་བཤད་པ་ལ། གནས་ལུགས་ནད་གཞི་བཤད་པ། ངོས་བཟུང་རྟགས་བཤད་པ། གསོ་བྱེད་ཐབས་བཤད་པ། རྣམ་གྲངས་རྣམ་པར་བཀོད་པས་མཇུག་བསྡུ་བ་བཅས་བཞིའོ།། །།

ལེའུ་གསུམ་པ། ཆུ་དང་འཁྲུགས་རོམ་ཚུལ་དུ་གནས་པ་གནས་ལུགས་ནད་གཞིའི་དོན་བསྟན་པ།

དེ་ཉིད་རྒྱས་པར་བཀྲོལ་ན་འདི་ལྟ་སྟེ། །ནད་དང་ལུས་ཟུངས་དྲི་མ་རྣམ་པ་གསུམ། །རྣམ་པར་མ་གྱུར་པ་དང་གྱུར་པ་ལས། །ལུས་ནི་གནས་དང་འཇོམས་པར་བྱེད་པ་ཡིན། །ཞེས་པ་སྟེ། གོང་དུ་བཤད་མ་ཐག་པ་རྩ་བ་ཁྲུགས་ཀྱི་རྒྱུད་ཀྱི་བསྡོམས་ཚིག་དེ་ཉིད་རྒྱས་པར་བཀྲོལ་ན་འདི་ལྟ་བུ་སྟེ། ཆུ་དང་འཁྲུགས་རོམ་ཚུལ་དུ་གནས་པ་གནས་ལུགས་ནད་གཞིའི་རྩ་བ་དེ་ལས་སྐྱེས་པའི་རྣམ་པར་མ་གྱུར་པ་ཆུ་ལྷ་བུར་གནས་པ་ལུས་ནད་མེད་ཐ་མལ་དུ་གནས་པ་དང་། རྣམ་པར་གྱུར་པ་འཁྲུགས་རོམ་ལྷ་བུར་གནས་པའི་ནད་ཅན་དང་གཉིས་ལས། རྣམ་པར་མ་གྱུར་པ་ལས་ནི་ཐ་མལ་ནད་མེད་དུ་གནས་པ་དང་། རྣམ་པར་གྱུར་པ་ལས་ལུས་ནད་ཅན་དུ་འགྱུར་ཏེ་ལུས་ཟུངས་འཇོམས་པར་བྱེད་པ་ཡིན་ནོ། །

དང་པོ། རྣམ་པར་མ་གྱུར་པ་ལུས་ནད་མེད་ཐ་མལ་དུ་གནས་པ་བཤད་པ།

རྣམ་པར་མ་གྱུར་པའི་དོན་ལ་ནད་དང་། ལུས་ཟུངས། དྲི་མ། མདུག་བསྡུ་བ་བཅས་བཞིའོ། །

༡ ནད་བཤད་པ།

ནད་ནི་རླུང་དང་མཁྲིས་པ་བད་ཀན་གསུམ། །སྲོག་འཛིན་གྱེན་རྒྱུ་ཁྱབ་བྱེད་མེ་མཉམ་སེལ། །འཇུ་བྱེད་མདངས་བསྒྱུར་སྒྲུབ་མཐོང་མདོག་གསལ་ལྷ། །

རྟེན་མྱག་མྱོང་ཚིམ་འབྱོར་བྱེད་བཅོ་ལྔའོ། །ཞེས་པ་སྟེ། ནད་ནི། དེ་ཡང་རླུང་དང་། མཁྲིས་པ། བད་ཀན་གསུམ་ལས། རླུང་སྲོག་འཛིན་སྤྱི་བོར་གནས་པ་དང་། གྱེན་རྒྱུ་བྲང་ལ་གནས་པ་དང་། ཁྱབ་བྱེད་སྙིང་ལ་གནས་པ་དང་། མེ་མཉམ་ཕོ་བར་གནས་པ་དང་། ཐུར་སེལ་གཞང་ལ་གནས་པ་སྟེ་རླུང་ལ་དབྱེ་བ་ལྔ། མཁྲིས་པ་འཇུ་བྱེད་ཕོ་བར་གནས་པ་དང་། མདངས་བསྒྱུར་མཆིན་པར་གནས་པ་དང་། སྒྲུབ་བྱེད་སྙིང་ལ་གནས་པ་དང་། མཐོང་བྱེད་མིག་ལ་གནས་པ་དང་། མདོག་གསལ་པགས་པ་ལ་གནས་པ་སྟེ་མཁྲིས་པ་ལ་དབྱེ་བ་ལྔ། བད་ཀན་རྟེན་བྱེད་བྲང་ལ་གནས་པ་དང་། མྱག་བྱེད་ཕོ་བའི་སྟོད་ལ་གནས་པ་དང་། མྱོང་བྱེད་ལྕེ་ལ་གནས་པ་དང་། ཚིམ་བྱེད་མགོ་ལ་གནས་པ་དང་། འབྱོར་བྱེད་ཚིགས་མིག་ཀུན་ལ་གནས་པ་སྟེ་བད་ཀན་ལ་དབྱེ་བ་ལྔ་སྟེ་བསྡོམས་པས་བཅོ་ལྔའོ། །

༢ ལུས་ཟུངས་བཤད་པ།

དྭངས་མ་ཁྲག་ཤ་ཚིལ་རུས་རྐང་ཁུ་བ། །ལུས་ཟུངས་བདུན་ཡིན…… ཞེས་པ་སྟེ། ལུས་ཟུངས་ཀྱི་ཁ་ཟས་ཟོས་པ་དྭངས་སྙིགས་གཉིས་སུ་ཕྱེ་བའི་དྭངས་མ་དང་། དེ་ལས་གྱུར་པ་ཁྲག་དང་། དེ་ལས་གྱུར་པ་ཤ་དང་། དེ་ལས་གྱུར་པ་ཚིལ་དང་། དེ་ལས་གྱུར་པ་རུས་དང་། དེ་ལས་གྱུར་པ་རྐང་དང་། དེ་ལས་གྱུར་པ་ཁུ་བ་དཀར་དམར་སྟེ་ལུས་ཟུངས་བདུན་ཡིན་ནོ། །

༣ དྲི་མ་བཤད་པ།

……**དྲི་མ་བཤང་གཅི་རྔུལ།** །ཞེས་པ་སྟེ། དྲི་མ་བཤད་པ་ནི། ཟས་ཟོས་པ་དྭངས་སྙིགས་གཉིས་སུ་ཕྱེ་བ་སྙིགས་མ་སྐྱ་བ་བཤང་བ་དང་། སྙིགས་མ་སླ་བ་གཅིན་དང་། སྙིགས་མ་རྔུལ་ཆུ་སྟེ་སྙིགས་མ་གསུམ་ཡིན་ནོ། །

༤ མཇུག་བསྡུ་བ་ནི།

དེ་ལྟར་རྣམ་གྲངས་ཉི་ཤུ་རྩ་ལྔ་པོ། །རོ་དང་ནུས་པ་སྤྱོད་ལམ་རྣམ་གསུམ་གྱིས། །ཐམས་ཅད་མཉམ་པར་གནས་པས་འཕེལ་འགྱུར་ཞིང་། །དེ་ལས་ལྡོག་པ་གནོད་པར་འགྱུར་བ་ཡིན། །ཞེས་པ་སྟེ། དེ་ལྟར་གོང་དུ་བཤད་པའི་རྣམ་གྲངས་ཉི་ཤུ་རྩ་ལྔ་པོ་དེ་དག་ཁ་ཟས་ཀྱི་རོ་དྲུག་དང་། ནུས་པ་བརྒྱད། གཞན་སྤྱོད་ལམ་དྲག་དལ་བཅས་རྣམ་གྲངས་གསུམ་པོས་རང་རང་གི་ལྷང་ཚད་བཞིན་ཐམས་ཅད་ཆ་མཉམ་པར་གནས་པས་ལུས་ཀྱི་སྟོབས་དང་གཟི་མདངས། ཚེ་རྣམས་འཕེལ་བར་འགྱུར་ཞིང་། དེ་ལས་གོ་ལྡོག་པ་སྟེ་ཟས་སྤྱོད་དམན་ལྷག་ལོག་པ་དང་། འཕེལ་ཟད་འཁྲུགས་པ་ལས་ལུས་དང་ཚེ་ལ་གནོད་པར་འགྱུར་བ་ཡིན་ནོ། །

གཉིས་པ། རྣམ་པར་གྱུར་པ་ནད་ཅན་བཤད་པ།

ནད་ནི་སྐྱེད་པར་བྱེད་པའི་རྒྱུ་གསུམ་སྟེ། །དེ་ལ་ལྷན་ཅིག་བསྐྱེད་པའི་རྐྱེན་བཞི་ཡིས། །འཇུག་སྒོ་རྣམ་པ་དྲུག་ཏུ་ཞུགས་ནས་ནི། །ལུས་ཀྱི་སྟོད་སྨད་བར་དུ་གནས་བཅས་ཤིང་། །རྒྱུ་བར་བྱེད་པའི་ལམ་ནི་བཅོ་ལྔ་རུ། །ན་སོ་ཡུལ་དུས་དགུ་རུ་འཕེལ་བྱེད་དེ། །འབྲས་བུ་སྲོག་གཅོད་པ་ཡི་ནད་དགུར་ཕྱིན། །ལྡོག་པའི་རྒྱུ་ནི་བཅུ་དང་གཉིས་སུ་འགྱུར། །མདོ་དོན་དྲིལ་བས་ཚ་གྲང་གཉིས་སུ་འདུས། །དེ་ལྟར་དྲུག་ཅུ་རྩ་གསུམ་གསོ་བྱའི་ནད། །ཅེས་པ་སྟེ། རྣམ་པར་གྱུར་པ་འཁྲུགས་རོམ་ལྟ་བུར་གནས་པའི་ལུས་ནད་ཅན་དེ་ཉིད་ལའང་། རྣམ་པར་གྱུར་པའི་ནད་དེ་དག་སྐྱེད་པར་བྱེད་པའི་རང་གི་རྒྱུ་ནི་གསུམ་ཡོད་ལ། རྒྱུ་དེ་ལ་ལྷན་ཅིག་སྐྱེད་པར་བྱེད་པའི་རྐྱེན་བཞིས་གྲོགས་བྱས་ཏེ་བསླང་བའི་ནད་དེ་འཇུག་པའི་སྒོ་རྣམ་པ་དྲུག་ཏུ་ཞུགས་ཤིང་། དེ་ནས་ནི་ལུས་ཀྱི་སྟོད་དང་སྨད་དང་། བར་གསུམ་དུ་གནས་སོ་སོར་བཅས་ནས། སླར་ཡང་རྒྱུ་བར་བྱེད་པའི་ལམ་ནི་བཅོ་ལྔ་རུ་རྒྱུ་བ་བྱེད་ལ། དེའང་ན་སོ་དང་། ཡུལ་དང་། དུས་ཀྱི་རིམ་པ་གསུམ་གསུམ་སྟེ་དགུ་རུ་འཕེལ་

བར་བྱེད་ཅིང་དེའི་འབྲས་བུ་ལ་སྲོག་གཅོད་པར་བྱེད་པའི་ནད་རྣམ་པ་དགུར་སྨིན་པར་འགྱུར་ཏེ། དེ་དག་ཀྱང་ལྡོག་པའི་རྒྱུ་ནི་བཅུ་གཉིས་སུ་ཡོག་ནས་སྲོག་གཅོད་པར་འགྱུར་རོ། བཤད་ཚུལ་དེ་དག་ཅུང་ཟད་རྒྱས་པའི་དབང་གིས་ཡིན་ལ། མདོ་དོན་དྲིལ་ན་ཚ་གྲང་གཉིས་སུ་འདུས་པ་ཡིན་ནོ། དེ་ལྟར་བཤད་མ་ཐག་པའི་ནད་ཀྱི་རྒྱུ་ལ་སོགས་པའི་དྲུག་ཅུ་རྩ་གསུམ་པོ་དེ་དག་ཕལ་ཆེར་སྨན་པས་གསོ་བར་བྱེད་པའི་ནད་ཡིན་གྱི། རྣམ་པར་མ་གྱུར་པའི་ནད་ནི་གསོ་བར་བྱ་བ་མ་ཡིན་ནོ་ཞེས་བསྟན། །

༡ ནད་ཀྱི་རྒྱུ་བཤད་པ།

དེ་ལ་འདོད་ཆགས་ཞེ་སྡང་གཏི་མུག་གསུམ། །རླུང་མཁྲིས་བད་ཀན་རིམ་པས་སྐྱེད་པའི་རྒྱུ། །ཞེས་པ་སྟེ། ནད་དེ་ལ་རླུང་སྐྱེད་པའི་རྒྱུ་འདོད་ཆགས་དང་། མཁྲིས་པ་སྐྱེད་པའི་རྒྱུ་ཞེ་སྡང་། བད་ཀན་སྐྱེད་པའི་རྒྱུ་གཏི་མུག་བཅས་དེ་རྣམས་རིམ་པར་སྐྱེད་པའི་རྒྱུ་གསུམ་མོ། །

༢ རྐྱེན་བཤད་པ།

དེ་ལ་དུས་གདོན་ཟས་དང་སྤྱོད་ལམ་བཞིས། །དེ་དག་འཕེལ་དང་ཟད་པར་གྱུར་ནས་ནི། །ཞེས་པ་སྟེ། རྒྱུ་དེ་ལ་དུས་དམན་ལྷག་ལོག་པ་དང་། རྣམ་པར་འཚེ་བ་གདོན་གྱིས་གཙེས་པ། ཟས་དམན་ལྷག་ལོག་པས་འཕེལ་ཟད་དུ་གྱུར་པ། སྤྱོད་ལམ་དམན་ལྷག་ལོག་པས་འཕེལ་ཟད་དུ་གྱུར་པ་བཅས་རྐྱེན་བཞིའོ། །

༣ འཇུག་སྒོ་བཤད་པ།

པགས་ལ་གྲམ་ཞིང་ཤ་ལ་རྒྱས་པ་དང་། །རྩ་རུ་རྒྱུ་ཞིང་རུས་ལ་ཞེན་པ་དང་། །དོན་ལ་འབབ་ཅིང་སྣོད་དུ་ལྷུང་བར་འགྱུར། །ཞེས་པ་སྟེ། ནད་དེ་འཇུག་པའི་སྒོ་པགས་ལ་གྲམ་པ་དང་། ཤ་ལ་རྒྱས་པ་དང་། རྩ་རུ་རྒྱུ་བ་དང་། རུས་ལ་ཞེན་པ་དང་། དོན་ལ་འབབ་པ་དང་། སྣོད་དུ་ལྷུང་བ་བཅས་འཇུག་སྒོ་དྲུག་གོ། །

༤ གནས་བཤད་པ།

བད་ཀན་ཀླད་པ་ལ་བརྟེན་སྟོད་ན་གནས། །མཁྲིས་པ་མཆིན་མཁྲིས་ལ་བརྟེན་བར་ན་གནས། །རླུང་ནི་དཔྱི་རྐེད་ལ་བརྟེན་སྨད་ན་གནས། །ཞེས་པ་སྟེ། གནས་ནི་བད་ཀན་ཀླད་པ་ལ་བརྟེན་སྟོད་ན་གནས་པ་དང་། མཁྲིས་པ་མཆིན་མཁྲིས་ལ་བརྟེན་བར་ན་གནས་པ། རླུང་ནི་དཔྱི་རྐེད་ལ་བརྟེན་སྨད་ན་གནས་པ་བཅས་གསུམ་མོ། །

༥ རྒྱུ་ལམ་བཤད་པ།

རུས་པ་རྣ་བ་རེག་བྱ་སྙིང་སྲོག་ལོང་། །ཁྲག་རྡུལ་མིག་དང་མཆིན་མཁྲིས་རྒྱ་མ་དང་། །དྭངས་མ་ཤ་ཚིལ་རྐང་ཁུ་བཤང་གཅི་དང་། །སྣ་ལྕེ་གློ་མཆེར་ཕོ་མཁལ་ཤེད་པ་རྣམས། །ལུས་ཟུངས་དྲི་མ་དབང་པོ་དོན་སྣོད་ལྔ། །རླུང་མཁྲིས་བད་ཀན་རྒྱུ་བའི་ལམ་དུ་བཤད། །ཅེས་པ་སྟེ། ནད་དེ་ཉིད་རྒྱུ་བའི་ལམ་ནི། རླུང་ལུས་ཟུངས་བདུན་གྱི་ནང་ནས་རུས་པ་ལ་རྒྱུ་བ་དང་། དབང་པོ་ལྔ་ཡི་ནང་ནས་རྣ་བ་ལ་རྒྱུ་བ། དྲི་མ་གསུམ་གྱི་ནང་ནས་རེག་བྱ་སྟེ་སྐྱི་དང་བ་སྤུ་ལ་རྒྱུ་བ། དོན་ལྔའི་ནང་ནས་སྙིང་སྲོག་ལ་རྒྱུ་བ། སྣོད་དྲུག་གི་ནང་ནས་ལོང་ལ་རྒྱུ་བ་བཅས་རླུང་གི་རྒྱུ་ལམ་ལྔའོ། །མཁྲིས་པ་ལུས་ཟུངས་བདུན་གྱི་ནང་ནས་ཁྲག་ལ་རྒྱུ་བ་དང་། དྲི་མ་གསུམ་གྱི་ནང་ནས་རྡུལ་ལ་རྒྱུ་བ་དང་། དབང་པོ་ལྔའི་ནང་ནས་མིག་ལ་རྒྱུ་བ། དོན་ལྔའི་ནང་ནས་མཆིན་པ་ལ་རྒྱུ་བ། སྣོད་དྲུག་གི་ནང་ནས་མཁྲིས་པ་དང་རྒྱ་མ་ལ་རྒྱུ་བ་བཅས་མཁྲིས་པའི་རྒྱུ་ལམ་ལྔའོ། །བད་ཀན་ལུས་ཟུངས་བདུན་གྱི་ནང་ནས་དྭངས་མ་ཤ་ཚིལ་རྐང་ཁུ་བ་ལ་རྒྱུ་བ་དང་། དྲི་མ་གསུམ་གྱི་ནང་ནས་བཤང་གཅི་ལ་རྒྱུ་བ། དབང་པོ་ལྔའི་ནང་ནས་སྣ་ལྕེ་ལ་རྒྱུ་བ། དོན་ལྔའི་ནང་ནས་གློ་མཆེར་མཁལ་མ་ལ་རྒྱུ་བ། སྣོད་དྲུག་གི་ནང་ནས་ཕོ་བ་ཤེད་པ་ལ་རྒྱུ་བ་བཅས་བད་ཀན་གྱི་རྒྱུ་ལམ་ལྔ་སྟེ་བཅོ་ལྔའོ། །

༦ ལྡང་དུས་བཤད་པ།

རྒས་པ་རླུང་མི་དར་མ་མཁྲིས་པའི་མི། །བྱིས་པ་བད་ཀན་མི་ཡིན་ན་སོས་གཉན། །དད་ཅན་གྲང་བ་རླུང་གི་ཡུལ་ཡིན་ཏེ། །སྐམ་ས་ཚ་གདུང་ཚེ་བ་མཁྲིས་པའི་ཡུལ། །རླན་ཅན་སྣུམ་པ་བད་ཀན་ཡུལ་དུ་བཤད། །རླུང་ནད་དབྱར་དུས་དགོང་དང་ཐོ་རངས་ལྡང་། །མཁྲིས་པ་སྟོན་དུས་ཉིན་དགུང་མཚན་དགུང་ལྡང་། །བད་ཀན་དཔྱིད་དུས་སྲོད་དང་སྲ་དྲོ་ལྡང་། །ཞེས་པ་སྟེ། ནད་དེ་ཉིད་ལྡང་བའི་དུས་བཤད་པ་ནི། རྒས་པ་རླུང་ལྷག་པར་ལྡང་བའི་མི་ཡིན་པ་དང་། དར་མ་མཁྲིས་ནད་ལྷག་པར་ལྡང་བའི་མི། བྱིས་པ་བད་ཀན་ལྷག་པར་ལྡང་བའི་མི་སྟེ་ན་སོ་སོ་སོར་གཞན་པ་སྟེ་ལྷག་པར་ལྡང་བ་ཡིན། དད་ཅན་གྲང་བ་རླུང་ནད་ལྷག་པར་ལྡང་བའི་ཡུལ་ཡིན་པ་དང་། སྐམ་ས་ཚ་གདུང་ཆེ་བ་མཁྲིས་པ་ལྷག་པར་ལྡང་བའི་ཡུལ་ཡིན་པ་དང་། རླན་ཅན་སྣུམ་བག་བད་ཀན་ལྷག་པར་ལྡང་བའི་ཡུལ་ཡིན་པ་སྟེ་གསུམ། རླུང་ནད་དུས་བཞིའི་ནང་ནས་དབྱར་དུས་དང་ཉིན་ཞག་གཅིག་གི་ནང་ནས་དགོང་དང་ཐོ་རངས་ལྡང་བ་དང་། མཁྲིས་པ་དུས་བཞིའི་ནང་ནས་སྟོན་དུས་དང་ཉིན་ཞག་གཅིག་གི་ནང་ནས་ཉིན་དགུང་མཚན་དགུང་ལྡང་བ། བད་ཀན་དུས་བཞིའི་ནང་ནས་དཔྱིད་དུས་དང་ཉིན་ཞག་གཅིག་གི་ནང་ནས་སྲོད་དང་སྲ་དྲོ་ལྡང་བ་བཅས་ལྡང་བའི་དུས་དགུའོ། །

༧ འབྲས་བུ་བཤད་པ།

འཚོ་བ་གསུམ་ཟད་འདུ་བ་གཤེད་དུ་བབས། །སྒྱུར་བ་མཚུངས་དང་གནད་དུ་བབས་པ་དང་། །དུས་འདས་རླུང་ནད་སྲོག་རྟེན་ཆད་པ་དང་། །ཚ་བ་ལ་འདས་གྲང་བ་གཏིང་འཁར་བ། །ཟུངས་ཀྱིས་མི་ཐུབ་རྣམ་པར་འཚེ་བ་རྣམས། །འབྲས་བུ་སྲོག་གཅོད་ནད་དགུ་ཞེས་སུ་བཤད། །ཅེས་པ་སྟེ། འབྲས་བུའི་དོན་བཤད་པ་ནི། འཚོ་བ་གསུམ་ཟད་པ་སྟེ་ཚེ་དང་། ལས་དང་། བསོད་

རྣམས་གསུམ་ཟད་པ་སྟེ། ཕྱིའི་ཟུངས་ཤ་ནང་གི་ཟུངས་ཟས་སྲོག་གི་ཟུངས་རྩ་གསུམ་ཟད་པ་དང་། འདུ་བ་ནི་རླུང་མཁྲིས་བད་ཀན་སོགས་གཤེད་དུ་བབས་པ་དང་། སྦྱོར་བ་མཚུངས་པ་སྟེ་སྨན་གྱི་སྦྱོར་བ་ནད་དང་མཚུངས་པར་གྱུར་པ་དང་། གནད་དུ་མདའ་མདུང་གྱི་སོགས་མཚོན་བབས་པ་དང་། ནད་བཅོས་དུས་ལས་འདས་པ་རླུང་ནད་སྲོག་རྗེན་ཆད་པ་དང་། ཚ་བ་བཅོས་དུས་ལས་འདས་ནས་ཚ་བ་ལ་འདའ་བ་དང་། གྲང་བ་བཅོས་དུས་ལས་འདས་ནས་གྲང་བ་གཏིང་འཁར་བ་དང་། ཟས་ཀྱིས་ཕོར་ཏེ་ཤ་སོགས་ཉོར་ནས་ལུས་ཟུངས་མི་ཐུབ་པ། རྣམ་པར་འཚེ་བ་གདོན་གྱིས་བླ་ཁྱེར་བ་བཅས་འབྲས་བུ་སྲོག་གཅོད་ཀྱི་ནད་དགུའོ། །

༢ ལྡོག་རྒྱུ་བཤད་པ།

རླུང་མཁྲིས་བད་ཀན་ཞི་དང་མ་ཞི་བ། །གཉིས་གཉིས་བཞི་རུ་ལྡོག་པས་བཅུ་གཉིས་སོ། །ཞེས་པ་སྟེ། ལྡོག་རྒྱུ་བཤད་པ་ནི། རླུང་ཞི་ནས་མཁྲིས་པར་ལྡོག་པ་དང་། རླུང་མ་ཞི་བར་མཁྲིས་པར་ལྡོག་པ། རླུང་ཞི་ནས་བད་ཀན་དུ་ལྡོག་པ། རླུང་མ་ཞི་བར་བད་ཀན་དུ་ལྡོག་པ་དང་བཞིའོ། །མཁྲིས་པ་ཞི་ནས་རླུང་དུ་ལྡོག་པ་དང་། མཁྲིས་པ་མ་ཞི་བར་རླུང་དུ་ལྡོག་པ། མཁྲིས་པ་ཞི་ནས་བད་ཀན་དུ་ལྡོག་པ། མཁྲིས་པ་མ་ཞི་བར་བད་ཀན་དུ་ལྡོག་པ་དང་བཞིའོ། །བད་ཀན་ཞི་ནས་རླུང་དུ་ལྡོག་པ་དང་། བད་ཀན་མ་ཞི་བར་རླུང་དུ་ལྡོག་པ། བད་ཀན་ཞི་ནས་མཁྲིས་པར་ལྡོག་པ། བད་ཀན་མ་ཞི་བར་མཁྲིས་པར་ལྡོག་པ་བཅས་བཞི་སྟེ་ལྡོག་པའི་རྒྱུ་བཅུ་གཉིས་སོ། །

༣ མདོ་དོན་བཤད་པ།

རླུང་དང་བད་ཀན་གྲང་བ་ཆུ་ཡིན་ཏེ། །ཁྲག་དང་མཁྲིས་པ་ཚ་བ་མེ་རུ་འདོད། །སྲིན་དང་ཆུ་སེར་ཚ་གྲང་ཐུན་མོང་གནས། །ཞེས་པ་སྟེ། མདོ་དོན་བཤད་པ་ནི། རླུང་དང་བད་ཀན་གྲང་བ་ཆུ་ཡི་ཁམས་ཡིན་པ་དང་། ཁྲག་དང་མཁྲིས་

པ་ཚ་བ་མེ་ཡི་ཁམས་སུ་འདོད་པ་གཉིས་དང་། སྲིན་དང་ཆུ་སེར་ནི་ཚ་གྲང་ཐུན་མོང་དུ་གནས་པ་སྟེ་མདོ་དོན་རྣམ་པ་གཉིས་སོ། །

༡༠ མཇུག་བསྡུ་བ་བསྟན་པ།

དེ་ལྟར་རྣམ་གྲངས་བརྒྱད་ཅུ་རྩ་བརྒྱད་ཀྱིས། །ནད་གཞིའི་རྣམ་པ་མ་ལུས་ཤེས་པར་འགྱུར། །ཞེས་གསུངས་སོ། །ཞེས་པ་སྟེ། དེ་ལྟར་གནས་ལུགས་ནད་གཞིར་རྣམ་པར་མ་གྱུར་པ་ཆུ་ལྟ་བུར་གནས་པ་ལུས་ནད་མེད་ཐ་མལ་དུ་གནས་པ་ལ་ནད་ཀྱི་དབྱེ་བ་རླུང་མཁྲིས་བད་ཀན་གསུམ་རེ་རེ་ལ་ལྔ་སྟེ་བསྡོམས་པས་བཅོ་ལྔ་དང་། ལུས་ཟུངས་བདུན། དྲི་མ་གསུམ་བཅས་བསྡོམས་པས་རྣམ་གྲངས་ཉི་ཤུ་རྩ་ལྔ་ཡོད་པ་དང་། རྣམ་པར་གྱུར་པ་འཁྲུགས་རོལ་ལྟ་བུར་གནས་པའི་ལུས་ནད་ཅན་ལ་རྒྱུ་གསུམ་དང་། རྐྱེན་བཞི། འཇུག་སྒོ་དྲུག གནས་གསུམ། རྒྱུ་ལམ་བཅོ་ལྔ། ལྡང་དུས་དགུ། འབྲས་བུ་དགུ། ལྡོག་རྒྱུ་བཅུ་གཉིས། མདོ་དོན་རྣམ་པ་གཉིས་བཅས་ནད་ཀྱི་རྣམ་གྲངས་དྲུག་ཅུ་རྩ་གསུམ་ཡོད་པ་དེ་གཉིས་བསྡོམས་པས་གནས་ལུགས་ནད་གཞིའི་དབྱེ་བ་རྣམ་གྲངས་བརྒྱད་ཅུ་རྩ་བརྒྱད་ཡོད་པ་དེ་དག་གིས་གང་གསོ་བ་ནད་གཞིའི་རྣམ་པ་མ་ལུས་པ་ཤེས་ཤིང་ཁོང་དུ་ཆུད་པར་འགྱུར་བས་རྩ་བའི་རྒྱུད་ཀྱི་གནས་ལུགས་དེ་དག་ཤེས་པར་གྱིས་ཤིག ཅེས་གསུངས་སོ། །

ལེའུའི་མཚན་བསྟན་པ།

བདུད་རྩི་སྙིང་པོ་ཡན་ལག་བརྒྱད་པ་གསང་བ་མན་ངག་གི་རྒྱུད་ལས་གནས་ལུགས་ནད་གཞིའི་ལེའུ་སྟེ་གསུམ་པའོ།། །།

ལེའུ་བཞི་པ། མི་དང་དུ་བའི་ཚུལ་དུ་གནས་པ་ཆོས་འཛིན་རྟགས་ཀྱི་དོན་བསྟན་པ།

ཆོས་འཛིན་རྟགས་ཀྱི་ལེའུའི་གཞུང་དོན་འགྲེལ་བ་ལ་ཉན་པར་གདམས་ཤིང་མཚམས་སྦྱར་བ་དང་། གཞུང་དོན་དངོས་བཤད་པ། ལེའུའི་མཚན་བསྟན་པ་བཅས་གསུམ་མོ།

ཉན་པར་གདམས་ཤིང་མཚམས་སྦྱར་བ།

དེ་ནས་ཡང་དྲང་སྲོང་རིག་པའི་ཡེ་ཤེས་ཀྱིས་འདི་སྐད་ཅེས་གསུངས་སོ། །ཀྱེ་དྲང་སྲོང་ཆེན་པོ་ཉོན་ཅིག །ཅེས་པ་སྟེ། གནས་ལུགས་ནད་གཞིའི་རྩ་བ་ལས་འཕྲོས་པའི་དོན་ལྷག་མ་མ་ལུས་པར་གསུངས་ཚར་བའི་རྗེས་ཐོག་དེ་ནས་ཡང་དྲང་སྲོང་རིག་པའི་ཡེ་ཤེས་ཀྱིས་འདི་སྐད་ཅེས་གསུངས་སོ། ཀྱེ་དྲང་སྲོང་ཆེན་པོ་ཡིད་ལས་སྐྱེས་འཁོར་དང་བཅས་པས་ལེགས་པར་ཉོན་ལ་ཡིད་ལ་ཟུངས་ཤིག་དང་ངས་ཁྱེད་རྣམས་ལ་ཆོས་འཛིན་རྟགས་ཀྱི་ལེའུ་བཤད་པར་བྱའོ། །ཞེས་ཉན་པར་གདམས་ཤིང་མཚམས་སྦྱར་བའོ། །

གཞུང་དོན་དངོས་བཤད་པ།

ནད་ལ་བལྟ་རེག་དྲི་བས་ཡོངས་ཤེས་བྱ། །མིག་གིས་བལྟ་བ་ལྕེ་དང་ཆུ་ལ་བརྟག །བརྟག་པ་འདི་ནི་མཐོང་བ་ཡུལ་རིག་ཡིན། །སོར་མོས་རེག་པ་བརྗ་སྤྱར་འཕྲིན་པ་རྩ། །བརྟག་པ་འདི་ནི་དཔྱོད་པ་དོན་རིག་ཡིན། །ངག་གིས་དྲི་བ་སྔོན་རྐྱེན་ན་ལུགས་ཟས། །བརྟག་པ་འདི་ནི་ཐོས་པ་སྒྲ་རིག་ཡིན། །ཞེས་པ་སྟེ།

གོང་དུ་བཤད་མ་ཐག་པའི་ནད་དེ་དག་རྣམས་སོ་སོར་མ་འདྲེས་པ་ནད་ངོས་འཛིན་པ་ལ་མི་དང་དུ་བའི་ཚུལ་དུ་གནས་པ་ངོས་འཛིན་རྟགས་ཀྱི་རྩ་བ་དེ་ཉིད་ལའང་། མིག་གིས་བལྟ་བ་དང་། སོར་མོས་རེག་པ་དང་། ངག་གིས་དྲི་བ་དང་། ཞར་བྱུང་མཇུག་བསྡུ་བ་སྟེ་བཞིའོ། །

མིག་གིས་བལྟ་བ་དེ་ཉིད་ལ། ནད་པའི་ལྕེ་དང་དྲི་ཆུ་ལ་བརྟག་པར་བྱ་བ་སྟེ། བརྟག་པའི་ཚུལ་འདི་ནི་མིག་གིས་མཐོང་བའི་ཡུལ་གཟུགས་ཀྱི་སྒོ་ནས་རིག་པ་ཡིན་པས་སོ། །སོར་མོས་རེག་པ་དེ་ཉིད་ལ། ནད་པའི་འཕར་རྩ་ལ་རེག་པ་སྟེ་ནད་དང་ནད་མེད་བརྗོད་བྱེད་བའི་ངག་འཕྲིན་པ་ལྟ་བུ་ནི་མཁྲིག་མ་དང་ཉེ་བའི་འཕར་རྩ་འདི་ཉིད་ལ་བརྟག་པ་ཡིན་ལ། བརྟག་པ་འདི་ནི་འཕར་ཚུལ་ལ་བརྟེན་ནས་རྣམ་པར་དག་པའི་རྣམ་དཔྱོད་དང་ལྡན་པས་དོན་མ་འཁྲུལ་བར་གསལ་བར་སྟོན་པའི་རིག་པ་ཡིན་ནོ། །ངག་གིས་དྲི་བ་དེ་ཉིད་ལ། དང་པོ་སློང་རྐྱེན་དང་། བར་དུ་ན་ལུགས། ཐ་མར་ཕོམས་པའི་ཟས་སྤྱོད་ལ་དྲི་བའི་སྒོ་ནས་བརྟག་པ་དེ་ནི་རྣ་བའི་དབང་པོར་ཐོས་པ་སྒྲའི་སྒོ་ནས་རིག་པ་ཡིན་པས་སོ། །

དང་པོ། མིག་གིས་བལྟ་བ་བསྟན་པ།

མིག་གི་བལྟ་བ་དེ་ལའང་ལྕེ་ལ་བལྟ་བ་དང་། ཆུ་ལ་བལྟ་བ་གཉིས་སོ། །

1 ལྕེ་ལ་བལྟ་བ་བསྟན་པ།

རླུང་གི་ལྕེ་ནི་དམར་ཞིང་སྐམ་ལ་རྩུབ། །མཁྲིས་ལྕེ་བད་ཀན་སྐྱ་སེར་མཐུག་པོས་གཡོགས། །བད་ཀན་སྐྱ་སླེག་མདངས་མེད་འཇམ་ལ་རློན། །ཞེས་པ་སྟེ། ལྕེ་ལ་བལྟ་བ་ནི། རླུང་གི་ལྕེ་ནི་ཁ་དོག་དམར་ཞིང་སྐམ་ལ་རེག་བྱ་རྩུབ་པ་དང་། མཁྲིས་པའི་ལྕེ་ནི་བད་ཀན་སྐྱ་སེར་མཐུག་པོས་གཡོགས་པ་དང་། བད་ཀན་ལྕེ་ནི་ཁ་

དོག་སྐྱ་སློག་མདངས་མེད་འཇམ་ལ་སྣོན་པ་བཅས་གསུམ་མོ། །

༢ ཚུ་ལ་བརྟག་པ།

རླུང་གི་ཆུ་ནི་ཆུ་འདྲ་སྦྲུ་བ་ཆེ། །མཁྲིས་ཆུ་དམར་སེར་རླངས་ཆེ་དྲི་མ་དྲགས། །བད་ཀན་ཆུ་ནི་དཀར་ལ་དྲི་རླངས་ཆུང་། །ཞེས་པ་སྟེ། ཆུ་ལ་བརྟག་པ་ནི། རླུང་གི་ཆུ་ནི་ལུ་མའི་ཆུ་འདྲ་ལ་ཁྱད་པར་དུ་སྦྲུ་བ་ཆེ་བ་དང་། མཁྲིས་ཆུ་ནི་ཁ་དོག་དམར་སེར་རླངས་ཆེ་དྲི་མ་དྲགས་པ། བད་ཀན་ཆུ་ནི་ཁ་དོག་དཀར་ལ་དྲི་རླངས་ཆུང་བ་བཅས་གསུམ་མོ། །

གཉིས་པ། སོར་མོས་རེག་པ་བསྟན་པ།

རླུང་གི་རྩ་ནི་རྒྱལ་སྟོང་སྐབས་སུ་སྟོད། །མཁྲིས་པའི་རྩ་ནི་མགྱོགས་རྒྱས་ཁྲིམས་པར་འཕར། །བད་ཀན་རྩ་ནི་བྱིང་རྒྱུད་དལ་བའོ། །ཞེས་པ་སྟེ། སོར་མོས་རེག་པ་ནི། རླུང་གི་རྩ་ནི་རྒྱལ་པ་སྟོང་པ་དབུགས་ཀྱིས་གང་བ་ལྟར་ཙུང་ཟད་མནན་པའི་སྐབས་སུ་སྟོད་པར་འཕར་བ་དང་། མཁྲིས་པའི་རྩ་ནི་གྲངས་མགྱོགས་ཤིང་ཁར་རྒྱས་པ་མནན་ཀྱང་གཏིང་དུ་ཁྲིམས་པར་འཕར་བ། བད་ཀན་རྩ་ནི་མི་མངོན་པ་བྱིང་བ་དང་། ཤིད་ཆུང་བས་གུད་པ་དང་གྲངས་དལ་བར་འཕར་བའོ། །

གསུམ་པ། ངག་གིས་དྲི་བ་བསྟན་པ།

ངག་གི་དྲི་བ་ལའང་རླུང་སློང་རྐྱེན་ན་ལུགས་གོམས་པ་དྲི་བ་དང་། མཁྲིས་པ་སློང་རྐྱེན་ན་ལུགས་གོམས་པ་དྲི་བ། བད་ཀན་སློང་རྐྱེན་ན་ལུགས་གོམས་པ་དྲི་བ་བཅས་གསུམ་མོ།

༧ རླུང་སློང་རྐྱེན་ན་ལུགས་གོམས་པ་དྲི་བ་བསྟན་པ།

དྲི་བ་ཡང་ལ་རྩུབ་པའི་ཟས་སྤྱོད་ཀྱི། །རྐྱེན་གྱིས་གཡལ་འདར་བྱ་རྨུང་གྲང་ཤུམ་བྱེད། །དབྱི་དང་རྐེད་པ་རུས་ཚིགས་མ་ལུས་ན། །གཟེར་བ་ངེས་མེད་འཕོ་ཞིང་སྐྱོང་སྐྱུགས་བྱེད། །དབང་པོ་མི་གསལ་ཤེས་པ་འཚུབ་པ་དང་། །བགྲེས་དུས་ན་ཞིང་སྣུམ་བཅུད་ཕན་པར་ངེས། །ཞེས་པ་སྟེ། རླུང་སློང་རྐྱེན་ན་ལུགས་གོམས་པ་དྲི་བ་ནི། རླུང་ནད་ལ་དང་པོ་སློང་བའི་རྐྱེན། ར་ཤ་དང་ཇ་ལ་སོགས་པ་ཡང་ལ་རྩུབ་པའི་ཟས་སྐོམ་དང་། སྨྱུང་བར་གནས་པའི་བྱ་བ་དང་བསེར་བུའི་ངད་ཅན་གྱི་ཡུལ་དུ་གནས་པ་སོགས་ཡང་ལ་རྩུབ་པའི་སྤྱོད་ལམ་གྱི་རྐྱེན་དང་གཉིས་ཏེ། རྐྱེན་དེ་གཉིས་ཀྱིས་བསླང་ནས་བར་དུ་ན་ལུགས་ལ་གཡལ་ཞིང་འདར་བ་དང་། བྱ་རྨུང་ཡང་ཡང་བྱེད་པ། གྲང་ཤུམ་བྱེད་པ། དབྱི་དང་རྐེད་པ་སོགས་རུས་ཚིགས་མ་ལུས་ན་བ། གཟེར་བ་ངེས་མེད་དུ་འཕོ་ཞིང་འགྱུར་བ། སྐྱོང་སྐྱུགས་བྱེད་པ། མིག་སོགས་དབང་པོ་མི་གསལ་བ། ཤེས་པ་འཚུབ་པ། བགྲེས་དུས་སུ་ལྷག་པར་ན་ཞིང་ལྷང་བ་སྟེ་ན་ལུགས་དགུ། མཐར་གོམས་པའི་ཟས་སྐོམ་སྣུམ་བཅུད་ཀྱིས་ཕན་པར་ངེས་པ་བཅས་ཁྲོན་བསྡོམས་རླུང་དྲི་བ་བཅུ་གཅིག་ཡོད་དོ། །

༨ མཁྲིས་པ་སློང་རྐྱེན་ན་ལུགས་གོམས་པ་དྲི་བ་བསྟན་པ།

རྣོ་ཞིང་ཚ་བའི་ཟས་དང་སྤྱོད་ལམ་གྱིས། །ཁ་ཁ་མགོ་ན་ཤ་དྲོད་ཚ་བ་དང་། །སྟོད་གཟེར་ཞུ་རྗེས་ན་ཞིང་བསིལ་བ་ཕན། །ཞེས་པ་སྟེ། མཁྲིས་པ་སློང་རྐྱེན་ན་ལུགས་གོམས་པ་དྲི་བ་ནི་མཁྲིས་པ་སློང་བའི་རྐྱེན་དང་པོ་འབྲུ་མར་དང་གུར་ཚང་སོགས་རྣོ་ཞིང་ཚ་བའི་ཟས་སྐོམ་དང་། མེ་ཉེར་ཡུན་རིང་བསྲོ་བ་སོགས་རྣོ་ཞིང་ཚ་བའི་སྤྱོད་ལམ་གྱིས་སྔོན་དུ་སློང་བའི་རྐྱེན་གཉིས་ཏེ་གཅིག བར་དུ་ན་ལུགས་ཁ་ལ་རོ་ཁ་བ་ཁྲོ་བ་དང་། མགོ་ན་བ། ཤའི་དྲོད་ཐར་བས་ཚ་བ། ལུས་སྟོད་ལྷག་པར་གཟེར་

བ། ཟས་ཞུ་རྗེས་ཀྱི་དུས་ན་ཁྲིད་པར་ན་ཞིང་ལྷང་བ་བཅས་ལྡོ། ཐ་མར་བསིལ་བའི་ཟས་སྐོམ་གྱིས་ཕན་པར་ངེས་པར་གསོམས་པ་ཁྱོན་བསྡོམས་མཁྲིས་པ་དྲི་བ་བདུན་ཡོད་དོ། །

༣ བད་ཀན་སློང་རྐྱེན་ན་ལུགས་གསོམས་པ་དྲི་བ་བསྟན་པ།

ལྕི་ལ་སྐྱུམ་པའི་ཟས་དང་སྤྱོད་ལམ་གྱིས། །དང་ག་མི་བདེ་ཁ་ཟས་འཇུ་བ་དཀའ། །སྐྱུག་ཅིང་ཁ་མངལ་ཕོ་བ་འཚེང་སྙེ་སྒྲེག །ལུས་སེམས་ལྕི་ལ་ཕྱི་ནང་གཉིས་ཀ་གྲང་། །ཟོས་རྗེས་མི་བདེ་ཟས་སྤྱོད་དྲོ་ན་འཕྲོད། །ཅེས་པ་སྟེ། བད་ཀན་སློང་རྐྱེན་ན་ལུགས་གསོམས་པ་དྲི་བ་ནི་བད་ཀན་སློང་བའི་རྐྱེན་དང་པོ་འཕྱི་བའི་ཤ་དང་ལོ་བཤུར་སོགས་ལྕི་ལ་སྐྱུམ་པའི་ཟས་སྐོམ་དང་། བརླན་སྟེན་དུ་ཉལ་བ་དང་བསྐྱུ་མཉེ་མང་དུ་བྱས་པ་སོགས་ལྕི་ལ་སྐྱུམ་པའི་སྤྱོད་ལམ་གྱི་རྐྱེན་གཉིས་ཏེ་གཅིག དེས་སློང་བའི་བར་དུ་ན་ལུགས་ནི་དང་ག་མི་བདེ་བ་དང་། ཁ་ཟས་འཇུ་བར་དཀའ་བ། ཡང་ཡང་དུ་སྐྱུག་ཅིང་ཟས་མི་ཞུ་བར་ཕོ་བར་གནས་པ། ཁ་མངལ་བ་ཞེས་རོ་མི་གསལ་བར་བརླན་བག་ཅན་འབྱུང་བ། ཁ་ཟས་མ་ཟོས་ཀྱང་ཕོ་བ་འཚེང་ལ་རྒྱས་པ། ཡང་ཡང་དུ་སྒྲེག་པ་འབྱུང་བ། ལུས་སེམས་ལྷན་ཅིག་ཏུ་ལྕི་ལ་ངལ་བ། ཕྱི་ནང་གཉིས་ཀ་གྲང་བ། ཟས་ཟོས་རྗེས་སུ་མི་བདེ་བ་སྟེ་ནང་གསེས་དགུ། མཇུག་ཏུ་ཟས་སྤྱོད་དྲོ་བར་གསོམས་ན་འཕྲོད་པར་ངེས་པ་བཅས་ཁྱོན་བསྡོམས་བད་ཀན་དྲི་བ་བཅུ་གཅིག་གོ །

བཞི་པ། མཇུག་བསྡུ་བ་བསྟན་པ།

དེ་ལྟར་བརྟག་ཐབས་སུམ་ཅུ་རྩ་བརྒྱད་ཀྱིས། །ནད་ཀུན་འཁྲུལ་མེད་ངེས་པར་གཏན་ལ་འབེབས། །ཞེས་གསུངས་སོ། །ཞེས་པ་སྟེ། དེ་ལྟར་མེ་དང་དུ་བའི་ཚུལ་དུ་གནས་པ་ངོས་འཛིན་རྟགས་ལ་ནི། མིག་གིས་བལྟ་བ་དང་། སོར་མོས་རེག་པ། ངག་གིས་དྲི་བ་བཅས་གསུམ་དང་། དེ་གསུམ་ལས་རྒྱས་

པའི་ལྟེ་ལ་བལྟ་བ་དང་། ཚུ་ལ་བལྟ་བ་གཉིས། རླུང་རྩ་དང་། མཁྲིས་པའི་རྩ། བད་ཀན་རྩ་བཅས་གསུམ། རླུང་སྙིང་རྒྱུན་ན་ལུགས་གོམས་པ་དྲི་བ་དང་། མཁྲིས་པ་སྙིང་རྒྱུན་ན་ལུགས་གོམས་པ་དྲི་བ། བད་ཀན་སྙིང་རྒྱུན་ན་ལུགས་གོམས་པ་དྲི་བ་གསུམ་བཅས་དེ་དག་བསྡོམས་པས་བརྒྱད་དེ་ལས་རྒྱས་པའི་རྣམ་གྲངས་སུམ་ཅུ་རྩ་བརྒྱད་ནི་ལྟེ་ལ་བལྟ་བ་རླུང་དང་། མཁྲིས་པ། བད་ཀན་བཅས་གསུམ་དང་། ཚུ་ལ་བལྟ་བ་རླུང་དང་། མཁྲིས་པ། བད་ཀན་གསུམ་བཅས་དེ་གཉིས་བསྡོམས་པས་དྲུག རླུང་གི་རྩ་དང་། མཁྲིས་པའི་རྩ། བད་ཀན་གྱི་རྩ་བཅས་གསུམ། རླུང་སྙིང་རྒྱུན་ན་ལུགས་གོམས་པ་དྲི་བ་ལ་དབྱེ་བ་རྣམ་གྲངས་བཅུ་གཅིག་དང་། མཁྲིས་པའི་སྙིང་རྒྱུན་ན་ལུགས་གོམས་པ་དྲི་བ་ལ་བདུན། བད་ཀན་སྙིང་རྒྱུན་ན་ལུགས་གོམས་པ་དྲི་བ་ལ་བཅུ་གཅིག་བཅས་ རླུང་ མཁྲིས་ བད་ ཀན་ གསུམ་ དྲི་ བར་ བསྡོམས་ པས་ ཉེར་ དགུ་ ཡོད་པའོ། །མདོར་ན་དེ་ལྟར་བརྟག་ཐབས་ཀྱི་རྣམ་གྲངས་སུམ་ཅུ་རྩ་བརྒྱད་ཡོད་པ་དེ་ཉིད་ཀྱིས་ནད་དང་ནད་མེད་ཀྱི་ཁྱད་པར་ཤེས་ཤིང་། ནད་ཀྱི་བྱེ་བྲག་ཀུན་སོ་སོར་འཁྲུལ་མེད་དུ་ངེས་པར་གཏན་ལ་འབེབས་པ་ཡིན་ནོ། །ཞེས་གསུངས་སོ། །

ལེའུའི་མཚན་བསྟན་པ།

བདུད་རྩི་སྙིང་པོ་ཡན་ལག་བརྒྱད་པ་གསང་བ་མན་ངག་གི་རྒྱུད་ལས་རྫོས་འཛིན་རྟགས་ཀྱི་ལེའུ་སྟེ་བཞི་པའོ།། །།

ལེའུ་ལྔ་པ། ཉི་མ་དང་བ་མོའི་ཚུལ་དུ་གནས་པ་གསོ་བྱེད་ཐབས་ཀྱི་དོན་བསྟན་པ།

གསོ་བྱེད་ཐབས་ཀྱི་ལེའུའི་གཞུང་དོན་འགྲེལ་བ་ལ་ཉན་པར་གདམས་ཤིང་མཚམས་སྦྱར་བ་དང་། གཞུང་དོན་དངོས་བཤད་པ། ལེའུའི་མཚན་བསྟན་པ་བཅས་གསུམ་མོ། །

ཉན་པར་གདམས་ཤིང་མཚམས་སྦྱར་བ་ནི།

དེ་ནས་ཡང་དྲང་སྲོང་རིག་པའི་ཡེ་ཤེས་ཀྱིས་འདི་སྐད་ཅེས་གསུངས་སོ། །ཀྱེ་དྲང་སྲོང་ཆེན་པོ་ཉོན་ཅིག །ཅེས་པ་སྟེ། ངོས་འཛིན་རྟགས་ཀྱི་དོན་མ་ལུས་པ་བཤད་ཚར་བའི་རྗེས་དེ་ནས་ཡང་དྲང་སྲོང་རིག་པའི་ཡེ་ཤེས་ཀྱིས་འདི་སྐད་ཅེས་གསུངས་སོ། ཀྱེ་དྲང་སྲོང་ཆེན་པོ་འཁོར་དང་བཅས་པ་ལེགས་པར་ཉོན་ལ་ཡིད་ལ་ཟུངས་ཤིག་དང་། ངས་ཁྱོད་ལ་གསོ་བྱེད་ཐབས་ཀྱི་ལེའུའི་དོན་བཤད་པར་བྱའོ། ཞེས་ཉན་པར་གདམས་ཤིང་མཚམས་སྦྱར་བའོ། །

གཞུང་དོན་དངོས་བཤད་པ།

ནད་ལ་གསོ་བར་བྱེད་པའི་གཉེན་པོ་ནི། །ཟས་དང་སྤྱོད་ལམ་སྨན་དཔྱད་བཞི་ཡིན་ཏེ། །ཞེས་པ་སྟེ། བརྟག་ཐབས་སུམ་ཅུ་རྩ་བརྒྱད་པོ་དེ་རྣམས་ཀྱིས་ནད་གཞིའི་བྱེ་བྲག་སོ་སོར་ངོས་ཟིན་ནས་ནད་དེ་ལ་གསོ་བ་བྱེད་པའི་གཉེན་པོ་ནི་ཉི་མ་དང་བ་མོའི་ཚུལ་དུ་གནས་པ་གསོ་བྱེད་ཐབས་ཀྱི་རྩ་བ་སྟེ། དེ་ཉིད་ལའང་ཟས་དང་།

སྤྱོད་ལམ་དང་། སྨན་དང་། དཔྱད་བཅས་གཉེན་པོ་རྣམ་པ་བཞི་དང་། ཞར་བྱུང་མཇུག་བསྡུ་བ་དང་རྣམ་པ་ལྔ་ཡི་སྒོ་ནས་བསྟན་པའོ། །

དང་པོ། ཟས་ཀྱི་གཉེན་པོ་བསྟན་པ།

ཟས་ཀྱི་གཉེན་པོ་བསྟན་པ་ལའང་རླུང་ཟས་དང་། རླུང་སྐྱོམ། མཁྲིས་ཟས། མཁྲིས་སྐྱོམ། བད་ཀན་ཟས། བད་ཀན་སྐྱོམ་བཅས་དྲུག་གོ །

༡ རླུང་ཟས་ཀྱི་གཉེན་པོ་བསྟན་པ།

ཏ་བོང་འབྱི་བ་ལུ་ཤ་ཤ་ཆེན་དང་། །འབྲུ་མར་ལོ་མར་བུ་རམ་སྒོག་སྐྱ་བཙོང་། །ཞེས་པ་སྟེ། རླུང་ཟས་ཀྱི་གཉེན་པོ་ནི་ཏའི་ཤ་དང་། བོང་བུའི་ཤ འབྱི་བའི་ཤ ལུ་ཤ་སྟེ་ཤ་གང་ཡང་རུང་བ་སྐམ་ནས་ལོ་ལོན་པ་དང་། ཤ་ཆེན་ཏེ་མི་དར་མ་གློ་བུར་དུ་ཤི་བའི་ཤ་ཆེན་སྐམ་པོ། ཏིལ་ཡུངས་སོགས་ཀྱི་འབྲུ་མར་དང་། ལོ་མར་ཏེ་རྩི་མར་རྙིང་པ་ལོ་ལོན་པ། བུ་རམ་སྙུག་པོ། སྒོག་སྐྱ། བཙོང་ནག་བཅས་རླུང་ཟས་ཀྱི་གཉེན་པོ་བཅུའོ། །

༢ རླུང་སྐྱོམ་གྱི་གཉེན་པོ་བསྟན་པ།

འོ་མ་ལྷ་བ་ར་མཉེ་ཟན་ཆང་དང་། །བུར་ཆང་རུས་ཆང་རླུང་ནད་ཅན་གྱི་ཟས། །ཞེས་པ་སྟེ། རླུང་སྐྱོམ་གྱི་གཉེན་པོ་ནི་འོ་མ་དྲོན་མོ་དང་ལྷ་བ་དང་ར་མཉེའི་ཟན་ཆང་དང་། བུར་ཆང་དང་། རུས་ཆང་སྟེ་རླུང་ནད་ཅན་གྱི་ཟས་སྐྱོམ་གཉིས་ལས། སྐྱོམ་གྱི་གཉེན་པོ་བཞི་སྟེ་བསྡོམས་བཅུ་བཞིའོ། །

༣ མཁྲིས་པའི་ཟས་ཀྱི་གཉེན་པོ་བསྟན་པ།

བ་རའི་ཞོ་དར་མར་གསར་རི་དྭགས་ཤ། །ར་ཤ་སྐམ་ཤ་གསར་པ་ཆག་ཚེ་དང་། །སྐྱབས་དང་ཁུར་ཚོད......། །ཅེས་པ་སྟེ། མཁྲིས་པའི་ཟས་ཀྱི་གཉེན་པོ་ནི་བ་རའི་ཞོ་དར་གཉིས་འདིར་འབྱུང་ཡང་བཏུང་བ་ཡིན་པས་འོག་སྐྱོམ་གྱི་སྡེ་ཚན་དུ

བགྲང་ལ་འདེར་བ་རའི་མར་གསར་དང་། རི་དྭགས་ཀྱི་ཤ་དང་། ར་ཤ སྐམ་ཤ་སྟེ་ རྫོལ་གྱི་ཤ་གསར་པ། ནས་གསར་པའི་ཆག་ཆེ་དང་། སྐྱབས་ཏེ་ཁུར་སྐྱའི་ཆོད་མ། ཁུར་ནག་གི་ཆོད་མ་སྟེ་མཁྲིས་ཟས་ཀྱི་གཉེན་པོ་བདུན་ནོ། །

༤ མཁྲིས་པའི་སྐམ་གྱི་གཉེན་པོ་བསྟན་པ།

……**ཆབ་ཚ་ཆུ་བསིལ་དང་། །བསྐོལ་གྲང་མཁྲིས་པའི་ནད་ཀྱི་ཟས་སུ་བཤད།** །ཅེས་པ་སྟེ། མཁྲིས་པའི་སྐམ་གྱི་གཉེན་པོ་ནི་གོང་བཤད་བ་ཡི་ཞོ་དར་དང་། ར་ཡི་ཞོ་དར། ཆབ་ཚ་སྟེ་ཚ་སྔོར་མེད་པའི་ཐུག་པ་སླ་མོའམ་ཇ་ཐང་ཚ་སྔོར་མེད་པ་ གང་རུང་དུ་བཞེད་པ། གངས་དང་རྫ་ལས་བྱུང་བའི་ཆུ་བསིལ་དང་། ཆུ་བསྐོལ་ནས་ གྲང་དུ་བཙུག་པ་སྟེ་མཁྲིས་སྐམ་གྱི་གཉེན་པོ་ལྔ་བཅས་ཕྱིར་མཁྲིས་པའི་ནད་ཅན་གྱི་ ཟས་སྐམ་གྱི་གཉེན་པོ་བཅུ་གཉིས་སུ་བཤད་པའོ། །

༥ བད་ཀན་ཟས་ཀྱི་གཉེན་པོ་བསྟན་པ།

ལུག་དང་གཡག་རྐོད་གཅན་གཟན་ཉ་ཡི་ཤ །སྦྲང་རྩི་རྙམ་སའི་འབྲུ་རྙིང་ ཟན་དྲོན་དང་། །ཞེས་པ་སྟེ། བད་ཀན་གྱི་ཟས་ཀྱི་གཉེན་པོ་ནི། ལུག་གི་ཤ་དང་། གཡག་རྐོད་དེ་འབྲོང་ཤ། རྩལ་མཐུས་ཟ་བ་གཅན་གཟན་ཤ་སྟེ། ཉའི་ཤ། སྦྲང་རྩི། རྙམ་སར་སྐྱེས་པའི་འབྲུ་རྙིང་གི་ཟན་དྲོན་སྔོར་ལྡན་དང་དྲུག་སྟེ་བད་ཟས་ཀྱི་གཉེན་པོ་ དྲུག་གོ།

༦ བད་ཀན་སྐམ་གྱི་གཉེན་པོ་བསྟན་པ།

འབྲི་ཡི་ཞོ་དར་གར་ཆང་ཆུ་སྐོལ་ནི། །བད་ཀན་ནད་གཞི་ཅན་གྱིས་ བསྟེན་པར་བྱ། །ཞེས་པ་སྟེ། བད་ཀན་གྱི་སྐམ་གྱི་གཉེན་པོ་ནི་འབྲིའི་ཞོ་དར་དང་། གར་ཆང་ནར་སོན་པ། ཆུ་བསྐོལ་ཚན་མོ་སྟེ་གསུམ་པོ་འདི་ནི་བད་ཀན་སྐམ་གྱི་གཉེན་ པོ་གསུམ་བཅས་ཕྱིར་བད་ཀན་ནད་གཞི་ཅན་གྱིས་བསྟེན་པར་བྱ་བའི་བཟའ་བཏུང་གི་

གཉེན་པོ་དགུའོ། །

གཉིས་པ། སྦྱོད་ལམ་གྱི་གཉེན་པོ་བསྟན་པ།

རླུང་གི་སྤྱོད་ལམ་དང་། མཁྲིས་པའི་སྤྱོད་ལམ། བད་ཀན་གྱི་སྤྱོད་ལམ་བཅས་གསུམ་མོ། །

༡ རླུང་གི་སྤྱོད་ལམ་གྱི་གཉེན་པོ་བསྟན་པ།

རླུང་ལ་ དྲོ་སར་ཡིད་འོང་གྲོགས་བསྟེན་ཞིང་། །ཞེས་པ་སྟེ། རླུང་སྤྱོད་ལམ་གྱི་གཉེན་པོ་ནི། རླུང་ནད་ཅན་ལ་གནས་དྲོ་སར་སྡོད་པ་དང་། རང་རང་གི་ཡིད་དུ་འོང་བའི་གྲོགས་བསྟེན་ཞིང་གནས་པ་སྟེ་རླུང་གི་སྤྱོད་ལམ་གྱི་གཉེན་པོ་གཉིས་སོ། །

༢ མཁྲིས་པའི་སྤྱོད་ལམ་གྱི་གཉེན་པོ་བསྟན་པ།

མཁྲིས་པའི་ནད་ལ་བསིལ་སར་དལ་བར་བསྡད། །ཅེས་པ་སྟེ། མཁྲིས་པའི་སྤྱོད་ལམ་གྱི་གཉེན་པོ་ནི་མཁྲིས་པའི་ནད་ལ་གནས་ཆུ་འགྲམ་ཤིང་གྲིབ་སོགས་བསིལ་སར་བསྡད་པ་དང་། སྤྱོད་ལམ་དྲག་ཤུལ་རིགས་མི་བྱ་བར་དལ་བར་བསྡད་པ་སྟེ་མཁྲིས་སྤྱོད་ཀྱི་གཉེན་པོ་གཉིས་སོ། །

༣ བད་ཀན་སྤྱོད་ལམ་གྱི་གཉེན་པོ་བསྟན་པ།

བད་ཀན་ནད་ལ་རྩོལ་བཅག་དྲོ་ས་བསྟེན། །ཞེས་པ་སྟེ། བད་ཀན་སྤྱོད་ལམ་གྱི་གཉེན་པོ་ནི། བད་ཀན་ནད་ལ་སྤྱོད་ལམ་ལུས་རྩོལ་བས་བཅག་པ་དང་། གནས་དྲོ་སར་བསྟེན་པ་སྟེ་བད་ཀན་སྤྱོད་ལམ་གྱི་གཉེན་པོ་གཉིས་སོ། །

གསུམ་པ། སྨན་གྱི་གཉེན་པོ་བསྟན་པ།

སྨན་གྱི་གཉེན་པོ་བསྟན་པ་ལའང་རོ་ནུས་ཀྱི་སྦྱོར་བ་དྲུག ཞི་བྱེད་ཀྱི་སྦྱོར་བ་དྲུག སྦྱོང་བྱེད་ཀྱི་སྦྱོར་བ་གསུམ་བཅས་བསྡོམས་པས་བཅོ་ལྔ་པོ་སོ་སོར་བསྟན་

པའོ། །

༡ སྨན་གྱི་རོ་ནུས་ཀྱི་སྦྱོར་བ།

རླུང་སྨན་རོ་དང་། རླུང་སྨན་ནུས་པ། མཁྲིས་སྨན་རོ་དང་། མཁྲིས་སྨན་ནུས་པ། བད་ཀན་སྨན་གྱི་རོ་དང་། བད་ཀན་སྨན་གྱི་ནུས་པ་བཅས་དྲུག་གོ །

(༡) རླུང་སྨན་རོའི་གཉེན་པོ་བསྟན་པ།

རླུང་ལ་མངར་སྐྱུར་ལན་ཚ་……། །ཞེས་པ་སྟེ། རླུང་སྨན་རོའི་གཉེན་པོ་ནི། རོ་མངར་བ་དང་། རོ་སྐྱུར་བ། ལན་ཚ་བ་སྟེ་རོ་ལ་གསུམ་མོ།

(༢) རླུང་སྨན་ནུས་པའི་གཉེན་པོ་བསྟན་པ།

……**སྣུམ་ལྕི་འཇམ**། །ཞེས་པ་སྟེ། རླུང་སྨན་ནུས་པའི་གཉེན་པོ་ནི། རླུང་སྨན་ལ་ནུས་པ་སྣུམ་པ་དང་། ལྕི་བ། འཇམ་པ་སྟེ་ནུས་པ་ལ་གསུམ་བཅས་རོ་ནུས་བསྡོམས་པས་དྲུག་གོ །

(༣) མཁྲིས་སྨན་རོའི་གཉེན་པོ་བསྟན་པ།

མངར་ཁ་བསྐ་……། །ཞེས་པ་སྟེ། མཁྲིས་སྨན་རོའི་གཉེན་པོ་ནི། རོ་མངར་བ་དང་། ཁ་བ། བསྐ་བ་སྟེ་རོ་ལ་གསུམ་མོ།

(༤) མཁྲིས་སྨན་ནུས་པའི་གཉེན་པོ་བསྟན་པ།

……**བསིལ་སླ་རྟུལ་མཁྲིས་པའི་སྨན**། །ཞེས་པ་སྟེ། མཁྲིས་སྨན་གྱི་ནུས་པའི་གཉེན་པོ་ནི། ནུས་པ་བསིལ་བ་དང་། སླ་བ། རྟུལ་བ་སྟེ་ནུས་པ་ལ་གསུམ་བཅས་དྲུག་པོ་འདི་ནི་མཁྲིས་པའི་ནད་སེལ་བའི་རོ་ནུས་ཀྱི་སྨན་ནོ། །

(༥) བད་ཀན་སྨན་གྱི་རོའི་གཉེན་པོ་བསྟན་པ།

ཚ་སྐྱུར་བསྐ་……། །ཞེས་པ་སྟེ། བད་ཀན་སྨན་གྱི་རོའི་གཉེན་པོ་ནི། རོ་ཚ་བ་དང་། སྐྱུར་བ། བསྐ་བ་སྟེ་རོ་ལ་གསུམ་མོ།

(༥) བད་ཀན་སྨན་གྱི་ནུས་པའི་གཉེན་པོ་བསྟན་པ།

……**རྣོ་རྩུབ་ཡང་བད་ཀན་རྣོ།** །ཞེས་པ་སྟེ། བད་ཀན་སྨན་གྱི་ནུས་པའི་གཉེན་པོ་ནི། ནུས་པ་རྣོ་བ་དང་། རྩུབ་པ། ཡང་བ་སྟེ་གསུམ་བཅས་དྲུག་པོ་བད་ཀན་སེལ་བའི་རོ་ནུས་ཀྱི་སྨན་ནོ། །

འདིའི་སྐབས་ཀྱི་སྨན་མངར་བ་སོགས་སོ་སོར་བཤད་པ་ནི་རོ་ཡིས་ལས་བྱེད་པའི་དབང་གིས་ཡིན་ལ། གཞན་དུ་ན་མངར་བས་རླུང་བསྐྱེད་པ་སོགས་ཏེ་གཞན་ཡང་ཡོད་དོ། །

༢ ཞི་བྱེད་ཀྱི་སྦྱོར་བ་བསྟན་པ།

རོ་ནུས་དེ་ལ་སྦྱོར་བ་ཞི་སྦྱོང་གཉིས། །ཞི་བྱེད་རླུང་ལ་ཁུ་བ་སྨན་མར་གཉིས། །མཁྲིས་པའི་ནད་ལ་ཐང་དང་ཕྱེ་མ་བསྟེན། །བད་ཀན་ནད་ལ་རིལ་བུ་ཐལ་སྨན་སྦྱར། །ཞེས་པ་སྟེ། རོ་ནུས་དེ་ལ་སྦྱོར་བ་ཞི་བྱེད་དང་། སྦྱོང་བྱེད་གཉིས་སུ་ཡོད་པ་ལས། རླུང་སེལ་བ་ཞི་བྱེད་ཁུ་བ་དང་། རླུང་སེལ་བ་ཞི་བྱེད་སྨན་མར། མཁྲིས་པ་སེལ་བ་ཞི་བྱེད་ཐང་། མཁྲིས་པ་སེལ་བ་ཞི་བྱེད་ཕྱེ་མ་ནི། བད་ཀན་སེལ་བ་ཞི་བྱེད་རིལ་བུ། བད་ཀན་སེལ་བ་ཞི་བྱེད་ཐལ་སྨན་བཅས་དྲུག་གོ །

(༡) རླུང་སེལ་བ་ཞི་བྱེད་ཁུ་བའི་གཉེན་པོ་བསྟན་པ།

ཁུ་བ་རུས་ཁུ་བཅུད་བཞི་མགོ་ཁྲོལ་ཏེ། །ཞེས་པ་སྟེ། སྦྲེ་ལོང་སོགས་རུས་བཅུད་སྣ་ཚོགས་གདུས་པའི་རུས་ཁུ་དང་། ཤ་མར་དང་། བུ་རམ་སྙིང་པ། ཆང་སྟེ་བཅུད་བཞིའི་ཁུ་བ། ལུག་མགོ་ལོ་གསུམ་ལོན་པའི་མགོ་ཁྲོལ་ཏེ་དེ་ཉིད་ཀྱི་ཁུ་བ་བཅས་གསུམ་མོ།

(༢) རླུང་སེལ་བ་ཞི་བྱེད་སྨན་མར་གྱི་གཉེན་པོ་བསྟན་པ།

སྨན་མར་ཛཱ་ཏི་སྒོག་སྐྱ་འབྲས་བུ་གསུམ། །རྩ་བ་ལྔ་དང་སྨན་ཆེན་དག་ལ་

སྦྱར། །ཞེས་པ་སྟེ། རླུང་སེལ་བ་ཞི་བྱེད་སྨན་མར་གྱི་གཉེན་པོ་ནི། ཛཱ་ཏི་གསོར་སྨོས་སྨན་མར་དང་། སྒོག་སྐྱ་གསོར་སྨོས་ཀྱི་སྨན་མར། འབྲས་བུ་གསུམ་གྱིས་གསོར་བྱས་པའི་སྨན་མར། རྩ་བ་ལྔ་གསོར་བྱས་སྨན་མར། སྨན་ཆེན་གྱིས་གསོར་བྱས་པའི་སྨན་མར་དག་ལ་སྦྱར་བ་བཅས་ལྔ་སྟེ་ཞི་བྱེད་གཉེན་པོ་རླུང་སེལ་བའི་སྨན་མར་བརྒྱད་དོ། །

(༣) མཁྲིས་པ་སེལ་བ་ཞི་བྱེད་ཐང་གི་གཉེན་པོ་བསྟན་པ།

མ་ནུ་སླེ་ཏྲེས་ཏིག་ཏ་འབྲས་བུའི་ཐང་། །ཞེས་པ་སྟེ། ཞི་བྱེད་མཁྲིས་པ་སེལ་བ་ཐང་གི་གཉེན་པོ་ནི། མ་ནུས་གཙོ་བོར་བྱས་པའི་གདུས་ཐང་དང་། སླེ་ཏྲེས་ཀྱིས་གཙོ་བོར་བྱས་པའི་གདུས་ཐང་། ཏིག་ཏས་གཙོ་བོར་བྱས་པའི་གདུས་ཐང་། འབྲས་བུ་གསུམ་གྱིས་གཙོ་བོར་བྱས་པའི་གདུས་ཐང་བཅས་བཞིའོ། །

(༤) མཁྲིས་པ་སེལ་བ་ཞི་བྱེད་ཕྱེ་མའམ་ཐུར་ནིས་ཀྱི་གཉེན་པོ་བསྟན་པ།

ག་བུར་ཙན་དན་གུར་གུམ་ཅུ་གང་ཕྱེ། །ཞེས་པ་སྟེ། མཁྲིས་པ་སེལ་བ་ཞི་བྱེད་ཕྱེ་མའམ་ཐུར་ནིས་ཀྱི་གཉེན་པོ་ནི། ག་བུར་གྱིས་གཙོ་བོར་བྱས་པའི་ཕྱེ་མ་དང་། ཙན་དན་དཀར་པོས་གཙོ་བོར་བྱས་པའི་ཕྱེ་མ། གུར་གུམ་གྱིས་གཙོ་བོར་བྱས་པའི་ཕྱེ་མ། ཅུ་གང་གིས་གཙོ་བོར་བྱས་པའི་ཕྱེ་མའི་གཉེན་པོ་བཞི་བཅས་མཁྲིས་པ་སེལ་བའི་ཞི་བྱེད་བརྒྱད་དོ། །

(༥) བད་ཀན་སེལ་བ་ཞི་བྱེད་རིལ་བུའི་གཉེན་པོ་བསྟན་པ།

བཙན་དུག་ཚྭ་སྣ་རྣམས་ཀྱི་རིལ་བུ་དང་། །ཞེས་པ་སྟེ། བད་ཀན་སེལ་བ་ཞི་བྱེད་རིལ་བུའི་གཉེན་པོ་ནི། བཙན་དུག་གིས་གཙོ་བོར་བྱས་པའི་རིལ་བུ་དང་། ཁ་རུ་ཚྭ་ལ་སོགས་པའི་ཚྭ་སྣ་རྣམས་ཀྱིས་གཙོར་བྱས་པའི་རིལ་བུ་སྟེ་གཉིས་སོ། །

(༦) བད་ཀན་སེལ་བ་ཞི་བྱེད་ཏྲེས་སམ་གྱི་གཉེན་པོ་བསྟན་པ།

ཧེས་སམ་སེ་འབྲུ་ད་ལིས་རྙོད་མ་ཁ། །ཚྭ་དང་ཙོང་ཞི་བསྲེགས་པའི་ཐལ་སྨན་ནོ། །ཞེས་པ་སྟེ། བད་ཀན་སེལ་བ་ཞི་བྱེད་ཧེས་སམ་གྱི་གཉེན་པོ་ནི། སེ་འབྲུས་གཙོ་བོར་བྱས་པའི་ཧེས་སམ་དང་། ད་ལིས་ཀྱིས་གཙོ་བོར་བྱས་པའི་ཧེས་སམ། རྙོད་མ་ཁའི་སྦྱོར་བས་གཙོ་བོར་བྱས་པའི་ཧེས་སམ། ཚྭ་བསྲེགས་པའི་ཐལ་སྨན་གྱི་སྦྱོར་བས་གཙོ་བོར་བྱས་པའི་ཧེས་སམ། ཙོང་ཞི་བསྲེགས་པའི་ཐལ་སྨན་གྱིས་གཙོ་བོར་བྱས་པའི་ཧེས་སམ་བཅས་ལྔ་སྟེ་བད་ཀན་སེལ་བའི་ཞི་བྱེད་ཀྱི་གཉེན་པོ་བདུན་བཅས་ཁྱོན་ཞི་བྱེད་ཀྱི་གཉེན་པོ་ཉེར་གསུམ་ཡིན་ནོ། །

༣ སྦྱོང་བྱེད་ཀྱི་སྦྱོར་བ་བསྟན་པ།

སྦྱོང་བྱེད་རླུང་གི་ནད་ལ་འཇམ་རྩི་སྟེ། །མཁྲིས་པ་བཤལ་ལ་བད་ཀན་སྐྱུགས་ཀྱིས་སྦྱང་། །ཞེས་པ་སྟེ། ནད་ཕྱིར་སྦྱོང་བར་བྱེད་པ་སྦྱོང་བྱེད་ཀྱི་སྦྱོར་བ་ལའང་རླུང་གི་ནད་ལ་འཇམ་རྩི་དང་། མཁྲིས་པའི་ནད་ལ་བཤལ། བད་ཀན་ནད་ལ་སྐྱུགས་བཅས་གསུམ་མོ། །

(༡) རླུང་ནད་འཇམ་རྩིའི་གཉེན་པོ་བསྟན་པ།

འཇམ་རྩི་སྣི་འཇམ་བཀྲུ་འཇམ་བཀྲུ་མ་སྣེན། །ཞེས་པ་སྟེ། རླུང་སྦྱོང་བྱེད་འཇམ་རྩིའི་གཉེན་པོ་ནི། སྣི་འཇམ་དང་། བཀྲུ་འཇམ། བཀྲུ་མ་སྣེན་བཅས་གསུམ་མོ། །

(༢) མཁྲིས་ནད་བཤལ་གྱི་གཉེན་པོ་བསྟན་པ།

བཤལ་ལ་སྤྱི་བཤལ་སྙོམས་བཤལ་དྲག་དང་འཇམ། །ཞེས་པ་སྟེ། མཁྲིས་ནད་སྦྱོང་བྱེད་བཤལ་གྱི་གཉེན་པོ་ནི། སྤྱི་བཤལ་དང་། སྙོམས་བཤལ། དྲག་བཤལ། འཇམ་བཤལ་བཅས་བཞིའོ། །

(༣) བད་ཀན་ནད་སྐྱུགས་ཀྱི་གཉེན་པོ་བསྟན་པ།

སྐྱུགས་ལ་དྲག་སྐྱུགས་འཇམ་སྐྱུགས་གཉིས་སུ་སྦྱར། །ཞེས་པ་སྟེ། བད་ཀན་སྦྱོང་བྱེད་སྐྱུགས་ཀྱི་གཉེན་པོ་ནི། དྲག་སྐྱུགས་དང་། འཇམ་སྐྱུགས་གཉིས་སུ་སྦྱར་བས་བསྒོམས་སྦྱོང་བྱེད་ཀྱི་གཉེན་པོ་དགུའོ། །

བཞི་པ། དཔྱད་ཀྱི་གཉེན་པོ་བསྟན་པ།

རླུང་དཔྱད་ཀྱི་གཉེན་པོ་དང་། མཁྲིས་ནད་དཔྱད་ཀྱི་གཉེན་པོ། བད་ཀན་དཔྱད་ཀྱི་གཉེན་པོ་བཅས་གསུམ་མོ།

༡ རླུང་དཔྱད་ཀྱི་གཉེན་པོ་བསྟན་པ།

དཔྱད་དུ་བསྐུ་མཉེ་ཧོར་གྱི་མེ་བཙའ་དང་། །ཞེས་པ་སྟེ། རླུང་ནད་དཔྱད་ཀྱི་གཉེན་པོ་ནི། རླུང་ནད་ཀྱི་དཔྱད་དུ་ཏིལ་མར་ལ་སོགས་པས་བསྐུ་མཉེ་བྱ་བ་དང་། ཧོར་གྱི་མེ་བཙའ་བྱ་བ་སྟེ་གཉིས་སོ། །

༢ མཁྲིས་ནད་དཔྱད་ཀྱི་གཉེན་པོ་བསྟན་པ།

རྔུལ་དབྱུང་གཏར་ག་ཆུ་ཡི་འཕྲུལ་འཁོར་དང་། །ཞེས་པ་སྟེ། མཁྲིས་ནད་དཔྱད་ཀྱི་གཉེན་པོ་ནི། རྔུལ་དབྱུང་བ་དང་། གཏར་ག་རྗེག་པ། ཆུ་ཡི་འཕྲུལ་འཁོར་འབེབས་པ་བཅས་གསུམ་མོ། །

༣ བད་ཀན་ནད་དཔྱད་ཀྱི་གཉེན་པོ་བསྟན་པ།

དུགས་དང་མེ་བཙའ་རིམ་བཞིན་དཔྱད་ཀྱིས་བཅོས། །ཞེས་པ་སྟེ། བད་ཀན་དཔྱད་ཀྱི་གཉེན་པོ་ནི། གཡི་སྤྱང་སོགས་པགས་པའི་སྲུ་དུགས་དང་། རྡོ་ཏི་གོ་སྙོད་སྨུམ་ལྡན་གྱི་ཕྱིང་པས་དྲིལ་ཏེ་དུགས་བྱ་བ་དང་། མེ་བཙའ་རྒྱག་པ་དང་གཉིས་ཏེ། དེ་ལྟར་རིམ་པ་བཞིན་དུ་དཔྱད་ཀྱི་སྡེ་ཚན་དང་པོ་ལ་གཉིས། བར་མ་ལ་གསུམ། ཐ་མ་ལ་གཉིས་ཏེ་བདུན་དེ་རྣམས་ཀྱིས་རླུང་མཁྲིས་བད་ཀན་གྱི་ནད་ཀུང་གོ་རིམ་མ་ནོར་བ་བཅོས་པར་བྱའོ། །

ལྔ་པ། མཇུག་བསྡུ་བ་བསྟན་པ།

དེ་ལྟར་གསོ་ཐབས་དགུ་བཅུ་རྩ་བརྒྱད་པོ། །ཡེངས་མེད་གུས་པར་བརྩོན་པས་བསྟེན་བྱས་ན། །ནད་ཀྱི་འདམ་ལས་མྱུར་དུ་གྲོལ་བར་འགྱུར། །ཞེས་གསུངས་སོ། ། ཞེས་པ་སྟེ། ཉེ་མ་དང་བ་མོའི་ཚུལ་དུ་གནས་པ་གསོ་བྱེད་ཐབས་ཀྱི་གཉེན་པོ་ལ་རྣམ་པ་བཞི་ནི་ཟས་དང་། སྤྱོད་ལམ། སྨན། དཔྱད་བཅས་བཞི་ཡོད་པ་ལས། ཟས་ཀྱི་གཉེན་པོ་ནི། རླུང་ཟས་དང་། རླུང་སྐོམ། མཁྲིས་ཟས་དང་། མཁྲིས་སྐོམ། བད་ཀན་ཟས་དང་། བད་ཀན་སྐོམ་བཅས་དྲུག་དང་། དེ་ཡང་རླུང་ནད་ཅན་གྱི་ཟས་སྐོམ་གཉིས་ལས་རླུང་ཟས་ཀྱི་གཉེན་པོ་བཅུ་དང་། རླུང་སྐོམ་གྱི་གཉེན་པོ་བཞི་སྟེ་བསྡོམས་གཉེན་པོ་བཅུ་བཞི་དང་། མཁྲིས་ནད་ཅན་གྱི་ཟས་སྐོམ་གཉིས་ལས་མཁྲིས་ཟས་ཀྱི་གཉེན་པོ་བདུན་དང་། མཁྲིས་སྐོམ་གྱི་གཉེན་པོ་ལྔ་སྟེ་བསྡོམས་བཅུ་གཉིས། བད་ཀན་ནད་ཅན་གྱི་ཟས་སྐོམ་གཉིས་ལས་ཟས་ཀྱི་གཉེན་པོ་དྲུག་དང་། བད་ཀན་སྐོམ་གྱི་གཉེན་པོ་གསུམ་བསྡོམས་པས་གཉེན་པོ་དགུའོ། རླུང་མཁྲིས་བད་ཀན་གསུམ་གྱི་ཟས་སྐོམ་བསྡོམས་པས་ཟས་ཀྱི་གཉེན་པོ་བསྡོམས་སུམ་ཅུ་སོ་ལྔ་ཡོད་པའོ། །

རླུང་གི་སྤྱོད་ལམ་དང་། མཁྲིས་པའི་སྤྱོད་ལམ། བད་ཀན་སྤྱོད་ལམ་གསུམ་ལས་རླུང་སྤྱོད་ལམ་གྱི་གཉེན་པོ་གཉིས་དང་། མཁྲིས་པའི་སྤྱོད་ལམ་གྱི་གཉེན་པོ་གཉིས། བད་ཀན་སྤྱོད་ལམ་གྱི་གཉེན་པོ་གཉིས་བཅས་བསྡོམས་གཉེན་པོ་དྲུག་ཡོད་པའོ། །

རོ་ནུས་ཀྱི་སྦྱོར་བ་དྲུག ཞི་བྱེད་ཀྱི་སྦྱོར་བ་དྲུག སྦྱོང་བྱེད་ཀྱི་སྦྱོར་བ་གསུམ་བཅས་བཅོ་ལྔ་ཡོད་པ་ལས། སྨན་གྱི་རོ་ནུས་ཀྱི་སྦྱོར་བ་ལ། རླུང་སྨན་རོ་དང་། རླུང་སྨན་ནུས་པ། མཁྲིས་སྨན་རོ་དང་། མཁྲིས་སྨན་ནུས་པ། བད་ཀན་སྨན་གྱི་རོ་དང་།

བད་ཀན་སྨན་གྱི་ནུས་པ་བཅས་དྲུག རླུང་སྨན་གྱི་རོ་ལྡང་གཉེན་པོ་གསུམ་དང་། རླུང་སྨན་ནུས་པ་ལྡང་གཉེན་པོ་གསུམ་བཅས་རོ་ནུས་ཀྱི་སྦྱོར་བ་དྲུག

མཁྲིས་སྨན་གྱི་རོའི་གཉེན་པོ་གསུམ་དང་། མཁྲིས་སྨན་གྱི་ནུས་པའི་གཉེན་པོ་གསུམ་བཅས་རོ་ནུས་སྦྱོར་བ་དྲུག

བད་ཀན་སྨན་གྱི་རོའི་གཉེན་པོ་གསུམ་དང་། བད་ཀན་སྨན་གྱི་ནུས་པའི་གཉེན་པོ་གསུམ་བཅས་རོ་ནུས་སྦྱོར་བ་དྲུག་ལ་རླུང་མཁྲིས་བད་ཀན་གསུམ་རེ་རེར་གསུམ་རེ་སྟེ་བསྡོམས་གཉེན་པོ་བཅོ་བརྒྱད་ཡོད་དོ། །

ཞི་བྱེད་ཀྱི་སྦྱོར་བ་དྲུག་ལས། རླུང་སེལ་བ་ཞི་བྱེད་ཁུ་བ་དང་། རླུང་ཞི་བྱེད་སྨན་མར། མཁྲིས་པ་ཞི་བྱེད་ཐང་། མཁྲིས་པ་ཞི་བྱེད་ཕྱུར་ནེས། བད་ཀན་ཞི་བྱེད་རིལ་བུ། བད་ཀན་ཞི་བྱེད་ཐུར་སམ་བཅས་དྲུག་ལས་རླུང་སེལ་བ་ཞི་བྱེད་ཁུ་བའི་གཉེན་པོ་གསུམ་དང་རླུང་སེལ་བ་ཞི་བྱེད་སྨན་མར་གཉེན་པོ་ལྔ་བཅས་ཞི་བྱེད་རླུང་སེལ་བའི་གཉེན་པོ་བརྒྱད། མཁྲིས་པ་སེལ་བ་ཐང་གི་གཉེན་པོ་བཞི་དང་། མཁྲིས་པ་ཞི་བྱེད་ཕྱེ་མའམ་ཕྱུར་ནེས་ཀྱི་གཉེན་པོ་བཞི་བཅས་མཁྲིས་པ་སེལ་བའི་གཉེན་པོ་བརྒྱད། བད་ཀན་ཞི་བྱེད་རིལ་བུའི་གཉེན་པོ་གཉིས་དང་། བད་ཀན་ཞི་བྱེད་ཐུར་སམ་གྱི་གཉེན་པོ་ལྔ་བཅས་བད་ཀན་སེལ་བའི་ཞི་བྱེད་ཀྱི་གཉེན་པོ་བདུན་བཅས་ཞི་བྱེད་ཀྱི་སྦྱོར་བ་ལ་བསྡོམས་གཉེན་པོ་ཉེར་གསུམ་ཡོད་པའོ། །

སྦྱོང་བྱེད་ཀྱི་སྦྱོར་བ་གསུམ་ལས། རླུང་གི་ནད་ལ་འཇམ་རྩི་དང་། མཁྲིས་པའི་ནད་ལ་བཤལ། བད་ཀན་ནད་ལ་སྐྱུགས་བཅས་གསུམ་ཡོད་པ་ལས་རླུང་སྦྱོང་བྱེད་འཇམ་རྩིའི་གཉེན་པོ་གསུམ་དང་། མཁྲིས་པ་སྦྱོང་བྱེད་བཤལ་གྱི་གཉེན་པོ་བཞི། བད་ཀན་སྦྱོང་བྱེད་སྐྱུགས་ཀྱི་གཉེན་པོ་གཉིས་བཅས་བསྡོམས་སྦྱོང་བྱེད་ཀྱི་གཉེན་པོ་དགུའོ། །

རླུང་ནད་དཔྱད་དང་། མཁྲིས་ནད་དཔྱད། བད་ཀན་ནད་དཔྱད་གསུམ་ལས། རླུང་ནད་དཔྱད་ཀྱི་གཉེན་པོ་གཉིས་དང་མཁྲིས་པའི་ནད་དཔྱད་ཀྱི་གཉེན་པོ་གསུམ། བད་ཀན་ནད་དཔྱད་ཀྱི་གཉེན་པོ་གཉིས་བཅས་དཔྱད་ཀྱི་གཉེན་པོ་བདུན་ཡོད། དེ་དག་ཡོངས་སུ་དྲིལ་བས་གསོ་ཐབས་ཀྱི་གཉེན་པོ་དགུ་བཅུ་རྩ་བརྒྱད་པོ་འདི་ཉིད་སྨན་པས་ཟས་སྨན་སོགས་ཡེངས་པ་མེད་པར་གཞུང་བཞིན་སྦྱར་ཏེ། ནད་པས་གུས་པར་བཀུད་ནས་སྨན་པའི་ངག་ལྟར་བསྟེན་པ་དང་བཅས་པས་ཚུལ་བཞིན་དུ་བསྟེན་པར་བྱས་ན། ནད་ཀྱི་རིགས་མཐའ་དག་གི་འདམ་ལས་མྱུར་དུ་གྲོལ་བར་འགྱུར་བར་གདོན་མི་ཟ་བས་ན་ཤིན་ཏུ་གཅེས་པར་ཟུངས་ཤིག ཅེས་གསུངས་སོ། །

ལེའུའི་མཚན་བསྟན་པ།

བདུད་རྩི་སྙིང་པོ་ཡན་ལག་བརྒྱད་པ་གསང་བ་མན་ངག་གི་རྒྱུད་ལས་གསོ་ཐབས་ཀྱི་ལེའུ་སྟེ་ལྔ་པའོ།། །།

ལེའུ་དྲུག་པ། དཔེ་དོན་རྣམ་གྲངས་རྣམ་པར་བཀོད་པ།

དཔེ་དོན་རྣམ་གྲངས་རྣམ་པར་བཀོད་པའི་ལེའུའི་གཞུང་དོན་འགྲེལ་བ་ལ་ཉན་པར་གདམས་ཤིང་མཚམས་སྦྱར་བ་དང་། གཞུང་དོན་དངོས་བཤད་པ། ལེའུའི་མཚན་བསྟན་པ་བཅས་གསུམ་མོ། །

ཉན་པར་གདམས་ཤིང་མཚམས་སྦྱར་བ།

དེ་ནས་ཡང་དྲང་སྲོང་རིག་པའི་ཡེ་ཤེས་ཀྱིས་འདི་སྐད་ཅེས་གསུངས་སོ། །ཀྱེ་དྲང་སྲོང་ཆེན་པོ་ཉོན་ཅིག །ཅེས་པ་སྟེ། གསོ་ཐབས་ཀྱི་ལེའུ་གསུངས་ཚར་བའི་རྗེས་ཐོག་དེ་མ་ཐག་པར་དེ་ནས་ཡང་དྲང་སྲོང་རིག་པའི་ཡེ་ཤེས་ཀྱིས་འདི་སྐད་ཅེས་གསུངས་སོ།། ཀྱེ་དྲང་སྲོང་ཆེན་པོ་ཡིད་ལས་སྐྱེས་འཁོར་དང་བཅས་པ་ལེགས་པར་ཉོན་ལ་ཡིད་ལ་ཟུངས་ཤིག་དང་། ངས་ཁྱེད་རྣམས་ལ་དཔེ་དོན་རྣམ་གྲངས་རྣམ་པར་བཀོད་པའི་དོན་བཤད་པར་བྱའོ། ཞེས་ཉན་པར་གདམས་ཤིང་མཚམས་སྦྱར་བའོ། །

གཞུང་དོན་དངོས་བཤད་པ།

གཞུང་དོན་དངོས་བཤད་པ་ལ་དཔེ་དོན་གྱི་རྣམ་གྲངས་བཀོད་པ་དང་། རྒྱུད་ཀྱི་ཆེ་བ་བརྗོད་པའི་ཚུལ་གྱིས་དེའི་མཇུག་བསྡུ་བ་གཉིས་སོ། །

དང་པོ། དཔེ་དོན་རྣམ་གྲངས་བཀོད་པ་བསྟན་པ།

རྩ་བའི་གྲངས་བཤད་པ། སྡོང་པོའི་གྲངས་བསྡུ་བ། ཡལ་གའི་གྲངས་བསྡུ་བ། ལོ་མའི་གྲངས་བསྡུ་བ། མེ་ཏོག་བཤད་པ། འབྲས་བུ་བཤད་པ་བཅས་དྲུག་གོ །

༡ རྩ་བའི་གྲངས་བཤད་པ་བསྟན་པ།

གནས་ལུགས་ངོས་འཛིན་གསོ་བའི་རྩ་བ་ལ། །ཞེས་པ་སྟེ། གོང་དུ་བཤད་པའི་རྩ་རྒྱུད་དངོས་ཀྱི་ལེའུ་གསུམ་པོ་དེ་རྣམས་ཀྱི་དོན་མ་ལུས་པ་བསྡུས་དོན་གྱི་ཚུལ་དུ་འདིར་བཤད་པར་བྱ་བ་སྟེ། དེ་ཡང་ལྡོན་ཤིང་གི་དཔེའི་སྒོ་ནས་བསྡུ་ན། གནས་ལུགས་ནད་གཞི། ངོས་འཛིན་རྟགས། གསོ་བྱེད་ཐབས་ཏེ་རྩ་བ་ལ་གསུམ་མོ། །

༢ སྡོང་པོའི་གྲངས་བསྡུ་བ་བསྟན་པ།

རྣམ་འགྱུར་མ་འགྱུར་བལྟ་རེག་དྲི་བ་དང་། །ཟས་སྤྱོད་སྨན་དཔྱད་སྡོང་པོ་དགུ་རུ་འདྲིལ། །ཞེས་པ་སྟེ། སྡོང་པོའི་གྲངས་བསྡུ་བ་ནི་རྩ་བ་དང་པོ་ལ་རྣམ་པར་མ་འགྱུར་པ་ལུས་ཀྱི་སྡོང་པོ་དང་། རྣམ་པར་འགྱུར་པ་ནད་ཀྱི་སྡོང་པོ་གཉིས། ངོས་འཛིན་རྟགས་ཀྱི་རྩ་བ་ལ། མིག་གིས་བལྟ་བ། སོར་མོས་རེག་པ། ངག་གིས་དྲི་བའི་སྡོང་པོ་དང་གསུམ། གསོ་བྱེད་ཐབས་ཀྱི་རྩ་བ་ལ་ཟས་དང་། སྤྱོད་ལམ་དང་། སྨན་དང་། དཔྱད་ཀྱི་གཉེན་པོ་བཅས་སྡོང་པོ་བཞི་བསྒྲིལ་བས་སྡོང་པོ་དགུ་རུ་འདྲིལ་བ་ཡིན་ནོ། །

༣ ཡལ་གའི་གྲངས་བསྡུ་བ་བསྟན་པ།

ཡལ་ག་ལུས་ལ་ནད་ཟུངས་དྲི་མ་གསུམ། །ནད་ལ་རྒྱུ་རྐྱེན་འཇུག་སྒོ་གནས་དང་ལམ། །ལང་དུས་འབྲས་བུ་ལྡོག་རྒྱུ་མདོ་དོན་དགུ། །བལྟ་བ་ལྕེ་ཆུ་རེག་པ་རྩ་ལ་གསུམ། །དྲི་བ་སློང་རྐྱེན་ན་ལུགས་གོམས་པ་གསུམ། །ཟས་ལ་ཟས་སྐོམ་དྲུག་སྟེ་སྤྱོད་ལམ་གསུམ། །སྨན་ལ་རོ་དང་ནུས་པ་གཉིས་གཉིས་དྲུག །སྦྱོར་ཐབས་ཞི་བྱེད་དྲུག་དང་སྦྱོང་བྱེད་གསུམ། །དཔྱད་གསུམ་བཞི་བཅུ་རྩ་

བདུན་གྱེས་པ་ཡིན། །ཞེས་པ་སྟེ། ཡལ་གའི་གྲངས་བསྡུ་བ་ནི། རྣམ་པར་མ་གྱུར་པའི་ལུས་ལ་ནད་དང་། ལུས་ཟུངས། དྲི་མ་སྟེ་གསུམ། རྣམ་པར་གྱུར་པའི་ནད་ལ་རྒྱུ། རྐྱེན། འཇུག་སྒོ། གནས་དང་། ལམ། ལང་དུས། འབྲས་བུ། ལྡོག་རྒྱུ། མདོ་དོན་དང་དགུའོ། མིག་གིས་བལྟ་བ་ལ་ལྕེ་དང་། ཆུ་གཉིས། སོར་མོས་རེག་པ་རྩ་ལ་རླུང་མཁྲིས་བད་ཀན་གསུམ་སོ་སོར་ཕྲལ་བས་གསུམ། ངག་གིས་དྲི་བ་ལའང་སློང་རྐྱེན་དང་། ན་ལུགས། ཕོམས་པ་སྟེ་རླུང་མཁྲིས་བད་ཀན་དང་སྦྱར་བས་གསུམ། ཟས་ལའང་ཟས་སྐོམ་གཉིས་རེ་རླུང་མཁྲིས་བད་ཀན་དང་སྦྱར་བས་དྲུག སྤྱོད་ལམ་ལའང་རླུང་མཁྲིས་བད་ཀན་དང་སྦྱར་བས་གསུམ། སྨན་ལ་རླུང་མཁྲིས་བད་ཀན་གསུམ་པོ་རེ་རེ་ལའང་རོ་དང་ནུས་པ་གཉིས་གཉིས་ཏེ་དྲུག རོ་ནུས་དེ་དག་དྲུག་ལ་སྦྱར་བའི་ཐབས་ཀྱི་ཞི་བྱེད་རྣམ་པ་དྲུག་དང་། སྦྱོང་བྱེད་རེ་རེ་སྟེ་གསུམ། དཔྱད་ཀྱང་རེ་རེ་སྟེ་གསུམ། དེ་ལྟར་ཡོངས་སུ་བསྒྲིལ་བས་ཡལ་གའི་གྲངས་ནི་བཞི་བཅུ་རྩ་བདུན་དུ་གྱེས་པ་ཡིན་ནོ། །

༤ ལོ་མའི་གྲངས་བསྡུ་བ་བསྟན་པ།

རྒྱས་པའི་ལོ་འདབ་དང་པོ་ཉི་ཤུ་ལྔ། །ནད་ཀྱི་ཟིན་ཏིག་དྲུག་ཅུ་རྩ་གསུམ་དང་། །བལྟ་བ་དྲུག་དང་རེག་པའི་རྩ་རྒྱུད་གསུམ། །དྲི་བ་ཉེར་དགུ་རླུང་ཟས་བཅུ་བཞི་དང་། །མཁྲིས་ཟས་བཅུ་གཉིས་བད་ཀན་ཟས་སྐོམ་དགུ། །སྤྱོད་ལམ་དྲུག་དང་སྨན་གྱི་རོ་ནུས་དགུ། །ཁུ་བ་གསུམ་དང་སྨན་མར་རྣམ་པ་ལྔ། །ཐང་ཕྱེ་བཞི་བཞི་རིལ་བུ་རྣམ་པ་གཉིས། །ཆེས་སམ་ལྔ་དང་མི་འདའི་བཅོས་ཐབས་དགུ། །དཔྱད་སྔེ་བདུན་ཏེ་ནད་གཞི་བརྒྱད་ཅུ་བརྒྱད། །སུམ་ཅུ་རྩ་བརྒྱད་ངོས་བཟུང་བརྟག་པ་སྟེ། །བཅོས་པའི་ཐབས་ལ་དགུ་བཅུ་རྩ་བརྒྱད་དོ། །སྤྱིར་བསྡོམས་ཉིས་བརྒྱ་རྩ་བཞིར་རྒྱས་པ་ཡིན། །ཞེས་པ་སྟེ། ཡལ་ག་ཞེ་བདུན་པོ་དེ་

ལས་གྱེས་པའི་ལོ་འདབ་ནི་སྡོང་པོ་དང་པོ་རྣམ་པར་མ་གྱུར་པའི་རྩེ་ལ་ལོ་འདབ་ཉི་ཤུ་རྩ་ལྔ་དང་། སྡོང་པོ་གཉིས་པ་རྣམ་པར་གྱུར་པའི་རྩེ་ལ་ལོ་འདབ་ནད་ཀྱི་ཟིན་ཏིག་དྲུག་ཅུ་རྩ་གསུམ་དང་། སྡོང་པོ་གསུམ་པ་མིག་གིས་བལྟ་བའི་རྩེ་ལ་ལོ་འདབ་དྲུག་དང་། སྡོང་པོ་བཞི་པ་སོར་མོས་རེག་པའི་རྩེ་ལ་ལོ་འདབ་རྩ་རྒྱུད་གསུམ་དང་། སྡོང་པོ་ལྔ་པ་ངག་གིས་དྲི་བའི་རྩེ་ལ་ལོ་འདབ་ཉེར་དགུ་དང་། སྡོང་པོ་དྲུག་པ་ཟས་ཀྱི་སྡོང་པོ་ལས་རླུང་གི་ཟས་སྐོམ་ལ་ལོ་འདབ་བཅུ་བཞི་དང་། མཁྲིས་པའི་ཟས་སྐོམ་ལ་ལོ་འདབ་བཅུ་གཉིས། བད་ཀན་ཟས་སྐོམ་ལ་ལོ་འདབ་དགུ་སྟེ་བསྡོམས་པས་ཟས་སྐོམ་སོ་ལྔ་དང་། སྡོང་པོ་བདུན་པ་སྤྱོད་ལམ་གྱི་སྡོང་པོའི་རྩེ་ལ་ལོ་འདབ་དྲུག་དང་། སྡོང་པོ་བརྒྱད་པ་སྨན་གྱི་སྡོང་པོ་ལ་རོ་དགུ་དང་ནུས་པ་དགུ་སྟེ་ལོ་འདབ་བཅོ་བརྒྱད། ཞུ་བ་ལ་ལོ་འདབ་གསུམ། སྨན་མར་ལ་ལོ་འདབ་རྣམ་པ་ལྔ། ཐང་དང་ཕྱེ་མ་ལ་ལོ་འདབ་བཞི་བཞི་སྟེ་བརྒྱད་དང་། རིལ་བུ་ལ་ལོ་འདབ་རྣམ་པ་གཉིས་དང་། ཏིས་སམ་ལ་ལོ་འདབ་ལྔ་དང་། སྦྱོང་བྱེད་ཀྱི་བཅོས་ཐབས་དགུ་སྟེ་བསྡོམས་པས་སྨན་ལ་ལོ་འདབ་ལྔ་བཅུ་དང་། དཔྱད་ལ་སྟེ་ཚན་བདུན་ཏེ་དེ་ལྟར་བཤད་པ་དེ་རྣམས་ཀྱང་ཤིན་ཏུ་ཞུང་བར་བསྟུན། གནས་ལུགས་ནད་གཞིའི་རྩ་བ་ལ་ལོ་འདབ་བརྒྱད་ཅུ་རྩ་བརྒྱད་དང་། སུམ་ཅུ་རྩ་བརྒྱད་པོ་ནི་ངོས་བཟུང་བརྟག་པའི་ཐབས་ཀྱི་རྩ་བ་ལས་གྱེས་པ་སྟེ། བཅོས་པའི་ཐབས་ཀྱི་རྩ་བ་ལ་ཟས་སྤྱོད་སོགས་དགུ་བཅུ་རྩ་བརྒྱད་དོ། དེ་གསུམ་སྤྱིར་བསྡོམས་པས་ལོ་འདབ་ཉིས་བརྒྱ་དང་ཉི་ཤུ་རྩ་བཞིར་རྒྱས་པ་ཡིན་ནོ། །

༥ མེ་ཏོག་བཤད་པ།

མེ་ཏོག་ནད་མེད་ཚེ་རིང་གསལ་བ་ལ། །ཞེས་པ་སྟེ། མེ་ཏོག་བཤད་པ་ལ། གསོ་བ་རིག་པའི་བྱེད་ལས་སམ་དགོས་དོན་གྱི་སྙིང་པོ་ནི་འགྲོ་བའི་ལུས་མི་ན་བར་ཡུན་རིང་དུ་གནས་པ་ཉིད་དང་གལ་ཏེ་ན་བ་གྱུར་ན་གསོས་ནས་མི་ན་བའི་ལུས་སུ་བསྒྱུར་བ་

གཉིས་སུ་འདུས་པས་ན་དེ་ནི་ནད་མེད་པ་ཡིན་ལ་དེས་དངོས་སུ་གཞན་གྱི་ཚེ་རིང་བ་དང་། བརྒྱུད་ནས་བྱ་བ་བྱེད་པའི་སྨན་པ་རང་ཉིད་ཀྱང་རྣམ་སྨིན་གྱི་འབྲས་བུ་ཚེ་རིང་བར་ཐོབ་པ་ཡིན་ཞིང་། ཁྱད་ཆོས་དེ་གཉིས་ནད་མེད་ཐ་མལ་དུ་གནས་པ་ལ་མཚོན་ནུས་ཀྱི། རྣམ་པར་གྱུར་པ་ནད་ཅན་གྱི་གནས་སྐབས་སུ་མཚོན་པར་མི་ནུས་པའི་ཕྱིར། རྣམ་པར་མ་གྱུར་པ་ལུས་ཀྱི་སྡོང་པོའི་རྩེ་མོར་ཐུབ་བསྟན་ལང་ཚོའི་བྱེད་བཞིན་རབ་ཏུ་འཚེར་བ་ནད་མེད་པའི་མེ་ཏོག་དང་། མཐོ་རིས་ལྷ་ཡི་ཡོན་ཏན་གྱི་དྲི་བསུང་མངོན་པར་ཆགས་པ་ཚེ་རིང་བའི་མེ་ཏོག་གཉིས་པོ་མཛེས་ཤིང་གསལ་བར་བཞད་པའོ། །

༤ འབྲས་བུ་བཤད་པ།

འབྲས་བུ་ཆོས་ནོར་བདེ་བ་གསུམ་དུ་སྨིན། །ཞེས་པ་སྟེ། འབྲས་བུ་བཤད་པ་ནི། ནད་མེད་པའི་མེ་ཏོག་གི་དབུས་སུ་དམན་པ་དང་འཇིག་རྟེན་ཕལ་པ་ལས་ཁྱད་དུ་འཕགས་པ་དམ་པའི་ཆོས་ཀྱི་སྡེ་སྣོད་དང་མིའི་ཆོས་ལུགས་གཙང་མ་ལ་མ་རྫོངས་པ་སྟེ་ཆོས་ཀྱི་འབྲས་བུ་དང་། ཟང་ཟིང་དང་འཕགས་པའི་ནོར་ལ་རང་དབང་དུ་བསྒྱུར་བ་ནོར་གྱི་འབྲས་བུ་སྟེ་གནས་སྐབས་ཀྱི་འབྲས་བུ་གཉིས་དང་། ཚེ་རིང་བའི་མེ་ཏོག་གི་དབུས་ན་གནས་སྐབས་ཀྱི་བདེ་བ་མངོན་མཐོའི་རྟེན་གྱི་ཀང་སྟེགས་ལ་རིམ་གྱིས་འཛེགས་ནས་མཐར་ཐུག་ཐར་པ་དང་ཐམས་ཅད་མཁྱེན་པའི་གོ་འཕང་ཐོབ་པ་བདེ་བ་བླ་ན་མེད་པའི་འབྲས་བུ་གཅིག་སྟེ་རྣམ་པ་གསུམ་དུ་སྨིན་པ་ཡིན་པས་ཕྱི་མ་འདི་ནི་འབྲས་བུའི་ཡང་འབྲས་བུ་ཡིན་ནོ་ཞེས་པའི་དོན་ཏོ། །

གཉིས་པ། རྒྱུད་ཀྱི་ཆེ་བ་བརྗོད་པའི་ཚུལ་གྱིས་དེའི་མཇུག་བསྡུ་བ་བསྟན་པ།

དཔེ་དང་སྦྱར་ཏེ་རྣམ་གྲངས་བཀོད་པ་ཡི། །སྙིང་པོ་ལྷ་བུར་བསྡུས་པའི་རྩ་རྒྱུད་འདི། །ཤེས་རབ་བློ་ལྡན་འགའ་ཡི་སྤྱོད་ཡུལ་ལས། །བློ་རྫོངས་སྐྱེ་བོ་རྣམས་ཀྱིས་རྟོགས་མི་འགྱུར། །སྦྲིས་དཀའ་རྒྱ་ཆེན་གཞུང་དུ་བསྡུ་བར་གྱིས། །ཞེས་གསུངས་ནས་དྲང་

སྒྲོན་རིག་པའི་ཡེ་ཤེས་དེ་སྨན་པའི་རྒྱལ་པོའི་ཐུགས་ཀར་ཐིམ་པར་གྱུར་ཏོ། །ཞེས་པ་སྟེ། རྒྱུད་ཀྱི་ཆེ་བ་བརྗོད་པའི་ཚུལ་གྱིས་དེའི་མཇུག་བསྡུ་བ་ལ་བཞི་སྟེ། གསོ་བ་རིག་པ་ཀུན་གྱི་བརྗོད་བྱ་སྙིང་པོར་མདོར་བསྡུས་ཏེ་བསྟན་པས་དོན་ཚང་བའི་ཆེ་བ། གང་ཟག་དབང་པོ་རབ་མཆོག་ཡོན་ལས་གཞན་གྱིས་རྟོགས་དཀའ་བ་དོན་ཟབ་པའི་ཆེ་བ། འཆད་འགྱུར་གྱི་རྒྱུད་ཕྱི་མ་གསུམ་སོགས་གཞུང་གཞན་རྣམས་ཀྱང་རྩ་བ་འདི་ཉིད་ལས་སྤྲོས་པའི་ཡན་ལག་ཏུ་དངོས་སུ་བསྟན་པས་ཤུགས་བསྟན་རང་གི་དོན་རྒྱ་ཆེ་བའི་ཆེ་བ་འཕྲིན་པ་དང་། གཞུང་ཚད་རྫོགས་པའི་ངེས་བསྟན་དུ་སྤྲུལ་པ་བསྡུ་བའོ། །

དང་པོ་ནི། དེ་ལྟར་ལྗོན་ཤིང་གི་དཔེ་དང་སྦྱར་ཏེ། རྩ་བ་དང་། སྡོང་པོ་ལ་སོགས་པའི་རྣམ་གྲངས་ངེས་པ་ཅན་དུ་བཀོད་པ་ཡི། གཞུང་སྤྱིར་གསོ་བ་རིག་པའི་དོན་མཐའ་དག་དང་། ཁྱད་པར་རྒྱུད་ཕྱི་མ་གསུམ་གྱི་སྙིང་པོ་ལྟ་བུར་ཤིན་ཏུ་ཉུང་བར་བསྡུས་པའི་རྩ་བ་ཐུགས་ཀྱི་རྒྱུད་འདི་ནི་ཞེས་པའི་དོན་ཏོ། །

དེ་ལྟ་བུའི་རྒྱུད་འདི་ཉིད་གང་ཟག་སུ་ཞིག་གི་སྤྱོད་ཡུལ་དུ་བསྟན་ཅེ་ན། ཆོས་རབ་ཏུ་རྣམ་པར་འབྱེད་པའི་ཤེས་རབ་དང་ལྡན་པའམ་དོན་ལ་རྣམ་པར་དཔྱོད་ཅིང་བརྩོན་པས་འཇུག་པའི་བློ་དང་ལྡན་པའི་ལུས་ཅན་འགའ་དང་འགའ་ཡི་སྤྱོད་ཡུལ་ཡིན་གྱི་དེ་ལས་ལྡོག་པའི་གང་ཟག་བློ་གྲོས་རྨོངས་པའི་སྐྱེ་བོ་རྣམས་ཀྱིས་མི་འཇུག་ཅིང་ཞུགས་ཀྱང་རྟོགས་པར་མི་འགྱུར་རོ་ཞེས་པའི་དོན་ཏོ།

གལ་ཏེ་བློ་རྨོངས་ཀྱང་གསོ་བ་རིག་པའི་ཚུལ་འདིར་འཇུག་པར་འདོད་པ་རྣམས་དང་ཚིག་དོན་གྱི་མཐའ་དཔྱོད་པའི་སྐད་དུ་སྤྲོས་པ་ལ་དགའ་བ་རྣམས་ཀྱིས་གསོ་དཔྱད་ཀྱི་གཞུང་སྤྱི་དང་། བྱེ་བྲག་འཆད་འགྱུར་གྱི་རྒྱུད་ཕྱི་མ་གསུམ་སོགས་རྒྱ་ཆེ་བའི་གཞུང་ལུགས་གཞན་དུ་མའང་བརྗོད་བྱ་མདོར་བསྟན་འདིར་མ་འདུས་པ་མེད་ཅིང་། འདི་ལས་སྤྲོས་ཏེ་བཤད་པ་ཡིན་པས་ན་གཞུང་དེ་རྣམས་ཉིད་དུའང་བལྟ་བར་གྱིས་ཤིག་ཅེས་གསུངས་སོ། དེ་ཡན་ཆད་ཀྱིས

གཞུང་རྫོགས་པར་བསྟན་ཟིན་ནས། སྤྲུལ་པའི་དྲང་སྲོང་རིག་པའི་ཡེ་ཤེས་དེས་དཔལ་ལྡན་རྩ་བའི་རྒྱུད་ལྷག་མ་མ་ལུས་པར་བསྟན་ཟིན་ཏོ། ཞེས་པའི་བརྡར་རང་རང་གི་སྤྲུལ་གཞི་སངས་རྒྱས་སྨན་པའི་རྒྱལ་པོའི་ཐུགས་ཀ་ཆོས་དབྱིངས་ཟག་པ་མེད་པའི་རྒྱ་མཚོ་ཆེན་པོར་འོད་ཀྱི་གོང་བུའི་ཚུལ་གྱིས་ཐིམ་པར་གྱུར་ཏོ་ཞེས་པའི་དོན་ཏོ། །

ལེའུའི་མཚན་བསྟན་པ།

བདུད་རྩི་སྙིང་པོ་ཡན་ལག་བརྒྱད་པ་གསང་བ་མན་ངག་གི་རྒྱུད་ལས་དཔེ་དོན་གྱི་རྣམ་གྲངས་རྣམ་པར་བཀོད་པའི་ལེའུ་སྟེ་དྲུག་པའོ། །

བདུད་རྩི་སྙིང་པོ་ཡན་ལག་བརྒྱད་པ་གསང་བ་མན་ངག་གི་རྒྱུད་ལས་རྩ་བའི་རྒྱུད་ཅེས་བྱ་བ་རྫོགས་སོ། །ཞེས་པ་སྟེ། ལེའུའི་མཚན་དང་ཞར་ལ་རྫོགས་ཚིག་སྨོས་པ་ནི། བདུད་རྩི་སྙིང་པོ་ཡན་ལག་བརྒྱད་པ་གསང་བ་མན་ངག་གི་རྒྱུད་ལས་དུམ་བུ་དང་པོ་དཔལ་ལྡན་རྩ་བའི་རྒྱུད་ཀྱི་དཔེ་དོན་གྱི་རྣམ་གྲངས་རྣམ་པར་བཀོད་པའི་ལེའུ་བཤད་པའི་སྐབས་ཏེ་དྲུག་པའོ། །ཞེས་བྱ་བའི་དོན་ཏོ། །རྫོགས་ཚིག་ནི། བདུད་རྩི་སྙིང་པོ་ཡན་ལག་བརྒྱད་པ་གསང་བ་མན་ངག་གི་རྒྱུད་ལས་དུམ་བུ་དང་པོ་དཔལ་ལྡན་རྩ་བའི་རྒྱུད་ཅེས་བྱ་བ་ལེའུ་དྲུག་གི་བདག་ཉིད་ཅན་ཡང་དག་པར་བསྟན་པ་རྫོགས་སོ། །ཞེས་ལྷག་མ་མ་ལུས་པར་གསུངས་ཤིང་དེ་ཇི་ལྟ་བར་འགྱུར་བའི་དོན་ཡིན་ནོ། །

སྨྲས་པ། ཨེམ་འདི་ནི་ཚེ་ཡི་རིག་བྱེད་དེ། །
དེ་དགོས་དུས་མིན་འཆི་བདག་གཡུལ་ལས་རྒྱལ། །
ཚེ་རིང་ནད་མེད་འོ་ཤས་རྟག་འཚོ་བའི། །
རྫོགས་ལྡན་དང་པོའི་དགའ་སྟོན་རྒྱས་གྱུར་ཅིག །དགེའོ།། །།

༄༅། །བདུད་རྩི་སྙིང་པོ་ཡན་ལག་བརྒྱད་པ་གསང་
བ་མན་ངག་རྒྱུད་ཀྱི་འགྲེལ་ཆེན་དྲང་སྲོང་
དགྱེས་པའི་ཞལ་ལུང་ལས་བཤད་རྒྱུད་ཀྱི་
ལེའུ་དང་པོ་ནས་བཅོ་ལྔ་བར་གྱི་
འགྲེལ་པ་བཞུགས་སོ། །

ག་བུར་རྟུལ་ཕྲན་བརྩེགས་པའི་རི་བོ་ལ། །
རབ་དཀར་ཟླ་གཞོན་བྱེ་བས་འཁྱུད་འདྲའི་སྐུའི། །
སྣང་བ་དམ་པས་རྒྱུ་འབྲས་ནད་སེལ་བ། །
སྨན་རྒྱལ་རྣམ་སྣང་མཛད་ལ་ཕྱག་འཚལ་ལོ། །

གནས་དང་པོ། རྩ་བ་མདོ་ཡི་གནས།

བཤད་པ་སྐུའི་རྒྱུད་ལས་གནས་དང་པོ། རྩ་བ་མདོ་ཡི་གནས་ཀྱི་གཞུང་དོན་འགྲེལ་བ་ལ། བཤད་རྒྱུད་ཀྱི་སྡོམ་ཚིག་བསྟན་པའོ།། །།

ལེའུ་དང་པོ། བཤད་རྒྱུད་ཀྱི་སྡོམ་ཚིག་བསྟན་པ།

བཤད་པའི་རྒྱུད་ཀྱི་སྡོམ་ཚིག་བསྟན་པ་ལ་ཡང་། བཤད་རྒྱུད་འཆད་པའི་སྟོན་པ་ཇི་ལྟར་སྤྲུལ་ཚུལ་དང་། འཁོར་རྣམས་ཀྱིས་ཇི་ལྟར་བསླབ་པར་ཞུས་པ། དེའི་ལན་བསྟན་པ། ལེའུའི་མཚན་བསྟན་པའོ། །

བཤད་རྒྱུད་འཆད་པའི་སྟོན་པ་ཇི་ལྟར་སྤྲུལ་ཚུལ་བསྟན་པ།

དེ་ནས་སྟོན་པ་བཅོམ་ལྡན་འདས་འཚོ་མཛད་སྨན་གྱི་བླ་བཻཌཱུརྻ་འོད་ཀྱི་རྒྱལ་པོ་དེས་ཏིང་ངེ་འཛིན་དེ་ལས་བཞེངས་ཏེ། སྨྲ་བའི་སེང་གེ་ཞེས་བྱ་བའི་སྨན་གྱི་ཏིང་ངེ་འཛིན་ལ་སྙོམས་པར་ཞུགས་སོ། །སྙོམས་པར་ཞུགས་མ་ཐག་ཏུ་དབུའི་གཙུག་ནས་འོད་ཟེར་ཁ་དོག་བརྒྱ་སྟོང་དུ་མ་ཕྱོགས་བཅུར་འཕྲོས་པས་ཕྱོགས་བཅུའི་འགྲོ་བ་སེམས་ཅན་ཐམས་ཅད་ཀྱི་ལུས་ཀྱི་ཉེས་པའི་སྒྲིབ་བསལ། རླུང་མཁྲིས་བད་ཀན་གྱི་ནད་ཐམས་ཅད་ཞི་བར་བྱས་ནས་སླར་དབུའི་གཙུག་ཏུ་འདུས་པ་ལས། སྤྲུལ་པའི་སྟོན་པ་དྲང་སྲོང་རིག་པའི་ཡེ་ཤེས་ཞེས་བྱ་བ་ཞིག་སྐུ་ལས་སྤྲུལ་ཏེ་མདུན་གྱི་བར་སྣང་ལ་བཞུགས་པ་ལས། །ཞེས་པ་སྟེ། གཞུང་འདི་ཉིད་ཀྱི་ཐོག་མ་ཉིད་དུ། དེ་ནས་ཞེས་སྨོས་པའི་རྒྱུ་མཚན་དང་། དགོས་པ་ཇི་ལྟར་ཡིན་སྙམ་ན། བོད་སྐད་ལྟར་ན། གོང་དུ་རྩ་རྒྱུད་བསྟན་ཟིན་པའི་རྗེས་ཐོག་དེ་མ་ཐག་པ་དེ་ནས་ཞེས་སྔ་ཕྱི་མཚམས་སྦྱོར་བའི་དོན་སྟོན་པ་ཙམ་ལས་གོ་དོན་གཞན་མེད་ནའང་། འགྲེལ་ཆེན་སྔ་མ་རྣམས་སུ་རྒྱས་བཤད་གནང་བ་ནི། ཟླ་ཟེར་སོགས་རྒྱ་དཔེ་རྣམས་ཀྱི་དབུར་ཨོཾ་ཨ་ཐཱ། ཞེས་ཡོད་པས་དེ་ནས་ཞེས་པར་བསྒྱུར་ནས་རིག་བྱེད་ཀྱི་

ལུགས་དང་སྔོ་བསྟུན་ཏེ་རྒྱས་བཤད་གནང་བ་ཞིག་ཡིན། ཨོཾ་ནི། དཔལ་ལྡན་ཟླ་གྲགས་པས། ཨོཾ་གྱིས་བསོད་ནམས་ལེན་པའོ། །ཞེས་གསུངས་པ་ལྟར། འདོད་པའི་ལྷ་ལ་ཕྱག་བྱ་བ་དང་། བཤད་པར་དམ་བཅའ་བ་སོགས་དོན་མང་པོ་ཞིག་ལ་འཇུག་པས་ཐོག་མར་སྨོས་པ་ཡིན། ཨ་ཏྲི་ནི་ཟླ་ཟེར་ལས། འདིར་དེ་ནས་ཞེས་བྱ་བའི་སྒྲ་ནི་བཀྲ་ཤིས་པ་དང་། དབང་དུ་བྱ་བ་དང་། དེ་མ་ཐག་པའི་དབང་དུ་བྱ་བ་ཡིན་ཏེ་ཞེས་སོགས་གསུངས་པ་ལྟར། ཚེའི་རིག་བྱེད་ཀྱི་ལུགས་ལ། ཨ་ཏྲ་ཞེས་པ་ཚངས་པས་ཚེའི་རིག་བྱེད་ཀྱི་འགོ་བརྩམས་པས་ན། བར་ཆད་མེད་ཅིང་འདོད་དོན་འགྲུབ་པའི་བཀྲ་ཤིས་པ་དང་། དབང་དུ་བྱ་བ་ནི། དེ་ནས་བརྩམས་ཏེ་གཞུང་ཡོངས་རྫོགས་ཀྱི་བར་ཐམས་ཅད་ཚེ་འདོད་པ་ལ་ཕན་པའི་དབང་དུ་བྱས་པ་དང་། དེ་མ་ཐག་པ་ནི། འདོད་པའི་ལྷ་ལ་ཕྱག་བྱས་པའི་དེ་མ་ཐག་པ་དེ་ནས་གཞུང་བཤད་པ་ལ་འཇུག་པར་འདོད་པ་ཡིན་ལ། འདིར་ཡང་དེ་གསུམ་ཀའི་དོན་ཏེ། བཤད་རྒྱུད་ཀྱི་འགོ་རྩོམ་པས་བཀྲ་ཤིས་པ་དེ་ནས་བརྩམས་ཏེ་གཞུང་ཡོངས་རྫོགས་ཀྱི་བར་ཐམས་ཅད་ནི་བདག་དང་གཞན་གྱི་དོན་ཕུན་སུམ་ཚོགས་པ་སྒྲུབ་པའི་དབང་དུ་བྱས་པ་དང་། རྩ་བའི་རྒྱུད་བསྟན་ཚར་བའི་རྗེས་ཐོག་རིང་པོར་མ་ལོན་པར་དེ་མ་ཐག་པ་དེ་ནས་བཤད་པའི་རྒྱུད་འཆད་པ་ལ་འཇུག་པ་སྟེ་ཕྱིའི་མཚམས་སྦྱོར་བའི་དོན་དུ་དེ་ནས་ཞེས་སྨོས་པ་ཡིན་ནོ། །

དགོས་པ་ནི། སྐད་ལ་བག་ཆགས་འཇོག་པའི་དགོས་པ་དང་། རྒྱུད་ལ་བྱིན་རླབས་འཇུག་པའི་དགོས་པ་སོགས་སྔ་རབས་བོད་ཀྱི་མཁས་གྲུབ་རྣམས་ཀྱི་བཤད་སྲོལ་ཐུན་མོང་ལྟར་རམ། བྱེ་བྲག་ཏུ་བོད་ཀྱི་གསོ་རིག་དཔལ་ལྡན་རྒྱུད་བཞི་འདིའི་ཚིག་དོན་མང་པོ་ཞིག་ལེགས་སྦྱར་གྱི་སྐད་ལས་བསྒྱུར་བའི་གསོ་རིག་གི་གཞུང་ལུགས་དང་འདྲ་བས་ན་དེ་དག་གི་དོན་ཤེས་པའི་ཆེད་དང་རྣམ་དཔྱོད་ལྡན་པའི་མི་མང་པོ་ཞིག

རྒྱུད་འདིར་དང་ཅིང་སྲུ་བའི་སྣོ་ནས་འཇུག་པ་སོགས་དགོས་པ་ཁྱད་པར་ཅན་ཡང་ཡོད་དོ། །ཚེའི་རིག་བྱེད་ཀྱི་རྒྱུད་དག་གདུལ་བྱའི་ཁམས་དང་། མོས་པ། བློ་གྲོས། དབང་པོའི་བྱེ་བྲག་དང་རྗེས་སུ་མཐུན་པར་ཡང་དག་པར་སྟོན་པ་པོ་རྒྱུ་དང་འབྲས་བུའི་ནད་ཀྱི་ཟུག་རྔུ་མཐའ་དག་རྩད་ནས་བཅོམ་ཞིང་། བདེ་ལེགས་ཀྱི་ཡོན་ཏན་ཐམས་ཅད་དང་ལྡན་པ། སྲིད་དང་ཞི་བའི་མཐའ་གཉིས་ལ་མི་གནས་པའམ་ཕྱོགས་རིས་སུ་བཅད་པའི་མཐའ་ལ་མི་གནས་པར་འདས་པའི་བཅོམ་ལྡན་འདས་དེས། སེམས་ཅན་ཐམས་ཅད་ཀྱི་རྒྱུ་དུག་གསུམ་དང་འབྲས་བུ་ནད་དང་སྡུག་བསྔལ་མཐའ་དག་ཞི་བར་བྱས་ནས་གནས་སྐབས་དང་མཐར་ཐུག་གི་བདེ་བས་འཚོ་བར་མཛད་པས་སྨན་པ་ཀུན་གྱི་གཙོ་བོར་གྱུར་ཏེ། གཞན་ལས་ཁྱད་པར་དུ་འཕགས་པས་བླ་ན་མེད་པ་སྟེ། འཇམ་དཔལ་མཚན་བརྗོད་ལས། སྨན་པ་ཆེ་མཆོག་གཙོ་བོ་སྟེ། །ཟུག་རྔུ་འབྱིན་པ་བླ་ན་མེད། །ཅེས་གསུངས་པ་ལྟར་རོ། །

བཻཌཱུརྱ་ནི་ཡུལ་ནོར་བུ་རིན་པོ་ཆེ་བཻཌཱུརྱ་ཅི་འདྲ་བ་དེ་བཞིན་དུ་ཁོ་ལག་ཡངས་ཤིང་ཆེ་བ་དང་། དྲི་མ་མེད་ཅིང་འོད་གསལ་བ་དང་། དཔལ་དང་གཟི་བརྗིད་འབར་བ་དང་། ལེགས་པར་གནས་པ་དང་། ཉི་མ་དང་ཟླ་བ་ལས་ལྷག་པའི་འོད་ཟེར་གྱི་དྲྭ་བ་རྣམས་ཀྱིས་ལེགས་པར་བརྒྱན་པར་གྱུར་ཅིག །ཅེས་སོགས་སྨན་མདོ་ལས་གསུངས་པ་ལྟར་སྟོན་པ་སྨན་པའི་རྒྱལ་པོ་འདིས་སྔོན་སློབ་པའི་དུས་སུ་སྨོན་ལམ་ཆེན་པོ་བཅུ་གཉིས་བཏབ་པ་རྣམས་མངོན་པར་སངས་རྒྱས་ནས་ཡོངས་སུ་གྲུབ་པའི་སྐུ་བཻཌཱུརྱའི་མདོག་ཅན་འོད་ཀྱི་རྒྱལ་པོ་ནི་ཉི་མ་དང་། ཟླ་བ་དང་། གློག་གི་སྒྲོན་མེ་སོགས་འོད་གཞན་ཐམས་ཅད་ལས་ཁྱད་པར་དུ་འཕགས་པས་འོད་ཀྱི་རྒྱལ་པོར་གྱུར་པ་མཚན་དང་དཔེ་བྱད་ཀྱིས་བརྒྱན་པ་དེས་ཕྱིར་རྩ་རྒྱུད་སྟོན་པའི་སྐབས་ནད་ཐམས་ཅད་ཞི་བར་བྱེད་པའི་སྨན་གྱི་རྒྱལ་པོ་ཞེས་བྱ་བ་ཏིང་ངེ་འཛིན་ལ་སྙོམས་པར་ཞུགས་པ་དེ་ལས

བཞེངས་ཏེ། སྔར་ཚེའི་རིག་བྱེད་མཐའ་དག་གི་དོན་གྱིས་ཕོག་དབུབས་པ་བཤད་པ་སྐུའི་རྒྱུད་ཀྱི་ཚིག་དོན་གསལ་བར་སྟོན་པ་ལ་ཞུམ་པ་མེད་པ་དྲེགས་ལྡན་གྱི་རྒོལ་བ་མཐའ་དག་ཟིལ་གྱིས་གནོན་པའི་སྨྲ་བའི་སེང་གེ་རྣམ་པར་བསྒྲིངས་པ་ཞེས་བྱ་བའི་སྨན་གྱི་ཏིང་ངེ་འཛིན་ལ་སྙོམས་པར་ཞུགས་ཏེ་བཤད་པའི་རྒྱུད་སྟོན་པ་ལ་དགོངས་པ་ཡང་དག་པར་གནས་སོ། །དེའང་སངས་རྒྱས་རྣམས་ནི་རྟག་ཏུ་མཉམ་པར་བཞག་པ་ཡིན་ལས་ཏིང་ངེ་འཛིན་ལ་སྙོམས་པར་མ་ཞུགས་པའི་དུས་མེད་ཀྱང་འདིར་བཞེངས་བཞུགས་གསུངས་པ་ནི་ཏིང་ངེ་འཛིན་གྱི་སྒོ་བརྒྱ་ཕྲག་དུ་མ་ལ་འཇུག་ལྡང་ཐོགས་པ་མེད་པར་དབང་བསྒྱུར་བའི་དོན་ཡིན་ནོ། །

ཏིང་ངེ་འཛིན་དེ་ལ་སྙོམས་པར་ཞུགས་མ་ཐག་ཏུ་སྐུའི་སྤྲུལ་པ་འབྱུང་བའི་སྔ་ལྟས་སུ་བཅོམ་ལྡན་འདས་ཀྱི་དབུའི་གཙུག་ཏོར་མཐོ་ཞིང་ཟླུམ་པ་ནས་འོད་ཟེར་ཁ་དོག་བརྒྱ་སྟོང་འབུམ་ཕྲག་དུ་མ་ཕྱོགས་བཅུར་འཕྲོས་པས་ཕྱོགས་བཅུའི་འགྲོ་བ་སེམས་ཅན་ཐམས་ཅད་ཀྱི་གཙོ་བོར་ལུས་ཀྱི་ཉེས་པའི་སྐྱོན་ཐམས་ཅད་བསལ་ཞིང་། རླུང་མཁྲིས་བད་ཀན་གྱི་གཞི་ལས་གྱུར་པའི་ནད་ཐམས་ཅད་ཞི་བར་བྱས་ནས། འོད་ཟེར་དེ་དག་སླར་སངས་རྒྱས་ཀྱི་དབུའི་གཙུག་ཏུ་འདུས་པ་ལས། སྤྲུལ་པའི་སྟོན་པ་དྲང་སྲོང་རིག་པའི་ཡེ་ཤེས་རྣམ་པར་སྣང་མཛད་ཅེས་བྱ་བ་ཞིག་སྐུའི་གསང་བ་མི་ཟད་པའི་རྒྱན་གྱི་འཁོར་ལོ་ལས་ཡོངས་སུ་སྤྲུལ་ཏེ། སྤྲུལ་གཞི་སྨན་གྱི་བླ་མ་དང་འཁོར་རྣམ་པ་བཞི་ཐབས་ཅིག་ཏུ་བཞུགས་པའི་མདུན་གྱི་བར་སྣང་ལ་བཞུགས་ཏེ་བཤད་པ་སྐུའི་རྒྱུད་སྟོན་པ་ལ་མངོན་དུ་ཕྱོགས་སོ། །ལས་ཞེས་པ་འབྱུང་ཁུངས་ཀྱི་སྒྲའོ། །

འཁོར་རྣམས་ཀྱིས་ཇི་ལྟར་བསྒྲུབ་པར་ཞུས་པ་བཤད་པ།

གསུང་ལས་སྤྲུལ་པའི་དྲང་སྲོང་ཡིད་ལས་སྐྱེས་ཞེས་བྱ་བ་དེས་སྟོན་པ་ལ་ཕྱག་དང་སྐོར་བ་བྱས་ནས་འདི་སྐད་ཅེས་ཞུས་སོ། །ཀྱེ་སྟོན་པ་དྲང་སྲོང་རིག་པའི་ཡེ་ཤེས་ལགས། །བསྡུས་དོན་རྩ་རྒྱུད་དེ་ལྟར་གསུངས་ལགས་ན། །བཤད་པའི་རྒྱུད་ལ་ཇི་ལྟར་བསྒྲུབ་པར་བགྱི །འཚོ་མཛད་སྨན་པའི་རྒྱལ་པོས་བཀའ་སྩོལ་ཞིག །དེ་སྐད་ཅེས་ཞུས་པ་དང་། །ཞེས་པ་སྟེ། ཞུ་བ་པོ་གསུང་ལས་སྤྲུལ་པའི་དྲང་སྲོང་ཡིད་ལས་སྐྱེས་ཞེས་བྱ་བ་ཞིག་རྩ་བའི་རྒྱུད་གསུངས་ཟིན་པའི་རྗེས་སུ་འཁོར་སྤྲུལ་པ་མ་བསྡུས་པར་བཞུགས་ཡོད་པ་དེས། འཁོར་གཞན་རྣམས་གུས་པ་བསྐྱེད་པའི་ཕྱིར་དུ་ཕྱག་དང་སྐོར་བ་བྱས་ནས་འདི་སྐད་ཅེས་ཞུས་སོ། །

ཀྱེ་ཞེས་ཞེ་ས་དང་བཅས་པོས་ནས། ཚེའི་རིག་བྱེད་ཀྱི་དོན་མཐའ་དག་སྟོན་པ་པོ། དྲང་སྲོང་ཞེས་པ་རང་རྒྱུད་ཉེས་པས་མ་གོས་པར་སྤངས་ཤིང་དྲང་བ་དང་། གཞན་རྒྱུད་ཉེས་པས་འཁྲུག་པོར་གྱུར་པ་རྣམས་ཐབས་རྣམ་པ་དུ་མས་སྲོང་བར་མཛད་པ་མཁྱེན་བརྩེ་ནུས་གསུམ་གྱི་བདག་ཉིད་ཅན་ཞིག་ལ་དྲང་སྲོང་ཆེན་པོ་དང་། དེ་ལས་གཞན་མངོན་ཤེས་རྫུ་འཕྲུལ་ལྡན་པའི་འཕགས་པ་རྣམས་ནི་ཁྱད་པར་གྱི་དྲང་སྲོང་དང་། དེ་དང་ཕྱོགས་མཚུངས་ཙམ་གྱི་ཕྱི་ནང་གི་བརྟུལ་ཞུགས་འཛིན་པ་རྣམས་ལའང་དྲང་སྲོང་ཞེས་འབོད་པར་སྣང་ཡང་འདི་དག་ནི་དྲང་སྲོང་ཐལ་པ་ཡིན་པས་འདིར་ནི་དང་པོ་དེའོ། །

མཚན་དངོས་རིག་པའི་ཡེ་ཤེས་རྣམ་པར་སྣང་མཛད་ལགས། གསོ་བ་རིག་པའི་གཞུང་ལུགས་ཐམས་ཅད་མདོར་བསྡུས་པའི་དོན་དཔལ་ལྡན་རྩ་བའི་རྒྱུད་གོང་དུ་དེ་ལྟར་གསུངས་ཟིན་པ་ལགས་ན། ད་ནི་རྒྱུད་གཉིས་པ་བཤད་པ་སྐུའི་རྒྱུད་ལ་ཚུལ་ཇི་

ལྟར་བསྒྲུབ་པར་བགྱི། འཚོ་མཛད་སྨན་པའི་རྒྱལ་པོ་རྣམ་པར་སྣང་མཛད་ཉིད་ཀྱིས་བཀའ་སྩོལ་ཞིག །དེ་སྐད་ཅེས་ཞུས་ཏེ་སྟོན་གསན་དབབ་པ་དང་ཐུགས་རྒྱུད་བསྐུལ་བའོ། དེ་དག་ནི་གཡུ་ཐོག་ཡོན་ཏན་མགོན་པོའི་དག་པའི་གཟིགས་སྣང་ལྟར་རོ། །

དེའི་ལན་བསྟན་པ།

དེའི་ལན་བསྟན་པ་ལ་ཡང་གསོ་བ་རིག་པའི་དགོས་པ་བཤད་པ་དང་། དགོས་པ་དེ་ལྡན་གྱི་དོན་མདོར་བསྟན་པ། དེ་ལས་སྐྱེས་པའི་ཡན་ལག་རྒྱས་པར་བཤད་པ། སླར་ཡང་དེའི་མཇུག་བསྡུ་བའོ། །

དང་པོ། གསོ་བ་རིག་པའི་དགོས་པ་བཤད་པ།

སྐུ་ལས་སྤྲུལ་པའི་དྲང་སྲོང་རིག་པའི་ཡེ་ཤེས་དེས་འདི་སྐད་ཅེས་གསུངས་སོ། ཀྱེ་དྲང་སྲོང་ཆེན་པོ་ཡིད་ལས་སྐྱེས། །གཉིས་པ་བཤད་པའི་རྒྱུད་ལ་བསླབ་པ་ནི། །འགྲོ་དྲུག་གཙོ་བོར་གྱུར་པའི་མི་ལུས་ལ། །མི་ན་གནས་དང་ན་བ་གསོ་བ་དང་། །ཚེ་རིང་ཆོས་ནོར་བདེ་བ་བསྒྲུབ་པའི་ཕྱིར། །ཞེས་པ་སྟེ། སྐུ་ལས་སྤྲུལ་པའི་དྲང་སྲོང་རིག་པའི་ཡེ་ཤེས་རྣམ་པར་སྣང་མཛད་དེས་ལན་འདི་སྐད་ཅེས་གསུངས་སོ། ཀྱེ་ཞེས་རྒྱུད་འཆད་པ་པོ་དང་ཉན་པ་པོ་གཉིས་ཀ་གནས་སྐབས་གདུལ་བྱའི་དོན་དུ་སྟོན་འཁོར་གྱི་ཚུལ་དུ་སྣང་ཡང་། ངོ་བོའི་ངོས་ནས་སྤང་རྟོགས་ཀྱི་ཡོན་ཏན་ལ་ཁྱད་པར་མེད་པ་རིགས་འདུས་སྨན་པའི་རྒྱལ་པོ་གཅིག་གི་ཐུགས་གསུང་སྐུའི་རོལ་པ་ཡིན་པས་དེའི་དོན་གྱིས་ཞེ་ས་དང་བཅས་དྲང་སྲོང་ཆེན་པོ་སྣང་བ་མཐའ་ཡས་ཡིད་ལས་སྐྱེས་ཞེས་བོས་ནས། དུམ་བུ་གཉིས་པ་བཤད་པའི་རྒྱུད་ལ་བསླབ་པར་འདོད་པ་རྣམས་ཀྱིས་ནི་འདི་ལྟར་ཤེས་པར་བྱ་སྟེ། མཐོ་རིས་གསུམ་དང་ངན་སོང་གསུམ་སྟེ་འགྲོ་བ་རིགས་དྲུག་གི་ནང་ནས་སྐབས་བབ་ཀྱི་གསོ་བྱ་གཙོ་བོར་གྱུར་པ་ནི་མིའི་ལུས་

ཡིན་ལ། མི་ལུས་དེ་ཉིད་གནས་སྐབས་ཚེ་འདིར་ཙམ་ཀྱང་མི་ན་བ་བདེ་བར་གནས་པ་དང་། གལ་ཏེ་ན་བར་གྱུར་ན་དེ་ཉིད་གསོ་བའི་ཆེད་དང་། ཚེ་རིང་པོར་གནས་པར་བྱེད་པ་དང་། འཇིག་རྟེན་མི་ཆོས་ཀྱི་སྤྱོད་པ་ཡང་དག་པར་ཤེས་པ། ཕུན་ཚོགས་ནོར་གྱི་འབྱོར་པས་ཕྱུག་པ། མཐར་ཐུག་གཏན་གྱི་བདེ་བ་བྱང་ཆུབ་ཆེན་པོའི་གོ་འཕང་བཅས་བསྒྲུབ་པར་བྱ་བའི་ཕྱིར་དུ་གསོ་བ་རིག་པའི་གནས་འོག་ནས་འབྱུང་བར་འགྱུར་བ་འདི་དག་ལ་བསླབ་པར་བྱའོ། ཞེས་དེ་དག་ལས་ཆོས་དང་ནོར་སོགས་ཕྱོགས་རེ་རེ་ཙམ་སྒྲུབ་པའི་ཐབས་ནི་ཤིན་ཏུ་མང་མོད་ཀྱི་བཤད་མ་ཐག་པའི་དོན་ཐམས་ཅད་ཆོས་གཅིག་གིས་སྒྲུབ་པའི་ཐབས་ནི་གསོ་བ་རིག་པ་ལས་གཞན་དུ་མེད་དོ། །ཞེས་རིག་པའི་གནས་གཞན་རྣམས་ལས་ཀྱང་ངོ་མཚར་ཕུལ་དུ་བྱུང་བའི་དོན་སྟོན་པའོ། །

འདིར་འགྲོ་དྲུག་གཙོ་བོར་གྱུར་པའི་མི་ལུས་ལ། །ཞེས་པ་འདིར་བོད་ཀྱི་འགྲེལ་བྱེད་མཁས་པ་སྔ་མ་ཕལ་ཆེར་གྱིས། ལས་ཀྱི་སར་སྐྱེས་ཤིང་ཁམས་དྲུག་དང་ལྡན་པས་དམ་པའི་ཆོས་ལ་སྤྱོད་པའི་སྐལ་བ་དང་ལྡན་པའི་མིའི་ལུས་ནི་ལྷ་ལ་སོགས་པའི་འགྲོ་བ་གཞན་རྣམས་ཐམས་ཅད་ཀྱིས་བསྔགས་ཤིང་སྨོན་པའི་གནས་ཡིན་པས་འགྲོ་བ་རིགས་དྲུག་གི་གཙོ་བོར་གྱུར་པ། ཞེས་གསུངས་པའང་ཡོད་དོ། །

གཉིས་པ། དགོས་པ་དེ་ལྡན་གྱི་དོན་མདོར་བསྟན་པ།

གསོ་བ་རིག་པའི་དོན་རྣམས་མདོར་བསྡུ་ན། གསོ་བྱ་གསོ་བྱེད་ཇི་ལྟར་གསོ་བ་དང་། །གསོ་བ་པོ་དང་རྣམ་པ་བཞི་རུ་བཤད། །ཅེས་པ་སྟེ། གསོ་བ་རིག་པའི་དོན་རྣམས་མདོར་བསྡུས་ཏེ་བཤད་ན། གང་ཞིག་གསོ་བར་བྱ་བའི་ཡུལ་དང་། གང་གིས་གསོ་བར་བྱེད་པའི་གཉེན་པོ། ཚུལ་ཇི་ལྟར་གསོ་བར་བྱ་བའི་ཐབས་དང་། གསོ་བ་པོ་སྨན་པའི་ཚུལ་དང་བཅས་རྣམ་པ་བཞི་རུ་བསྡུས་ཏེ་བཤད་པར་བྱའོ། །

གསུམ་པ། ཡན་ལག་རྒྱས་པར་བཤད་པ།

དང་པོ་གསོ་བར་བྱ་བའི་ཡུལ་བསྟན་པ། །གང་གི་དོན་དུ་གསོ་བ་ལུས་
དང་ནི། །གང་གསོ་དེ་ལས་བྱུང་བའི་ནད་དུ་བསྟན། །ནད་ལ་གསོ་བར་བྱེད་
པའི་གཉེན་པོ་ནི། །སྤྱོད་ལམ་ཟས་དང་སྨན་དང་དཔྱད་རྣམས་སོ། །ནད་དེ་
གཉེན་པོས་ཇི་ལྟར་གསོ་བ་ལ། །ནད་མེད་གནས་ཤིང་རིང་དུ་འཚོ་བ་དང་། །
རྣམ་འགྱུར་ན་བ་གསོ་བར་བྱ་བའོ། །དེ་ལ་ངོས་བཟུང་བརྟག་པའི་ཐབས་དང་
ནི། །རྟོགས་ནས་ཇི་ལྟར་གསོ་བའི་གསོ་ཚུལ་དང་། །གང་གིས་གསོ་བའི་གསོ་
ཐབས་གསུམ་དུ་བཤད། །དེ་ལྟར་གསོ་བ་བྱེད་པའི་གསོ་བ་པོ། །ཞེས་པ་སྟེ།

དེ་ལ་དང་པོ་གསོ་བར་བྱ་བའི་ཡུལ་བསྟན་པ་ལའང་གང་གི་དོན་དུ་གསོ་བ་ནད་འདུག་པའི་གཞི་གྲུབ་པ་ལུས་ཀྱི་ཚུལ་གནས་ལུགས་རྣམ་པར་གཞག་པ་དང་། ལུས་ཀྱི་རྣམ་གཞག་ཡོང་དུ་ཆུད་ནས་གང་ཞིག་གསོ་བར་བྱ་བ་ལུས་དེ་ལས་བྱུང་བའི་འཕེལ་འགྲིབ་ནད་ཀྱི་རྒྱུ་རྐྱེན་ཞུགས་ཚུལ་སོགས་རིམ་བཞིན་དུ་བསྟན་པ་དང་། འཕེལ་འགྲིབ་ཀྱི་ནད་དེ་དག་གང་ལ་ཇི་ལྟར་འཚམས་པར་གསོ་བར་བྱེད་པའི་གཉེན་པོ་ནི། བྱ་བ་སྤྱོད་ལམ་དང་། འཚོ་བ་ཟས་དང་། སྦྱོར་བ་སྨན་དང་། ཆ་བྱད་དཔྱད་ཀྱི་གནས་རྣམས་ཡིན་ནོ། །ནད་དེ་དག་གཉེན་པོས་ཇི་ལྟར་གསོ་བར་བྱ་བའི་ཐབས་དེ་ལ། ཉེས་པ་འཕེལ་ཟད་འཁྲུགས་པས་རྣམ་པར་མ་གྱུར་པ་ལུས་ནད་མེད་ཐ་མལ་དུ་གནས་ཤིང་ཚེ་ཡུན་རིང་དུ་འཚོ་བའི་ཐབས་དང་། ཉེས་པ་འཕེལ་ཟད་འཁྲུགས་པས་རྣམ་པར་གྱུར་ནས་ན་བ་གསོ་བར་བྱ་བའི་ཐབས་གཉིས་སུ་ཡོད་པ་ལས། ཕྱི་མ་དེ་ལ་ནད་ངོས་བཟུང་བ་བརྟག་པའི་ཐབས་དང་གཅིག ནད་དེ་རྟོགས་ནས་ཇི་ལྟར་གསོ་བའི་གསོ་ཚུལ་དང་གཉིས། གང་གིས་གསོ་བའི་གསོ་ཐབས་བཅས་རྣམ་པ་གསུམ་དུ་བསྡུས་ནས་བཤད་པ་དང་། དེ་ལྟར་ནད་དེ་གསོ་བར་བྱེད་པའི་གསོ་བ་པོ་སྨན་པའི་ཚུལ་བསྟན་པ་བཅས་སོ། །

བཞི་པ། སྨར་དེའི་མཇུག་བསྡུ་བ་བསྟན་པ།

རྩ་བ་བཞི་ལ་ཡན་ལག་བཅུ་གཅིག་སྟེ། འདི་དག་བཤད་པའི་རྒྱུད་ཀྱི་སྡོམ་ཚིག་ཡིན། །ཞེས་གསུངས་སོ། །

ཞེས་པ་སྟེ། དེ་ལྟར་བསྟན་པའི་གསོ་བྱ་དང་། གསོ་བྱེད། ཇི་ལྟར་གསོ་བ། གསོ་བ་པོ་སྨན་པ་བཅས་རྩ་བ་བཞི་ཡོད་པ་ལས། གསོ་བྱའི་རྩ་བ་ལ་ལུས་དང་། ནད་གཉིས། གསོ་བྱེད་ཀྱི་རྩ་བ་ལ་གཉེན་པོ་ཟས་སྤྱོད་སྨན་དཔྱད་བཞི། ཇི་ལྟར་གསོ་བའི་རྩ་བ་ལ་ནད་མེད་རིང་དུ་གནས་པ་དང་། ནད་ཀྱི་བརྟག་ཐབས། ནད་གསོ་ཚུལ། ནད་གསོ་བའི་ཐབས་བཅས་བཞི། གསོ་བ་པོ་སྨན་པའི་རྩ་བ་ལ་སྨན་པའི་བྱ་བ་སྟེ་བསྡོམས་པས་ཡན་ལག་བཅུ་གཅིག་འབྱུང་བ་སྟེ། འདི་དག་ནི་བཤད་པ་སྒྲུའི་རྒྱུད་ལས་ཚིག་དོན་སྒྲིབ་མེད་གསལ་བར་བསྟན་པའི་སྡོམ་ཚིག་ཏུ་བསྟན་པ་ཡིན་ནོ། །

ལེའུའི་མཚན་བསྟན་པ།

བདུད་རྩི་སྙིང་པོ་ཡན་ལག་བརྒྱད་པ་གསང་བ་མན་ངག་གི་རྒྱུད་ལས་བཤད་པའི་རྒྱུད་ཀྱི་སྡོམ་ཚིག་བསྟན་པའི་ལེའུ་སྟེ་དང་པོའོ།། །།

གནས་གཉིས་པ། གྲུབ་པ་ལུས་ཀྱི་གནས།

བཤད་པ་སྐུའི་རྒྱུད་ལས་གྲུབ་པ་ལུས་ཀྱི་གནས་ཀྱི་གཞུང་དོན་འགྲེལ་བ་ལ། ཇི་ལྟར་བསྟན་པར་ཞུས་པ་དང༌། དེའི་ལན་བསྟན་པའོ། །

ཇི་ལྟར་བསྟན་པར་ཞུས་པ།

དེ་ནས་དྲང་སྲོང་ཡིད་ལས་སྐྱེས་ཀྱིས་སྟོན་པ་དྲང་སྲོང་རིག་པའི་ཡེ་ཤེས་ལ་འདི་སྐད་ཅེས་ཞུས་སོ། །ཀྱེ་སྟོན་པ་དྲང་སྲོང་རིག་པའི་ཡེ་ཤེས་ལགས། གྲུབ་པ་ལུས་ཀྱི་གནས་ལ་ཇི་ལྟར་བསྟན་པར་བགྱི། འཚོ་མཛད་སྨན་པའི་རྒྱལ་པོས་བཤད་དུ་གསོལ། །ཞེས་ཞུས་པ་ལས། ཞེས་པ་སྟེ། དེ་ནས་ཞེས་སྔ་ཕྱི་མཚམས་སྦྱོར་བ་སྟེ་སྡོམ་ཚིག་བསྟན་པའི་ལེའུ་བཤད་ཟིན་མ་ཐག་པའི་རྗེས་དེ་ནས་དྲང་སྲོང་ཡིད་ལས་སྐྱེས་ཀྱིས་སྟོན་པ་དྲང་སྲོང་རིག་པའི་ཡེ་ཤེས་ལགས་ཞེས་པོས་ནས་རྩ་རྒྱུད་དུ་གྲུབ་པ་ལུས་ཀྱི་གནས་དང་གཉིས་ཞེས་དང༌། སྡོམ་ཚིག་གི་ལེའུ་ལས་གང་གི་དོན་དུ་གསོ་བའི་ལུས་ཞེས་བསྟན་པའི་ཕྱིར་ན། གྲུབ་པ་ལུས་ཀྱི་གནས་ལ་ཇི་ལྟར་བསྟན་པར་བགྱི། ལུས་སྲོག་རིང་དུ་འཚོ་བར་མཛད་ཅིང་རྒྱུ་འབྲས་ཀྱི་ནད་སེལ་བར་བྱེད་པོ་སྨན་པའི་རྒྱལ་པོས་བདག་ཅག་འཁོར་རྣམས་ལ་ཐུགས་བརྩེ་བ་ཆེན་པོས་བཤད་དུ་གསོལ་ཞེས་ཇི་ལྟར་བསྟན་པར་ཞུས་པ་བཅས་གསུམ་མོ། །

དེའི་ལན་བསྟན་པ།

སྟོན་པས་དེའི་ལན་བསྟན་པ་ལ་ཡང་ཉན་པར་གདམས་ཤིང་མཚམས་སྦྱོར་བ་

དང་། གཞུང་དོན་དངོས་བཤད་པའོ། །

ཉན་པར་གདམས་ཤིང་མཚམས་སྦྱར་བ།

སྟོན་པས་གསུངས་པ། ཀྱེ་དྲང་སྲོང་ཆེན་པོ་ཉོན་ཅིག །ཅེས་པ་སྟེ། དྲང་སྲོང་རིག་པའི་ཡེ་ཤེས་ཀྱིས་ཀྱེ་ཞེས་གུས་པ་དང་བཅས་པས་དྲང་སྲོང་ཆེན་པོ་ཡིད་ལས་སྐྱེས་འཁོར་སྡེ་བཞི་དང་བཅས་པ་མ་ཡེངས་གུས་པའི་སྒོ་ནས་ཉོན་ཅིག་དང་། ཞེས་ཉན་པར་གདམས་ནས་མཚམས་སྦྱར་བའོ། །

གཞུང་དོན་དངོས་བཤད་པ།

དང་པོ་གང་གི་དོན་དུ་གསོ་བ་ལུས། །གྲུབ་པ་ལུས་གནས་བསྟན་པ་འདི་ལྟ་སྟེ། །ཆགས་ཚུལ་འདྲ་དཔེ་གནས་ལུགས་མཚན་ཉིད་དང་། །དབྱེ་བ་ལས་དང་འཇིག་ལྟས་བདུན་དུ་བཤད། །ཅེས་པ་སྟེ། དེ་ཡང་དང་པོ་གང་གི་དོན་དུ་གསོ་བར་བྱ་བ་ནི་འགྲོ་བ་རྣམས་ཀྱི་ལུས་དེའི་དོན་དུ་གསོ་བའི་ཕྱིར་ཡིན་ལ་སྤྱིར་ལུས་ཞེས་པ་བསགས་པའམ་ཚོགས་ཤིང་འདུས་པ་ལས་གྲུབ་པ་ཞིག་ཡིན་པ་སྟེ། ས་ཆུ་མེ་རླུང་ནམ་མཁའ་རྣམ་པར་ཤེས་པ་བཅས་ཀྱི་ཁམས་དྲུག་གམ་འབྱུང་བ་ཆེན་པོ་རྣམས་ཚོགས་ཤིང་འདུས་པ་ལས་ཡོངས་སུ་གྲུབ་པས་ན་ལུས་ཞེས་བྱ་ལ། ལུས་དེའི་རྣམ་གཞག་ཇི་ལྟར་གནས་པའི་ཚུལ་བསྟན་པར་བྱ་སྟེ་ཐོག་མར་ལུས་འདི་ཆགས་ཤིང་གྲུབ་པའི་ཚུལ་དང་། ཆགས་ཤིང་གྲུབ་པ་དེ་ཉིད་གང་དང་གང་འདྲ་བའི་དཔེ་དང་། གྲུབ་ཟིན་པའི་ཆ་ཤས་རྣམས་ཀྱི་ཚད་དང་རྣམ་གྲངས་སོགས་ཇི་ལྟར་ངེས་པའི་གནས་ལུགས་དང་། རྣམ་གྲངས་དེ་དག་སོ་སོའི་ཁྱད་ཆོས་སམ་མཚན་ཉིད། ལུས་དེའི་དབྱེ་བའི་རྣམ་གྲངས་དང་ལས། མཐར་ལུས་འདི་ཉིད་འཇིག་པའི་སྔ་ལྟས་དང་བཅས་པ་རྣམ་པ་བདུན་གྱི་སྒོ་ནས་རིམ་བཞིན་བཤད་པར་བྱའོ། །

ལེའུ་གཉིས་པ། ལུས་ཀྱི་ཆགས་ཚུལ་བསྟན་པ།

ལུས་ཀྱི་ཆགས་ཚུལ་བཤད་པའི་གཞུང་དོན་འགྲེལ་བ་ལ། གཞུང་དོན་དངོས་བཤད་པ་དང་། ལེའུའི་མཚན་བསྟན་པ་བཅས་གསུམ་མོ། །

གཞུང་དོན་དངོས་བཤད་པ།

དེ་ལ་དང་པོ་ཆགས་པའི་ཚུལ་བསྟན་པ། །ཆགས་རྒྱུ་འཕེལ་རྐྱེན་བཙའ་རྟགས་རྣམ་པ་གསུམ། །ཞེས་པ་སྟེ། ལུས་འདི་ཉིད་ཇི་ལྟར་ཆགས་པའི་ཚུལ་བསྟན་པ་ལའང་། ཐོག་མར་ཆགས་པའི་རྒྱུ་དང་། ཆགས་པ་དེ་ཉིད་བར་དུ་འཕེལ་བའི་རྐྱེན། འཕེལ་ཞིང་སྨིན་ནས་མཐར་བཙའ་བའི་རྟགས་བཅས་རྣམ་པ་གསུམ་མོ། །

དང་པོ། ཐོག་མར་ཆགས་པའི་རྒྱུ་བཤད་པ།

ཆགས་པའི་རྒྱུ་བཤད་པ་ལའང་རྒྱུའི་ཡན་ལག་ཚོགས་པ་ལས་ལུས་ཆགས་པའི་དཔེ་དོན་བསྟན་པ་དང་། རྒྱུའི་ཡན་ལག་མ་ཚོགས་པ་ལས་ལུས་མི་ཆགས་པ་བསྟན་པ་དང་། ཁུ་ཁྲག་སྐྱོན་མེད་པ་ལས་མངལ་ཇི་ལྟར་ཆགས་ཚུལ་བསྟན་པ་དང་། རྒྱུ་ལས་འབྲས་བུ་སྐྱེད་ཚུལ་བསྟན་པ་བཅས་བཞིའོ། །

༡ རྒྱུའི་ཡན་ལག་ཚོགས་པ་ལས་ལུས་ཆགས་པའི་དཔེ་དོན་བསྟན་པ།

དང་པོ་ཕ་མའི་ཁུ་ཁྲག་སྐྱོན་མེད་པ། །རྣམ་ཤེས་ལས་དང་ཉོན་མོངས་ཀྱིས་བསྐུལ་ནས། །འབྱུང་ལྔ་ཚོགས་པ་མངལ་དུ་ཆགས་པའི་རྒྱུ། །དཔེར་ན་གཙུབས་ཤིང་དག་ལས་མེ་འབྱུང་མཚུངས། །ཞེས་པ་སྟེ། ཐོག་མར་ལུས་ཆགས་

པའི་ཉེར་ལེན་གྱི་དངོས་རྒྱུ་ཡིན་པའི་ཕའི་ཁུ་བ་དང་མའི་ཁམས་དམར་རམ་ཁྲག་དེ་གཉིས་ལ་རླུང་མཁྲིས་བད་ཀན་རྒྱུང་པ་ལྡན་འདུས་ཀྱི་ཉེས་པ་མ་སློམས་པའི་ནད་ཀྱི་སྐྱོན་མེད་པ་དང་། བར་མ་དོར་རྒྱུ་བའི་རྣམ་པར་ཤེས་པ་མངོན་དུ་གྱུར་ཅིང་སྐྱེ་བའི་གནས་ཡོངས་སུ་འཚོལ་བ་དང་དེ་ཉིད་འདུ་འཕྲོད་དུ་ཞུགས་པའི་ཕ་མ་དེ་གཉིས་ཀྱི་བུར་སྐྱེ་བའི་ལས་ཀྱི་འཕྲོ་དང་ལྡན་པས་ལས་ཀྱི་རླུང་ཤུགས་དྲག་པོས་རབ་ཏུ་བསྐུལ་ནས་ཕ་མ་གཉིས་འདུ་འཕྲོད་བྱུང་བའི་གནས་དེར་ལྷན་ཅིག་ཏུ་འཛོམས་ནས་འགའ་ཞིག་ནི་འཇིགས་པས་སྐྱབས་འཚོལ་བ་དང་། འགའ་ཞིག་ནི་དགའ་སྤྲོས་འཇུག་པར་འདོད་པ་བཅས་མངལ་དུ་འཇུག་པ་ལ་མངོན་པར་ཕྱོགས་པ་དང་། ཕ་མའི་ཁུ་ཁྲག་ལ་རང་ཆས་སུ་ཡོད་པའི་ཤིན་ཏུ་ཕྲ་བའི་འབྱུང་བ་ལྔའི་ཆ་ཤས་བཅས་རྒྱུ་རྐྱེན་མཐའ་དག་གནས་གཅིག་ཏུ་ཚོགས་ཤིང་འདུས་པ་ལས་མངལ་དུ་བུ་ཆགས་པ་ཡིན་ཏེ། དགའ་བོ་མངལ་འཇུག་ལས། དགའ་བོ་འདི་ལྟ་སྟེ་དཔེར་ན་མེ་འདོད་པའི་སྐྱེས་བུས་མེ་ཤེལ་ཕྱུང་ནས་ཉི་མ་ལ་བཞག་སྟེ་བ་ལང་གི་ལྕི་བ་སྐམ་པོའི་སྟེང་དུ་བཞག་ན་གདོད་མེ་འབྱུང་བ་བཞིན་དུ་ཕ་མའི་ཁུ་ཁྲག་རྒྱུ་རྐྱེན་འདུས་པ་ལ་བརྟེན་པའི་ཕྱིར་གདོད་མ་ལ་མངོན་པར་གྲུབ་བོ། །ཞེས་འབྱུང་བ་ལྟར་རོ། །མངལ་དུ་ཞུགས་པ་དེ་ལའང་ལས་དང་། བག་ཆགས། སྐྱེ་གནས་ཀྱི་ཁྱད་པར་དང་། རྒྱུ་རྐྱེན་རྟེན་འབྲེལ་ལས་གཟུགས་རྣམ་པ་སྣ་ཚོགས་དག་ཀྱང་འབྱུང་བར་འགྱུར་བ་ཡོད་དེ། སྙིང་པོ་བསྡུས་པའི་རང་འགྲེལ་དུ། དེ་ལ་རྣམ་པར་ཤེས་པ་དབང་པོའི་ཡུལ་ལས་འདས་པ་མའི་མངལ་དུ་ཇི་ལྟར་འཇུག་ཏུ་རུང་ཞེ་ན། དེ་ནི་མངོན་སུམ་གྱི་དཔེས་བསྟན་ཏེ། ཇི་ལྟར་མེ་ཤེལ་ལ་ཉི་མའི་འོད་ཟེར་གྱིས་ཕོག་པའི་དབང་གིས་རྩྭ་དང་ཤིང་ལ་སོགས་པ་བསྲེག་པར་སྣང་བ་ཡང་། ཤིང་ཡང་མེ་ཤེལ་ལ་རེག་པར་མི་སྣང་ལ། མེ་ཤེལ་ཡང་ཤིང་ལ་རེག་པ་མ་མཐོང་མོད་ཀྱང་ཚིག་པར་སྣང་བ་བཞིན་དུ། རྣམ་པར་ཤེས་པ་མའི་མངལ་དུ་ཞུགས་པའང་མི་

སྣང་བའི་སྒོ་ནས་ཞུགས་པ་ཡིན་ནོ། །

དེ་ལ་འབྱུང་བ་ཆེན་པོ་ལྔ་ནི། སེམས་ཅན་སྐྱེ་བའི་རྒྱུར་གཅིག་ན་སྐྱེ་བ་རྣམ་པ་ཉུ་མར་སྣང་བ་ཅིའི་ཕྱིར་ཞེ་ན། མཐུན་པའི་དཔེས་བསྟན་ཏེ་ཇི་ལྟར་སྤྲ་ཚིལ་དང་། ཟངས་མ་ལ་སོགས་པའི་རྒྱུ་གཅིག་ལས་གཟུགས་ཐ་དད་པ་སྣ་ཚོགས་དགའ་མགུར་བྱུར་ཡོད་དེ། ཅིར་ཡང་སྣང་བ་དང་འདྲ་བར་རང་བཞིན་གཅིག་པ་ལས་ཀྱང་ཐ་དད་པ་སྣང་རུང་ངོ། །ཞེས་གསུངས་པ་ལྟར་རོ། །དཔེར་ན་ཕོ་ཤིང་གཙུབས་ཤིང་མེ་ལྕུགས་དང་། མོ་ཤིང་གཙུབས་གཏན་མེ་རྫོ། སྤྲ་བ་དུལ་མ་རླན་མེད་པ། སྐྱེས་བུའི་ལག་པས་དེ་དག་རྩེབ་པའི་རྩོལ་བ་བཅས་ལྷན་ཅིག་ཏུ་ཚོགས་པ་དེ་དག་ལས་མེ་འབྱུང་བ་དང་རྣམ་པ་ཉུ་མའི་སྒོ་ནས་འདྲ་བ་ཡིན་ཏེ། སྙིང་པོ་བསྡུས་པའི་འགྲེལ་པར། དང་པོ་ཕ་མའི་ཁུ་ཁྲག་ལ་རླུང་ལ་སོགས་པའི་ནད་ཀྱི་སྐྱོན་མེད་པ་དང་། ལས་དང་ཉོན་མོངས་པ་དང་ལྡན་པའི་རྣམ་པར་ཤེས་པ་དང་། དེ་དང་ལྷན་ཅིག་ཏུ་ནམ་མཁའ་ལ་སོགས་པའི་འབྱུང་བ་ཆེན་པོ་ལྔ་ཤིན་ཏུ་སྦྲ་བ་དབང་པོའི་ཡུལ་ལས་འདས་པ་རྣལ་འབྱོར་གྱི་ཡུལ་དུ་གྱུར་པ་དེ་དག་སྐད་ཅིག་མངལ་དུ་ཚོགས་ཤིང་འདུས་པ་ནི་ནུམ་དུ་ཆགས་པ་ཞེས་བྱ་སྟེ། དཔེར་ན་གཙུབས་ཤིང་དང་། གཏན་པ་དང་། སྤྲ་བ་དང་། སྐྱེས་བུའི་ལག་གི་རྩོལ་བ་བཅས། འདི་དག་ཚོགས་པ་ལས་མེ་འབྱུང་བ་ཡིན་ནོ། །ཞེས་གསུངས་པ་ལྟར་རོ། །

༢ རྒྱུའི་ཡན་ལག་མ་ཚོགས་པ་ལས་ལུས་མི་ཆགས་པ་བཤད་པ།

རྒྱུའི་ཡན་ལག་མ་ཚོགས་པ་ལས་ལུས་མི་ཆགས་པ་བཤད་པ་ལ་ནད་ཡོད་ན་འབྱུང་ལྔ་ཚོགས་ཀྱང་རྒྱུར་མི་འགྱུར་བ་བསྟན་པ་དང་། ལས་མ་འཛོམས་ན་རྒྱུར་མི་རུང་བ་བསྟན་པ། འབྱུང་ལྔ་མ་འཛོམས་ན་རྒྱུར་མི་འགྱུར་བའི་ཚུལ་བསྟན་པ་དང་བཅས་གསུམ་མོ། །

(༧) ནད་ཡོད་ན་འབྱུང་ལྡ་ཚོགས་ཀྱང་རྒྱུར་མི་འགྱུར་བ་བསྟན་པ།

ཁུ་ཁྲག་རླུང་གིས་རྩུབ་ནག་རོ་བསྐ་ལ། །མཁྲིས་པས་རོ་སྐྱུར་མདོག་སེར་དྲི་མ་མནམ། །བད་ཀན་སྣུ་འབྱར་རོ་མངར་བསིལ་བ་སྟེ། །ཁྲག་གིས་རྡུལ་ཏེ་བད་རླུང་དུམ་བུར་ཆད། །ཁྲག་མཁྲིས་ནག་འདྲ་བད་མཁྲིས་མདུད་པ་ཅན། །རླུང་མཁྲིས་སྐམ་ཞིང་འདུས་པ་བཤད་གཅི་འདྲ། །འདི་དག་སྐྱོན་རེས་ས་བོན་བྱེད་མི་ནུས། །ཞེས་པ་སྟེ། བུའི་ཉེར་ལེན་དུ་གྱུར་པའི་ཕ་མའི་ཁུ་ཁྲག་གཉིས་ལ་རྣམ་པར་གྱུར་པའི་རླུང་གི་ནད་ཀྱིས་སྐྱོན་དུ་བྱས་པ་ཞིག་ཡིན་ན་དེའི་རྟགས་སུ་ཁུ་ཁྲག་གཉིས་ཀྱི་རིག་བྱ་རྩུབ་པ་དང་། ཁ་དོག་ནག་པ། རོ་བསྐ་བ་བཅས་འབྱུང་བ་དང་། རྣམ་པར་འགྱུར་པའི་མཁྲིས་པའི་ནད་ཀྱི་སྐྱོན་ཡོད་པའི་རྟགས་སུ་རོ་སྐྱུར་བ་དང་། མདོག་སེར་བ། ཉ་རུལ་བ་ལྟ་བུའི་དྲི་མནམ་པ་བཅས་འབྱུང་བ། རྣམ་པར་གྱུར་པའི་བད་ཀན་གྱི་ནད་ཀྱི་སྐྱོན་ཡོད་པའི་རྟགས་སུ་ཁ་དོག་སྐྱ་བ། ངར་པོ་འབྱར་བག་ཆེ་བ། རོ་མངར་བ། རེག་བྱ་བསིལ་བ་བཅས་འབྱུང་བ་ཡིན་ཅིང་། དེ་ལྟར་འབྱུང་བའི་རྒྱུ་མཚན་ནི། རླུང་མཁྲིས་བད་ཀན་གསུམ་སོ་སོས་རང་གི་མཚན་ཉིད་དང་རྗེས་སུ་མཐུན་པའི་བྱ་བ་བྱེད་པའི་དོན་གྱིས་ཡིན་ལ། དེ་བཞིན་དུ་ཁྲག་གི་ནད་ཀྱི་སྐྱོན་ཡོད་ན་རྡུལ་ཞིང་རྨུག་པ་ལྟར་གྱུར་པ་དང་། བད་རླུང་གཉིས་ལྡན་གྱི་སྐྱོན་ཡོད་ན་དུམ་བུ་དུམ་བུར་ཆད་དེ་གཅིག་ཏུ་མི་འདུ་བ་དང་། ཁྲག་མཁྲིས་གཉིས་ལྡན་གྱི་སྐྱོན་ཡོད་ན་ནག་སྐྱིན་པ་དང་འདྲ་བ་ཤིན་ཏུ་ནོག་པར་འགྱུར་བ། བད་མཁྲིས་གཉིས་ལྡན་གྱི་སྐྱོན་ཡོད་ན་མདུད་པ་ཅན་ཏེ་གོང་བུ་གཅིག་ཏུ་འདྲིལ་བ། རླུང་མཁྲིས་གཉིས་ལྡན་གྱི་སྐྱོན་ཡོད་ན་ཁུ་ཁྲག་གཉིས་རང་རང་གི་གནས་སུ་སྐམ་པའི་རྣམ་པའམ་ཟད་པར་འགྱུར་ནས་མི་འབྱུང་ལ། ཉེས་པ་དེ་དག་ཐམས་ཅད་འདུས་པའི་སྐྱོན་ཡོད་ན་བཤང་གཅི་གཉིས་ཀྱི་དྲི་དང་འདྲ་བ་བཅས་འབྱུང་བ་ཡིན་ནོ། །

མདོར་ན་ཇི་སྐད་བཤད་པའི་སྐྱོན་དེ་དག་རེ་རེ་ཙམ་ཡོད་པས་ཀྱང་དབང་པོ་ཡན་ལག་ཚང་ཞིང་ཁམས་དང་སྐྱེ་མཆེད་དྭངས་པའི་བུའི་ས་བོན་གྱི་དོན་ཚུལ་བཞིན་བྱེད་མི་ནུས་སོ། །

དེའི་ཕྱིར་བུ་འདོད་པའི་ཕོ་མོ་དག་གིས་དེ་དག་ལྟན་ཅིག་མ་འདུས་པའི་སྔོན་རོལ་དུ་ཁུ་ཁྲག་གཉིས་ལ་ནད་ཀྱི་སྐྱོན་ཡོད་མེད་ལེགས་པར་བརྟགས་ནས་ཉེས་པའི་སྐྱོན་ཡོད་ན་དེ་རྣམས་སེལ་བར་བྱ་དགོས་པ་སྟེ། འདིར་སེལ་ཐབས་དངོས་སུ་མ་བསྟན་ཀྱང་། སྙིང་པོ་བསྡུས་པར། རླུང་ལ་སོགས་པས་གནོད་གྱུར་པ། །རང་གི་སྨན་གྱིས་གསོ་བར་བྱ། །ཞེས་གསུངས་པ་ལྟར་མན་རྒྱུད་ཀྱི་གསང་ནད་གསོ་བའི་སྐབས་སུ་ཇི་སྐད་བཤད་པ་བཞིན་དུ་གསོ་བར་བྱ་དགོས་སོ། །

(༢) ལས་མ་འཛོམས་ན་རྒྱུར་མི་རུང་བ་བསྟན་པ།

ལས་མ་འཛོམས་ན་རྣམ་ཤེས་མི་འཇུག་སྟེ། །ཞེས་པ་སྟེ། ཉེར་ལེན་གྱི་རྒྱུར་གྱུར་པའི་ཁུ་ཁྲག་གཉིས་ལ་ནད་ཀྱི་སྐྱོན་དེ་དག་མེད་ནའང་བར་མ་དོའི་སྲིད་པ་དེས། སྔོར་མི་རུ་སྐྱེ་འགྱུར་གྱི་ལས་བསགས་ཡོད་པ་དང་། བྱེ་བྲག་ཏུ་འདུ་འཕྲོད་དུ་ཞུགས་པའི་ཕ་མ་དེ་གཉིས་ཀྱི་བུར་སྐྱེ་འགྱུར་གྱི་ལས་བསགས་ཡོད་ན་ནི་ལས་འཛོམས་པ་ཡིན་པས་མངལ་དུ་འཇུག་པར་འགྱུར་ལ་དེ་ལས་བཟློག་སྟེ་ཕ་མ་དེ་གཉིས་ཀྱི་བུར་སྐྱེ་བའི་ལས་མ་འཛོམས་ན་ནི། ཕོ་མོ་འདུ་འཕྲོད་ལ་ཞུགས་ཤིང་། བར་སྲིད་མངོན་དུ་གྱུར་ཀྱང་རྣམ་པར་ཤེས་པ་དེ་མངལ་དུ་མི་འཇུག་སྟེ་དེ་གཉིས་ཀྱི་བུར་སྐྱེ་བའི་ལས་ཀྱི་རྒྱུ་མ་ཚང་བའི་ཕྱིར། མདོ་ལས། འཇིག་རྟེན་འདི་དག་ནི་ལས་ཀྱིས་སྐྱེས་པ། ལས་ཀྱི་བགོ་སྐལ་ལ་སྤྱོད་པའོ། །ཞེས་དང་། མཛོད་ལས། འཇིག་རྟེན་སྣ་ཚོགས་ལས་ལས་སྐྱེས། །ཞེས་དང་། སྐྱེས་རབས་ལས་ཀྱང་། ལས་མེད་ན་ནི་སྐྱེ་བའི་མཚམས་མི་སྦྱོར། །ཞེས་གསུངས་པ་ལྟར་ལས་མ་འཛོམས་ན་མངལ་དུ་ཆགས་པ་མི་འགྱུར་རོ། །

（༣）འབྱུང་བ་ལྔ་མ་འཛོམས་ན་རྒྱུར་མི་འགྱུར་བ་བསྟན་པ།

ས་མེད་མི་འགྲུབ་ཆུ་མེད་སྡུད་མི་ནུས། །མེ་མེད་མི་སྨིན་རླུང་མེད་འཕེལ་མི་འགྱུར། །ནམ་མཁའ་མེད་པར་འཕེལ་བའི་གོ་མི་ཕྱེད། །ཅེས་པ་སྟེ། ཁུ་ཁྲག་གཉིས་ལ་ནད་ཀྱི་སྐྱོན་མེད་པ་དང་ལས་འཛོམས་ནའང་ས་སོགས་འབྱུང་བ་ལྔ་ཀ་མ་ཚང་ན་ཡང་ལུས་ལྷན་ཅིག་པའི་རྒྱུ་རྐྱེན་མི་འགྲུབ་པ་སྟེ། ཁུ་ཁྲག་གཉིས་ལྷན་ཅིག་ཏུ་ཚོགས་པ་དེའི་ཚེ་དེར་འབྱུང་བ་ཆེན་པོ་རྣམས་ཀྱི་ནང་ནས་སའི་རང་བཞིན་གྱི་ནུས་པ་དེ་མེད་ན་འབྱུང་བ་གཞན་རྣམས་ཡོད་ཀྱང་ལུས་སུ་མི་འགྲུབ་སྟེ། ལུས་ཀྱི་སྲ་བ་སོགས་གཟུགས་ཀྱི་རང་བཞིན་ཕལ་ཆེར་ས་ལས་གྲུབ་པའི་ཕྱིར་དང་། དེ་བཞིན་དུ་ཆུའི་རང་བཞིན་གྱི་ནུས་པ་དེ་མེད་ན་འབྱུང་བ་གཞན་རྣམས་ཡོད་ཀྱང་གཅིག་ཏུ་བསྡུ་བར་མི་ནུས་ཏེ་གོར་གོར་མེར་མེར་སོགས་ཆུ་ཡིས་བསྡུས་པའི་ཕྱིར་རོ། །དེ་བཞིན་དུ་མེ་ཡི་རང་བཞིན་གྱི་ནུས་པ་དེ་མེད་ན་འབྱུང་བ་གཞན་རྣམས་ཡོད་ཀྱང་རིམ་པར་མི་སྨིན་ཏེ་སྨིན་པ་ནི་མེ་ཡིས་བྱེད་པའི་ཕྱིར་རོ། །དེ་བཞིན་དུ་རླུང་གི་རང་བཞིན་གྱི་ནུས་པ་དེ་མེད་ན་འབྱུང་བ་གཞན་རྣམས་ཡོད་ཀྱང་ལྷྭ་ཞིང་འཐས་པར་གནས་ནས་ཆེར་སྐྱེད་ཅིང་འཕེལ་བར་མི་ནུས་ཏེ་སྐྱེས་ཤིང་འཕེལ་བ་ནི་རླུང་གིས་བྱེད་པའི་ཕྱིར་རོ། །དེ་བཞིན་དུ་ནམ་མཁའ་སྟོང་པའི་ཆ་ཤས་ཀྱི་རང་བཞིན་དེ་མེད་ན་འབྱུང་བ་གཞན་རྣམས་ཡོད་ཀྱང་ཆེར་འཕེལ་བར་མི་འགྱུར་ཏེ་འཕེལ་ཞིང་རྒྱས་པའི་གོ་སྐབས་མི་འབྱེད་པར་བཀག་པའི་ཕྱིར་རོ། །

ཇི་སྐད་དུ། པདྨ་ཀར་ཅུད་པའི་ས་བོན་ནི། །འཛིན་པ་ས་ཁམས་རང་བཞིན་ཏེ། །ཆུས་སྐྱེད་མེ་ཡིས་སྨིན་པར་བྱེད། །རླུང་གིས་འཕེལ་བྱེད་ནམ་མཁའ་ཡིས། །གོ་སྐབས་འབྱེད་པར་བྱེད་པ་ཡིན། །ཞེས་འབྱུང་བ་ལྔ་པོ་དེ་དག་ལྷན་ཅིག་ཏུ་ཚོགས་ན་ལུས་ཆགས་པའི་རྒྱུ་རྐྱེན་དུ་འགྱུར་ཡང་། དེ་དག་རེ་རེ་མ་ཚང་བ་སྲིད་ན་མངལ་དུ

ལུས་ཡོངས་ཁྱབ་པའི་འགལ་རྐྱེན་བྱེད་པ་ཡིན་ནོ། །ཞེས་གསུངས་པ་ལྟར་རྒྱུ་རྐྱེན་དེ་དག་མ་ཚོགས་ན་མངལ་ཆགས་པར་མི་འགྱུར་རོ། །འདིར་ཕ་མའི་ཁུ་ཁྲག་ནི་འབྱུང་ལྔའི་རང་བཞིན་ཉིད་ཡིན་ལ། ས་སོགས་འབྱུང་ལྔ་མེད་པའི་དོགས་པ་འདི་མི་དགོས་པས་གཞུང་ཚིག་འདི་ལ་དགོས་ནུས་ལྷག་པོ་མེད་དོ་སྙམ་པ་དག་ཡོད་སྲིད་མོད། དེ་ནི་རྣམ་པར་མ་དཔྱོད་པ་འགའ་ཞིག་གིས། འབྱུང་བ་ཆེན་པོ་རྣམས་ལ་མ་བལྟོས་པར་ཁུ་ཁྲག་པོ་ནས་ལུས་ཆགས་པའི་རྒྱུ་དང་འཕེལ་རྐྱེན་བྱེད་པར་འདོད་པ་དང་། ཁུ་ཁྲག་དེ་འབྱུང་ལྔའི་རང་བཞིན་དུ་མི་ཤེས་པ་རྣམས་ཀྱི་ལོག་རྟོག་དགག་པའི་ཆེད་དང་། ལུས་ཆགས་སྐྱེད་ཐམས་ཅད་ནི་འབྱུང་བ་ཆེན་པོ་ལྔ་ལས་མ་བྱུང་བ་མི་སྲིད་དོ། །ཞེས་སྟོན་པའི་ཆེད་དུ་གཞུང་ཚིག་འདི་བསྟན་པ་ཡིན་པས་དགོས་ནུས་མེད་པ་ནི་མ་ཡིན་ནོ། །

༣ ཁུ་ཁྲག་སྐྱོན་མེད་པ་ལས་མངལ་ཇི་ལྟར་ཆགས་པའི་ཚུལ་བསྟན་པ།

ཁུ་ཁྲག་སྐྱོན་མེད་པ་ལས་མངལ་ཇི་ལྟར་ཆགས་པའི་ཚུལ་བསྟན་པ་ལ་ཡང་། ཁུ་ཁྲག་སྐྱོན་མེད་ཀྱི་མཚན་ཉིད་བསྟན་པ། ཟླ་མཚན་འབྱུང་བའི་དུས་བསྟན་པ། དེའི་རྟགས་བསྟན་པ། མངལ་ལེན་པའི་དུས་དང་ཕོ་མོའི་འགྱུར་ཚུལ་བསྟན་པ། སྐྱེ་གནས་ཀྱི་འགྱུར་ཚུལ་བསྟན་པ། མངལ་ཆགས་པའི་རྟགས་བསྟན་པའོ། །

(༡) ཁུ་ཁྲག་སྐྱོན་མེད་ཀྱི་མཚན་ཉིད་བསྟན་པ།

ཁུ་བ་དཀར་ལྕི་མངར་ལ་མང་བ་དང་། ཟླ་མཚན་ཚོས་ཁུ་རི་བོང་ཁྲག་འདྲ་བ། །བཀྲུས་ན་དག་འགྱུར་སྐྱོན་མེད་མངལ་ཆགས་བྱེད། །ཅེས་པ་སྟེ། སྐྱེས་པའི་ཁུ་བ་མདོག་སྣང་ཙེ་ལྟར་དཀར་ཞིང་འོད་འཚེར་བ། ངོ་བོ་ལྕི་ཞིང་རོ་བསྐ་མངར་དང་ལྡན་པ། བྱུང་ཚད་མང་དུ་འབྱུང་བ་བཅས་དང་། བུད་མེད་ཀྱི་ཟླ་མཚན་དེ་ཡང་རེས་འགའ་རྒྱ་སྐྱེགས་ཀྱི་ཁུ་བ་ལྟར་སྨུག་པ་དང་། ཡང་ན་རེས་འགར་རི་བོང་གི་ཁྲག་དང་འདྲ་བར་མདོག་དམར་ལ་ངོ་བོ་དྭངས་པར་གོས་ལ་འགོས་པ་རྣམས་ཆུ་གྲང་གིས་

བཀྲུས་ན་ཁྲག་གི་ཤུལ་མེད་པར་དག་པར་འགྱུར་བ་བཅས་ནི་ཁུ་ཁྲག་གཉིས་ཀ་ལ་ནད་ཀྱི་སྐྱོན་མེད་པའི་རྟགས་ཡིན་པས་དེས་མངལ་ཆགས་པའི་ས་བོན་གྱི་དོན་ཚུལ་བཞིན་དུ་བྱེད་ནུས་པ་ཡིན་ནོ། ། དེ་ཡང་མན་རྒྱུད་དུ། མོ་གཤམ་ཟླ་མཚན་མང་ལ་མདོག་མི་འགྱུར། །ཞེས་བཤད་པས་འདིར་ཟླ་མཚན་སྨུག་པོ་དང་དམར་པོ་རེས་མོས་ཀྱིས་འབབ་པར་བཤད་པ་ནི་མངལ་ཆགས་པའི་ས་བོན་སྐྱོན་མེད་ཡིན་ན། ཟླ་མཚན་གྱི་མདོག་འགྱུར་བ་ཅན་ཞིག་ཡིན་དགོས་པར་བསྟན་པ་ཡིན་ནོ། །

(༢) ཟླ་མཚན་འབྱུང་བའི་དུས་བསྟན་པ།

བུད་མེད་བཅུ་གཉིས་ལོན་ནས་ལྔ་བཅུའི་བར། །དྭངས་མ་ལས་བྱུང་ཟླ་རེར་བསགས་པའི་ཁྲག །རྩ་ཆེན་གཉིས་ནས་ནག་ཅིང་དྲི་བྲལ་བ། །རླུང་གིས་མངལ་གྱི་སྒོར་འབྱིན་ཞག་གསུམ་འཇགས །ཅེས་པ་སྟེ། དེ་ལྟར་བཤད་པའི་ཟླ་མཚན་དེ་ཡང་སྨུམ་མ་མ་གཏོགས་བུད་མེད་རྣམས་ཕྱིར་བཏང་ཙམ་དུ་ལོ་ན་བཅུ་གཉིས་ལོན་པའི་དུས་ནས་སམ། བྱེ་བྲག་ཏུ་བུད་མེད་སོ་སོའི་ལུས་ཟུངས་དང་། རྩ་རླུང་གི་སྟོབས་ནམ་རྫོགས་མཚམས་ནས་ལོ་ངོ་ལྔ་བཅུ་ཡས་མས་ལུས་ཀྱི་སྟོབས་འབྲི་བ་ལ་ཕྱོགས་པའི་བར་ཟས་སྙོམ་གྱི་དྭངས་མ་རྣམས་ལས་རིམ་བཞིན་བྱུང་བའི་ཐ་མ་ཁམས་དཀར་དམར་གྱི་ཆ་ཤས་གཉིས་སུ་ཡོད་པའི་དམར་ཆ་དེ་བསམ་སེའུ་ནས་བུ་སྣོད་གཡས་གཡོན་དུ་འབྲེལ་བའི་རྩ་ཆེན་གཉིས་པོ་བརྒྱུད་ཟླ་བ་རེ་རེ་བཞིན་མངལ་ལམ་བུ་སྣོད་ཀྱི་ནང་དུ་(མེས་ཞལ་དང་བཱི་སྟོན་ལས་བསམ་སེར་གསོག་པའི་ཁྲག་ཡིན་ཞེས་གསུངས།) རིམ་པར་གསོག་པ་ཁྲག་ཐུམ་དུ་གྱུར་ནས་སྐབས་དུས་ལ་བབས་པ་ན་ཁྲག་ཐུམ་དེ་ཉིད་བུ་སྣོད་ནས་རྣག་སྨིན་པ་ལྟ་བུར་རྗོལ་ཏེ་ཐོག་མར་ཁ་དོག་ཀྱང་ཅུང་ཟད་གནག་ཅིང་(བརླགས་པས་ཀུན་ཤེས་ལས། རྣག་པ་ལྟ་བུའི་ཚུལ་གྱིས་ཞེས་བཤད།) དྲི་མ་དང་བྲལ་བ་ཞིག་ཐུར་སེལ་རླུང་གིས་མངལ་གྱི་སྒོར་འབྱིན་ནས་ཞག

གསུམ་མམ་ལྔའི་བར་འཛག་པ་ཡིན་ཅིང་། ཁམས་དམར་དེ་ཉིད་ཟླ་བ་རེ་རེ་བཞིན་དེ་དང་དེའི་དུས་ཚིགས་སུ་ནད་ཀྱི་སྐྱོན་མེད་ན་ངེས་པར་འབྱུང་བས་ན་དེར་ཟླ་མཚན་ཞེས་བྱ་ཞིང་། གཞན་ཡང་སྙིང་པོ་བསྡུས་པར། བུད་མེད་ཀྱི་ཟླ་མཚན་ཟླ་བ་གཅིག་ལ་ལན་གསུམ་འབྱུང་ཞེས་གསུངས་འདུག་ཀྱང་དེ་ནི་རང་ལུགས་དང་མི་མཐུན་པས་ཡིག་ནོར་མིན་ནམ་སྙམ། ཡིག་ནོར་མ་ཡིན་ཟེར་ན་ཡུལ་ལུང་སོ་སོའི་ཁྱད་པར་གྱི་རྐྱེན་བྱེད་པའམ། ཡང་ན་གནམ་གཤིས་སོགས་ཀྱི་ཁྱད་པར་ལས་བྱུང་བ་ཡོད་སྲིད་པ་ཡིན་ནམ་སྙམ། དེའང་བུ་མོ་ལོ་ན་བཅུ་གཉིས་མ་ལོན་གོང་དུ་དྭངས་མ་རྣམས་རང་རང་གི་གསོ་སྐྱེད་ཀྱི་བྱ་བས་མངལ་དུ་གསོག་པའི་སྐབས་མེད་ལ། ལོ་ན་ལྔ་བཅུ་ཐལ་ནས་འབྱུང་བ་ཉམས་ཏེ་ལུས་སྟོབས་ཁྲི་ཞིང་གསོག་པའི་རྒྱུ་མེད་པའི་དབང་གིས་ཟླ་མཚན་མི་འབྱུང་ལ་བུ་ཆགས་པའི་ནུས་པའང་མེད་དོ། །འདི་ཐུན་མོང་སྤྱི་ཙམ་གྱི་དབང་དུ་བྱས་ནས་གསུངས་པ་ཡིན་གྱི་མཐའ་གཅིག་ཏུ་བཅུ་གཉིས་དང་ལྔ་བཅུ་ཁོ་ནར་ཟླ་མཚན་འབྱུང་བ་དང་ཆད་པ་ཡི་ངེས་པ་མེད་དེ། བུད་མེད་སོ་སོའི་ལུས་ཁམས་སྟོབས་ཆེ་ཆུང་གི་ཁྱད་པར་ལས་མི་འདྲ་བའི་ཁྱད་པར་ཡང་མང་དུ་འབྱུང་ངོ་། །

མན་ངག་ལས། ལུས་ཟུངས་ཕྱི་མ་ཁུ་བ་དཀར་དམར་གཉིས། །ཟླ་མཚན་དམར་པོ་བཅུ་གསུམ་ལོན་ནས་འཛག །མངལ་ནང་ཁུ་བ་འཛིན་ཅིང་ཤ་ལུས་སྐྱེད། །ཅེས་བཅུ་གསུམ་གསུངས་པ་ནི་མངལ་ཆགས་ནས་འགོ་འཛིན་པ་དང་། འདིར་བཅུ་གཉིས་ཞེས་པ་སྐྱེས་ནས་འགོ་འཛིན་པའི་ཁྱད་པར་ཡིན་པ་ལས་དོན་གཅིག་གོ །

(༣) ཟླ་མཚན་འབྱུང་བའི་རྟགས་བསྟན་པ།

དེ་རྟགས་ཉམས་ཆུང་བཞིན་རས་ངན་པ་དང་། །ནུ་མ་རྐེད་པ་འགྲུལ་བ་མིག་དཀྲུ་གཡོ། །སྐྱེས་པ་འདོད་པ་ཟླ་མཚན་ལྡན་པའི་རྟགས། །ཞེས་པ་སྟེ།

བུད་མེད་རྣམས་ལ་ཟླ་མཚན་དེ་ལྡན་པའི་རྟགས་སུ་ལུས་ཀྱི་ཉམ་ཤེད་དེ་ནམ་རྒྱུན་ལས་

ཚུང་ཞིང་བཞིན་རས་རུང་ཟད་རིད་པས་མདོག་ངན་པར་སྣང་བ་དང་། ནུ་མ་ཆེར་སྐྱེ་བ། རྐེད་པ་འགྲུལ་ཞིང་ན་བ། མིག་ལྷིབས་དང་། དཀྱུ་ཞེས་པ་རྐེད་པ། ཚང་ར། སྙི་བ། རྒྱུ་ཞབས། མངལ་བཅས་ཀྱི་མིང་ཡིན་ལ་སྐབས་ཐོབ་སྦྱར་དགོས་པས་ད་ལམ་འདིར་མངལ་ཁ་གཡོ་ཞིང་སྦོས་པ། ཆགས་པས་གཟིར་ཏེ་སྐྱེས་པ་དང་འཁྲིག་པར་འདོད་པ་བཅས་ནི་ཟླ་མཚན་ལྡན་པའི་རྟགས་ཡིན་ནོ། །པར་གཞིའི་དཀྲུས་སུ། ཟླ་མཚན་ལྡན་པ་སྐྱེས་པ་འདོད་པའི་རྟགས། །ཞེས་བྱུང་ཡང་། དེ་ནི་ཡིག་ནོར་ཡིན་པ་མངོན་ཏེ་ད་ལྟ་འདིར་སྐྱེས་པ་འདོད་པའི་རྟགས་འཆད་པ་མ་ཡིན་ལ། ཟླ་མཚན་ལྡན་པའི་རྟགས་འཆད་པའི་སྐབས་ཡིན་པའི་ཕྱིར་གོང་ལྟར་བཤད་ན་བདེ་བར་སེམས་ལ་སྐྱེམས་འགྲེལ་ལས་ཀྱང་དེ་ལྟར་བཤད་པ་ཉིད་ལེགས་པར་བཤད་པའོ། །

(༤) མངལ་ལེན་པའི་དུས་དང་ཕོ་མོའི་འགྱུར་ཚུལ་བསྟན་པ།

དང་པོའི་ཞག་གསུམ་བཅུ་གཅིག་བུ་མི་ལེན། །མངལ་ཁ་བྱེ་ནས་ཞག་ནི་བཅུ་གཉིས་བར། །གཅིག་གསུམ་ལྔ་བདུན་དགུ་ལ་བུར་འགྱུར་ཏེ། །གཉིས་དང་བཞི་དྲུག་བརྒྱད་པ་བུ་མོར་འགྱུར། །ཉི་མ་ནུབ་པས་པད་མའི་ཁ་ཟུམ་བཞིན། ། བཅུ་གཉིས་འདས་ནས་ཁྲུ་བ་མངལ་མི་སྡོད། །ཅེས་ཚིག་རྐང་སུ་ཕྱི་རུང་ཟད་བསྒྱུར་ནས་འཆད་ན་གོ་བདེ་བས་དང་པོའི་ཞག་གསུམ་སྟེ་ཟླ་མཚན་ལྡན་བཞིན་པའི་ཞག་གསུམ་ལ་བུ་མི་ལེན་ཞེས་མངལ་ཆགས་པར་མི་འགྱུར་ལ། སྐབས་དེར་འཁྲིག་པ་སྤྱོད་པའང་སྨད་དེ་ཕ་མ་གཉིས་ཀའི་ལུས་ལ་གནོད་པས་སྐབས་དེར་འཁྲིག་པ་སྤྱོད་མི་རུང་ཞིང་སྤྱད་ཀྱང་བུ་མི་ལེན་པ་སྟེ་མངལ་ཆགས་པར་མི་འགྱུར་ལ་ཕྱིར་བཏང་ཞག་གསུམ་ཟླ་མཚན་ཕྱིར་བབས་ཟིན་ནས་ཀྱང་། ད་དུང་དེ་ནས་བརྩིས་པའི་ཞག་བཅུ་གཅིག་བར་དུ་ཡང་བུ་མི་ལེན་ཞེས་མངལ་ཆགས་པར་མི་འགྱུར་བ་སྟེ་བུའི་ས་བོན་ཁམས་དམར་དེ་ད་དུང་ཐོག་མར་གསོག་བཞིན་པའི་གསར་པ་ཡིན་པས་མ་སྨིན་པའི་

ཕྱིར་མདོར་ན་ཟླ་མཚན་ལྡན་ནས་ཞག་བཅུ་བཞིའི་རིང་ལ་མངལ་ཆགས་པར་མི་འགྱུར་ཞིང་། ཞག་བཅུ་བཞི་འདས་ནས་མངལ་ཁ་བྱེ་བ་སྟེ་བུའི་ས་བོན་ཁམས་དམར་དེ་ཤེད་ཡོངས་སུ་རྫོགས་ནས་སྨིན་པའི་དུས་ཡིན་སྟབས་དེ་ནས་བརྩིས་པའི་ཞག་བཅུ་གཉིས་ཀྱི་རིང་བུ་ཆགས་པའི་དུས་ཡིན་པས་རིགས་རྒྱུད་འདོད་པ་དག་གིས་སྐབས་འདིར་ཕ་མ་གཉིས་ཀས་ཟས་སྤྱོད་ལེགས་པར་བསྟེན་ལ། ཁྲུས་དང་གཙང་སྦྲ་ལེགས་པར་བྱས་ཏེ་ཕོ་མོ་གཉིས་འདུ་འཁྲིད་ལ་ཞུགས་ན་དུས་དེའི་ནང་མངལ་ཆགས་པར་འགྱུར་བས་དེ་ལྟར་བུ་ལེགས་པར་འདོད་པ་རྣམས་ཀྱིས་ཇི་ལྟར་བྱ་བའི་ཐབས་བཞིན་ཚུལ་བཞིན་དུ་སྤྱད་པར་བྱའོ། །ཞག་བཅུ་གཉིས་ཀྱི་དུས་དེ་འདས་ནས་འཁྲིག་པ་སྤྱད་ཀྱང་ཁུ་བ་མངལ་དུ་མི་སྡོད་པ་སྟེ་མངལ་ནང་ཁམས་དམར་དེ་རྙིང་ནས་ཁྲག་རོ་བསགས་པ་དེ་མང་དུ་སོང་ནས་ཞག་བཞི་ལྔའི་མཚམས་ནས་ཕྱིར་རྫོལ་རན་པས་ཁུ་བ་དེ་མངལ་དུ་འཛིན་པའི་ནུས་པ་ཡོངས་སུ་ཐྲལ་བས་ཕྱིར་དོན་པར་འགྱུར་རོ། །དཔེར་ན་ཉི་མར་བསྟེན་ནས་ཁ་འབྱེད་པའི་མེ་ཏོག་པད་མའི་ཁ་ཉི་མ་ནུབ་པ་དང་ཟུམ་འགྲོ་བ་བཞིན་དུ་ཞག་གྲངས་བཅུ་གཉིས་པོ་འདས་ནས་མངལ་གྱི་ཁ་ཟུམ་པར་འགྱུར་བའོ། །འདིར་བཅུ་གཉིས་འདས་ནས་མངལ་ཁ་ཟུམ་པར་གསུངས་པ་ནི་སྤྱི་ཙམ་དུ་གསུངས་པ་ཡིན་ལ། བྱེ་བྲག་བུད་མེད་སོ་སོའི་ལུས་ཁམས་ཀྱི་ཁྱད་པར་མི་འདྲ་བ་ལས་མངལ་ཁ་ཟུམ་པའི་ཞག་གྲངས་ཀྱང་མི་འདྲ་བ་རེ་ཡོད་པ་སྟེ། ལ་ལར་ཞག་བཅུ་གཉིས་མ་ཚང་གོང་ནས་མངལ་ཁ་ཟུམ་འགྲོ་བ་དང་འགའ་ཞིག་ཞག་བཅུ་གཉིས་འདས་ཀྱང་མི་ཟུམ་པ་དག་ཀྱང་ཡོད་དོ། །འདིར་ཟླ་མཚན་ཐོག་མར་བབས་པ་ནས་ཞག་བཅུ་བཞིའི་རིང་བུ་མི་ལེན་པ་ཞེས་གཅིག་ཏུ་མི་བརྗོད་པར་དང་པོའི་ཞག་གསུམ་དང་ཞག་བཅུ་གཅིག་གཉིས་སོ་སོར་ཕྱེ་ནས་བརྗོད་པར་དགོས་པ་ཅི་ཡོད་སྙམ་ན་དང་པོའི་ཞག་གསུམ་དམིགས་བསལ་དུ་བཤད་པ་ནི་ཟླ་མཚན་འབབ་བཞིན་པའི་དུས་ཡིན་པས་སྐབས་དེར་

མང་ལ་མི་ཆགས་པར་མ་ཟད་འཁྲིག་པ་སྤྱོད་པའང་སྲིད་ཅེས་བཤད་ལ། མང་ལ་ཆགས་ནས་ཕོ་མོའི་འགྱུར་ཚུལ་བསྟན་པ་ནི་དེ་ལྟ་བུའི་ས་བོན་ཁམས་དམར་དེ་མ་སྨིན་པའི་ཞག་བཅུ་བཞི་ཡོལ་ནས་བརྩིས་པའི་ཞག་དང་པོ་དང་གསུམ་པ་ལྔ་པ་བདུན་པ་དགུ་པ་རྣམས་སུ་འཁྲིག་པ་སྤྱད་ཚེ་བུ་ཕོར་འགྱུར་བ་དང་། དེ་བཞིན་ཞག་གཉིས་པ་བཞི་པ་དྲུག་པ་བརྒྱད་པ་རྣམས་སུ་འཁྲིག་པ་སྤྱད་ན་བུ་མོར་འགྱུར་བ་ཡིན་ནོ། །ཞེས་འདིའི་སྐབས་བུ་ཕོར་འགྱུར་བ་དང་བུ་མོར་འགྱུར་བ་ནི་རང་རང་གི་རྒྱུ་རྐྱེན་སྣ་ཚོགས་པ་ཞིག་འཛོམས་དགོས་པ་ལས་རྒྱུ་རྐྱེན་རེ་རེ་ཙམ་གྱིས་ཕོ་མོར་འགྱུར་ནུས་པ་མིན་ཏེ་གཙོ་བོ་ཕ་མའི་ཁམས་དཀར་དམར་ལ་ཁུ་བའི་ཆའམ་བུར་འགྱུར་བའི་ཁམས་མང་ན་བུར་འགྱུར་བ་དང་། ཟླ་མཚན་ནམ་བུ་མོར་འགྱུར་བའི་ཁམས་མང་ན་བུ་མོར་འགྱུར་བ་ཡིན། ཞག་གྲངས་ཁོ་ནས་ཕོ་མོར་འགྱུར་བའི་ངེས་པ་བྱེད་མི་ཐུབ་ཀྱང་རྒྱུ་རྐྱེན་རྟེན་འབྲེལ་རྣམས་འཛོམས་ན་འཁྲིག་པ་སྤྱོད་དུས་དེ་ལྟ་བུས་ཀྱང་རྒྱུ་རྐྱེན་གཞན་དང་ལྡན་དུ་ཕོ་མོར་འགྱུར་བའི་རྐྱེན་བྱེད་ནུས་པ་ལས་མཐའ་གཅིག་ཏུ་གཅིག་གསུམ་ལྔ་བདུན་དགུར་བུར་འགྱུར་བ་དང་གཉིས་དང་བཞི་དྲུག་བརྒྱད་པར་བུ་མོར་འགྱུར་བའི་ངེས་པ་མེད་དོ། །འདིའི་ཐད་གོ་དོན་འགྲེལ་ལུགས་འགྲེལ་བྱེད་སྔ་མ་རྣམས་དང་མི་འདྲ་བར་ཐ་མལ་ལུས་དངོས་ལ་གཞིགས་ཏེ་གཞུང་གི་དགོངས་པ་དང་ལུས་ཁམས་དངོས་ཀྱི་གནས་ཚུལ་དང་མཐུན་པ་ཡིན་སྙམ། འོན་ཀྱང་རྣམ་དཔྱོད་ལྡན་པས་ཞིབ་པར་དཔྱད་དེ་འགྲེལ་པས་གཞུང་རྩ་བའི་དགོངས་པ་མ་སྒྲིབ་པ་དང་། ཐ་མལ་ལུས་ཀྱི་གནས་ལུགས་དངོས་དང་མཐུན་པ་ཕྱི་ནང་ཀུན་གྱིས་ཡིད་རྟོན་རུང་བའི་རྣམ་བཤད་ཅིག་བྱུང་ན་ཤིན་ཏུ་ལེགས་པས་དེ་བཞིན་དགོངས་བཞེས་ཡོད་པ་ཞུ། །

(༥) སྐྱེ་གནས་ཀྱི་འགྱུར་ཚུལ་བསྟན་པ།

ཁུ་བ་མང་བ་བུ་རུ་སྐྱེ་འགྱུར་གྱི། །ཟླ་མཚན་མང་བ་བུ་མོར་སྐྱེ་བར

འབྱུར། །ཆ་མཉམ་མ་ནིང་བྱེ་ལས་མཆེ་མར་སྐྱེ། སྐྱེ་གནས་མི་མཐུན་པ་དང་གཟུགས་མི་སྡུག །འདི་དག་གནོད་པའི་དྲི་མས་སྐྱེ་བར་འབྱུར། །ཞེས་པ་སྟེ། མངལ་དུ་ཕ་མ་གཉིས་ཀྱི་ཁུ་ཁྲག་ལྡན་ཅིག་ཏུ་ཚོགས་པ་དེའི་ཚེ་བུའི་རྒྱུར་གྱུར་པའི་ཁུ་བའི་ཆ་མང་ན་བུ་ཕོ་རུ་སྐྱེ་བར་འགྱུར་ལ། ཟླ་མཚན་སྟེ་བུ་མོར་གྱུར་པའི་ཁུ་བའི་ཆ་མང་ན་བུ་མོར་སྐྱེ་བར་འགྱུར་བ་དང་། ཁུ་ཁྲག་མང་ཉུང་ཆ་མཉམ་པའི་ཚེ་མ་ནིང་སྟེ་མཚན་མེད་མ་ནིང་དང་། མཚན་གཉིས་མ་ནིང་དང་། འགྱུར་བ་མ་ནིང་སོགས་གང་ཡང་རུང་བར་འགྱུར་བ་དང་། ཁུ་ཁྲག་གཉིས་གཅིག་ཏུ་འདྲེས་པས་མེར་མེར་པོ་དེ་ཉིད་རླུང་གི་བྱེད་པ་འགའ་ཞིག་གིས་དུམ་བུ་གཉིས་སམ་གསུམ་དུ་ཕྱེས་པ་ལས་གྲངས་ཇི་ཙམ་བྱེ་བ་ལས་ནི་དེ་ཙམ་གྱི་མཆེ་མར་འགྱུར་བ་ཡིན་ཞིང་། དེ་ཡང་གཉིས་ཀར་ཁུ་བའམ་ཁམས་དཀར་གྱི་ཆ་ཤས་ཆེ་ན་མཆེ་དཀར་དང་། གཉིས་ཀར་ཁམས་དམར་གྱི་ཆ་ཤས་ཆེ་ན་མཆེ་ནག གཅིག་ཁམས་དཀར་གྱི་ཆ་ཤས་ཆེ་བ་དང་། གཅིག་ཤོས་ཁམས་དམར་གྱི་ཆ་ཤས་ཆེ་བ་ལས་མཆེ་ཁྲ་ཞེས་ཕོ་མོ་གཉིས་སུ་འགྱུར་བ་ཡིན་ཏེ། སྙིང་པོ་བསྡུས་པ་ལས། ཁུ་ཁྲག་རླུང་གིས་དུ་མར་ཕྱེ། །ཇི་ལྟ་བ་ལས་མཆེ་མར་འབྱུང་། ཞེས་གསུངས་པ་ལྟར་རོ། །

འདིའི་ཐད་འགྲེལ་པ་འབུམ་ནག་ལས། མངལ་ཁ་དབྲག་ཡོད་པ་ལ་གཉིས་གའི་ནང་དུ་ཁུ་ཁྲག་སོང་བར་མཆེ་མ་སྐྱེ་ཞེས་གསུངས་ཀྱང་། དེ་ལྟ་ན་བུད་མེད་དེ་ལ་རྟག་ཏུ་མཆེ་མ་ཁོ་ན་སྐྱེ་བར་ཐལ་བ་མ་ཟད་གསུམ་བཞི་སྐྱེ་བའང་ཡོད་པས་མངལ་ཁ་དབྲག་དེ་འདྲ་ཡོད་པར་ཐལ་བས་འཐད་པར་མ་སེམས་ལ། འགྲེལ་ཆེན་གཉིས་ལས་དཔྱད་པ་མ་གནང་ཡང་། དོན་དུ་ཐུར་སེལ་རླུང་གིས་དུས་རྟག་ཏུ་དུམ་བུར་མི་ཕྱེ་བར་སྐབས་འགའ་ཞིག་ཏུ་དུམ་བུར་ཕྱེ་བ་ལ་རྒྱུ་མཚན་ཞིག་ཡོད་དགོས་པས། དེའི་རྒྱུ་མཚན་ནི། ལས་མཉམ་པའི་རྣམ་ཤེས་གཉིས་དང་གསུམ་སོགས་ལྡན་ཅིག་ཏུ་ཞུགས

པའི་སྟོབས་ཀྱིས་བྱེ་བ་ཡིན་ལ། རྣམ་ཤེས་གཉིས་སོགས་མ་ཞུགས་ན་རླུང་གིས་དུམ་བུར་ཕྱེ་མི་ནུས་ཤིང་། དུམ་བུར་བྱེ་བ་ནི་རྣམ་ཤེས་གཉིས་སོགས་ཕོ་མོ་འདུས་པའི་དུས་དང་ལྷན་ཅིག་ཏུ་འཛོམས་ནས་མངལ་དུ་ཞུགས་པའི་རྟགས་ཡིན། རྣམ་ཤེས་གཅིག་ལ་གང་ཟག་རྒྱུད་ཐ་དད་པ་གཉིས་སོགས་འགྱུར་མི་སྲིད་དོ། །གལ་ཏེ་རྣམ་ཤེས་གཉིས་སོགས་ཞུགས་མེད་ནའང་རླུང་གིས་དུམ་བུར་ཕྱེ་བཏུབ་ལ། ཕྱེ་བའི་རྗེས་སུ་གང་ཟག་ཐ་དད་པ་གཉིས་སོགས་སུ་འགྱུར་བ་ཡིན་ཞེ་ན། དེ་ནི་རང་ལུགས་རྣམ་ཤེས་སྔ་མ་དེ་ཕྱི་མར་ཉིང་མཚམས་སྦྱོར་བ་འདོད་པའི་ལྟ་བ་ལས་ནི་གཞན་ཞིག་ཡིན་ནོ། །གཞན་ཡང་མི་ལ་སྐྱེ་གནས་མི་མཐུན་པ་ཁྱོལ་སོང་དང་། ཁྲོད་པ། ཤ་ཐུམ་སོགས་གཞན་སྐྱེ་བ་དང་། སྐྱེ་གནས་མཐུན་ཡང་མིའུ་ཐུང་དང་། ཞ་ལོང་སོགས་གཟུགས་མི་སྡུག་པ་ཇི་སྙེད་ཅིག་སྐྱེ་བར་སྣང་བ་འདི་དག་ནི་ཁུ་ཁྲག་གཉིས་ལ་རླུང་ལ་སོགས་པའི་ནད་ཀྱི་སྐྱོན་འབའ་ཞིག་ཏུ་མ་སོང་ཡང་། ནད་ཀྱི་གནོད་པའི་དྲི་མས་སྦགས་པ་དང་། འབྱུང་བ་ལྔ་པོ་སོ་སོའི་ཆ་ཤས་ཡོངས་སུ་མ་སྙོམས་པ་སོགས་ཀྱི་ཉེས་པའི་སྟོབས་ལས་སྐྱེ་བར་འགྱུར་བ་ཡིན་ནོ། །

(༤) མངལ་ཆགས་པའི་རྟགས་བསྟན་པ།

མངལ་ཆགས་མཚན་མས་ས་བོན་འཛིན་པ་དང་། །འདོད་པ་ཚིམས་ཤིང་ལུས་སྙོམ་ལྕི་བ་ཡིན། །ཞེས་པ་སྟེ། ཇི་སྐད་བཤད་པའི་ས་བོན་དང་ལྷན་ཅིག་ཏུ་བར་མ་དོའི་སྲིད་པ་དེ་ཉིད་མངལ་དུ་ཆགས་ཤིང་གནས་པའི་མཚན་མའམ་རྟགས་ནི་འདི་ལྟ་སྟེ། ཕོ་མོ་གཉིས་འཁྲིག་པར་ཞུགས་པ་ལས་བྱུང་བའི་ས་བོན་དེ་ཉིད་མངལ་གྱི་ནང་དུ་འཛིན་ནས་ཕྱིར་མི་འབྱུང་བ་དང་། དེས་བུད་མེད་དེ་རེ་ཞིག་འདོད་པ་ཚིམས་ཤིང་ཚིམ་པ། གློ་བུར་དུ་བྱ་བ་གང་ལ་ཡང་མི་སྤྲོ་བར་སྙིད་པ་སྐྱུར་བ་སྟེ་ལུས་སྙོམ་པ་དང་། ལུས་སྔར་ལས་ལྕི་ཞིང་དུབ་པ། ཡན་ལག་འདར་བ། སྙིང་གི་འཕར་གྲངས་

ཅུང་མགྱོགས་སུ་འགྲོ་བ། བ་སྤུ་ལྡང་བ་སོགས་ཀྱི་མངོན་རྟགས་དེ་རྣམས་ལྡན་པར་གྱུར་ན་མངལ་ཆགས་པའི་རྟགས་ཡིན་པ་ཤེས་པར་བྱའོ། །

༤ རྒྱུ་ལས་འབྲས་བུ་སྐྱེ་ཚུལ་བསྟན་པ།

ཕ་ཡི་ཁུ་བས་རུས་པ་རྐང་གཞུང་སྐྱེད། །མ་ཡི་ཟླ་མཚན་ཤ་ཁྲག་དོན་སྣོད་སྐྱེད། །རང་གི་སེམས་ལས་དབང་པོའི་རྣམ་ཤེས་འབྱུང་། །ས་ལས་ཤ་དང་རུས་པ་སྣ་དྲི་སྐྱེད། །ཆུ་ལས་ཁྲག་དང་ལྕེ་རོ་རླན་པ་སྐྱེད། །མེ་ལས་དྲོད་དང་མདོག་གསལ་མིག་གཟུགས་སྐྱེད། །རླུང་ལས་དབུགས་དང་པགས་པ་རེག་བྱ་སྐྱེད། །མཁའ་ལས་བུ་ག་རྣ་བ་སྒྲ་སྐྱེད་འགྱུར། །གོམས་པས་བྱ་བ་ལ་འཇུག་སྣང་བ་མཆེད། །རྒྱུ་རྐྱེན་རྟེན་འབྲེལ་འཛོམས་པས་ལུས་སུ་འགྲུབ། །ཅེས་པ་སྟེ། སྤྱིར་རྒྱུ་ཐམས་ཅད་ཚོགས་པ་ལས་གྲུབ་ནའང་གང་ཤས་ཆེ་བའི་དབང་གིས་གཙོ་བོར་སྨོས་པ་ནི། མངལ་དུ་ཆགས་པའི་ཁུ་ཁྲག་སེམས་གསུམ་དང་། དེའི་རང་བཞིན་འབྱུང་བ་ལྔ་པོ་རྣམས་ཀྱི་ནང་ནས་ཕ་ཡི་ཁུ་བ་དེས་མངལ་གནས་དེ་ཉིད་ཀྱི་རུས་པ་དང་། རྐང་པ། གཞུང་པ་བཅས་སྐྱེད་པར་བྱེད་པ་དང་། དེ་བཞིན་མ་ལས་བྱུང་བའི་ཟླ་མཚན་ནམ་ཁམས་དམར་དེས་ཤ་དང་། ཁྲག དོན་སྣོད་རྣམས་བཅས་སྐྱེད་པར་བྱེད་པ། མངལ་དུ་གནས་པའི་སེམས་ཅན་རང་གི་སེམས་ཀུན་གཞིའི་རྣམ་པར་ཤེས་པ་ལས་མིག་ལ་སོགས་པའི་དབང་པོ་ལྔ་དང་། དེ་ལ་བརྟེན་པའི་རྣམ་པར་ཤེས་པ་ཚོགས་དྲུག་སྐྱེད་ཅིང་འབྱུང་བ་ཡིན་ནོ། །གོང་དུ་ཟླ་མཚན་ཆད་པའི་དུས་ནས་ཞག་ཡ་དང་ཟུང་གི་ཁྱད་པར་ལས་བུ་དང་བུ་མོ་འབྱུང་བར་བཤད་ནས་དེ་མ་ཐག་འདིར་ཁུ་བ་མང་བ་ལས་བུ་དང་། ཟླ་མཚན་མང་བ་ལས་བུ་མོར་འགྱུར་ཞེས་པ་འདི་ལ་གོ་བ་ཇི་ལྟར་ལེན་དགོས་སམ་སྙམ་ན། འདི་གཉིས་ཀ་ལ་རྒྱུ་རྐྱེན་དུ་འགྱུར་བའི་ནུས་པ་ཁྱད་པར་ཅན་རེ་ཡོད་པས་གསུངས་པ་ཡིན་མོད་ཀྱང་། གོང་མ་ནི་རྐྱེན་ཙམ་ཡིན་པས་གཙོ་བོ་མ་ཡིན་

ལ། འདིར་གསུངས་པ་ནི་དངོས་རྒྱུ་ཉེར་ལེན་ཡིན་པས་ཕྱི་མ་ཉིད་གཙོ་ཆེ་བ་ཡིན་ཏེ། བྱ་འབྱུང་བའི་ཐབས་རྣ་ཚ་གསུངས་པ་ཐམས་ཅད་ཀྱང་ཁྱབ་འཕེལ་བའི་ཐབས་འབའ་ཞིག་ཏུ་འབྱུང་བའང་དོན་འདིའི་གནད་ཀྱིས་སོ། །འོན་ཀྱང་འདི་གཉིས་ཀ་ལས་ནི་ལས་ཉིད་དབང་བཙན་པ་ཡིན་ཏེ། བསགས་པའི་ལས་ཀྱི་རྒྱ་སྐྱུང་བཟློག་མི་ནུས་པའི་ཕྱིར་ནའོ། །དེ་དག་འབྱུང་བ་རྣམས་ཀྱི་ངོས་ནས་མཚོན་ན། སའི་རང་བཞིན་གྱི་ཡོན་ཏན་དེ་ལས་ལུས་ཁམས་ཀྱི་ཤ་དང་རུས་པ་སོགས་སྲ་བའི་ཆ་ཤས་རྣམས་དང་། ཁྱད་པར་དུ་སྣ་དྲི་འཛིན་གྱི་དབང་པོའི་རྟེན་གཟུགས་དབྱིབས་ཟངས་ཀྱི་མོ་ཁབ་གཤིབས་པ་ལྟ་བུ་རྣམས་སྐྱེད། ཆུའི་རང་བཞིན་གྱི་ཡོན་ཏན་དེ་ལས་ལུས་ཁམས་ཀྱི་ཁྲག་དང་ཆུ་སེར་དང་། ཁྱད་པར་དུ་ལྕེ་རོ་འཛིན་གྱི་དབང་པོའི་རྟེན་གཟུགས་དབྱིབས་ཟླ་བ་བཀས་པ་ལྟ་བུ་དང་། རླན་ཞིང་གཤེར་བའི་ཆ་ཤས་རྣམས་སྐྱེད་པ། མེའི་རང་བཞིན་གྱི་ཡོན་ཏན་དེ་ལས་ལུས་ཁམས་ཀྱི་དྲོད་ཀྱི་ཆ་ཤས་ཀུན་སྐྱེད་ཅིང་མདོག་དང་མདངས་ཀྱང་རབ་ཏུ་གསལ་བར་བྱེད་པ་དང་། ཁྱད་པར་དུ་མིག་གཟུགས་འཛིན་པའི་དབང་པོའི་རྟེན་གཟུགས་དབྱིབས་ཟར་མའི་མེ་ཏོག་ལྟ་བུ་སྐྱེད་པ། རླུང་གི་རང་བཞིན་གྱི་ཡོན་ཏན་དེ་ལས་ཕྱི་ནང་དུ་རྒྱུ་བའི་དབུགས་དང་དབུགས་ཀྱི་ཆ་ཤས་རྣམས་དང་། ཁྱད་པར་དུ་ལུས་རེག་བྱ་འཛིན་པའི་དབང་པོའི་རྟེན་གཟུགས་དབྱིབས་བྱ་རེག་ན་འཇམ་གྱི་པགས་པ་ལྟ་བུ་སྐྱེད་པ། ནམ་མཁའི་རང་བཞིན་གྱི་ཡོན་ཏན་དེ་ལས་སྲོག་ཟུངས་རྒྱུ་བའི་ལུས་ཕྱི་ནང་གི་བུ་ག་རྣམས་དང་། ཁྱད་པར་དུ་རྣ་བ་སྒྲ་འཛིན་གྱི་དབང་པོའི་རྟེན་གཟུགས་དབྱིབས་ཤིང་ཏོག་གའི་མཛེར་བུ་བཙུས་པ་ལྟ་བུ་དང་། ནང་གི་ཁོང་སྟོང་པ་རྣམས་སྐྱེད་པར་བྱེད་དོ། །དེ་དག་ནི་འབྱུང་བ་སོ་སོའི་མཚན་ཉིད་གཅིག་པའི་དབང་པོའི་རྟེན་སྐྱེད་པ་སྟེ། རྒྱུ་དང་འབྲས་བུ་དང་། རྟེན་དང་བརྟེན་པ་སྦྱར་བའི་དོན་ནོ། །དེ་དག་གི་བྱེད་ལས་རྣམས་ཀྱང་སྐྱེ་བ་གཞན་དུ་ཡང་ཡང་གོམས་

ཞིང་འདྲིས་པའི་བག་ཆགས་ཀྱི་མཐུ་ཇེ་གསལ་དུ་སོང་བ་ལས་སེམས་ཅན་དེ་ཉིད་མངལ་དུ་གནས་པའི་དུས་སུའང་ཚོར་བ་བདེ་སྡུག་སོགས་ལ་བླང་དོར་གྱི་བྱ་བ་ལ་འཇུག་པའི་སྣང་བ་རྣམ་པ་སྣ་ཚོགས་པ་འབྱུང་ཞིང་སྐྱེ་བ་དང་། དེ་ཉིད་རིམ་གྱིས་ཇེ་གསལ་དུ་འཕེལ་ཞིང་མཆེད་པ་བཅས་རྒྱུ་རྐྱེན་རྟེན་འབྲེལ་དེ་རྣམས་གེགས་མེད་པར་ལྷན་ཅིག་ཏུ་འཛོམས་ཞིང་འདུས་པ་ལས་མངལ་དུ་ལུས་ཡོངས་སུ་གྲུབ་པ་ཡིན་ནོ། །

གཉིས་པ། འཕེལ་བའི་རྐྱེན་བཤད་པ།

འཕེལ་བའི་རྐྱེན་བཤད་པ་ལ་འང་། འཕེལ་བའི་རྒྱུ་དངོས་བཟུང་བ་དང་། འཕེལ་ཚུལ་དངོས་བསྟན་པ། རྫོགས་པའི་དུས་བཤད་པ་དང་གསུམ་མོ། །

༡ འཕེལ་བའི་རྒྱུ་དངོས་བཟུང་བ།

དེ་ལྟར་ཆགས་ནས་འཕེལ་བའི་ཚུལ་བསྟན་པ། མངལ་ཆགས་འཕེལ་བའི་རྒྱུ་ནི་ལྟེ་བ་སྟེ། །བུ་སྣོད་གཡས་གཡོན་རྩ་དང་ལྟེ་བར་འབྲེལ། །རྩ་གཉིས་བསམ་སེའུ་བརྩེགས་ཀྱི་རྟེན་དང་འབྲེལ། །དེ་ཕྱིར་མ་ཡི་ཁ་ཟས་དྭངས་མ་ཡིས། །རིམ་གྱིས་མངལ་དུ་རྣམ་པར་འཕེལ་འགྱུར་ཏེ། །དཔེར་ན་ཞིང་ཡུར་ཆུ་ཡིས་ཞིང་སྐྱེད་འདྲ། །ཞེས་པ་སྟེ། ཇི་སྐད་བཤད་པའི་རྒྱུ་རྐྱེན་རྟེན་འབྲེལ་དེ་རྣམས་ཚོགས་པ་ལས་ལུས་དེ་ལྟར་ཆགས་ནས་དེ་ཉིད་རིམ་པར་འཕེལ་ཞིང་ཆེར་སྐྱེད་པའི་ཚུལ་དཔེ་དོན་གཉིས་སུ་སྦྱར་ཏེ་མདོར་བསྡུས་ཀྱི་སྒོ་ནས་བསྟན་པར་བྱ་བ་འདི་ལྟ་སྟེ། དེ་ཡང་མངལ་དུ་ཆགས་པའི་ལུས་ཅན་དེ་ཉིད་རིམ་པར་ཆེས་ཆེར་འཕེལ་བར་བྱེད་པའི་རྒྱུའམ་གཞི་དངོས་ནི་མངལ་གནས་རང་ཉིད་ཀྱི་ལྟེ་བ་ཉིད་ཡིན་ཏེ། ཅིའི་ཕྱིར་ཞེ་ན། མའི་བུ་སྣོད་ཀྱི་གཡས་གཡོན་དུ་རྩ་གཉིས་ཡོད་པ་དེའི་སྣེ་མངལ་གནས་ཀྱི་ལྟེ་བར་ཐུག་ནས་ཆོས་ཉིད་ཀྱི་སྟོབས་ཀྱིས་འབྲེལ་བ་དང་། བུ་སྣོད་གཡས་གཡོན་གྱི་རྩ་གཉིས་པོ་དེའི་ཡས་སྣེ་གྲེན་ཕྱོགས་སུ་བསམ་སེའུ་ཞེས་པ་ལུས་ཟུངས་ཐམས་ཅད་ཀྱི་དྭངས་མའི་བརྟུད

ཀྱི་ཡང་སྙིང་གསོག་པའི་སྣོད་དམ་རྟེན་དེ་དང་འབྲེལ་ནས་ཡོད་པ་དེའི་ཕྱིར། མས་རོ་དྭགས་གི་ཁ་ཟས་གང་དང་གང་ཟོས་པའི་དྭངས་མའི་བཅུད་དེ་ཡིས་ཕོ་བའི་གནས་ནས་རིམ་པས་ལུས་ཟུངས་བདུན་པོ་སོ་སོར་རྒྱུན་མི་ཆད་པར་འཕེལ་བ་ལས་འབྱུང་བའི་ཐ་མའི་བཅུད་ཆེན་པོ་དེ་ཉིད་བསམ་སེའུ་ནས་རྩ་གཉིས་པོར་བརྒྱུད་དེ་མངལ་གནས་ཀྱི་ལྟེ་བར་ཞུགས་པ་ཡིས་མངལ་གནས་དེ་ཉིད་ཀྱི་ཟུངས་སྟོབས་རིམ་གྱིས་རྣམ་པར་འཕེལ་བར་འགྱུར་བ་ཡིན་ཏེ། དཔེར་ན་ཆུ་རྒྱུན་ཤིན་ཏུ་ཕྲ་བ་ལས་རིམ་པར་བསགས་པའི་རྫིང་དང་འདྲ་བའི་བསམ་སེའུ་ནས་ཡུར་བ་དང་འདྲ་བའི་རྩའི་སྦུབས་གཉིས་པོ་བརྒྱུད་ཆུ་དང་འདྲ་བའི་དྭངས་མའི་རྒྱུན་འབྱུང་བ་དེས་ཞིང་ས་དང་འདྲ་བའི་མངལ་གནས་དེའི་ས་ཏོག་དང་འདྲ་བའི་ཁམས་རྣམས་འཕེལ་ཞིང་སྐྱེད་པར་བྱེད་པ་ཡིན་ལ། བུད་མེད་རྣམས་མངལ་སྦྲུམ་པའི་རིང་ཟླ་མཚན་མི་འབྱུང་བ་ཡང་དེའི་རྐྱེན་གྱིས་ཡིན་པར་བཤད་དོ། །སྙིང་པོ་བསྡུས་པར། མངལ་གནས་ལྟེ་བ་མ་ཡི་ནི། །སྙིང་གི་རྩ་དང་འབྲེལ་བའི་ཕྱིར། །དེ་ཡིས་དེ་ནི་འཕེལ་འགྱུར་ཏེ། །ཞེས་པའི་རང་འགྲེལ་ལས། ཁྲིས་པ་ནང་དུ་འཕེལ་བའམ་སྐྱེ་བའི་རྒྱུ་ནི་མའི་སྙིང་དང་བུའི་ལྟེ་བ་འབྲེལ་བའི་རྒྱུན་སྲང་ཡོད་ལ། དེ་ནས་མས་ཟོས་པའི་བཅུད་རྣམས་འཛུག་སྟེ། དཔེར་ན། ཞིང་ལ་ཡུར་བ་ནས་ཆུ་དྲངས་ཏེ་བཅུས་ན་ངེས་པར་འཕེལ་ཞིང་རྒྱས་པ་བཞིན་ནོ། །ཞེས་གསུངས་པ་ལྟར་རོ། །

༢ འཕེལ་ཚུལ་དངོས་བཤད་པ།

འཕེལ་ཚུལ་དངོས་བཤད་པ་ལ་ཡང་། ཟླ་བ་དང་པོའི་འཕེལ་ཚུལ་བཤད་པ་དང་། ལྟེ་བསྐྱུར་གྱི་ཐབས་བསྟན་པ། ཟླ་བ་གཞན་གྱི་འཕེལ་ཚུལ་བཤད་པ་དང་གསུམ་མོ། །

(༡) ཟླ་བ་དང་པོའི་འཕེལ་ཚུལ་བསྟན་པ།

དེ་ཡང་བདུན་ཕྲག་སུམ་ཅུ་རྩ་བརྒྱད་ཀྱི། །རླུང་གིས་བསྒྱུར་ནས་ཟླ་དཀྲུར་འཕེལ་འགྱུར་ཏེ། །ཟླ་བ་དང་པོ་བདུན་ཕྲག་དང་པོའི་དུས། །འོ་མར་རུ་མ་ཟླུག་འདྲ་ཁུ་ཁྲག་འདྲེས། །བདུན་ཕྲག་གཉིས་པ་ནུར་ནུར་པོ་རུ་འགྱུར། །བདུན་ཕྲག་གསུམ་པ་ཞོ་ཆགས་ལྟ་བུར་སྣང་། །ཞེས་པ་སྟེ། དེ་ཡང་ཞག་བདུན་ཕྲག་སུམ་ཅུ་རྩ་བརྒྱད་ལྷག་ཙམ་རིང་རླུང་རྣམས་ཀྱི་བྱེད་ལས་ཀྱིས་རིམ་པར་བསྒྱུར་ཏེ་ཟླ་བ་དགུ་ཡི་བར་དུ་འཚར་ཞིང་འཕེལ་བར་འགྱུར་བ་ཡིན་ཏེ། དེ་ཡང་བདུན་ཕྲག་སུམ་ཅུ་རྩ་བརྒྱད་ཀྱི་བར་དུ་ཇི་ལྟར་འཕེལ་ལམ་ཞེ་ན། མངལ་དུ་ཁུ་ཁྲག་གཉིས་ལྷན་ཅིག་ཏུ་ཚོགས་པའི་སྐད་ཅིག་མ་དེ་ནས་བརྩིས་པའི་ཟླ་བ་དང་པོ་ལ་བདུན་ཕྲག་བཞི་ལྷག་ཙམ་ཡོད་པའི་ཁོངས་ནས་བདུན་ཕྲག་དང་པོའི་དུས་སུ་ཀུན་གཞིའི་རྣམ་པར་ཤེས་པ་ལས་ཆོས་ཉིད་ཀྱི་སྟོབས་ཀྱིས་སྲོག་ཆེན་པོའི་རླུང་ཞེས་བྱ་བ་ཞིག་འཕྲོས་ནས་དེའི་བྱེད་ལས་ཀྱིས་ཞོའི་དོན་དུ་འོ་མ་བསྐོལ་བར་རུ་མ་བླུགས་ཏེ་དཀྲུགས་པ་དང་འདྲ་བར་ཁུ་ཁྲག་གཉིས་ཀྱི་རྡུལ་ཐམས་ཅད་ཕན་ཚུན་དབྱེར་མེད་རོ་གཅིག་ཏུ་འདྲེས་པར་བྱེད་པ་དང་། བདུན་ཕྲག་གཉིས་པའི་སྐབས་སུ་ཀུན་ཏུ་སྡུད་པ་ཞེས་བྱ་བའི་རླུང་གི་བྱེད་ལས་ཀྱིས་ཐུམ་ལས་ཅུང་ཟད་སྐ་ཞིང་ནུར་ནུར་པོར་འགྱུར་བར་བྱེད་པ། བདུན་ཕྲག་གསུམ་པ་ལ་མཛོད་ཀ་ཞེས་བྱ་བའི་རླུང་གི་བྱེད་ལས་ཀྱིས་གོང་གི་ནུར་ནུར་པོ་དེ་ཞོ་ཆགས་ཟིན་པ་ལྟ་བུར་སྣང་བ་སྐ་བའི་རང་བཞིན་ཅན་དུ་འགྱུར་བར་བྱེད་པ་བཅས་ཡིན་ནོ། །

(༢) ལྟེ་བ་བསྒྱུར་བའི་ཐབས་བསྟན་པ།

སྐྱེས་བུ་འདོད་པས་དུས་འདིར་ཐབས་བསྟེན་ཏེ། །མཚན་མ་གསལ་བར་མ་གྱུར་གོང་དུ་བྱ། །འདི་སྟོབས་ལྡན་པས་ལས་ཀྱང་ཟློག་གནོན་ནུས། །ཞེས་པ་

སྟེ། དེ་ཡང་སྐྱེས་པ་བུ་ཕོ་སྐྱེ་བར་འདོད་པ་རྣམས་ཀྱིས་དུས་སྐབས་འདི་ཉིད་ཁོ་ནར་ལྷེ་བ་བསྒྱུར་བའི་ཐབས་བསྟེན་པར་བྱ་བ་ཡིན་ཏེ། ཅིའི་ཕྱིར་ཞེ་ན། ཐབས་འདི་ནི་མངལ་གནས་དེ་ལ་ཕོ་མོ་སོ་སོའི་མཚན་མ་གསལ་བར་མ་གྱུར་པའི་གོང་དུ་བྱ་དགོས་པ་ལས་དེ་ལས་འདས་ན་བསྒྱུར་བར་མི་ནུས་པའི་ཕྱིར་རོ། །ཞལ་ལུང་དུ་འདི་ལས་སྔ་བར་ཡང་བྱ་རུང་ངོ་ཞེས་གསུངས་སོ། །དེས་ན་ལྷེ་བ་བཙན་ཐབས་སུ་བསྒྱུར་བའི་ཐབས་སམ་ཚོ་ག་འདི་ཉིད་འཆད་འགྱུར་གྱི་ལག་ལེན་རྣམས་ཚུལ་བཞིན་དུ་བྱས་ན་འདི་ཉིད་ཤིན་ཏུ་ནུས་སྟོབས་དང་ལྡན་པ་ཞིག་ཡིན་པའི་དོན་གྱིས་བུ་མོར་སྐྱེ་བར་འགྱུར་བའི་ལས་འཇོམས་ཡོད་དུ་ཟིན་ཀྱང་རྐྱེན་གྱི་སྟོབས་ལས་སྐྱེ་བ་གཅིག་གི་རིང་ལ་ལས་དེ་ཉིད་ཟིལ་གྱིས་གནོན་ནས་བུ་ཕོར་བསྒྱུར་ནུས་པ་ཡིན་ནོ། །དེའང་སྙིང་པོ་བསྡུས་པར། སྐྱེས་བུ་བྱེད་པ་འདི་སྟོབས་ལྡན། །ལས་ཀྱང་ཟིལ་གྱིས་གནོན་པར་ནུས། །ཞེས་སོགས་དང་། རང་འགྲེལ་ལས། ཡང་ནི་སྐྱེས་བུའི་ལས་དགེ་བ་དང་མི་དགེ་བ་ནི་རྗེས་སུ་འབྲང་མོད་ཀྱི། འོན་ཀྱང་རྐྱེན་ལ་རག་ལས་པ་ཡང་ཡོད་པས་གསོ་དང་སྲུང་བའི་ཚོ་ག་བྱའོ། །ཞེས་གསུངས་སོ། །དེ་ལྟར་སྤྱིར་བསྟན་ནས་བྱེ་བྲག་ཏུ་ལྷེ་བ་བསྒྱུར་བའི་ཐབས་ལ་ཡང་། རྟེན་འབྲེལ་དང་རྫས་ཀྱིས་བསྒྱུར་བ་བསྟན་པ་དང་། སྨན་དང་སྲུང་བས་བསྒྱུར་བ། མངལ་སྲུང་བའི་ཐབས་བསྟན་པ་དང་རྣམ་པ་གསུམ་མོ། །

ཀ༡ རྟེན་འབྲེལ་དང་རྫས་ཀྱིས་བསྒྱུར་བ། **སྐར་མ་རྒྱལ་ལ་སྐྱེས་པ་བྲུ་ཡི་གཟུགས། །ལྕགས་སྣ་ཁ་ཡར་ལས་བརྡུང་སོལ་མེ་ལ། །མདོག་འགྱུར་བསྲེགས་པ་བ་ཡི་འོ་མའི་ནང་། །གོང་གི་གྲངས་གསུར་ཁུ་བ་སླིམ་གང་བླུད།** །ཅེས་པ་སྟེ། ཐོག་མར་སྐར་མ་རྒྱལ་དང་གཟའ་ཕུར་བུ་གཉིས་འཛོམས་པའི་དུས་སམ་དེ་ལྟར་མ་བྱུང་རུང་སྐར་མ་རྒྱལ་འཆར་བའི་ཉིན་མོར་མགར་བ་མཁས་ཤིང་བུ་མང་པོ་ཡོད་པ་

མིང་བཀྲ་ཤིགས་པ་ཞིག་གིས་ཕོ་ལྕགས་སྣ་རིགས་གསུམ་མམ་ལྔ་སོགས་ལྕགས་སྣ་གྲངས་ཁ་ཡར་འདུས་པ་ལས་སྐྱེས་པ་བུའི་གཟུགས་སོར་བཞི་ལྷན་པ་ཤིན་ཏུ་མཛེས་པ་ཡིད་དུ་འོང་བ་མཚན་མ་དང་བཅས་པའི་དབང་པོའི་རྟེན་གྱི་གཟུགས་དབྱིབས་རྣམས་ཚང་ལ་གསལ་བར་རྡོད་པ་ཞིག་བཏུངས་ནས། སླར་སྐར་མ་རྒྱལ་ལ་བབས་པའི་ཉིན་སྟག་པ་ཤིང་དང་། ཚར་པ། སྟར་བུ་སོགས་ཕོ་ཤིང་རིགས་ཀྱི་སོལ་མེའི་ནང་དུ་མདོག་དམར་པོར་འགྱུར་ཙམ་བར་བསྲེགས་ཕོག་བེའུ་ཕོ་ཡོད་པའི་བའི་འོ་མ་སྙིམ་པ་དོའི་ནང་དུ་ལྕགས་ལ་ངར་བླུད་པ་ལྟར་སོར་སྦྲ་ཕོན་པར་གསུར་ཞིང་། དེ་ལྟར་ལྕགས་སྣ་དུ་ཡོད་ཀྱི་གྲངས་དང་མཉམ་པར་ཡང་བསྲེག་ཡང་གསུར་ཏེ་གྲངས་ཚང་བའི་རྗེས་དེའི་ཁུ་བ་སྙིམ་པ་གང་བཙུས་ཏེ་བུད་མེད་དེའི་ཁར་ཕྱི་དེས་བླུད་པར་བྱའོ། །

སྙིང་པོ་བསྡུས་པར། སྐར་མ་རྒྱལ་ལ་སྐྱེས་བུའི་གཟུགས། །གསེར་རམ་དངུལ་ལམ་ལྕགས་ལས་བྱས། །མེ་མདོག་འགྱུར་བསྲེགས་འོ་མར་བཙུག །དེ་ནི་སྙིམ་གང་བླུད་པར་བྱ། །ཞེས་གསུངས་པ་ལྟར་ལྕགས་སྣ་ཁ་ཡར་ཞེས་པ་འདི་གསེར་དངུལ་ཟངས་ལྕགས་སོགས་ལྕགས་རིགས་མི་འདྲ་བ་བསྲེས་ནས་བཏུངས་དགོས་པར་བཞེད་པའང་ཡོད་དོ། །

ཀ༢ སྨན་དང་སྲུང་བས་བསྒྱུར་བ། **ཉི་མ་ཟླ་བའི་དྭངས་མ་བཟའ་བ་དང་། །བཅིངས་དང་གདགས་པའི་རྟེན་འབྲེལ་བསྒྲེན་པར་བྱ། །**ཞེས་པ་སྟེ། ཉི་མའི་དྭངས་མ་སྟེ་སྲིད་པའི་བྱང་སེམས་དམར་པོ་ཞེས་ལྷང་ཚེར་དམར་པོ་དང་། ཟླ་བའི་དྭངས་མ་སྲིད་པའི་བྱང་སེམས་དཀར་པོ་ཞེས་དངུལ་ཆུ་བཙོ་བཀྲུ་སྦྱངས་གསུམ་བྱས་པ་གཉིས་ཆ་མཉམ་པ་རྡོ་གཅུན་དུ་མཉེས་ཤིང་དབྱེར་མེད་དུ་འདྲེས་པར་གྱུར་པ་དེ་ཉིད་བུ་རམ་དང་སྦྱར་བ་དང་། ཡང་ན་ཅོང་ཞི་དང་བྲག་ཞུན་ཆ་མཉམ་བུ་རམ（འབུམ་ནག་གསལ་སྒྲོན་ལས། སྟར་བུ་དང་རྒུན་འབྲུམ་ཞེས་པའང་སྣང་།） དང་

སྒྱུར་བ་བདུན་ཕྲག་གསུམ་གྱི་བར་ཉིན་རེ་ཐུན་རེ་བཟའ་བར་བྱ་བ་དང་། གཞན་ཡང་ལུག་ཐུག་པོ་ལྷའམ་གསུམ་སོགས་གྲངས་ཁ་ཡར་གྱི་སོག་པ་གཡས་པའི་བལ་འདུས་པ་ལས་ཁྲིའུ་གཙང་མ་ཞིག་གིས་སྲད་བུ་སུམ་གྲིམ་བྱས་རྗེས་བུད་མེད་དེའི་རྐེད་པར་བཅིངས་ཏེ་མདུན་ངོས་སུ་ལུག་གི་གྲངས་དང་མཉམ་པའི་མདུད་པ་བྱས་ནས་སྔེ་གཉིས་ལྟེ་བའི་འོག་ཏུ་འཕྱང་འཕྱང་དུ་བཞག་པ་དེར་གོང་གི་བུའི་གཟུགས་བརྙན་དེ་ཉིད་ལུག་ཕོའི་པགས་པར་དྲིལ་ནས་མགོ་མཇུག་མ་ལོག་པར་གདགས་པར་བྱ་བ་བཅས་ཇི་སྐད་བཤད་པའི་རྟེན་འབྲེལ་ཟབ་མོ་རྣམས་ཇི་ལྟ་བ་བཞིན་དུ་བསྟེན་པར་བྱས་ན་ནི་ལྟོ་བ་ངེས་པར་བསྒྱུར་ནུས་པ་ཡིན་ནོ། །ལྟོ་བསྒྱུར་བྱས་པ་ཞིག་ལ། ཟླ་བ་ཚང་ནས་བུ་ཕོ་སྐྱེས་པ་ཡིན་ན། དེ་ལྟོ་བསྒྱུར་གྱི་ཚོ་ག་བྱས་ནས་བུ་མོ་སྐྱེ་འགྱུར་གྱི་མངལ་གནས་དེ་བུ་ཕོར་བསྒྱུར་ནས་སྐྱེས་པ་ཞིག་ཡིན་ནམ། ཡང་ན་མངལ་དུ་ཞུགས་པའི་དང་པོ་ནས་བུ་ཕོར་སྐྱེ་ངེས་ཤིག་ཡིན་པ་དེ་བརྟག་དཀའ་བ་ཞིག་ཡིན་མོད། དེར་ཡིད་མི་ཆེས་པ་དང་ཐེ་ཚོམ་ཟ་མི་རུང་སྟེ་གཅིག་ན་རྫས་དང་རྟེན་འབྲེལ་གྱི་ནུས་པ་བསམ་གྱིས་མི་ཁྱབ་པ་ཡིན་པའི་ཕྱིར་དང་། གཉིས་ན་སྙིག་གྱུར་མཁྱེན་པའི་དྲང་སྲོང་གིས་མཛད་པའི་རིག་གཞུང་ཡིན་པའི་ཕྱིར་ན་བསླུ་བ་མི་སྲིད་དོ། །

ཀ༣ མངལ་སྲུང་བའི་ཐབས། **ཉལ་པོ་རྩོལ་དྲག་མཚན་མོ་གཉིད་མི་ལོག། ཉིན་གཉིད་ཤུགས་བཀག་ཚ་རྣོ་ལྡི་བ་དང་། །བཤང་དགག་ཟས་དང་རྫིན་ཁྲུས་མས་བཏང་དང་། །གཏར་ག་ལ་སོགས་ཟླ་བརྒྱད་བར་དུ་སྤང་། །ཅི་ཕྱིར་མངལ་འཛིག་འཆིའམ་དཀྲུ་སྐམ་འགྱུར། །**ཞེས་པ་སྟེ། ཕྱིར་སྦྲུམ་མ་ཐམས་ཅད་དང་། ཁྱད་པར་དུ་ལྟོ་བསྒྱུར་གྱི་ཐབས་སྤྱད་པའི་སྦྲུམ་མ་གང་གིས་ཉལ་པོ་སྤྱོད་པ་དང་། རྩོལ་བ་ཤུགས་དྲག་པ། མཚན་མོ་གཉིད་མི་ལོག་པ། ཉིན་གཉིད་ལོག་ཆེས་པ། བཤང་གཅིའི་ཤུགས་བཀག་པའམ་ཏ་ཙང་བ་ཙོར་ཆེས་པ། ནུས་པ་ཤིན་ཏུ་ཚ་ཞིང་རྣོ་ལ་ལྡི་

བའི་ཟས་སྨན་རིགས་དང་། ལྷག་པར་བཤང་གཅི་དགག་པར་འགྱུར་བའི་ཁ་ཟས་རྣམས་དང་། སྣོན་ཏེ་སྐྱུགས་གཏོང་བ་དང་། ཁྲུས་ཏེ་བཤལ་གཏོང་བ་དང་། མས་བཏང་སྟེ་ནི་རུ་ཧ་བྱེད་པ། གཏར་ག་གདབ་པ་སོགས་མངལ་གནས་མ་དང་བཅས་པ་ལ་གནོད་པར་འགྱུར་བའི་ཟས་སྤྱོད་སྨན་དཔྱད་གང་ཡིན་པ་ཐམས་ཅད་ལྟེ་བ་བསྒྱུར་བ་ནས་མ་བཙས་ཀྱི་བར་དུ་སྤང་བར་བྱ་དགོས་ལ། གལ་ཏེ་སྤང་བྱ་འགའ་ཞིག་ཅིས་ཀྱང་བསྟེན་དགོས་བྱུང་ན་ཡང་ཟླ་བ་བརྒྱད་མ་རྫོགས་བར་དུ་སྤང་བར་བྱ་དགོས་ཏེ། ཅིའི་ཕྱིར་ཞེ་ན། ཟས་སྤྱོད་དེ་རིགས་ཀྱིས་མའི་ལུས་ཟུངས་ལ་ཤིན་ཏུ་གནོད་པར་འགྱུར་བ་དང་། མའི་ལུས་ཟུངས་ཟད་ན་མངལ་གནས་ཀྱི་ལུས་སྟོབས་སྐྱེད་པའི་རྒྱུ་མེད་པའི་དོན་གྱིས་མངལ་འཇིག་སྟེ་དུས་མིན་དུ་ཕྱིར་འབྱུང་བའམ། ཡང་ན་རླུང་འཕེལ་བའི་དབང་གིས་དཀྱུའམ་མངལ་གྱི་ནང་དུ་བསྐམ་པར་འགྱུར་བའི་ཕྱིར་གང་དག་རིགས་རྒྱུད་དོན་དུ་གཉེར་བ་རྣམས་ཀྱིས་ཇི་སྐད་བཤད་པའི་སྤང་བླང་གི་རིམ་པ་རྣམས་ལ་འབད་པར་བྱའོ། །

(༣) ཟླ་བ་གཞན་གྱི་འཕེལ་ཚུལ་བཤད་པ།

ཟླ་བ་གཞན་གྱི་འཕེལ་ཚུལ་བཤད་པ་ལ་ཡང་ཟླ་བ་དང་པོའི་མཇུག་ཏུ་མཚན་མ་ཐོད་ཚུལ་རྟགས་དང་བཅས་པ་བསྟན་པ། དུས་རིམ་དང་པོའི་འཕེལ་ཚུལ། དུས་རིམ་གཉིས་པའི་འཕེལ་ཚུལ། དུས་རིམ་གསུམ་པའི་འཕེལ་ཚུལ་བཤད་པའོ། །

ཀ༡ མཚན་མ་ཐོད་ཚུལ་རྟགས་དང་བཅས་པ་བསྟན་པ། བཞི་པ་གོར་གོར་མེར་མེར་ནར་ནར་པོ། །དེ་ལས་ཕོ་མོ་མ་ནིང་རིམ་པར་འགྱུར། །དེ་རྟགས་དཀྱུ་ཤྲི་ལུས་རིད་ཡི་ག་འགག །གཡལ་རྒྱུད་སྲིད་ཞུར་ཧྲུ་མ་སྐྱེ་བ་དང་། །ཞུར་ལ་དགའ་ཞིང་སྙིང་ལ་སྣ་ཚོགས་འདོད། །དེ་བཀག་མངལ་འཇིག་གཟུགས་མི་སྡུག་པར་འགྱུར། །དེ་བས་གནོད་པའང་ཕན་བསྲེས་ཙང་ཟད་བྱིན། །ཞེས་པ་སྟེ།

འདི་ཐད་མེས་པོའི་ཞལ་ལུང་དུ་དུས་འཁོར་རྩ་འགྲེལ་གྱི་ལུང་དྲངས་ཏེ། ལུས་ཅན་རྣམས་མངལ་དུ་ཆགས་པ་ནས་བཟུང་སྐྱེ་བའི་མཐར་ཐུག་པའི་བར་གྱི་རྣམ་བཞག་རྒྱས་པར་གསུངས་པ་དང་། ཟླ་བའི་རྒྱལ་པོ་སོགས་ལས་ཞག་བདུན་ཕྲག་དང་པོ་ནས་བདུན་ཕྲག་བཞི་བཅུ་རྩ་གསུམ་བར་དུ་རླུང་མི་འདྲ་བ་རེ་རེ་དང་བཅས་ཏེ་འཕེལ་བའི་ཚུལ་གསུངས་ཀྱང་གཞུང་དེ་དང་དེར་ཤེས་པར་འགྱུར་བས་མ་སྤྲོས་ལ་འདིར་དཀྱུས་སུ་འཇུག་པར་བྱ་སྟེ། བདུན་ཕྲག་བཞི་པ་ལ་རབ་ཏུ་འབྱེད་པ་ཞེས་པའི་རླུང་གི་བྱེད་ལས་ཀྱིས་ སྔ་སོར་ལྟེ་ཁྲག་གཉིས་ཉོ་ལྟར་ཆགས་པ་དེ་ལས་འགྱུར་ནས་ཟླུམ་པོར་ཐུང་ཟད་སྲ་ཞིང་འདྲིལ་བའི་རྣམ་པ་དང་། ཡང་ན་སླ་ཞིང་མེར་མེར་པོའི་རྣམ་པ། ཡང་ན་དབྱིབས་ནར་ནར་པོ་བཅས་གང་རུང་ཞིག་ཏུ་འགྱུར་བ་ཡིན་ཞིང་། དེ་དག་ལས་དང་པོར་འགྱུར་ན་བུ་ཕོ་དང་། གཉིས་པ་ལྟར་མེར་མེར་པོ་འགྱུར་ན་བུ་མོ། གསུམ་པ་ལྟར་ནར་ནར་པོར་འགྱུར་ན་མ་ནིང་བཅས་སུ་རིམ་པ་ལྟར་འགྱུར་བ་ཡིན་ལ་དེ་དག་གང་ཡང་རུང་བ་ཞིག་ཏུ་འགྱུར་བའི་ཚེ་ན་བུད་མེད་རང་ཉིད་ཀྱིས་ཤེས་ཤིང་གསལ་བར་འགྱུར་བ་ཡིན། འབུམ་ནག་གསལ་སྒྲོན་ལས། བདུན་ཕྲག་བཞི་པའི་སྐབས་སུ་ཕོའི་རྩ་ཆགས་ན་གོར་གོར་པོར་འགྱུར། མོའི་རྩ་ཆགས་ན་མེར་མེར་པོར་འགྱུར། མ་ནིང་གི་རྩ་ཆགས་ན་ནར་ནར་པོར་འགྱུར་ཞེས་གསུངས་པ་ལ་ད་ལྟ་སྤྱིག་པ་རྩ་ཡང་ཆགས་མེད་ན་རྩ་གཞན་རྣམས་ཆགས་པའི་སྐབས་མེད་དོ་ཞེས་མེས་པོའི་ཞལ་ལུང་ནས་བཀག་པ་གནང་བ་ལྟར་རོ། །དེའི་རྟགས་སུ་དཀའམ་མངལ་ཁ་ཅུང་སྐྱོད་ཅིང་ཚང་ར་སོགས་ལུས་སྨད་ལྕི་བ་དང་། ལུས་སྒོ་བུར་དུ་རིད་པ་དང་། སྐྱུགས་མེར་ལངས་ཏེ་ཟས་ཀྱི་ཡི་ག་འགགས་པ། གཡལ་མང་ཞིང་བྱ་རྒྱུང་ཡང་ཡང་བྱེད་འདོད་པ། འགྲོས་ཀྱིས་དུབ་པ་ལྟར་སྤྱིད་པ་སྐྱུར་བ། ནུ་མ་སྔར་བས་ཆེར་རྒྱས་པ། ཟས་སྐྱམ་སྐྱུར་བའི་རིགས་ལ་ལྷག་པར་དགའ་ཞིང་། མདོར་ན་མངལ་གནས་ཀྱི་ལུས་ཅན་དེའི་དབང་

གིས་བུད་མེད་དེ་ཉིད་སྙིང་ལ་ཟས་སྐོམ་སྣ་ཚོགས་བཟའ་འདོད་པ་ཞིག་འབྱུང་བ་ཡིན་ལ། ཇི་ལྟར་འདོད་པའི་ཟས་སྐོམ་རྣམས་མ་བྱིན་པར་བཀག་པར་འགྱུར་ན་མངལ་གནས་དེ་ཉིད་འཇིག་ཅིང་འཆི་བར་འགྱུར་ལ། གལ་ཏེ་འཆི་བར་མ་གྱུར་ནའང་དམུས་ལོང་དང་། སྒུར་པོ་སོགས་གཟུགས་མི་སྡུག་པ་སྣ་ཚོགས་སུ་སྐྱེ་བར་འགྱུར་བ་དེ་བས་ན་འདོད་པ་བྱེད་པའི་ཟས་སྐོམ་དེ་རིགས་བུད་མེད་དེ་ཉིད་ཀྱི་ནད་གཞིའམ་ལུས་ཁམས་ལ་གནོད་པ་ཞིག་སྣང་ཡང་། བཤུལ་ཆགས་དང་། མཛོ་རྟོལ་གྱི་ཤ་མ་གཏོགས་དེ་མིན་མ་བུ་གཉིས་ཀར་ཕན་ཞིང་འཕྲོད་པའི་ཟས་སྐོམ་འགའ་ཞིག་དང་མཉམ་དུ་བསྲེས་ནས་ཅུང་ཟད་རེ་བྱིན་པར་བྱ་དགོས་པ་ཡིན་ཏེ། ཟླ་ཟེར་ལས། འདི་ཡི་སྙིང་ནི་མ་ལས་སྐྱེས། །མ་ཡི་སྙིང་ཡང་དེ་དང་ནི། །འབྲེལ་བས་དེའི་ཕྱིར་སྲུམ་མ་འདིའི། །སྲིད་པ་དགག་པར་མི་བྱའོ། །ཞེས་གསུངས་པའི་ཕྱིར་རོ། །

ཀ༢ དུས་རིམ་དང་པོའི་འཕེལ་ཚུལ་བསྟན་པ། **ཟླ་བ་གཉིས་པ་བདུན་ཕྲག་ལྔ་པ་ལ། །མངལ་གནས་ལུས་ཀྱི་དང་པོ་ལྟེ་བ་ཆགས། །དྲུག་པ་ལྟེ་བ་ལ་བརྟེན་སྲོག་རྩ་ཆགས། །བདུན་པར་མིག་གི་དབང་པོ་གཟུགས་སུ་དོད། །བརྒྱད་པ་དེ་ལ་བརྟེན་ནས་མགོ་དབྱིབས་ཆགས། །དགུ་པ་ལུས་དབྱིབས་ཁོག་པ་སྟོད་སྨད་ཆགས།** །ཞེས་པ་སྟེ། ཟླ་བ་གཉིས་པ་ལ་སྔ་མའི་ཞག་ལྷག་མ་དང་བཅས་པ་བསྟན་པས་བདུན་ཕྲག་ལྔ་ཡོད་པ་དག་གོང་གི་སྟེང་དུ་བརྩེགས་པའི་བདུན་ཕྲག་ལྔ་པའི་སྐབས་སུ་ཡང་དག་པར་སྡུད་པའི་རླུང་ཞེས་པའི་བྱེད་ལས་ཀྱིས་མངལ་གནས་དེ་ཉིད་སྔར་གྱི་གོར་གོར་མེར་མེར་སོགས་གང་ཏུང་གི་རྣམ་པ་དེ་ལས་འདས་ནས་མཁྲེགས་ཤིང་མཁྲང་འགྱུར་གྱི་ཞག་ཅེས་བྱ་ཞིང་། དེ་ལྟར་མཁྲང་འགྱུར་གྱི་ཞག་འདིའི་སྐབས་སུ་མངལ་གནས་ཀྱི་སེམས་ཅན་དེའི་ལུས་ཀྱི་ཆ་ཤས་ཀྱི་ནང་ནས་དང་པོ་ཁོ་ནར་རྩ་རླུང་ཐམས་ཅད་སྐྱེད་པའི་རྩ་བ་ལྟ་བུར་གྱུར་པའི་ལྟེ་བའི་རྩ་འདབ་ཀྱི་རྣམ་པ

དེ་ཉིད་ཆགས་འགྱུར་གྱི་ཚོགས་པ་བཅུ་དྲུག་པའི་ཐད་དུ་ཆགས་པར་འགྱུར་བ་དང་། བདུན་ཕྲག་དྲུག་པར་ཟས་ཞེས་པའི་རླུང་གི་བྱེད་ལས་ཀྱིས་ལྟེ་བའི་རྩ་འདབ་ཀྱི་དབུས་དེ་ལ་བརྟེན་ནས་སྲོག་པ་རྩ་ཞེས་འཕར་རྩ་ཐམས་ཅད་ཀྱི་སྡོང་པོ་སྲོག་གི་རླུང་གི་རྟེན་དེ་ནི་དུས་ཀྱི་འཁོར་ལོ་དང་ཟབ་མོ་ནང་དོན་གྱི་དགོངས་པ་ལྟར་མེས་ཞལ་ལས་རང་སོར་ཕྱེད་དང་བཅུ་གསུམ་ཞེས་གསུངས་ཀྱང་དེ་ནི་འཁོར་ལོ་དྲུག་གི་དབང་དུ་བྱས་ཏེ་གསུངས་པ་ཡིན་ལ། འདིར་ནི་འཁོར་ལོ་བཞི་དང་ཤུགས་བསྟན་བཅས་ལྔ་ལས་མེད་ཕྱིར་མངལ་གནས་རང་ཉིད་ཀྱི་རང་སོར་བཅུ་དྲུག་བར་གྱེན་ཕྱོགས་སུ་གྱེས་པ་དང་འབྲེལ། དེའི་ཡར་སྙེ་ཚོགས་པ་བརྒྱད་པའི་ཐད་དུ་སྙིང་ཁམས་ཀྱི་རྩ་འདབ་མ་བཞི་པའི་རྣམ་པ་དང་བཅས་པ་ཆགས་པ་དང་། བདུན་ཕྲག་བདུན་པར་འཁྱིལ་བར་བྱེད་པ་ཞེས་པའི་རླུང་གི་བྱེད་ལས་ཀྱིས་སྙིང་ག་ནས་སྲོག་པ་རྩ་དེ་རང་སོར་བཅུ་བཞི་ཚད་ཙམ་གྱེན་དུ་སོང་སྐེ་ཨན་སྟོང་ཚོགས་པ་དང་པོའི་ཐད་དུ་མགྲིན་པའི་རྩ་འཁོར་ཆགས་པ་འདིར་དངོས་སུ་མ་བསྟན་ཀྱང་ཤུགས་བསྟན་དུ་གོ་དགོས་པ་དང་། དེ་ནས་སླར་ཡང་རླུང་དེའི་བྱེད་ལས་ཀྱིས་གྱེན་ཕྱོགས་སུ་རང་སོར་བཅུ་དྲུག་བར་གྱེས་ཏེ་ཡར་སྙེ་སྤྱི་བོའམ་མགོ་བོའི་རྩ་འདབ་མིག་གི་དབང་པོ་དང་བཅས་པའི་གཟུགས་དབྱིབས་དོད་པ་དང་། དེ་དང་དུས་མཉམ་དུ་ལྟེ་བ་ནས་སྲོག་པ་རྩ་དེ་ཐུར་དུ་རང་སོར་བཅུ་བཞི་བར་གྱེས་ཏེ་མར་སྙེ་གསང་གནས་ཀྱི་རྩ་འདབ་དང་བཅས་པ་ཆགས་པར་འགྱུར་བ་དང་། བདུན་ཕྲག་བརྒྱད་པར་བཟློག་ཅིང་བསྒྱུར་བར་བྱེད་པ་ཞེས་པའི་རླུང་གི་བྱེད་ལས་ཀྱིས་མགོ་བོའི་རྩ་འདབ་མིག་གི་དབང་པོ་དང་བཅས་པ་ཆགས་ཤིང་། དེ་ལ་བརྟེན་ནས་མགོ་བོའི་དབྱིབས་ཙམ་ཆགས་པར་འགྱུར་བ་དང་། བདུན་ཕྲག་དགུ་པར་རྣམ་པར་འབྱེད་པ་ཞེས་པའི་རླུང་གི་བྱེད་ལས་ཀྱིས་ཡན་ལག་བཞི་པོ་རྣམས་མ་གཏོགས་པའི་ལུས་བྱིངས་ཀྱི་དབྱིབས་སམ་ཁོག་པ་སྟོད་སྨད་ཀྱི་རྣམ་པ་ཕལ་ཆེར་ཆགས་པར་འགྱུར།

དུས་སྐབས་འདིའི་རིང་སྦྲུག་རྩའི་ནུས་པས་ལུས་དཀྱུས་གཅིག་ཏུ་ཆགས་པའི་ཐོག་མའི་རིམ་པའོ། །

ཀ༣ དུས་རིམ་གཉིས་པའི་འཕེལ་ཚུལ་བསྟན་པ། ཟླ་བ་གསུམ་པ་བདུན་ཕྲག་བཅུ་པ་ལ། །དཔུང་པ་གཉིས་དང་དཔྱི་གཉིས་འབུར་དུ་དོད། །བཅུ་གཅིག་དབང་པོ་དགུ་ཡི་གཟུགས་དབྱིབས་དོད། །བཅུ་གཉིས་པ་ལ་དོན་ལྔའི་གཟུགས་དབྱིབས་དོད། །བཅུ་གསུམ་པ་ལ་སྣོད་དྲུག་གཟུགས་དབྱིབས་དོད། །ཟླ་བ་བཞི་པ་བདུན་ཕྲག་བཅུ་བཞི་ལ། །དཔུང་རྐང་བརླ་རྐང་བཞི་པོའི་གཟུགས་དབྱིབས་དོད། །བཅོ་ལྔ་པ་ལ་རྐང་ལག་རྗེ་ངར་དོད། །བཅུ་དྲུག་པ་ལ་སོར་མོ་ཉི་ཤུ་དོད། །བཅུ་བདུན་ཕྱི་ནང་འབྲེལ་བའི་རྩ་རྣམས་ཆགས། །ཞེས་པ་སྟེ། ཟླ་བ་གསུམ་པ་ནས་ཞག་གསུམ་གོང་དུ་བཅད་པའི་ལྷག་མ་བདུན་ཕྲག་བཞི་ཡོད་པ་དག་གོང་གི་སྟེང་དུ་བརྩེགས་པའི་བདུན་ཕྲག་བཅུ་པར་སྲ་བར་བྱེད་པ་ཞེས་པའི་རླུང་གི་བྱེད་ལས་ཀྱིས་ཉའི་རྣམ་པ་དེ་ལས་དཔུང་པ་གཉིས་དང་དཔྱི་རྡུས་གཉིས་འབུར་དུ་དོད་པ་དང་། བདུན་ཕྲག་བཅུ་གཅིག་པར་རྡོ་རྗེ་ཞེས་པའི་རླུང་གི་བྱེད་ལས་ཀྱིས་དབང་པོའི་སྒོ་དང་བཅས་པའི་བུ་ག་དགུའི་གཟུགས་དབྱིབས་རྣམས་དོད་པ་ཡིན་ནོ། །

འདིར་གཟུགས་དབྱིབས་ཞེས་པ་རྣམས་ནི་དེ་དང་དེའི་གཟུགས་དབྱིབས་ཀྱི་རྣམ་པ་ཙམ་ཆགས་པའི་དོན་ཡིན་གྱི་གཟུགས་དངོས་སུ་གསལ་བར་ཆགས་པའི་དོན་མ་ཡིན་ནོ། །བདུན་ཕྲག་བཅུ་གཉིས་པ་ལ་ཡོན་པོའི་སྒོ་ཞེས་པའི་རླུང་གི་བྱེད་ལས་ཀྱིས་དོན་ལྔའི་གཟུགས་དབྱིབས་རྣམས་དོད་ལ། བདུན་ཕྲག་བཅུ་གསུམ་པ་ལ་བཀྲིས་ཤིང་སྐམ་པ་ཞེས་པའི་རླུང་གི་བྱེད་ལས་ཀྱིས་སྣོད་དྲུག་གི་གཟུགས་དབྱིབས་རྣམས་དོད་དོ། །ཟླ་བ་བཞི་པ་ལ་བདུན་ཕྲག་བཞི་ལྷག་ཙམ་ཡོད་པ་རྣམས་གོང་གི་སྟེང་དུ

བརྩེགས་པའི་བདུན་ཕྲག་བཅུ་བཞི་པ་ལ་སྐྱུད་པའི་སྒོ་ཞེས་པའི་རླུང་གི་བྱེད་ལས་ཀྱིས་
དཔུང་པའི་རྐང་གཉིས་དང་བརླའི་རྐང་གཉིས་ཏེ་རྐང་བཞི་པོའི་གཟུགས་དབྱིབས་
རྣམས་རྫོགས་པ་དང་། བདུན་ཕྲག་བཅོ་ལྔ་པ་ལ་པད་མ་ཞེས་པའི་རླུང་གི་བྱེད་ལས་ཀྱིས་
རྐང་པ་དང་ལག་པའི་རྗེ་ངར་བཞི་པོའི་གཟུགས་དབྱིབས་རྣམས་རྫོགས་ཤིང་། བདུན་
ཕྲག་བཅུ་དྲུག་པ་ལ་བདུད་རྩི་འཁྲོ་བ་ཞེས་པའི་རླུང་གི་བྱེད་ལས་ཀྱིས་རྐང་ལག་གཉིས་
ཀྱི་སོར་མོ་ཉི་ཤུ་པོའི་གཟུགས་དབྱིབས་རྣམས་རྫོགས་ལ། བདུན་ཕྲག་བཅུ་བདུན་པར་
འབྲི་གདོང་ཞེས་པའི་རླུང་གི་བྱེད་ལས་ཀྱིས་ཡན་ལག་དང་བཅས་པའི་ལུས་ཁམས་ཀྱི་
ཕྱི་ནང་དུ་འབྲེལ་ཞིང་མངོན་པའི་རྩ་བཅུ་དྲུག་དང་། མི་མངོན་པའི་རྩ་གྲངས་མེད་པ་
རྣམས་ཆགས་པ་ནི་བར་དུ་ཆགས་པའི་རིམ་པའོ། །

ཀ༩ དུས་རིམ་གསུམ་པའི་འཕེལ་ཚུལ་བསྟན་པ། ཟླ་ལྔ་བདུན་ཕྲག་བཅོ་བརྒྱད་ཤ་ཚིལ་ཆགས། །བཅུ་དགུ་པ་ལ་རྩ་བ་རྒྱས་པ་ཆགས། །ཉི་ཤུ་པ་ལ་རུས་དང་རྐང་མར་ཆགས། །རྩ་གཅིག་པ་ལ་ཕྱི་ཡི་པགས་པ་གཡོགས། །དེ་ནས་ཟླ་དྲུག་བདུན་ཕྲག་རྩ་གཉིས་ལ། །དབང་པོ་སྒོ་དགུའི་བུ་ག་རྣམ་པར་བྱེ། །རྩ་གསུམ་སྐྲ་དང་བ་སྤུ་སེན་མོ་སྐྱེ། །རྩ་བཞི་པ་ལ་དོན་སྣོད་གསལ་བར་སྨིན། །དེ་དུས་བདེ་དང་སྡུག་བསྔལ་ཤེས་པར་འགྱུར། །རྩ་ལྔ་པ་ལ་རླུང་གི་རྒྱུ་བ་འབྱུང་། །རྩ་དྲུག་པ་ལ་སེམས་ཀྱི་དྲན་པ་གསལ། །དེ་ནས་ཟླ་བདུན་བདུན་ཕྲག་རྩ་བདུན་ནས། །སུམ་ཅུའི་བར་དུ་ཐམས་ཅད་གསལ་རྫོགས་འགྱུར། །ཟླ་བ་བརྒྱད་པ་བདུན་ཕྲག་སོ་གཅིག་ནས། །སོ་ལྔའི་བར་གྱིས་ཐམས་ཅད་ཆེར་འཕེལ་བྱེད། །མ་དང་བུ་གཉིས་ཐང་རེ་གཟི་མདངས་འཕོ། །ཞེས་པ་སྟེ། ཟླ་བ་ལྔ་པ་ལ་
བདུན་ཕྲག་བཞི་ལྷག་ཙམ་ཡོད་པ་དེ་དག་གོང་གི་སྟེང་དུ་བརྩེགས་པའི་བདུན་ཕྲག་
བཅོ་བརྒྱད་པར་བརྟན་པར་འགྱུར་བ་ཞེས་པའི་རླུང་གི་བྱེད་ལས་ཀྱིས་ཤ་དང་ཚིལ་

རྣམས་ཀྱི་ཆ་ཤས་ཐལ་ཆེར་ཆགས་པར་བྱེད་པ་དང་། སྲོག་གི་རླུང་ལས་དྲི་མ་མེད་པ་ཞེས་བྱ་བའི་རླུང་འཁྲིས་ནས་ཞེས་ཞལ་ལུང་དུ་གསུངས་པ་ལྟར་རམ། བདུན་ཕྲག་བཅུ་དགུ་པ་ལ་སྦྲུམ་མའི་རླུང་གི་སྟོབས་ཀྱིས་ཆུ་བ་ཆེ་ཆུང་དང་རྒྱུས་པའི་རང་བཞིན་རྣམས་ཆགས་ཤིང་། བདུན་ཕྲག་ཉི་ཤུ་པ་ལ་ཤིན་ཏུ་སྲ་བ་ཞེས་བྱ་བའི་རླུང་གི་བྱེད་ལས་ཀྱིས་རུས་པའི་བྱེ་བྲག་རྣམས་དང་རྐང་མར་གྱི་དབྱིབས་རྣམས་ཆགས་པར་བྱེད་ལ། བདུན་ཕྲག་ཉེར་གཅིག་པ་ལ་ཡང་དག་པར་སྐྱེད་པ་ཞེས་པའི་རླུང་གི་བྱེད་ལས་ཀྱིས་ཕྱིའི་པགས་པ་འོ་མ་བསྐོལ་བའི་སྤྲིས་མ་ལྟ་བུས་གཡོགས་པར་འགྱུར་རོ། །དེ་ནས་ཟླ་བ་དྲུག་པ་ལ་སྦྲུམ་མའི་ཞག་ལྷག་མ་གཉིས་དང་ཕྱི་མའི་ཞག་གསུམ་ཡར་བསྣན་པས་བདུན་ཕྲག་ལྔ་བྱུང་བ་དག་གོང་གི་སྟེང་དུ་བརྩེགས་པའི་བདུན་ཕྲག་ཉེར་གཉིས་པ་ལ་ཀུན་ཏུ་རྒྱལ་བ་ཞེས་པའི་རླུང་གི་བྱེད་ལས་ཀྱིས་དབང་པོ་ལྔ་དང་བཅས་པའི་སྒོ་དགུའི་བུ་ག་རྣམས་སོ་སོར་རྣམ་པར་བྱེ་བར་འགྱུར་བ་དང་། བདུན་ཕྲག་ཉེར་གསུམ་པར་ཡོངས་སུ་དག་པར་འཛིན་པ་ཞེས་པའི་རླུང་གི་བྱེད་ལས་ཀྱིས་སྐྲ་དང་བ་སྤུ་སེན་མོ་བཅས་ཀྱི་དབྱིབས་རྣམས་སྐྱེ་བ་ཡིན་ཞིང་། བདུན་ཕྲག་ཉེར་བཞི་པ་ལ་འཛུམ་བའམ་སྒྲིན་འཛིན་ཞེས་པའི་རླུང་གི་བྱེད་ལས་ཀྱིས་སྦུར་ཆགས་ཟིན་པའི་དོན་སྣོད་རྣམས་གསལ་བར་སྨིན་ཞིང་། དེའི་དུས་སུ་བདེ་བ་དང་སྡུག་བསྔལ་གྱི་རྣམ་པ་ཡང་ཚོར་ཞིང་ཉམས་སུ་མྱོང་བའི་སྒོ་ནས་ཤེས་པར་འགྱུར་རོ། །བདུན་ཕྲག་ཉེར་ལྔ་པ་ལ་གྲོང་ཁྱེར་འཛིན་པ་ཞེས་པའི་རླུང་གི་བྱེད་ལས་ཀྱིས་བུ་ག་རྣམས་ལ་རླུང་གི་རྒྱུ་བ་ཡང་འབྱུང་བ་(འབུམ་ནག་གསལ་སྒྲོན་ལས། རླུང་གི་རྒྱུ་བ་སྟེ་དབུགས་ཆགས་ཞེས་གསུངས་སོ།)དང་། བདུན་ཕྲག་ཉེར་དྲུག་པ་ལ་སྐྱེ་བ་མངོན་པར་གྲུབ་པ་ཞེས་པའི་རླུང་གི་བྱེད་ལས་ཀྱིས་སེམས་ཀྱི་དྲན་པ་ཡང་ཅུང་ཟད་གསལ་བ་ཞིག་འབྱུང་ལ། དེ་ནས་ཟླ་བ་བདུན་པ་ལ་བདུན་ཕྲག་བཞི་ཡོད་པ་དེ་དག་གོང་གི་སྟེང་དུ་བརྩེགས་པའི་བདུན་ཕྲག་ཉེར་བདུན་

ནས་རྩ་བརྒྱད་རྩ་དགུ་སུམ་ཅུའི་བར་དུ་རིམ་བཞིན་དུ་རླུང་སྨན་ཡོན་ཆེན་པོ་དང་། མེ་ཏོག་འཛོམ། མེ་ཏོག་ཕྲེང་བ། ལྕགས་ཀྱི་སྙི་ཞེས་པ་བཅས་ཀྱི་བྱེད་པས་སྔར་རྗེ་ལྟར་ཆགས་པ་ཐམས་ཅད་མངོན་པར་གསལ་ཞིང་ཆ་ཤས་ཕྲ་མོ་རྣམས་ཀྱང་གྲུབ་སྐེ་ཡོངས་སུ་རྫོགས་པར་འགྱུར་རོ། །ཟླ་བ་བརྒྱད་པ་ལ་ཕྱི་མའི་ཞག་ལྔ་ཡར་བསྙན་པས་བདུན་ཕྲག་ལྔ་ཡོད་པ་དག་གོང་གི་སྟེང་དུ་བརྩེགས་པའི་བདུན་ཕྲག་སོ་གཅིག་ནས་སོ་ལྔའི་བར་དུ་མེ་ཏོག་སྟུད་པ་ཞེས་བྱ་བའི་རླུང་གི་ནུས་པ་གཅིག་པུས་ཆགས་ཟིན་པའི་ལུས་ཀྱི་ཆ་ཤས་ཐམས་ཅད་ཆེས་ཆེར་འཕེལ་བར་བྱེད་ལ་དུས་འདིའི་སྐབས་སུ་མའི་ཁ་ཟས་བཅུད་ཆེ་ཆུང་གི་དབང་གིས་མ་དང་བུ་གཉིས་ཐང་ས་རེས་མོས་ཀྱིས་གཟི་མདངས་འཕོ་བ་སྟེ། སྐབས་འགར་མ་གཟི་མདངས་ཆེ་ལ་བུ་གཟི་མདངས་ཆུང་བ་དང་། སྐབས་འགར་བུ་གཟི་མདངས་ཆེ་ལ་མ་གཟི་མདངས་ཆུང་བ་བཅས་མ་བུ་ཕན་ཚུན་གཟི་གདངས་འཕོ་རེས་བྱེད་པར་འགྱུར་ཞིང་དུས་དེར་ཕལ་ཆེར་བཙའ་བའི་སྐབས་སུ་བབས་མེད་མོད། འོན་ཀྱང་རྐྱེན་འགའ་ཞིག་གིས་བཙས་པ་ཡང་སྲིད་པས་གལ་ཏེ་མ་གཟི་མདངས་ཆེ་བའི་སྐབས་སུ་བཙས་ན་མ་འཚོ་ཡང་བུ་འཆི་བ་དང་། བུ་གཟི་མདངས་ཆེ་བའི་སྐབས་སུ་བཙས་ན་བུ་འཚོ་ཡང་མ་འཆི་བ་དག་འབྱུང་བ་མ་ཟད་སྐབས་འདིར་མངལ་གནས་ཀྱི་ལུས་ཅན་དེའི་དབང་གིས་མ་ལ་ལུས་སྐྲངས་པ་སོགས་ཀྱི་ནད་རྣམ་པ་སྣ་ཚོགས་འབྱུང་བར་འགྱུར་བས་དེ་དག་གསོ་བའི་ཐབས་མན་རྒྱུད་ཀྱི་མོ་ནད་གསོ་བའི་སྐབས་དང་བསྡུས་པ་རྩ་འགྲེལ་སོགས་ལས་རྒྱས་པར་བསྟན་པས་དེར་ཤེས་པར་བྱའོ། །ཇི་སྐད་བཤད་པའི་སྐབས་འདིའི་དུས་སུ་མངལ་གནས་ཀྱི་དབང་པོ་རྣམས་རིམ་པར་དོད་ནས་སྐྲ་དང་བ་སྤུ་སྐྱེ་བ་སོགས་ལུས་ཁམས་ཀྱི་ཆ་ཤས་ཡོངས་སུ་རྫོགས་པས་ཐ་མའི་འཕེལ་ཚུལ་གྱི་རིམ་པའོ། །འདིར་ཉའི་གནས་སྐབས་དང་། རུས་སྦལ་གྱི་གནས་སྐབས། ཕག་གི་གནས་སྐབས་བཅས་གསུམ་གྱི་འཕེལ་ཚུལ་རིམ་པ་

དགའ་བོ་མངལ་འཇུག་གི་མདོ་སོགས་ལས་གསུངས་པ་ལྟར་འགྲེལ་ཆེན་རྣམས་ལས་ཀྱང་དེ་ལྟར་གསུངས་ཡོད། ད་ལམ་འདིར་གཞུང་རྩ་བར་དངོས་སུ་མ་བསྟན་པས་ཐྲིས་མེད། །

༣ རྫོགས་པའི་དུས་བཤད་པ།

ཟླ་བ་དགུ་པ་བདུན་ཕྲག་སོ་དྲུག་ནས། །མངོན་པར་མི་དགའ་སྐྱོ་བའི་འདུ་ཤེས་འབྱུང་། །སོ་བདུན་པ་ལ་ལོག་པའི་འདུ་ཤེས་སྐྱེ། །སོ་བརྒྱད་མགོ་མཇུག་ལོག་སྟེ་མངལ་ནས་འཁྲིན། །འོན་ཀྱང་ཁྲག་ཟགས་པ་ན་འཕེལ་མི་ནུས། །མངལ་རྒྱས་ཟླ་བ་ཚང་ཡང་བཅའ་བ་དཀའ། །རླུང་གིས་དཀྲུ་བཀག་ཟླ་བ་ཚང་ཡང་འགོར། །ཞེས་པ་སྟེ། ཟླ་བ་དགུ་པ་ནས་ཞག་ལྔ་གོང་དུ་བཅད་པའི་འཕྲོས་བདུན་ཕྲག་གསུམ་ལྷག་ཙམ་ཡོད་པ་དག་གོང་གི་སྟེང་དུ་བསྣན་པའི་བདུན་ཕྲག་སོ་དྲུག་པའི་ཉིན་ཞག་དང་པོ་ནས་བཟུང་མངལ་གནས་ཀྱི་བྱིས་པ་དེ་རང་གི་གནས་ལ་མི་གཙང་བའི་འདུ་ཤེས་དང་། དྲི་མི་ཞིམ་པའི་འདུ་ཤེས། མངོན་པར་མི་དགའ་བའི་འདུ་ཤེས་ཏེ་ཡོངས་སུ་སྐྱོ་བའི་འདུ་ཤེས་བཞི་ཡིད་ལ་འབྱུང་བར་འགྱུར་རོ། །འདིར་བདུད་རྩི་ཆུ་རྒྱུན་དང་། འགྲེལ་ཆེན་དྲི་མེད་ཀུན་གསལ། ཚིག་དོན་ཉི་མ་བཅས་སུ་མདོའི་ལུང་དྲངས་ནས་སྐྱོ་བའི་འདུ་ཤེས་ལྔ་བདུན་ཕྲག་སོ་བདུན་པའི་ཁྱད་ཆོས་ཡིན་པས་འདིར་སྦྱོར་བ་མི་རིགས་སོ་ཞེས་བཤད་པ་ལ། ཞལ་ལུང་དུ་འདི་ནི་འཁྲུག་པོར་བཤད་པ་ཡིན་ཏེ། མངོན་པར་མི་དགའ་སྐྱོ་བའི་འདུ་ཤེས་འབྱུང་། །ཞེས་པ་ལ་སྐྱོ་བའི་འདུ་ཤེས་མ་བཤད་པ་དང་། སོ་བདུན་པ་ལ་ལོག་པའི་འདུ་ཤེས་སྐྱེ། །ཞེས་པ་ལ་ལོག་པ་མ་ཡིན་པའི་འདུ་ཤེས་བཤད་པར་བྱ་བའི་ཕྱིར་རོ། །གལ་ཏེ་འདི་ལྟར་མ་བཤད་ན་མདོ་དང་མི་མཐུན་ནོ་ཞེ་ན། བདུན་ཕྲག་གི་གྲངས་གོང་འོག་མི་མཐུན་ཀྱང་དེ་ལྟར་འཆད་དགོས་རྒྱུ་ཡིན་ཏེ། སྐྱོ་བའི་འདུ་ཤེས་ལ་སྐྱོ་བ་དང་། ལོག་པའི་འདུ

ཤེས་ལ་ལོག་པའི་འདུ་ཤེས་སུ་སྨྲ་དགོས་པའི་ཕྱིར། ཞེས་སོགས་རྒྱུ་མཚན་དང་བཅས་ཕྱ་མ་དེ་དག་མི་འཐད་པར་བསྟན་ནས་གཞུང་རྩ་བའི་ཚིག་ཟིན་ལྟར་བཤད་པ་འདི་ཉིད་ལེགས་པར་སེམས་སོ། །བདུན་ཕྲག་སོ་བདུན་པ་ལ་གནས་གཞན་དུ་འཕོ་བར་འདོད་ནས་མགོ་མཇུག་ལོག་པའམ་ཕྱིར་ཕྱོགས་པའི་འདུ་ཤེས་སྐྱེ་བར་འགྱུར་རོ། །བདུན་ཕྲག་སོ་བརྒྱད་པར་ཐོག་མའི་རྐྱེན་ཞེས་པའི་རླུང་གི་བྱེད་ལས་ཀྱིས་མགོ་མཇུག་སྒྱུར་བའམ་ལོག་སྟེ་མངལ་གྱི་སྒོ་ཕྱོགས་ནས་ཕྱིར་འབྱིན་ཅིང་བཙའ་བ་ལ་མངོན་དུ་ཕྱོགས་པར་འགྱུར་རོ། །འོན་ཀྱང་འདིར་བཙའ་བར་མི་ནུས་པའི་རྒྱུ་གསུམ་ཡོད་དེ་བྱིས་པ་དེ་ཉིད་མངལ་དུ་གནས་པའི་རིང་མའི་ལུས་ནས་ཁྲག་མང་དུ་ཟགས་པའི་རྐྱེན་བྱུང་ན་དེས་མངལ་གནས་ཀྱི་ལུས་ཁམས་འཕེལ་བར་མི་ནུས་པས་དུས་སུ་བཙའ་མི་ཐུབ་པ་དང་། ཡང་ན་མངལ་གནས་ཀྱི་ལུས་འཚོ་ཆེས་ཏེ་ཆེར་རྒྱས་པ་ན་ཟླ་བའི་གྲངས་ཚང་ཡང་བཙའ་དཀའ་བ་དང་། འགྲེལ་ཆེན་དག་ཏུ་བུད་མེད་དེའི་ལུས་ཏ་ཅང་འཚོ་ཆེས་པས་མངལ་གྱི་སྒོ་ཆེར་རྒྱས་པར་འགྱུར་བས་ཟླ་བ་དགུ་ཚང་ཡང་བཙའ་བར་དཀའ་ཞེས་གསུངས་པ་ཡང་ཡོད་དོ། །ཡང་ན་ཐུར་སེལ་རླུང་གིས་དཀྱུའམ་མངལ་གྱི་སྒོ་ནས་བཀག་པ་ན་ཟླ་བ་དགུ་ཡི་གྲངས་ཚང་ཡང་ཕྱིར་བཙའ་རུ་མི་འདོད་པར་ནང་དུ་འགོར་བ་བཅས་དེ་ལྟར་རྐྱེན་གསུམ་པོས་གེགས་བྱས་ཏེ་བྱིས་པ་དུས་སུ་བཙའ་བར་མི་ནུས་པ་དག་ཀྱང་ཡོད་དོ། །སྙིང་པོ་བསྡུས་པ་ལས། ཟླ་དགུ་འདས་ནས་སྐྱུམ་བཅས་པའི། །འབྲས་ཆེན་ཤ་ཁུ་སླུད་པ་བརྟགས། །སྐྱུམ་མང་ནས་ཐུག་སྦྲིན་པའམ། །ཐུར་བཤད་པ་ཡི་འཛམ་རྩེ་བཏང་། །དེ་ཉིད་ལ་བརྟུག་རས་བལ་ནི། །མཚན་མར་རྟག་ཏུ་གཞུག་པར་བྱ། །རླུང་འཇོམས་འོ་མ་སྐོལ་བའི་ཆུ། །བགྲངས་པས་ཉིན་རེ་བཀྲུས་ན་ཕན། །ཟླ་དགུ་ཕན་ཆད་ལུས་ལ་ནི། །སྐྱུམ་མེད་པར་ནི་མི་བཞག་གོ །ཞེས་གསུངས་པ་ལྟར་སྐྱེ་བ་ལ་མངོན་དུ་ཕྱོགས་པའི་ཚེའམ་དེའི་གོང་ནས་ལག་ལེན་དེ་དག་བྱ་བ་དང་། ཡང་

ན་རྟག་ཏུ་སྟོ་བ་དང་། ཚུ་སོ། བརླ་ནང་སོགས་སུ་ཞུན་མར་བྱུག་ན་སྐྱེ་བའི་ཚེ་རླུང་འཛོམས་ཤིང་སྐྱེ་སླ་ལ་ཟུག་ཆུང་བ་ཡིན་ནོ། །

གསུམ་པ། བཙའ་བའི་རྟགས་བཤད་པ།

བཙའ་བའི་རྟགས་བཤད་པ་ལའང་བཙའ་བའི་དུས་དང་། བཙའ་བའི་རྟགས། བཙའ་བའི་ཐབས་བཅས་རྣམ་པ་གསུམ་གྱི་སྒོ་ནས་བསྟན་པའོ། །

༡ བཙའ་བའི་དུས་བསྟན་པ།

དེ་ལྟར་མངལ་དུ་འཕེལ་ཞིང་སྨིན་པའི་ཚེ། །ཟླ་དགུ་འདས་ནས་བཙའ་བའི་དུས་ཡིན་ཏེ། །ཞེས་པ་སྟེ། དེ་ལྟར་ཇི་སྐད་བཤད་པའི་བྱིས་པ་དེ་ཉིད་མའི་མངལ་དུ་རིམ་གྱིས་རྣམ་པར་འཕེལ་ཞིང་སྨིན་པར་འགྱུར་བ་དེའི་ཚེ་སྤྱིར་ཟླ་བ་དགུ་འདས་ཤིང་ཟླ་བཅུ་ལ་ཟིན་པ་ན་བཙའ་བའི་དུས་སུ་བབས་པ་ཡིན་ཏེ། འདི་ལ་ཞག་བདུན་ཕྲག་སུམ་ཅུ་སོ་བརྒྱད་ལ་ཉིན་ཞག་ཉིས་བརྒྱ་དྲུག་ཅུ་རེ་དྲུག་ཡོད་པ་ཟླ་བ་བརྒྱད་དང་ཞག་ཉི་ཤུ་རྩ་དྲུག་ལས་མ་སོང་བས་ཞིབ་པར་ཟླ་བ་དགུ་འདས་མེད་ནའང་ཚེས་ཞག་ཉིས་བརྒྱ་བདུན་ཅུ་སོང་བ་ཟླ་བ་དགུ་འདས་ནས་སྐྱེ་བའི་དུས་ལ་བབས་པ་ཡིན་ནོ་ཞེས་སྤྱིར་བསྟན་པ་ཡིན་ལ། ཡང་ན་རགས་པའི་དབང་དུ་བྱས་ན་ཟླ་བ་དགུའི་ནང་ནས་ཉིན་ཞག་བཞི་ཆད་པ་ལའང་ཟླ་དགུ་འདས་པ་བཙའ་བའི་དུས་ཞེས་སྨྲས་ནའང་མི་འགལ་ཏེ། མངལ་སྨྲུམ་སྟེ་ཟླ་བ་བརྒྱད་འདས་ཏེ་དགུ་པའི་ངོ་མཐོང་བ་ཙམ་ནས་སྐྱེས་ནའང་ལེགས་པར་བཙས་པའི་གྲངས་སུ་འགྲོ་བར་གསུངས་པ་དང་། དེ་འདྲ་སྐྱེས་པའང་མང་དུ་མཐོང་བའི་ཕྱིར་རོ། །

གཞན་ཡང་ཟླ་བ་བཅུ་དང་། བཅུ་གཅིག བཅུ་གཉིས་རྣམས་སུ་སྐྱེས་ནའང་ལེགས་པར་བཙས་པ་ཞེས་བྱ་ལ། ལོ་འཁོར་ནས་མི་སྐྱེ་བ་ནི་ལེགས་པར་སྐྱེས་པའི་

གྲངས་སུ་མི་འགྲོའོ། །སྤྱིར་བཏང་ཟླ་བ་དགུ་འདས་ནས་བཙའ་བའི་དུས་ལ་བབ་པ་ཡིན་ཀྱང་དམིགས་བསལ་དུ་བུད་མེད་སོ་སོའི་ལུས་ཁམས་དང་ཟས་སྤྱོད་ཀྱི་ཁྱད་པར་ལ་བརྟེན་ནས་མཐའ་གཅིག་ཏུ་དུས་ངེས་པར་སྐྱེ་བ་མེད་ཅིང་། ཟླ་བ་རེ་ཙམ་གྱི་ཡས་མས་སྔ་ཕྱི་ཤོར་ནས་སྐྱེས་ནའང་ཕལ་ཆེ་བ་དུས་སུ་བཙའ་བའི་གྲངས་སུ་འགྲོའོ། །དཔེར་ན་ཕྱི་སྣོད་ཀྱི་སྐྱེ་དངོས་ཐམས་ཅད་ཀྱང་ཚ་གྲང་ཆར་སོགས་དུས་ཚོད་སྔ་ཕྱིའི་ཁྱད་པར་གྱིས་ལོ་ལྟར་སྐྱེ་སྔ་ཕྱིའི་ཁྱད་པར་ཡོད་པའང་མཐོང་གསལ་ལགས། འདས་པའི་ལོ་ཆིག་སྟོང་སྐབས་དང་བསྡུར་ན་ད་ལྟ་མང་ལ་གནས་འཕེལ་སྐྱེན་འཚར་ལོང་ཡང་ཧེ་མགྱོགས་སུ་འགྲོ་བ་མངོན་སུམ་དུ་མཐོང་ཐུབ། །ནང་བཅུད་ཀྱི་སེམས་ཅན་དེ་འདྲ་བ་བཞིན་ཕྱི་སྣོད་ཀྱི་ས་གཞི་ཆེན་པོ་འདིའང་དྲོད་ཚད་རིམ་བཞིན་ཆེ་རུ་འགྲོ་བཞིན་ཡོད་པ་སོགས་གནད་དེ་དག་ལ་བསམ་ན། ཟླ་བ་གསུམ་པ་བདུན་ཕྲག་བཅུ་པ་ལ། །དཔུང་པ་གཉིས་དང་དཔྱི་གཉིས་འབུར་དུ་དོད། །ཅེས་སོགས་གསུངས་པ་དེང་དུས་འཕྲུལ་འཁོར་གྱིས་བལྟ་དུས་ཅུང་ཟད་ཕྱིས་དྲགས་པ་ཞིག་སྣང་བའི་གནད་འགག་ཀྱང་གསལ་པོར་རྟོགས་པར་འགྱུར་རོ། །མ་ཡི་ཟས་སྤྱོད་ཀྱི་རྐྱེན་དང་ལས་སོགས་ཀྱིས་དུས་མ་ཡིན་པར་སྔོན་དུ་སྐྱེ་བ་དང་ཡུན་རིང་མི་སྐྱེ་བ་སོགས་ནི་དེར་མི་གཏོགས་སོ། །

༢ བཙའ་བའི་རྟགས་བཤད་པ།

བཙའ་བའི་རྟགས་བཤད་པ་ལ་ཡང་རྟགས་དངོས་དང་། སྐྱུར་དུ་བཙའ་བའི་རྟགས་བཤད་པའོ། །

(༡) བཙའ་བའི་རྟགས་དངོས་བསྟན་པ།

དེ་ཡང་གཡས་ཡོགས་ལ་བརྟེན་དཀྲུ་གཡས་མཐོ། ལུས་ཡང་རྨི་ལམ་དག་ན་སྐྱེས་པ་མཐོང་། །ནུ་ཞོ་གཡས་པ་ལྷག་འབྱུང་ཁྲེའུ་སྐྱེ། །སྐྱེས་པ་འཕྲད་འདོད་གླུ་གར་རྒྱན་ལ་དགའ། །གོང་ལས་ལྡོག་པ་བུ་མོ་སྐྱེ་བའི་རྟགས། །དེ་དག་འདྲེས་

ལས་མ་ཉིད་འབྱུང་བ་སྟེ། །དབུས་དམའ་མཐའ་གཉིས་མཐོ་ན་མཆེ་མར་སྐྱེ། །
ཞེས་པ་སྟེ། །དེ་ཡང་བྲིས་པ་དེ་མའི་གཡས་ལོགས་ལ་བརྟེན་ཅིང་གནས་པའི་དབང་གིས་དཀྱུ་སྟེ་མངལ་ལམ་ལྷོ་བའི་གཡས་ཕྱོགས་ཅུང་ཟད་མཐོ་ཞིང་ལུས་ཡང་རང་བཞིན་གྱིས་ཡང་བ་དང་། རྨི་ལམ་དག་ན་ཡང་སྐྱེས་པ་མང་དུ་མཐོང་ཞིང་འཁྲིག་པ་འདོད་པའི་ཆགས་པ་མི་སྐྱེ་བ་དང་། ནུ་ཞོ་གཡས་པ་སྔོན་དུ་འབྱུང་ཞིང་འཛག་པ་སོགས་ནི་ཁྱེའུ་བུ་ཕོ་བཙའ་བའི་རྟགས་ཡིན་ཏེ། སྐྱེས་པའི་རང་བཞིན་གྱི་ཆ་ཤས་རྣམས་མངོན་དུ་འགྱུར་བའི་ཕྱིར་རོ། །ཡང་ན་སྐྱེས་པ་དང་འཕྲད་སྙིང་འདོད་པ་དང་། གླུ་ལེན་ཞིང་གར་བྱེད་པ་དང་། རྒྱན་འདོགས་པ་བཅས་ལ་དགའ་བ། ལྷོ་བའི་གཡོན་ཕྱོགས་མཐོ་བ། ལུས་ཁམས་ལྕི་བའི་ཉམས་དང་ལྡན་ཞིང་། རྨི་ལམ་དུ་ཡང་བུད་མེད་མང་དུ་མཐོང་བ། ནུ་ཞོ་གཡོན་པ་སྔོན་དུ་འཛགས་པ་སོགས་གོང་གི་ཁྱེའུ་བཙའ་བའི་རྟགས་རྣམས་ལས་གོ་ལྡོག་ཏུ་འབྱུང་བ་རྣམས་ནི་བུ་མོ་བཙའ་བའི་རྟགས་ཡིན་ཏེ། བུད་མེད་ཀྱི་རང་བཞིན་དུ་དམིགས་པའི་ཕྱིར་རོ། །དེ་བཞིན་དུ་མའི་མངལ་ལམ་དཀྱུ་སྟེ་ལྷོ་བའི་དབུས་ངོས་མཐོ་བ་དང་། ལུས་ཁམས་སྐབས་རེ་ལྕི་བ་དང་སྐབས་རེ་ཡང་བ། རྨི་ལམ་དུ་སྐྱེས་པ་དང་བུད་མེད་སྣ་ཚོགས་མཐོང་བ། ནུ་ཞོ་གཡས་གཡོན་གཉིས་ཀ་དུས་མཉམ་དུ་འཛག་པ་སོགས་གོང་གི་ཁྱེའུ་དང་བུ་མོ་བཙའ་བའི་རྟགས་དེ་རྣམས་འདྲེས་པར་འབྱུང་བ་ནི་མ་ནིང་བཙའ་བའི་རྟགས་ཡིན་ཏེ། གཉིས་ཀ་འདྲེས་ཤིང་གཉིས་ཀ་མ་ཡིན་པའི་རང་བཞིན་དམིགས་པའི་ཕྱིར་རོ། །གལ་ཏེ་མའི་མངལ་ལམ་ལྷོ་བའི་དབུས་དམའ་ཞིང་མཐའ་གཡས་གཡོན་གཉིས་པོ་མཐོན་པོར་གྱུར་ཡོད་ན། མཆེ་མ་སྐྱེ་བའི་རྟགས་ཡིན་ཏེ་གཉིས་ཀྱི་རང་བཞིན་དམིགས་པའི་ཕྱིར་རོ། །དེ་ཡང་མཆེ་དཀར་དུ་སྐྱེ་བར་འགྱུར་ན་གོང་གི་ཁྱེའུ་བཙའ་བའི་རྟགས་རྣམས་འབྱུང་བ་དང་། མཆེ་ནག་ཏུ་སྐྱེ་བར་འགྱུར་ན་བུ་མོ་སྐྱེ་བའི་རྟགས་རྣམས་འབྱུང་ཞིང་། མཆེ་ཁྲར་སྐྱེ་བར་འགྱུར་

ན་རྟགས་རྣམས་ཀྱང་འདྲེས་མར་འབྱུང་བར་རིགས་ཤིང་ཤེས་པར་བྱའོ། །

(༢) ཁྲིས་པ་སྨུར་དུ་བཅའ་བའི་རྟགས་བཤད་པ།

དེ་ནས་སྨུར་དུ་བཅའ་རྟགས་ལུས་སློམ་ཞིང་། །དཀྱུ་སྟོད་སྨད་ཕྱི་ཚང་ར་ཁེད་པ་ན། །སྟོ་བ་ཆུ་སོ་ན་ཞིང་ལྡང་དུབ་བྱེད། །མཚན་བྱེ་གཅིན་མང་དབང་མེད་ན་ཟུག་ལྡང་། །ཞེས་པ་སྟེ། དེ་ནས་ཁྲིས་པ་སྨུར་བ་ཉིད་དུ་བཅའ་བའི་རྟགས་སུ་ལུས་སློམ་ཞིང་ཁམས་ཉོབ་པ་དང་། དཀྱུའམ་མངལ་གྱི་སྒོ་སྟོད་ཅིང་ཕྱིར་ལུག་པ། ལུས་ཀྱི་སྨད་ལྷག་པར་ལྡི་ཞིང་ཚང་ར་དང་ཁེད་པའི་རྒྱུད་དུ་ཀོ་ལེར་ན་ནས་ཟུག་གཟེར་སྐྱེ་བ་དང་། སྟོ་བའམ་རྒྱུ་ཞབས་སྤྱི་དང་ཁྱད་པར་ཆུ་སོ་ན་བ། རེས་ན་ཟུག་ཤིན་ཏུ་ཆེ་ཞིང་། རེས་ན་ཟུག་ཅུང་ཆུང་དུ་འགྲོ་བ་སྟེ་ལྡང་དུབ་བྱེད་པའི་ན་ཟུག་དྲག་ཏུ་འབྱུང་བ། མཚན་མའི་ཁ་ཆེར་བྱེ་བ། གཅིན་ཐེངས་མང་དུ་གཏོང་དགོས་པ་བཅས་ནས་ཚང་ར་ཁེད་པ་སྟོ་བ་རུས་ཚིགས་བཅས་ལ་མཐར་རང་དབང་མེད་པ་སྟེ་བཟོད་སླགས་མེད་པའི་ན་ཟུག་བསྟུད་མར་ལྡང་བ་བཅས་བྱུང་ན་རིང་པོར་མི་ཐོགས་པར་བཙའ་བའི་རྟགས་ཡིན་པར་རིག་པར་བྱའོ། །

༣ བཙའ་བའི་ཐབས་བསྟན་པ།

བུད་མེད་བཙའ་སྐྱོང་གིས་བསྐོར་བཙའ་བར་བྱ། །སྲོག་འབྲལ་འདྲ་བའི་ནད་གསོས་ཆས་ཀྱིས་གསོ། ཞེས་གསུངས་སོ། །ཞེས་པ་སྟེ། ཇི་སྐད་བཤད་པ་ལྟར་གྱི་སྨུར་དུ་བཅའ་བའི་རྟགས་དེ་རྣམས་བྱུང་བའི་ཚེ་ན། སྨན་པས་མ་བུ་གཉིས་ཀ་འཚོ་ཞིང་སླར་བདེ་ཐང་ཡོང་བའི་ཆེད་དུ་མགྱོགས་སྨན་སྟེར་བ། རླུང་སེལ་བའི་དུད་པས་བདུག་པ་སོགས་གོམས་སྲོལ་ལྟར་གྱི་སྐྱེ་བསུའི་བྱ་བ་གང་ལ་དེ་འཚམས་བྱེད་དགོས་པའི་ཐོག་དེ་སྟོན་བུད་མེད་ཕྲུ་གུ་བཙའ་སྐྱོང་བའམ་སྐྱེ་བའི་གཡོག་བྱས་པའི་སྐྱོང་བ་དང་ལྡན་པ་དག་གིས་མཐའ་བསྐོར་ཞིང་སྐྱེ་བའི་གྲོགས་བྱས་ཏེ་ཉལ་ལུགས

དང་བ་ཙོར་ལུགས་སོགས་གང་ལ་ཇི་དགོས་ཀྱིས་བསླབ་བྱ་དང་ལྡན་པའི་སྒོ་ནས་བཙའ་བར་བྱ་དགོས་ལ། བཙས་པའི་རྗེས་སུ་ཡང་ལྟེ་བ་གཅོད་པ་སོགས་མན་རྒྱུད་བྱིས་པ་ཉེར་སྤྱོད་སྐབས་ཀྱི་ལག་ལེན་རྣམས་ཚུལ་བཞིན་བྱེད་པ་བཙས་ལ་བརྟེན་ནས་སྲོག་དང་འབྲལ་བ་འདྲ་བའི་བྱིས་པ་བཙའ་བའི་ནད་ཀྱི་སྡུག་བསྔལ་མི་བཟད་པ་དེ་ལས་སྐྱོབ་པའི་ཆེད་དུ་སྐྱེ་མཇུག་གི་ཚད་པ་མི་འབྱུང་བའི་སྨན་དང་། ཚད་རླུང་བྱེར་བའི་སྨན། རླུང་སེལ་བའི་སྨན་སྟེར་བ་སོགས་ཀྱི་སྨན་བཅོས་བྱེད་དགོས་པ་དང་། མའི་ལུས་སྟོབས་ཉམས་པ་སླར་གསོས་པའི་ཆེད་དང་ནུ་ཞོ་འཕེལ་བའི་ཆེད་དུ་དུས་དང་ཚོད་ཤེས་པའི་སྒོ་ནས་ཟས་སྐོམ་དྲོ་ཞིང་བཅུད་དང་ལྡན་པའི་ཆས་ཀྱིས་གསོ་བར་བྱ་དགོས་པ་ཡིན་ནོ། །སྐྱེ་བསུའི་ལག་ལེན་རྒྱས་པ་ནི་མན་རྒྱུད་བྱིས་པ་ཉེར་སྤྱོད་ཀྱི་ལེའུ་ལས་ཤེས་པར་བྱའོ། །ཞེས་གསུངས་སོ།

ལེའུའི་མཚན་བསྟན་པ།

བདུད་རྩི་སྙིང་པོ་ཡན་ལག་བརྒྱད་པ་གསང་བ་མན་ངག་གི་རྒྱུད་ལས། ལུས་ཆགས་པའི་ཚུལ་བསྟན་པའི་ལེའུ་སྟེ་གཉིས་པའོ།། །།

ལེའུ་གསུམ་པ། ལུས་ཀྱི་འདྲ་དཔེ།

ལུས་ཀྱི་འདྲ་དཔེ་ཕུང་པོའི་གནས་ལུགས་ཀྱི་ལེའུའི་གཞུང་དོན་འགྲེལ་བ་ལ་ཉན་པར་གདམས་ཤིང་མཚམས་སྦྱར་བ་དང་། གཞུང་དོན་དངོས་བཤད་པ། ལེའུའི་མཚན་བསྟན་པ་བཅས་གསུམ་མོ། །

ཉན་པར་གདམས་ཤིང་མཚམས་སྦྱར་བ།

དེ་ནས་ཡང་དྲང་སྲོང་རིག་པའི་ཡེ་ཤེས་ཀྱིས་འདི་སྐད་ཅེས་གསུངས་སོ། །ཀྱེ་དྲང་སྲོང་ཆེན་པོ་ཉོན་ཅིག འདྲ་དཔེ་ཕུང་པོའི་གནས་ལུགས་བསྟན་པ་ནི། །ཞེས་པ་སྟེ། ཆགས་ཚུལ་གྱི་ལེའུའི་དོན་ཐམས་ཅད་གསུངས་ཚར་མ་ཐག་པ་དེ་ནས་ཞེས་མཚམས་སྦྱར་ཏེ་དྲང་སྲོང་རིག་པའི་ཡེ་ཤེས་ཀྱིས་འདི་སྐད་ཅེས་གསུངས་སོ། །ཀྱེ་དྲང་སྲོང་ཆེན་པོ་ཡིད་ལས་སྐྱེས་འཁོར་སྡེ་བཞི་དང་བཅས་ལེགས་པར་ཉོན་ལ་ཡིད་ལ་ཟུངས་ཤིག་དང་ངས་ཁྱེད་རྣམས་ལ་ལུས་ཀྱི་འདྲ་དཔེ་ཕུང་པོའི་གནས་ལུགས་བཤད་པར་བྱའོ། །ཞེས་ཉན་པར་གདམས་ཤིང་མཚམས་སྦྱར་བའོ། །གཞུང་དོན་དངོས་བཤད་པ། འདྲ་དཔེ་ཕུང་པོའི་གནས་ལུགས་བསྟན་པ་ནི། ཞེས་པ་སྟེ། དེ་ལྟར་ཆགས་ནས་སྐྱེས་ཟིན་པའི་མིའི་ལུས་དེ་ངོ་བོ་དང་། ནུས་པ། བྱེད་ལས་བཅས་པ་གང་དང་གང་འདྲ་བའི་དཔེ་དང་སྦྱར་ནས་ལུས་སྟོད་སྨད་ཀྱི་ནང་གི་ཆ་ཤས་རྣམས་ཀྱི་ནང་ནས་ལུས་དང་སྲོག་འཚོ་བར་བྱེད་པ་ལ་ཕན་གནོད་ཀྱི་མཐུ་ཆེ་ཆུང་གི་དབྱེ་བ་དང་། གཉན་པའི་གནད་གཙོ་ཆེ་ཆུང་གི་བྱེ་བྲག་རྣམས་ཤེས་པར་བྱ་བའི་ཆེད་དུ་འདིར་འདྲ་དཔེ་ཕུང་པོའི་གནས་ལུགས་ཀྱི་ཚུལ་གསལ་བར་བསྟན་པ་ཡིན་ལ། དགོས

ཆེད་དེ་འདྲ་ཞིག་མེད་པར་རང་བཞིན་མིའི་ལུས་འདི་ཉིད་དབྱིབས་ཙམ་དེ་དང་དེ་འདྲའོ་ཞེས་བསྟན་པ་ཙམ་ལ་ནི་དགོས་པ་གང་ཡང་མེད་དོ། །དེའི་ཕྱིར་དགོས་ཆེད་འདི་ཉིད་ཤེས་པར་བྱ་བའི་ཆེད་དུ། མི་གང་ཞིག་སྨན་བདེ་བར་སྐྱེལ་ཀྱང་བཅས་ཏེ་སྐལ་པ་བསྲུང་ཞིང་ལག་པ་འཕྱུང་ནས་དྲང་པོར་བསྡད་པའི་ཕྱི་དབྱིབས་ནི་སྲུང་ཞིང་སྐྱོབ་པར་འོས་པའི་རྒྱལ་པོའི་ཕོ་བྲང་མཛེས་བརྗིད་ལྡན་པ་ཞིག་དང་འདྲའོ་ཞེས་སྤྱིར་བསྟན་ཅིང་། ཇི་ལྟར་འདྲ་བའི་ཚུལ་བྱེ་བྲག་ཏུ་བསྟན་པ་ལ་གསུམ་སྟེ། ཕྱི་ཕུང་པོ་འདྲ་བའི་དཔེ་བཤད་པ། ནང་དོན་སྣོད་འདྲ་བའི་དཔེ་བཤད་པ། གཉན་པ་གནད་ཀྱི་འདྲ་དཔེའི་དོན་བསྡུས་ཏེ་བསྟན་པའོ། །

དང་པོ། ཕྱི་ཕུང་པོ་འདྲ་བའི་དཔེ་བཤད་པ།

དབྱི་རུས་གཉིས་ནི་རྩིག་པའི་འགྲམ་གཞི་འདྲ། །སྐལ་ཚིགས་གསེར་གྱི་ཛོང་རྩེ་བརྩེགས་པ་འདྲ། །སྲོག་པ་རྩ་ནི་མཆོད་གི་ཀ་བ་འདྲ། །བྲང་རུས་གྲུ་བཞི་གདུང་མ་བཀལ་བ་འདྲ། །རྩིབ་མ་ཉེར་བཞི་ཕྱམ་འགྲེམས་ལེགས་པ་འདྲ། །ལྷ་རུ་རྩེ་ནི་ཕྱམ་གྱི་རྟེན་མ་འདྲ། །རྩ་དང་ཆུ་རྒྱུས་དྲལ་ཕྱམ་བཀོད་པ་འདྲ། །ཤ་དང་པགས་པ་འདག་ཞལ་བྱས་པ་འདྲ། །གྲོག་རུས་གཉིས་ནི་མཁར་བད་བཏགས་པ་འདྲ། །སོག་པ་གཉིས་ནི་གྲུ་ཕུབས་བྱས་པ་འདྲ། །མགོ་བོ་དབུ་རྩེ་བ་གམ་བྱས་པ་འདྲ། །དབང་པོ་སྒོ་ལྔ་སྐར་ཁུང་གཏོད་པ་འདྲ། །ཕོད་པའི་རུས་པ་རྒྱ་ཕུབས་བཀལ་བ་འདྲ། །ཚངས་པའི་བུ་ག་དུད་ཁུང་ཕྱེ་བ་འདྲ། །རྣ་བ་གཡས་གཡོན་ཁྱུང་མགོ་འཁྱིང་བ་འདྲ། །སྣ་བུག་མཛེས་པའི་རྒྱན་ཏེ་ཏོག་དང་འདྲ། །སྐྲ་ལོ་ཕོ་རྒྱ་མོ་རྒྱའི་ཟ་དང་འདྲ། །ལག་པ་གཉིས་ནི་དར་དཔྱངས་བཏགས་པ་འདྲ། །འོག་སྒོ་གཉིས་ནི་ཆུ་ཁུང་བཞག་པ་འདྲ། །རྐང་པ་གཉིས་ནི་སྒོ་ཡི་ཏ་བབས་འདྲ། །ཞེས་པ་སྟེ། དེ་ཡང་མིའི་ལུས་ནི་རྒྱལ་པོའི་ཕོ་བྲང་དང་ཇི་

ལྟར་འདྲ་ཞེ་ན། ཐོག་མར་དཔྱེ་རུས་གཡས་གཡོན་གཉིས་པོ་ནི་རུས་པའི་དུམ་བུ་རྣམས་ཀྱི་ནང་ནས་ཆེ་ཤོས་ཡིན་ལ། ལུས་རྟེན་པའི་གཞི་རྩར་གནས་པས་ན་རྩིག་པའི་འགྲམ་གཞི་སྟེ་རྨང་གཞི་བཏིང་བ་དང་འདྲ་བ་དང་། དེ་ནས་རྨང་གཞི་དེའི་སྟེང་དུ་སྒལ་ཚིགས་རིམ་པར་བརྩེགས་པ་རྣམས་ནི་གསེར་གྱི་དོང་རྩེ་ལྟ་བུའི་ཕ་གུ་མཛེས་པར་རིམ་པར་བརྩེགས་ནས་ཁང་པའི་ཕྱི་དབྱིབས་ཆགས་པའི་རྩིག་པ་དང་འདྲའོ། །

འདི་ལྟར་བཤད་ན་རྩིག་པའི་རྨང་གཞིའི་སྟེང་དུ་རྩིག་པ་བརྩེགས་ནས་ཁང་པའི་ཕྱི་དབྱིབས་ཆགས་པའི་འདྲ་དཔེར་རུང་ཞིང་གནད་ཆེ་ཆུང་གི་ཁྱད་པར་ཤེས་ནུས་པ་ལས། ཁང་པའི་རྨང་གཞི་བཏིང་ནས་ཕྱི་དབྱིབས་ཆགས་པའི་རྩིག་པ་ཐོག་ཁེབས་སོགས་གང་ཡང་མེད་བཞིན་དུ་དང་པོ་ཉིད་ནས་སྒལ་ཚིགས་རིམ་པར་བརྩེགས་པ་རྣམས་ནི་རྒྱལ་པོའི་དགོར་མཛོད་དུ་གསེར་གྱི་དོང་རྩེ་བརྩེགས་པ་འདྲ་ཞེས་འཆད་པ་ལ་ནི་གནད་ཆེ་ཆུང་གི་ཁྱད་པར་སོགས་འདྲ་དཔེའི་དགོས་པ་ཡོད་པའི་གོ་རྒྱུ་ཅི་ཡང་མེད་དོ། །འདྲ་དཔེ་གསེར་གྱི་དོང་རྩེ་ཞིག་ན་རྒྱལ་པོའི་ཕོ་བྲང་ལ་གནོད་སྐྱོན་བྱེད་མི་ཐུབ་ལ། འདྲ་ཡུལ་སྒལ་ཚིགས་བུད་པ་དང་། ཆག་པས་ལུས་ལ་གནོད་ཚབས་ཤིན་ཏུ་ཆེ་བས་ན་དཔེ་དོན་གཏན་ནས་མི་མཚུངས་སོ། །

དེའི་ནང་དཀྱིལ་དུ་སྲོག་པ་རྩ་དམར་ནག་གཉིས་མཉམ་གཤིབས་སུ་གྱེན་དུ་ཡངས་པ་ནི་མཆོང་གི་ཀ་བ་རིང་པོ་བརྩུགས་པ་དང་འདྲ་བ་ལུས་ཀྱི་ཆ་ཤས་ཡོངས་ཀྱི་ནང་ནས་གནད་ཆེ་བ་ཡིན། བྲང་གི་རུས་པ་གྲུ་བཞི་ནི་རྩིག་པའི་སྟེང་དུ་གདུང་མ་བཀལ་བ་དང་འདྲ་བ། རྩིབ་མ་ཉེར་བཞི་ནི་གདུང་མའི་སྟེང་དུ་ཕྲམ་འགྲེམས་ལེགས་པར་བྱས་པ་དང་འདྲ་བ། ཕྲམ་རེ་ཟུང་ཆག་ཀྱང་ཁང་པ་བྱིངས་ལ་སྐྱོན་མེད་པ་ལྟར། རྩིབ་མ་རེ་ཟུང་ཆག་ཀྱང་མི་གཉན། ལྷ་རུ་རྩེ་རྣམས་ནི་ཕྲམ་གྱི་སྟེ་མོར་རྟེན་མ་བཞག་པ་དང་འདྲའོ། །རྩ་དང་ཆུ་རྒྱུས་རྣམས་ཕན་ཚུན་དུ་འབྲེལ་བ་ནི་དྲལ་ཕྲམ་བཀོད་པ་

དང་འདྲ་བ། ཤ་དང་པགས་པ་གཉིས་ནི་ཕྱི་ནང་གཉིས་ཀ་ནས་འདག་པའི་ཞལ་བ་བྱས་པ་དང་འདྲ་བ། སྒྲོག་རུས་གཉིས་ནི་མཁར་གྱི་ཐོག་སྣེ་ཕྱིར་སྐྱེད་པར་བད་ཀ་བཏགས་པ་དང་འདྲ་བ། སོག་པ་གཉིས་ནི་གྲུ་ཤུབས་བྱས་པ་སྟེ་ཁང་པ་གྲུ་བཞི་ཡོང་བའི་ཟུར་གཏོད་པ་དང་འདྲ་བ། འདི་དག་ལ་བརྡབས་རྨས་སོགས་སྐྱོན་ཆུང་ངུ་བྱུང་ཡང་ཚེ་སྲོག་ལ་གནོད་པ་མེད་པས་ཧ་ཅང་གཉན་པ་མ་ཡིན་ནོ། །མགོ་བོ་ནི་དབུ་རྩེའི་བ་གམ་བྱས་པ་སྟེ་ཁང་པའི་ཐོག་ཏུ་ཐོག་བརྩེགས་གཉིས་པ་ལྟ་བུ་སྣར་ཡང་གྲུ་བཞི་པའི་ཁང་བརྩེགས་མཐོན་པོའི་ཡང་རྩེ་བ་གམ་བྱས་པ་དང་འདྲ་བ། མིག་ལ་སོགས་པའི་དབང་པོའི་སྒོ་རྣམས་ནི་ཡང་ཐོག་དེར་སྐར་ཁུང་གཏོད་པ་དང་འདྲ་བ་སྟེ། གཟུགས་ཀྱི་སྒོ་མིག སྒྲའི་སྒོ་རྣ་བ། དྲིའི་སྒོ་སྣ། རོའི་སྒོ་ཁ། རེག་བྱའི་སྒོ་བ་སྤུའི་བུ་ག་རྣམས་ཡིན་པར་ཤེས་པར་བྱའོ། །ཐོད་པའི་རུས་པ་ནི་ཡང་ཐོག་ཏུ་རྒྱ་ཕུབས་ཏེ་ཐོག་ཁེབས་བཀབ་པ་དང་འདྲ་བ་འདི་ཤིན་ཏུ་གཉན་ཏེ་ཐོག་འཇིག་ན་ཁང་པ་ཞིག་རྡུལ་ཏུ་འགྱུར་བ་དང་འདྲའོ། །ཚངས་པའི་བུ་ག་ནི་དུད་ཁུང་སྟེ་རྒྱ་མཐོངས་ཕྱེ་བ་དང་འདྲ་བ། རྣ་བ་གཡས་གཡོན་གཉིས་ནི་ཟུར་ངོས་སུ་ཁྱུང་དང་འབྲུག་དང་ཆུ་སྲིན་སོགས་ཀྱི་མགོ་བོ་འགྱིངས་སྟབས་ཅན་གྱིས་བརྒྱན་པ་དང་འདྲ་ལ་འདི་མི་གཉན་ཏེ་རྣ་བ་གཡས་གཡོན་མེད་པ་མི་མཛེས་པ་ཙམ་ཡིན་གྱི་ཚེ་སྲོག་ལ་གནོད་པ་མེད། སྣ་བུག་ནི་དེ་གཉིས་ཀྱི་དབུས་སུ་མཛེས་པའི་རྒྱན་ནམ་རྒྱ་ཕུབས་ཀྱི་ཏོག་དང་འདྲ་བ་འདི་ཡང་མི་གཉན་ཏེ་སྣ་ཆད་པའི་མི་མི་མཛེས་པ་ཙམ་ལས་ཚེ་སྲོག་ལ་གནོད་པར་མི་འགྱུར་བས་སོ། །སྐྲའི་ལོ་མའམ་ཉག་མ་རྣམས་ནི་ཕོ་ཕྱུ་མོ་ཕྱུའི་རྫ་བསྒྲིགས་པ་དང་འདྲ་བ་འདི་ཡང་མི་གཉན། ལག་པ་གཉིས་ནི་ཁང་པའི་ཕྱི་ལ་དར་དཔྱངས་བཏགས་པ་དང་འདྲ་བ་འདི་མི་གཉན། འོག་སྒོ་གཉིས་ནི་སྙིགས་མ་འདོར་བའི་ཆུ་ཁུང་བཞག་པ་དང་འདྲ་བ། རྐང་པ་གཉིས་ནི་ཕོ་བྲང་གི་སྒོའི་གཡས་གཡོན་དུ་རྟ་བབས་སའི་སྟེགས་བུ་བཟོས་པ་དང་འདྲ་ལ་ཧ་

ཅང་མི་གཉན། འོག་སྒོ་གཉིས་ནི་ཆུ་ཁྱུང་བཞག་པ་འདྲ། རྐང་པ་གཉིས་ནི་སྒོ་ཡི་རྟ་བབས་འདྲ། །ཞེས་པའི་ཚིག་རྐང་གཉིས་ཀྱི་དོན་ནི་ཕྱི་ཕྱུང་པོའི་ཆ་ཤས་སུ་གཏོགས་པ་ལས་ནང་དོན་སྣོད་ཀྱི་ཆ་ཤས་སུ་མི་གཏོགས་པའི་ཕྱིར་མཚམས་འདིར་ཡར་སྦྱར་ན་རང་གློ་ལ་ཅུང་འཆར་བདེ་བ་ལྟར་སྣང་བས་སྦྱར་བ་ཡིན་ཡང་རུང་དང་མི་རུང་གཟུར་གནས་དཔྱོད་ལྡན་རྣམས་ཀྱིས་དགོངས་དཔྱད་ཡོད་པ་ཞུ།

གཉིས་པ། ནང་དོན་སྣོད་འདྲ་བའི་དཔེ་བཤད་པ།

བྱང་ཁོག་སྟོད་སྨད་ཁྲམས་སྟོད་ཁྲམས་སྨད་འདྲ། །མཆིན་དྲི་དར་གྱི་ཡོལ་བ་བཀྲམ་པ་འདྲ། །སྙིང་ནི་རྒྱལ་པོ་གདན་ལ་བཞུགས་པ་འདྲ། །གློ་བ་མ་ལྔ་ནང་གི་བློན་པོ་འདྲ། །གློ་བ་བུ་ལྔ་རྒྱལ་པོའི་སྲས་དང་འདྲ། །མཆིན་མཆེར་གཉིས་ནི་བཙུན་མོ་ཆེ་ཆུང་འདྲ། །མཁལ་མ་ཕྱི་བློན་གྱད་པ་གདུང་འདེགས་འདྲ། །བསམ་སེའུ་ནི་ནོར་གྱི་བང་མཛོད་འདྲ། །ཕོ་བ་གཡོས་བཙོ་བྱེད་པའི་ཁོག་མ་འདྲ། །རྒྱུ་མ་ལོང་ག་བཙུན་མོའི་གཡོག་དང་འདྲ། །མཁྲིས་པ་སྡོར་གྱི་རྐྱལ་པ་བཀལ་བ་འདྲ། །སྣང་ཕྱུག་ཆུ་ཡིས་ཟ་མ་བཀང་བ་འདྲ། །ཞེས་པ་སྟེ། དེ་ཡང་བྱང་ཁོག་སྟོད་སྨད་གཉིས་ནི་ཁང་པའི་ཁྲམས་སྟོད་དང་ཁྲམས་སྨད་གཉིས་འདྲ་བ་དང་། སྙིང་ནི་བྱང་ཁོག་སྟོད་དུ་གནས་པ་ཕོ་བྲང་གི་དབུས་སུ་རྒྱལ་པོ་གདན་ལ་བཞུགས་པ་དང་འདྲ་བར་ཤིན་ཏུ་གཉན་ཞིང་གཙོ་བོར་གྱུར་ཏེ་ཚེ་སྲོག་གི་རྟེན་དུ་གནས་ལ། གློ་བའི་བུ་ལྔ་ནི་རྒྱལ་པོའི་སྲས་དང་འདྲ་བར་སྙིང་གི་དྲུང་ནས་བསྐོར་བའི་ཚུལ་དུ་གནས་པ་རབ་ཏུ་གཉན་ཅིང་། གློ་བའི་མ་ལྔ་ནི་ནང་གི་བློན་པོ་དང་འདྲ་བར་སྙིང་གི་རྒྱབ་ནས་སྐྱོར་བའི་ཚུལ་ལམ་དབྱིབས་མའི་པང་དུ་བུ་ཐོགས་པ་དང་འདྲ་བར་གནས་པ། མཆིན་དྲི་ནི་བྱང་ཁོག་སྟོད་སྨད་ཀྱི་བར་མཚམས་འབྱེད་པའི་དར་དཀར་གྱི་ཡོལ་བ་བཀྲམ་པ་དང་འདྲ་ལ། དེ་དང་འབྲེལ་བའི་མཆིན་མཆེར་གཉིས་ནི་རྒྱལ་

པོའི་བཙུན་མོ་ཆེ་ཆུང་དང་འདྲ་བར་ཡུལ་གཞན་ཅིང་བཟོད་བསྲན་ཆུང་བར་གནས་པ། དེ་ཡང་མན་རྒྱུད་ལྟར་དཔེབས་ཀྱི་དབང་དུ་བྱས་ན་མཆིན་པ་ནི་བྲག་གཡང་གཟར་པོ་གྱེན་དུ་བསླངས་པ་དང་འདྲ་བ་དང་། མཆེར་པ་ནི་མཐའ་མཐུག་ཅིང་དཀྱིལ་སྲབ་པས་གྲོ་ཕྱེའི་ཁུར་བ་དང་འདྲ་ལ། མཁལ་མ་གཡས་གཡོན་གཉིས་ནི་གྲུད་ཀྱིས་གདུང་མ་འདེགས་པ་དང་འདྲ་བར་ལུས་གྱེན་དུ་འདེགས་པའི་ཚུལ་གྱིས་གནས་པ་དང་། བསམ་སེའུ་ནི་ལུས་ཟུངས་བཅུད་ཆེན་པོ་བསགས་པའི་སྣོད་ཡིན་པས་ནང་གི་བཅུད་ཟད་པ་མེད་པའི་དོན་གྱིས་ནོར་གྱི་བང་མཛོད་དང་འདྲ་ལ་དངོས་ནི་རྩའི་མདུད་པ་དཔེབས་ཤའི་རྨིན་བུ་དང་འདྲ་བ། འདིར་བསམ་སེའུ་ལ། བསམ་སེའུ་ཞེས་བྱ་འཇོགས་སྣོད་དེ། །ཆེ་ཆུང་བྱེད་པས་སླངས་པ་འདྲ། །ཞེས་སོགས་བཤད་རྒྱུད་དང་མན་རྒྱུད། སོ་མ་ནྲ་ཛ། རྒྱལ་པོའི་དགོར་མཛོད་སོགས་ལས་ངོས་འཛིན་དང་འཆད་ཚུལ་མི་འདྲ་བ་ཙུང་ཟད་རེ་ཡོད་པ་མི་འགལ་ཏེ། བཤད་རྒྱུད་དུ་ངོ་བོ་བསམ་སེའུའི་ནང་དུ་བསགས་པའི་བཅུད་ཆེན་པོ་དེ་ཟད་པ་མེད་པའི་དོན་དང་། མན་རྒྱུད་དུ་དེའི་དཔེབས་ཤ་རྨིན་འདྲ་བ་ཞིག་ཡོད་པ་དངོས་རྩའི་མདུད་པ་ཞིག་ཡིན་པར་གསུངས་པ་དང་། རྒྱལ་པོའི་དགོར་མཛོད་དུ། སྣོད་གཞན་འདྲ་བ་རགས་པ་མེད་པའི་དོན་གྱིས་མིང་ཡོད་ལ་དོན་མེད་པ་ཞེས་གསུངས་པ་ཡིན་པས་འགལ་བ་མེད་ལ་བསམ་སེའུ་མེད་པར་ངོས་འཛིན་གནང་བའང་མ་ཡིན་ནོ། །ཕོ་བ་ནི་ཟས་སྐྱེམ་གཡོས་བཙུ་བྱེད་པའི་སྣོད་ཁོག་མ་དང་འདྲ་ལ། སོ་ནྲར། ཕོ་བ་ཀུན་གྱི་རྟེན་དང་སྣོད། །ས་དང་འདྲ་བས་ཀུན་གྱི་རྟེན། །ཞེས་དང་། དེའང་མན་རྒྱུད་དུ་སྟོད་ཆེ་ཞིང་སྨད་ཕྲ་བར་སུལ་ཀྲོང་མོ་བཞི་ཡོད་པས། ཕྱིའི་དཔེབས་ལ་ཕུག་སུལ་བཞི་པ་དང་འདྲ། །ཞེས་བསྟན་པ་རྣམས་ནི། བྱེད་ལས་དང་རྟེན། དཔེབས་བཅས་སོ་སོར་བརྟེན་པའི་འདྲ་དཔེ་ཡིན་པས་དོན་ལ་འགལ་བ་མེད། མཁྲིས་པ་ནི་མཆིན་པའི་

འདབས་ན་འབྲེལ་ཞིང་ཕོ་མཆིན་གཉིས་ཀྱི་བར་ན་གནས་ཏེ་སྟོར་གྱི་རྒྱུ་ལ་པ་བཀག་པ་དང་འདྲ་བ། མན་རྒྱུད་དུ་གསེར་གྱི་རྒྱུ་ལ་པ་བཀག་པ་དང་འདྲ་བ་གསུངས་པ་ནི་གཙོ་བོར་མདོག་དབྱིབས་འདྲ་བའི་དཔེ་དང་། འདིར་སྟོར་གྱི་རྒྱུ་ལ་པ་བཀག་པ་འདྲ་བར་གསུངས་པ་ནི་གཙོ་བོར་བྱེད་ལས་འདྲ་བའི་དཔེ་བསྟན་པ་ཡིན་ཏེ་དཔེར་ན་ལ་ཕུག་དང་ཡུངས་མ་སོགས་བཙོ་བའི་སྐབས་ཤ་ཚིལ་སོགས་ཀྱི་སྟོར་ཡོད་ན་ཚོས་སླ་བ་དང་ལེགས་པར་ཚོས་པ་ཡིན་ལ། སྟོར་མེད་ན་ཚོས་དཀའ་བ་དང་ལེགས་པར་ཚོས་མི་ནུས་པ་དེ་བཞིན་དུ། མཁྲིས་པ་མེད་ན་ཟས་འཇུ་མི་ནུས་ལ་མཁྲིས་པས་ནི་ཕོ་བའི་ཟས་འཇུ་བའི་ནུས་པ་ཤུགས་ཆེན་བྱེད་པས་ན་སྟོར་དང་འདྲ་བ་ཞེས་བྱེད་ལས་འདྲ་བའི་དཔེ་བསྟན་པ་ཡིན། རྒྱུ་མ་དང་ལོང་ག་གཉིས་ནི་བྱེད་ལས་སྐྱིགས་མ་འདྲེན་པའི་བཙུན་མོའི་གཡོག་དང་འདྲ་ལ་སྐྱིགས་མ་འདོར་མ་ཐུབ་ན་ལུས་སྲོག་ལ་གནོད་ཚབས་ཆེ་བས་ཤིན་ཏུ་གཉན། ཡང་ན་རྒྱུ་སྟོད་དང་རྒྱུ་སྨད་གཉིས་ནི་ཕོ་བ་དང་འབྲེལ་ཞིང་དབྱིབས་ཡུར་བ་ཆུས་བཀང་བ་དང་འདྲ་ལ། ལོང་ག་ནི་རྒྱུ་མ་དང་འབྲེལ་ཞིང་དབྱིབས་གསེར་སྦྲུལ་ལ་ལྷུག་གིས་བྲབས་པ་དང་འདྲ་བར་གསུམ་འཁྱོག་ཏུ་འཁྱིལ་ནས་གནས་པ་དང་། གཉེ་མ་ནི་ལོང་དང་འབྲེལ་ཞིང་དབྱིབས་གཡང་བཞག（གཡང་ཟན་གྱི་རིལ་བུས་བསྐོར་ནས་མར་ཁུ་བླུགས་པ་ཞིག）བསྐོར་བའམ་ཡང་ན་ཐུབ་ཀྱི་སྦྲ་འཁོར་དང་འདྲའོ། །ཚིལ་ཤུབས་སམ་གཞང་དཀར་ནག་ནི་དབྱིབས་ལྷུགས་སྦྲུལ་བསྐོར་ལ་དཀྲུས་པ་དང་འདྲ། ལྷང་ཕུག་ནི་ཆུ་ཡིས་རྫ་མ་བཀང་བ་དང་འདྲ་བའམ་ཁ་ཐུར་དུ་གཏད་པའི་ཆུའི་སྣོད་རྐྱལ་པ་དང་འདྲའོ། །སྐབས་འདིར་ཕོ་བ་དང་ལྷང་པ་གཉིས་ལ་དབྱིབས་ཀྱི་འདྲ་དཔེ་ཙམ་ལས་མ་བསྟན་ཀྱང་དོན་དུ་ནི་ཤིན་ཏུ་གཉན་པའོ། །

གསུམ་པ། གཉན་པ་གནད་ཀྱི་དཔེ་དོན་བསྟུས་ཏེ་བསྟན་པ།

གཉན་པའི་གནད་ནི་རྒྱལ་པོའི་མངའ་བསྐུར་འདྲ། །ཞེས་གསུངས་སོ། །ཞེས་པ་སྟེ། དེ་ཡང་རྩ་གནད་དང་། ཤ་གནད། རུས་གནད། ཆུ་རྒྱུས་ཀྱི་གནད་སོགས་གཉན་པའི་གནད་རྣམས་ནི། གཙོ་བོ་སྙིང་དང་འབྲེལ་ཆེ་བའི་ཕྱིར་ཤིན་ཏུ་གཉན་ཏེ། དཔེར་ན། ཡུལ་གྱི་རྒྱལ་པོ་ཞིག་གིས་རང་གི་སྙིང་ཉེ་ཞིང་གོ་འཕེར་བའི་བློན་པོ་ཆེ་གེ་མོ་ཞིག་ལ་ཡུལ་ག་གེ་མོ་ཞིག་གི་མངའ་ཐང་གི་དབང་བསྐུར་ནས་རང་གི་འདོད་དོན་བསྒྲུབ་ཏུ་བཅུག་པ་དང་འདྲ་བས་རྒྱལ་པོའི་འདོད་དོན་སྒྲུབ་པའི་བློན་པོ་དང་འདྲ་བའི་གནད་དེ་དང་དེ་དག་ལ་རྨས་པ་སོགས་ཀྱི་ཕོག་ཐུག་སོང་ན་རྒྱལ་པོ་དང་འདྲ་བའི་སྙིང་ལའང་ཕོག་ཐུག་འགྲོ་ཞིང་དེས་རང་གི་ལུས་སྲོག་ལ་གནོད་ཚིང་ཤིན་ཏུ་བཀའ་གཉན་པས་རྟག་ཏུ་གཉན་པའི་གནད་རྣམས་ལ་བརྟབ་རྨས་སོགས་ཀྱི་སྐྱོན་མི་ཤོར་བར་བག་དང་ལྡན་པར་བྱའོ། །

དོན་ལྡོ་ནི། དབང་རྟེན་ལྡོ་དང་འབྲེལ་བས་དབང་རྟེན་གྱི་ཆེ་ཆུང་དང་། དབྱིབས་སྐྱོན་ཡོད་མེད་སོགས་ལས་རྗེས་སུ་དཔག་པར་བྱ་སྟེ། དཔེར་ན། ནང་དུ་སྙིང་དང་རྒྱུ་མ་འབྲེལ་སྣ་ལྕེ་ལ་འཆར་བས་ལྕེ་ཆེ་ཆུང་ལ་སྙིང་ཆེ་ཆུང་། ལྕེ་དབྱིབས་ལས་སྙིང་གི་དབྱིབས། ལྕེའི་གཞུང་དུ་གྲེམ་གྲེམ་འདུག་ན་སྙིང་ལ་རུས་པ་ཡོད་པ་སོགས་ཐ་བའི་རྒྱལ་པོར་བཤད་ལ། གཞན་ཡང་། རླུང་མཁྲིས་བད་ཀན་ལྡན་འདུས་ཀྱི་རང་བཞིན་བདུན་ལས་ཀྱང་དབྱིབས་སོགས་འགྱུར་འགྲོ་བའང་། གསེར་མཆན་དུ། རླུང་གི་བློ་བ་སུལ་མང་ཡོད། །བློ་སུལ་རི་དང་རྩིབས་རི་ཡོལ་གྱིས་བཅད་ནས་ཡོད། །མཁྲིས་པའི་མི་ལ་བློ་བ་ལྟོང་ལ་ལུག་འདྲ་ཡོད། །སྟོད་ལ་མ་འབྱར་ཟང་མ་ཡོད། བད་ཀན་མི་ལ་གློ་བ་སྔོང་འདྲ་བྱ་གཤོག་ཡོད། །གློ་ཕྲལ་བཞི་ཡོད་སྟོད་སྨད་གཉིས་ཆུང་ངོ་། །ཞེས་སོགས་གསུངས་པ་ལྟར། མི་སོ་སོར་ལུས་དབྱིབས་དང་། གདོང་མདོག

སོགས་མི་འདྲ་བའི་ཁྱད་པར་རེ་ཡོད་པ་ལྟར། དོན་སྟོད་ཀུང་ཙུང་ཟད་མི་འདྲ་བའི་ཁྱད་པར་ཡོད་མོད། འདིར་ནི་ཐུན་མོང་གི་དབང་དུ་བྱས་ནས་གནད་ཆེ་ཆུང་གི་ཁྱད་པར་ཤེས་པའི་ཆེད་དུ་རགས་པ་འདྲ་བའི་དཔེས་བསྟན་པ་ཡིན་ནོ། །དེ་ལྟར་འདྲ་དཔེ་རྒྱལ་པོའི་ཕོ་བྲང་ཕྱི་ནང་གི་ཆ་ཤས་རྣམས་ལ་གཙོ་ཆེ་ཆུང་ཇི་ལྟར་ཡོད་པ་ལྟར། འདྲ་ཡུལ་ལུས་ཕྱི་ནང་གི་ཆ་ཤས་རྣམས་ལའང་གནད་ཆེ་ཆུང་གི་རིམ་པ་རྣམས་དེ་ལྟར་ཤེས་པར་བྱས་ནས་སྨན་དཔྱད་ལག་ལེན་དངོས་ཐོག་ཏུ་འཁེལ་བའི་ཚེ་འདྲ་དཔེ་སྤུང་པོའི་གནས་ལུགས་བསྟན་པ་འདིའང་མ་བརྗེད་པར་དྲན་ཤེས་པར་བྱའོ། །ཞེས་གསུངས་སོ། །

ལེའུའི་མཚན་བསྟན་པ།

བདུད་རྩི་སྙིང་པོ་ཡན་ལག་བརྒྱད་པ་གསང་བ་མན་ངག་གི་རྒྱུད་ལས། ལུས་ཀྱི་འདྲ་དཔེ་བསྟན་པའི་ལེའུ་སྟེ་གསུམ་པའོ།། །།

ལེའུ་བཞི་པ། ལུས་ཀྱི་གནས་ལུགས།

ལུས་ཀྱི་གནས་ལུགས་ཀྱི་ལེའུའི་གཞུང་དོན་འགྲེལ་བ་ལ་ཐོག་མར་ཉན་པར་གདམས་ཤིང་མཚམས་སྦྱར་བ་དང་། གཞུང་དོན་དངོས་བཤད་པ། ལེའུའི་མཚན་བསྟན་པའོ། །

ཉན་པར་གདམས་ཤིང་མཚམས་སྦྱར་བ།

དེ་ནས་ཡང་དྲང་སྲོང་རིག་པའི་ཡེ་ཤེས་ཀྱིས་འདི་སྐད་ཅེས་གསུངས་སོ། །ཀྱེ་དྲང་སྲོང་ཆེན་པོ་ཉོན་ཅིག །ཅེས་པ་སྟེ། འདྲ་དཔེ་ཕུང་པོའི་གནས་ལུགས་ཀྱི་དོན་བསྟན་ཟིན་མ་ཐག་དེ་ནས་ཞེས་མཚམས་སྦྱོར་ནས་སྐབས་བབ་དྲང་སྲོང་རིག་པའི་ཡེ་ཤེས་ཀྱིས་འདི་སྐད་ཅེས་གསུངས་པ་སྟེ། ཀྱེ་ཞེས་གྲུས་པ་དང་བཅས་པས་དྲང་སྲོང་ཆེན་པོ་ཡིད་ལས་སྐྱེས་འཁོར་སྡེ་བཞི་དང་བཅས་པ་ལེགས་པར་ཉོན་ལ་ཡིད་ལ་ཟུངས་ཤིག་དང་། ངས་ཁྱེད་རྣམས་ལ་ལུས་ཀྱི་གནས་ལུགས་བསྟན་པའི་དོན་བཤད་པར་བྱའོ། །ཞེས་ཉན་པར་གདམས་ཤིང་མཚམས་སྦྱར་བའོ། །

གཞུང་དོན་དངོས་བཤད་པ།

ལུས་ཀྱི་གནས་ལུགས་བསྟན་པ་རྣམ་བཞི་སྟེ། །ལྷང་ཚད་ལུས་ཟུངས་གནས་ལུགས་བསྟན་པ་དང་། །འབྲེལ་པ་རྩ་ཡི་གནས་ལུགས་བསྟན་པ་དང་། །གཉན་པ་གནད་ཀྱི་གནས་ལུགས་བསྟན་པ་དང་། །རྒྱུ་ལམ་བུ་གའི་གནས་ལུགས་བསྟན་པའོ། །ཞེས་པ་སྟེ། ལུས་ཞེས་ལས་དང་ཉོན་མོངས་ཉེས་པ་དང་

བཅས་པ་ལས་བྱུང་ཞིང་དབང་པོའི་བྱེ་བྲག་དང་སེམས་པ་དག་འདུས་ཏེ་ཐོག་མར་ཆགས་ཤིང་གྲུབ་པ། བར་དུ་གནས་ཤིང་མཐར་འཇིག་པ་ཐམས་ཅད་ཀྱི་རྩ་བར་གྱུར་པའི་ལུས་འདིའི་གནས་ལུགས་ཚད་དང་། རྣམ་གྲངས་ཀྱི་སྒོ་ནས་གཏན་ལ་དབབ་སྟེ་བསྟན་པར་བྱ་ལ་དེ་ཡང་སྐྱེས་བུ་གང་ཞིག་ནད་མེད་ལུས་ཐ་མལ་དུ་གནས་པ་དང་། ན་ཚོད་དར་ལ་བབས་པ། ལུས་སྟོབས་འབྲིང་། དབང་པོ་ཚང་ཞིང་སྤྱིར་བཏང་བའི་ཚད་ལ་གཞིགས་ཏེ་གསུངས་ལ་དེ་ལས་གཞན་པ་ལ་ཁྱབ་པ་མ་ཡིན་ཅིང་ཡུལ་དུས་མི་རིགས་སོགས་འདྲ་མིན་ཀུན་ལ་གཅིག་ལྟར་ངེས་པའི་དོན་ནི་མིན་ནོ། །དེས་ན་གནོད་བྱ་ཁམས་དང་གནོད་བྱེད་ཉེས་པ་སོགས་ཀྱི་རང་རང་གི་ལྷུང་ཚད་བསྟན་པ་དང་། ལུས་སྟོད་སྨད་ཕྱི་ནང་བར་གསུམ་ཀུན་ལ་ཁྱབ་ཅིང་འབྲེལ་བ་འབྲེལ་བ་རྩ་ཡི་གནས་ལུགས་བསྟན་པ་དང་། ཤ་ཚིལ་རུས་པ་ལ་སོགས་པ་དེ་དག་ལས་གནད་ཆེ་ཞིང་བཀའ་བཙན་པ་གཉན་པ་གནད་ཀྱི་གནས་ལུགས་བསྟན་པ་དང་། ཕྱི་ནང་གང་དང་གང་དུ་གནས་ཤིང་རྒྱུ་བའི་ལམ་མམ་བུ་ག་རྒྱུ་ལམ་བུ་གའི་གནས་ལུགས་བསྟན་པ་བཅས་རྣམ་པ་བཞིའི་སྒོ་ནས་འཆད་ཅིང་བསྟན་པའོ། །

དང་པོ། ལྷུང་ཚད་ལུས་ཐྲུངས་ཀྱི་གནས་ལུགས་བསྟན་པ།

ལྷུང་ཚད་ལུས་ཐྲུངས་ཀྱི་གནས་ལུགས་བསྟན་པ་ལའང་གནོད་བྱེད་ཉེས་པའི་ལྷུང་ཚད་བསྟན་པ་དང་། གནོད་བྱ་ཁམས་ཀྱི་ལྷུང་ཚད་བསྟན་པ་དང་། སྤྱིའི་ལྷུང་ཚད་བསྟན་པའོ། །

༡ གནོད་བྱེད་ཉེས་པའི་ལྷུང་ཚད་བསྟན་པ།

དང་པོ་རླུང་གི་ལྷུང་ཚད་སྙད་ཕྲུག་གང་། །མཁྲིས་པའི་ལྷུང་ཚད་རང་གི་གསང་སྒྲོ་གང་། །བད་ཀན་ལྷུང་ཚད་རང་གི་སླེམ་པ་གསུམ། །ཞེས་པ་སྟེ་ཐ་མལ་

ནད་མེད་པའི་སྐྱེས་བུའི་ལུས་ལ་ཡོད་དགོས་པའི་ཉེས་པ་གསུམ་ལས་རླུང་གི་ལྷང་ཚད་ནི་རང་གི་དྲི་ཆུའི་སྟོད་ལྷང་ཕུག་གང་དང་། མཁྲིས་པའི་ལྷང་ཚད་ནི་རང་གི་གསང་བའི་སྒྲོ་བ་སྟེ་ཐིག་པའི་པགས་པ་གང་དང་། བུད་མེད་ཀྱི་མཁྲིས་པའི་ལྷང་ཚད་ཀྱང་རང་མཉམ་གྱི་སྐྱེས་པའི་གསང་སྒྲོ་གང་ཙམ་ཡོད་པ་རིག་པས་ཤེས་པར་བྱའོ། །བད་ཀན་གྱི་ལྷང་ཚད་ནི་རང་གི་ཁྱོར་བ་ཁ་ཙུང་ཟད་གཡོལ་བ་གཉིས་བསྒོམས་པ་ལ་སྙིམ་པ་ཞེས་བྱ་བ་དེ་གསུམ་གྱི་ཚད་དུ་བསྟན་པ་ཡིན་ནོ། །

༢ གནོད་བྱ་ཁམས་ཀྱི་ལྷང་ཚད་བསྟན་པ།

གནོད་བྱ་ཁམས་ཀྱི་ལྷང་ཚད་བསྟན་པ་ལ་གསུམ་སྟེ། ལུས་ཟུངས་དྲི་མའི་ལྷང་ཚད་བསྟན་པ་དང་། ཤུ་དང་ཆུ་རྒྱུས་ཀྱི་ལྷང་ཚད་བསྟན་པ། དོན་སྣོད་བུ་གའི་ལྷང་ཚད་བསྟན་པའོ། །

(༡) ལུས་ཟུངས་དྲི་མའི་ལྷང་ཚད་བསྟན་པ།

ཁྲག་དང་ཕྱི་སའི་ལྷང་ཚད་སྙིམ་པ་བདུན། །གཅིན་དང་ཆུ་སེར་ལྷང་ཚད་སྙིམ་པ་བཞི། །ཞག་དང་ཚིལ་བུའི་ལྷང་ཚད་སྙིམ་པ་དོ། །མདངས་དང་ཁུ་བའི་ལྷང་ཚད་ཁྱོར་བ་རེ། །ཀླད་པའི་ལྷང་ཚད་རང་གི་སྙིམ་པ་གང་། །ཤ་ཡི་ལྷང་ཚད་སྤར་ཚད་ལྔ་བརྒྱ་སྟེ། །བུད་མེད་བཅྭ་དང་ནུ་མ་ཉི་ཤུས་ལྷག །རུས་པའི་ལྷང་ཚད་རུས་རིགས་ཉི་ཤུ་གསུམ། །དེ་ལས་སྒལ་ཚིགས་འཕང་ལོ་ཉི་ཤུ་བརྒྱད། །རྩིབ་མའི་གྲངས་ནི་ཉི་ཤུ་རྩ་བཞི་སྟེ། །སོ་ཡི་གྲངས་ནི་སུམ་ཅུ་རྩ་གཉིས་མཆིས། །རུས་པའི་དུམ་བུ་སུམ་བརྒྱ་དྲུག་ཅུ་སྟེ། །ཡན་ལག་ཚིགས་ཆེན་རྣམ་པ་བཅུ་གཉིས་ཡོད། །ཚིགས་ཕྲན་ཉིས་བརྒྱ་དང་ནི་རྩ་བཅུའོ། །ཞེས་པ་སྟེ། སྤྱིར་སྐྱེ་བོ་ཚད་དང་ལྡན་པ་གང་དག་གི་ཁྲག་དང་ཕྱི་ས་སྟེ་བཤང་བའི་ལྷང་ཚད་ནི་རང་གི་སྙིམ་པ་བདུན་བདུན་རེའི་ཚད་དང་། གཅིན་དང་ཆུ་སེར་གྱི་ལྷང་ཚད་ནི་རང་གི་

སྐྱིམ་པ་བཞི་བཞི་དང་། ཞག་དང་ཚེས་བུའི་ལྷང་ཚད་ནི་རང་གི་སྐྱིམ་པ་དོ་དོའི་ཚད་དང་། མདངས་ཏེ་ལུས་ཟུངས་བདུན་གྱི་དྭངས་མ་མཐར་ཐུག་པ་དེ་དང་། ཁུ་བའི་ལྷང་ཚད་ནི་ཁྱོར་བ་རེ་རེ་སྟེ་ཁྱོར་བ་ཞེས་པ་ལག་གཅིག་སྐྱོར་ཏེ་བཞག་པའོ། །བུད་མེད་ལ་ཁུ་བ་དང་འདྲ་བར་ཁམས་དམར་གྱི་ཚད་ཀྱང་ཁྱོར་བ་རེ་ཡོད་དགོས་པ་ཡིན་ལ། ཟླ་ཟེར་ལས། བུད་མེད་ནུ་ཞོ་སྐྱིམ་དོ་དང་། །ཟླ་མཚན་སྐྱིམ་པ་བཞི་ཡིན་ནོ། །ཞེས་གསུངས། གླད་པའི་ལྷང་ཚད་ནི་རང་གི་སྐྱིམ་པ་གང་དང་། དེའང་མན་རྒྱུད་དུག་ནད་གསོ་བའི་སྐབས། རུས་ལས་གླད་གཞུང་རྐང་དུ་འགྱུར་བའི་ཕྱིར། ཞེས་གླད་གཞུང་ནི་རྐང་གི་ཁོངས་སུ་གཏོགས་པས་རྐང་གི་ལྷང་ཚད་འདིའི་ཤུགས་ལས་རྟོགས་དགོས་པ་མ་ཟད་རྐང་མར་དེའང་རུས་པ་དེའི་སྦུབས་ཁེངས་པ་ཞིག་ཡོད་དགོས་པར་སྙམ་མོ། །ཤ་ཡི་ལྷང་ཚད་རང་གི་སྤར་ཚད་ལྔ་བརྒྱ་ཡི་ཚད་དང་། དེའི་སྟེང་བུད་མེད་ལ་བརླ་ལ་སྤར་ཚད་བཅུ་དང་། ནུ་མ་ལ་སྤར་ཚད་བཅུ་སྟེ་ཁྱོན་ཉི་ཤུས་སྐྱེས་པ་ལས་ལྷག་པ་ཡོད་པ་ཡིན་ནོ། །རུས་པའི་ལྷང་ཚད་དམ་རུས་རིགས་མི་འདྲ་བ་ཉི་ཤུ་རྩ་གསུམ་ཡོད་པ་ཡིན་ཏེ་ལྷག་པའི་རུས་པ་དང་། ཐོད་རུས། སྣའི་ཁྲུང་ཁྲུང་། སོ། མ་མགལ་རུས་པ་བཅས་མགོ་ལ་ལྔ་དང་། སྒལ་ཚིགས་དང་། དེའི་བྱ་འདབ། གཞུག་ཏོ། དཔྱི་རུས། སོག་རུས། སྒྲོག་རུས། བྲང་རུས། རྩིབ་རུས། ལྷ་རུ་རྩེ་བཅས་བྲང་ཁོག་ལ་དགུ་དང་། དཔུང་རྐང་དང་། རྫེ་ངར། ལག་མགོའི་རུས་པ་སྟེ་ལག་པར་གསུམ། བརླ་རྐང་དང་། ལྷ་ང་། རྗེ་ངར། སྦྲི་ལོང་། རྐང་མགོའི་རུས་པ་སྟེ་རྐང་པ་ལ་ལྔ་དང་། རྐང་ལག་གཉིས་ཀྱི་སེན་མོ་བཅས་ཡན་ལག་ལ་དགུ་བཅས་ཉེར་གསུམ་མོ། །སྒལ་ཚིགས་ཀྱི་འཕང་ལོ་ནི་ཉི་ཤུ་རྩ་བརྒྱད་དང་། རྩིབ་མའི་གྲངས་གཡས་གཡོན་བཅུ་གཉིས་རེ་སྟེ་ཉི་ཤུ་རྩ་བཞི་དང་། སོ་ཡི་གྲངས་ཐུན་མོང་དུ་མཆེས་པ་སུམ་ཅུ་རྩ་གཉིས་དང་། རུས་པའི་དུམ་བུ་ནི་སུམ་བརྒྱ་དང་དྲུག་ཅུ་ཡོད་པ་ཡིན་ཏེ།

ཇི་ལྟར་ཞེ་ན། མཚོགས་གསང་ནས་ལྟག་པའི་སྟུད་སྒོ་གཡས་གཡོན་དུ་ཐོད་པའི་རུས་དུམ་གཉིས་དང་། ལྟག་པའི་སྟུད་སྒོ་ནས་ལྟག་རྒྱབ་བར་ན་ལྟག་པའི་རུས་དུམ་གཅིག སྙིན་དཔྲག་ནས་མཚོགས་མ་བར་ན་དཔྲལ་བའི་རུས་དུམ་གཅིག རྣ་ལྟག་གཡས་གཡོན་དུ་རྣ་ལྕན་གྱི་རུས་དུམ་གཉིས། སྙིན་དཔྲག་དབུས་ཀོང་དུ་གནས་པ་མིག་དཔྲག་གི་རུས་དུམ་གཅིག སྣ་ཡི་སྒྲོམ་མམ་གཡས་གཡོན་མཚུལ་པའི་རུས་དུམ་གཉིས། མིག་རུས་སམ་མིག་ཆུའི་རུས་དུམ་གཉིས། འགྲམ་པ་གཡས་གཡོན་དུ་མཁུར་ཚོས་རུས་དུམ་གཉིས། རྣ་བ་གཡས་གཡོན་དུ་སྣྲ་ལེན་རུས་དུམ་གསུམ་རེ་སྟེ་དྲུག ཡ་མགལ་གྱི་རུས་དུམ་གཉིས། ཀན་གྱི་རུས་དུམ་གཉིས། ཀན་ཕུགས་སམ་མཚུལ་འོག་ཏུ་གནས་པ་ཐོང་གཞོལ་འདྲ་བའི་གཞོལ་རུས་གཉིས། ལྕེ་རྩའི་རུས་པ་དུམ་བུ་གཅིག མ་མགལ་གྱི་རུས་དུམ་གཅིག་བཅས་དུམ་བུ་ཉི་ཤུ་རྩ་བདུན་སྟེང་། སོ་ཡི་གྲངས་སྒྲ་བརྗོད་སོགས་ལ་གཅེས་པའི་མདུན་སོ་བཞི་རེ་སྟེ་བརྒྱད། མཛེས་བྱེད་ཀྱི་མཆེ་བ་གཉིས་རེ་སྟེ་བཞི། ཟས་སོགས་གཙོད་བྱེད་ཀྱི་འགྲམ་སོ་བརྒྱད་རེ་སྟེ་བཅུ་དྲུག མཐའ་བཞི་པོར་སོ་ཆུང་རེ་སྟེ་བཞི་བཅས་བསྡོམས་པས་མགོ་བོ་སྤྱི་ལ་རུས་དུམ་ང་དགུ་མཆིས་པའོ། །བྲང་ཁོག་གི་རུས་དུམ་ནི། སྐལ་ཚིགས་ལ་འཕང་ལོ་དང་། བྲ་འདབ་གཡས་གཡོན་གཉིས། དབུས་ཀྱི་སྒྲོ་གཟེ་མ་བཅས་ཆེར་གསལ་བའི་ཚིགས་པ་ཉེར་བཞི་གྲངས་བཞི་ཡིས་བསྒྱུར་བས་སོ་དྲུག་དང་། ཆེར་མི་གསལ་བའི་ཚིགས་པ་བརྒྱད་བསྣན་པས་བརྒྱ་དང་བཅུ་མེད་བཞི། རྩིབ་མ་གཡས་གཡོན་བཅུ་གཉིས་རེ་སྟེ་ཉེར་བཞི། བྲང་རུས་གཡས་གཡོན་དང་འབྲེལ་བའི་ནམ་ཚོང་གི་རྩིབ་ཐུང་འཕྱོག་པོ་གཉིས་དང་། རྩིབ་རིང་གཡས་གཡོན་ལྔ་སྟེ་བཅུའི་སྣར་ཁྲུང་ཁྲུང་པ་རེ་སྟེ་བཅུ་གཉིས། མ་འབྲེལ་བ་ལྟག་མ་བཅུ་གཉིས་པོའི་སྣ་སྒོར་ཁྲུང་ཁྲུང་གཡས་གཡོན་རེ་རེ་བརྩེས་པའི་གཡས་གཡོན་གཉིས་བཅས་བསྡོམས་རྩིབ་མའི་ཁྲུང་རུས་བཅུ་བཞི་དང་། བྲང་རུས་གཡས་གཡོན་ལ་དྲུག

ཌྲུག་སྟེ་བཅུ་གཉིས་དང་། ལྟེན་རུས་གཅིག སོག་རུས་གཉིས། སྒྲོག་རུས་གཉིས། དཔྱི་རུས་གཉིས་བཅས་དྲིལ་བས་བྱང་ཁོག་གི་རུས་དུམ་བརྒྱ་དང་རེ་གཅིག་དང་། ལག་པར་དཔུང་རྐང་གཉིས་དང་། ལག་ངར་ཆེ་ཆུང་བཞི། མཁྲིག་མ་དང་ཕྲན་རྩེའི་མཚམས་ན་རུས་དུམ་བརྒྱད་རེ་སྟེ་བཅུ་དྲུག མཐེ་བོང་ལ་གསུམ་གསུམ་སྟེ་དྲུག སོར་མོ་གཞན་བརྒྱད་ལ་བཞི་རེ་སྟེ་རུས་དུམ་སོ་གཉིས། སེན་མོ་གཡས་གཡོན་ལ་ལྔ་རེ་སྟེ་བཅུ་བཅས་འདྲིལ་བས་བདུན་ཅུ་ཐམ་པ་དང་། རྐང་པར་བརླ་རྐང་གཡས་གཡོན་རུས་དུམ་གཉིས་དང་། ལྷ་ངའི་རུས་དུམ་གཉིས། རྗེ་ངར་ཆེ་ཆུང་གཉིས་རེ་སྟེ་བཞི། རྟིང་རུས་སམ་སྲི་ཞོང་རུས་དུམ་ཆེ་འཁྲིང་ཆུང་གསུམ་རེ་སྟེ་དྲུག རྒྱ་ཚིགས་མཚམས་ན་རུས་དུམ་བཞི་རེ་སྟེ་བརྒྱད། མཐེ་བོང་གཉིས་ལ་རུས་དུམ་གསུམ་རེ་སྟེ་དྲུག སོར་མོ་གཞན་བརྒྱད་ལ་རུས་དུམ་བཞི་རེ་སྟེ་སོ་གཉིས། སེན་མོ་གཡས་གཡོན་ལ་ལྔ་རེ་སྟེ་བཅུ་བཅས་རྐང་པ་ལ་རུས་དུམ་བདུན་ཅུ་ཐམ་པ་སྟེ་ཡན་ལག་བཞི་བསྡོམས་པས་རུས་དུམ་བརྒྱ་དང་བཞི་བཅུའོ། །དེས་ན་ལུས་ཐ་མལ་བ་ན་ཚོད་དར་ལ་བབ་ཅིང་དབང་པོའི་བྱེ་བྲག་ཀུན་ལྷག་ཆད་ཀྱི་མཐའ་དང་བྲལ་བའི་སྐྱེས་བུའི་ལུས་ཁམས་ཀྱི་རུས་པའི་ལྷང་ཚད་དུམ་བུར་དབྱེ་ནས་བསྟན་ན་མགོ་བོར་ང་དགུ་དང་། བྱང་ཁོག་ལ་བརྒྱ་དང་རེ་གཅིག ཡན་ལག་བཞི་ལ་བརྒྱ་དང་བཞི་བཅུ་བཅས་བསྡོམས་པས་སུམ་བརྒྱ་དྲུག་ཅུའོ། །

ཡན་ལག་བཞི་ལ་ཚིགས་ཆེན་ནི་རྣམ་གྲངས་བཅུ་གཉིས་ཡོད་པ་སྟེ། དཔུང་ཚིགས་གཉིས་དང་། གྲུ་ཚིགས་གཉིས། མཁྲིག་ཚིགས་གཉིས། དཔྱི་ཚིགས་གཉིས། པུས་ཚིགས་གཉིས། ཞོང་ཚིགས་གཉིས་བཅས་བསྡོམས་པས་བཅུ་གཉིས་སོ། །དེ་ལས་ཞིབ་པ་ཚིགས་ཕྲན་ཉིས་བརྒྱ་དང་བཅུ་མཆིས་པ་ནི། མགོ་བོར་ཐོད་རུས་གཡས་གཡོན་ཚིགས་སམ་རྒྱ་སྲུབས་གཉིས་དང་། ལྟག་རུས་འབྲེལ་མཚམས་ཀྱི་ཚིགས་ཕྲན་

གཅིག དཔྲལ་རུས་འབྲེལ་མཚམས་ཚིགས་སྦུབས་གཅིག རྣ་ལྷན་རུས་དུམ་འབྲེལ་མཚམས་ཚིགས་སྦུབས་གཉིས། སླིན་དབྲག་རུས་དུམ་འབྲེལ་མཚམས་ཀྱི་ཚིགས་སྦུབས་གཅིག མཚུལ་རུས་གཡས་གཡོན་འབྲེལ་མཚམས་ཚིགས་སྦུབས་གཉིས། མིག་རུས་གཡས་གཡོན་འབྲེལ་མཚམས་ཚིགས་སྦུབས་གཉིས། མཁུར་ཚོས་རུས་དུམ་འབྲེལ་མཚམས་ཚིགས་ཕྲན་གཉིས། རྣ་བའི་རུས་དུམ་དྲུག་ལ་ཚང་མ་འབྲེལ་ཅིང་མཐུད་པའི་མཚམས་ཚིགས་ཀྱང་དྲུག་དང་། ཡ་མགལ་རུས་དུམ་འབྲེལ་མཚམས་ཚིགས་ཕྲན་གཉིས། གཞོལ་རུས་འབྲེལ་མཚམས་ཚིགས་ཕྲན་གཉིས། ལྕེ་རུས་ཀྱི་ཚིགས་ཕྲན་གཅིག མ་མགལ་གྱི་རུས་དུམ་གཅིག་གཡས་གཡོན་འབྲེལ་མཚམས་ཀྱི་ཚིགས་ཕྲན་གཉིས་བཅས་དྲིལ་བས་མགོ་བོར་ཚིགས་ཕྲན་ཉེར་བརྒྱད་དང་། སྒལ་ཚིགས་སོ་གཉིས་རྣམས་སྔ་མ་ལ་ཕྱི་མ་མཐུད་ནས་འབྲེལ་བའི་ཕྱིར་ཚིགས་ཕྲན་ཀྱང་སོ་གཉིས་དང་། རྩིབ་མ་ཉེར་བཞི་རྣམས་སྒལ་ཚིགས་སུ་འབྲེལ་བས་ཚིགས་ཀྱང་ཉེར་བཞི་དང་། རྩིབ་ཐུང་གཉིས་སྒལ་ཚིགས་སུ་འབྲེལ་བའི་ཚིགས་ཕྲན་གཉིས། ནམ་ཚོང་གི་རྩིབ་ཐུང་འཁྱོག་པོ་གཉིས་དང་། རྩིབ་རིང་གཡས་གཡོན་ལྔ་རེ་སྟེ་བཅུ་རྣམས་བྲང་རུས་དང་འབྲེལ་བའི་མཚམས་ཀྱི་ཚིགས་ཕྲན་བཅུ་གཉིས་དང་། སྒྲོག་རུས་གཉིས་གཡས་གཡོན་འབྲེལ་བའི་ཚིགས་ཕྲན་བཞི་བཅས་བྱང་ཁོག་ལ་ཚིགས་ཕྲན་བདུན་ཅུ་དོན་བཞི་དང་། མཁྲིག་མའམ་ཕྲན་རྩེའི་རུས་དུམ་བརྒྱད་རེ་སྟེ་བཅུ་དྲུག་སོ་སོ་ཕན་ཚུན་འབྲེལ་མཐུད་བྱས་པས་ཚིགས་ཕྲན་ཀྱང་བཅུ་དྲུག་དང་། མཐེ་བོང་ལ་ཚིགས་ཕྲན་གསུམ་རེ་སྟེ་དྲུག སོར་མོ་གཞན་བརྒྱད་ལ་བཞི་རེ་སྟེ་སོ་གཉིས་དང་། རྐང་པར་ལྔ་ང་གཉིས་དང་། སྦྲི་ཡོང་གཡས་གཡོན་བདུན་རེ་སྟེ་བཅུ་བཞི་དང་། རྐང་པའི་མཐེ་བོང་ལ་གསུམ་རེ་སྟེ་ཚིགས་ཕྲན་དྲུག སོར་མོ་གཞན་བརྒྱད་རྣམས་ལ་བཞི་རེ་སྟེ་ཚིགས་ཕྲན་སོ་གཉིས་བཅས་ཡན་ལག་ལ་དྲིལ་བས་བརྒྱ་དང་བཅུ་མེད་བརྒྱད་བཅས་དེ་

ལྷར་མགོ་བོར་ཞེར་བརྒྱད། བྱང་ཁོག་ལ་དོན་བཞི། ཡན་ལག་ལ་བརྒྱ་དང་བཅུ་མེད་བརྒྱད་བཅས་ལུས་འདིར་ཚིགས་ཕྲན་ཉིས་བརྒྱ་དང་བཅུ་བཤད་པའོ། །

（༢） གྲུ་དང་ཆུ་རྒྱུས་ཀྱི་ལྡང་ཚད་བསྟན་པ།

ཆུ་བ་བཅུ་དྲུག་རྒྱུས་པ་དགུ་བརྒྱ་མཆིས། །སྲ་ཡི་ཉག་མ་ཉི་ཁྲི་ཚིག་སྟོང་སྟེ། །བ་སྤུའི་བུ་ག་བྱེ་བ་ས་ཡ་མཆིས། །ཞེས་པ་སྟེ། གཙོ་ཆེ་བའི་དབང་གིས་ལུས་འདིར་ཆུ་བའི་གྲངས་ནི་བཅུ་དྲུག་མཆིས་པ་སྟེ་མགྲིན་པའི་ཆུ་བ་གཉིས་དང་། ལྟག་པའི་ཆུ་བ་གཉིས། གྲུ་མོའི་ཆུ་བ་གཉིས། མཁྲིག་མའི་ཆུ་བ་གཉིས། རྟིང་པའི་ཆུ་བ་གཉིས། སྦལ་མགོ་ཞེས་པ་ནང་སོང་ཐད་ཀྱི་གདོང་གི་ཆུ་བ་གཉིས། སྒྲིད་ཁྲུག་ཆུ་བ་གཉིས། སྐལ་འདབས་གཡས་གཡོན་གྱི་ཆུ་བ་གཉིས་བཅས་བཅུ་དྲུག་གོ །རྒྱུས་པ་དགུ་བརྒྱ་སྟེ་རགས་པ་ཙམ་དུ་བསྟན་པ་ནམ་ཚོང་ཡན་ལ་སུམ་བརྒྱ་དང་། ཡན་ལག་བཞི་ལ་དོན་ལྔ་རེ་སྟེ་སུམ་བརྒྱ། ལུས་བྱིངས་ལ་སུམ་བརྒྱ་བཅས་དགུ་བརྒྱ་དང་། སྲ་ཡི་ཉག་མ་ཡང་སྤྱིར་བཏང་དབང་དུ་མཛད་པ་ཉི་ཁྲི་ཚིག་སྟོང་དང་། བ་སྤུའི་བུ་ག་ནི་བྱེ་བ་གསུམ་དང་ས་ཡ་ལྔ་མཆིས་སོ། །

（༣）དོན་སྣོད་བུ་གའི་ལྡང་ཚད་བསྟན་པ།

དོན་ལྔ་སྣོད་དྲུག་བུ་ག་སྒོ་དགུ་ཡོད། །ཅེས་པ་སྟེ། དེ་ཡང་ཐ་མལ་པའི་ལུས་འདིར་དོན་ནི་སྙིང་དང་། གློ་བ། མཆིན་པ། མཆེར་པ། མཁལ་མ་བཅས་རྣམ་གྲངས་ལྔར་ངེས་པ་དང་། སྣོད་ནི་ཕོ་བ་དང་། རྒྱུ་མ། ལོང་ག ཕྲང་ཕྲུག མཁྲིས་ཕྲུམ། བསམ་སེའུ་བཅས་དྲུག་ཏུ་ངེས་པ་དང་། བུ་གའི་སྒོ་ཕྱིར་མངོན་པ་མིག་གཉིས་དང་། རྣ་བ་གཉིས། སྣ་ཁུང་གཉིས། ཁ་དང་། བཤང་ལམ། གཅིན་ལམ་རེ་བཅས་ཕྱིར་སྐྱེས་པ་ལ་གྲངས་དགུར་ངེས་པ་དང་། གཞན་ཡང་བུད་མེད་ལ་དེའི་སྟེང་དུ། ནུ་མ་གཉིས་དང་། མངལ་སྒོ་གཅིག་བཅས་བཅུ་གཉིས་ཡོད་པ་ཡིན་ནོ། །

སྐབས་འདིར་སྙོད་ཀྱི་རྣམ་གྲངས་དྲུག་ཏུ་ངེས་པ་ནི། གཞན་བུ་སྙོད་དང་ཧླིག་པའི་སྒྲོ་བ་སྙོད་ཀྱི་གྲངས་སུ་མ་བགྲང་བ་དེ་ནི་བསམ་སེ་བགྲངས་པས་ཆོག་སྟེ། དེ་ཉིད་ཀྱི་ཁོངས་སུ་གཏོགས་པའི་ཆ་ཤས་ཡིན་པར་གོ་བར་བྱ་དགོས་སོ། །དེས་ན་ཧླིག་པའི་སྒྲོ་བ་ནི་སྐྱེས་པའི་ཁམས་དཀར་བཟོ་སྙོད་ཡིན་གཤིས་དེས་བཟོས་པའི་ཁམས་དཀར་དེ་གསོག་པའི་སྙོད་དངོས་ནི་བསམ་སེ་ཡིན་པའི་ཕྱིར་རོ། །བུད་མེད་ལའང་དེ་བཞིན་དུ་ཁམས་དམར་གསོག་སྙོད་དངོས་བསམ་སེ་ཡིན་པས་དེ་ནི་བུ་སྙོད་དང་ཡུག་གཅིག་ཏུ་འབྲེལ་བས་གཅིག་པོ་ནའོ། །ཞེས་པའོ། །

༣ སྤྱིའི་ལྷང་ཚད་བསྟན་པ།

འཛམ་གླིང་རང་ལུས་འདོམ་གང་གྲུ་བཞི་སྟེ། །གཟུགས་ངན་རྣམས་ལ་རང་ཁྲུ་ཕྱེད་དང་བཞི། །ཞེས་པ་སྟེ། འཛམ་བུ་གླིང་གི་མི་རྣམས་ཀྱི་རང་རང་གི་ལུས་ཀྱི་བོང་དབྱིབས་ཀྱི་ཚད་ནི་སྤྱིར་རང་ཉིད་ཀྱི་འདོམ་གང་སྟེ་གྱེན་ཐུར་ཐད་ཀར་གྲུ་བཞི་ཡི་ཚད་དང་ལྡན་པ་ཡིན་ལ། དེ་ལས་གཟུགས་ངན་པ་རྣམས་ལ་རང་ཁྲུ་གསུམ་དང་ཕྱེད་ཀ་སྟེ་ཕྱེད་དང་བཞི་སོགས་རིང་ཐུང་དང་ཞེང་ཚད་སོགས་མི་སྙོམས་པ་འབྱུང་བ་ཡང་ཡོད་པ་ཡིན་ནོ། །ཞེས་སོ། །ལྷང་ཚད་ལུས་ཟུངས་ཀྱི་གནས་ལུགས་འདིའི་སྐབས་སྙིང་པོ་བསྡུས་པ་ལས། རྐང་དང་ཚིལ་དང་ཞག་གཅིན་དང་། །མཁྲིས་པ་བད་ཀན་ཕྱི་ས་ཁྲག །དྭངས་མ་ཆུ་རྣམས་ལུས་གནས་འདི། །སྙིམ་པ་རེ་རེས་སྐྱེད་པར་བྱ། །མདངས་དང་ཀླད་རྒྱས་ཁུ་ཆུ་ནི། །རེ་རེའང་རང་གི་ཁྱོར་གང་ཡིན། །ཞེས་གསུངས་པ་ལས། རང་འགྲེལ་དང་མཐུན་པར་ཟླ་ཟེར་ལས་ཀྱང་། ལུས་ལ་རྐང་ནས་ཆུའི་བར་དག་གང་ཡོད་པ་ནི་སྙིམ་པ་རེ་རེས་བསྐྱེད་པར་བྱ་སྟེ། དེའང་རྐང་ནི་སྙིམ་པ་གང་དང་། ཚིལ་ནི་སྙིམ་པ་དོ། ཞག་ནི་སྙིམ་པ་གསུམ། གཅིན་ནི་སྙིམ་པ་བཞི། མཁྲིས་པ་སྙིམ་པ་ལྔ། བད་ཀན་སྙིམ་པ་དྲུག ཕྱི་ས་སྙིམ་པ་བདུན། ཁྲག་སྙིམ

པ་བརྒྱད། དྭངས་མ་སྙིམ་པ་དགུ། ཆུ་ནི་སྙིམ་པ་བཅུ། མདངས་ལ་སོགས་པ་གསུམ་པོ་རེ་རེ་ཡང་ཁྱོར་བ་རེ་རེ་ཡོད་པ་སློབ་དཔོན་དག་གིས་བཤད། སྐབས་འདིའི་ཆུ་ནི་ཆུ་སེར་དང་། ཟླ་རྒྱས་ནི་ལྷ་བ་ཡིན་པ་རང་འགྲེལ་ལས་བཤད་དོ། །ཞེས་དང་། ལྷུང་ཚད་ཀྱི་སྐབས་འདིར། རང་རེའི་རྒྱུད་གཞུང་དང་རྒྱ་གཞུང་དག་ལ་ཅུང་ཟད་རེ་མི་འདྲ་བའི་ཁྱད་པར་ཡོད་པ་ནི། ཕྱི་ཡུལ་གྱི་གནས་ལུགས་ལ་བརྟན་གཞེར་དང་། སྐམ་ཤས་ཆེ་ཆུང་། རྡོ་གྲང་སོགས་མི་འདྲ་བའི་ཁྱད་པར་ཡོད་པ་ལྟར་ནང་གི་མིའི་འགྲོ་བ་ལའང་། ཡུལ་ཁམས་སོ་སོ་དང་མི་རིགས་སོ་སོའི་ཁྱད་པར་ལས། ལུས་ཀྱི་ཁྲག་དང་། ཞག་དང་རྐང་སོགས་ལའང་མང་ཉུང་གི་ཚད་གཞི་མི་འདྲ་བ་ཡོད་སྟབས་སྙིང་པོ་བསྡུས་པའི་རྩ་འགྲེལ་ལས་གསུངས་པ་དེ་གཙོ་ཆེ་བ་ཐྲུང་ཐང་ཚ་བ་ཆེ་བའི་ས་ཁུལ་རྒྱ་དཀར་ནག་སོགས་ཀྱི་མིའི་རིགས་ཀྱི་དབང་དུ་མཛད་པ་དང་། རང་རེའི་རྒྱུད་དུ་གསུངས་པ་ནི་གཙོ་ཆེ་བ་མཐོ་སྒང་གྲང་བའི་ས་ཁུལ་དུ་བསྡད་གནས་བཅའ་བའི་གཙོ་བོར་བོད་མིའི་རིགས་སོགས་ཀྱི་དབང་དུ་བྱས་ནས་གསུངས་པ་འདྲ་བས་འགལ་བར་མི་སེམས་ཏེ། དེ་ལྟ་བུའི་གྲུབ་ཆའི་ཁྱད་པར་ལས་མི་སོ་སོ་ལའང་ཕྱི་དབྱིབས་དང་། ཁ་དོག རང་གཤིས། རང་བཞིན་མི་འདྲ་བ་སྣ་ཚོགས་འབྱུང་བ་མངོན་སུམ་དུ་རྟོགས་པའི་ཕྱིར་རོ། །

གཉིས་པ། འབྲེལ་པ་རྩ་ཡི་གནས་ལུགས་བསྟན་པ།

འབྲེལ་པ་རྩ་ཡི་གནས་ལུགས་བསྟན་པ་ནི། །ཆགས་སྲིད་འབྲེལ་པ་ཚེ་ཡི་རྩ་དང་བཞི། །ཞེས་པ་སྟེ། ལུས་ཀྱི་སྟོད་སྨད་ཕྱི་ནང་བར་གསུམ་དུ་འབྲེལ་པའི་རྩ་རིགས་དཀར་ནག་གཉིས་ནི་རྩ་བ་དང་། སྟོང་པོ། ཡལ་ག་དང་། ཡལ་ཕྲན་གྱི་ཚུལ་ཇི་ལྟར་དུ་ཕན་ཚུན་དྲྭ་བ་ལྟར་དུ་འབྲེལ་ཞིང་གནས་པ་ཡིན་ལ། དེའང་ལུས་འདི་ཉིད

ཐོག་མར་ཇི་ལྟར་ཆགས་པའི་རྩ་རྣམས་ཀྱི་རྣམ་གྲངས་དང་གྱེས་ཚུལ་བསྟན་པ་ཆགས་པའི་རྩ་དང་། རྩ་དེ་རྣམས་བར་དུ་ཇི་ལྟར་གནས་ཤིང་སྲིད་པའི་རྩ་དང་། རྩ་དེ་དག་ལུས་ཁམས་འདིར་ཇི་ལྟར་འབྲེལ་བའི་ཚུལ་དང་། ཚེ་མི་འཇིག་པ་འཚོ་ཞིང་ཡུན་དུ་གནས་པར་བྱེད་ནུས་པ་ཚེ་ཡི་རྩ་དང་། རྩ་ཡི་ངོ་བོའམ་ངེས་ཚིག་བསྟན་པ་བཅས་གོ་རིམ་བཞིན་བཤད་པར་བྱ་བའོ། །

༡ ཆགས་པའི་རྩ་བཤད་པ།

ཆགས་པའི་རྩ་ནི་ལྟེ་བ་ལས་གསུམ་གྱེས། །རྩ་གཅིག་གྱེན་ལ་སོང་བས་གླད་པ་ཆགས། །གཏི་མུག་གླད་པར་བརྟེན་ནས་གནས་པ་སྟེ། །དེ་ལས་བད་ཀན་སྐྱེད་པས་སྟོད་ན་གནས། །རྩ་གཅིག་བར་དུ་ཐུག་པས་སྲོག་རྩ་ཆགས། །ཞེ་སྡང་སྲོག་རྩ་ཁྲག་ལ་བརྟེན་ནས་གནས། །དེ་ལས་མཁྲིས་པ་སྐྱེད་པས་བར་ན་གནས། །རྩ་གཅིག་ཐུར་དུ་ཐུག་པས་གསང་བ་ཆགས། །འདོད་ཆགས་ཕོ་མོའི་གསང་བར་གནས་པ་སྟེ། །དེ་ལས་རླུང་སྐྱེད་སྨད་ན་གནས་པ་ཡིན། །ཞེས་པ་སྟེ། ལུས་འདི་ཉིད་མའི་མངལ་དུ་ཆགས་པའི་ཐོག་མ་དེར་ཆགས་ཤིང་འཕེལ་བའི་རྩ་ལྟེ་བའི་གཟུགས་དོད་པ་དང་སྦྲགས་རྩ་དེའང་ལྟེ་བའི་དབུས་ནས་རྩེ་མོ་མི་འདྲ་བ་གསུམ་དུ་གྱེས་པ་སྟེ། ཆུའམ་ཟླ་བའི་ཁམས་ཤས་ཆེར་རྒྱུ་བའི་རྩ་གཅིག་གྱེན་ལ་སོང་བས་གཞི་དེ་ལ་བརྟེན་ནས་གླད་པ་གཙོ་བོར་གྱུར་པའི་མགོ་བོའི་ཆ་ཤས་རྣམས་ཆགས་ཤིང་གྲུབ་པ་ཡིན། ཉོན་མོངས་གཏི་མུག་ཀྱང་གླད་པ་དེ་ལ་བརྟེན་ནས་གནས་པ་དང་། དེ་ལས་ལུས་ཀྱི་གྲང་བའི་རང་བཞིན་བད་ཀན་སྐྱེད་པ་སྟོད་ན་གནས་པས་རྒྱུ་འབྲས་རྟེན་བཅས་སྟོད་ན་གནས་པ་གྲུབ་པ་སྟེ་རྨོངས་ཤིང་ལྗི་འཐིབས་སོགས་མགོ་བོ་ལས་འབྱུང་བ་མཐོང་བའི་ཕྱིར་རོ། །མེའམ་ཉི་མའི་ཁམས་རྒྱུ་བའི་རྩ་གཅིག་བར་དུ་ཐུག་ཅིང་དེ་ལ་བརྟེན་ནས་སྲོག་པ་རྩ་ཆགས་ཤིང་ཁྲག་མཁྲིས་ཚ་བའི་རྒྱུར་གྱུར་པའི་ཞེ་སྡང་ཡང་

སྲོག་རྩའི་ཁྲག་ལ་བརྟེན་ནས་གནས་པ་སྟེ། རྒྱུ་དེ་ལས་མཁྲིས་པ་ཚ་བའི་རང་བཞིན་སྐྱེད་པས་བར་ན་གནས་པས་རྒྱུ་འབྲས་རྟེན་བཅས་བར་ན་གནས་པ་གྲུབ་པ་སྟེ་ཁོང་ཁྲོ་དྲག་པོ་སོགས་ལྡང་བའི་ཚེ་ཤས་ཆེར་ལུས་ཀྱི་བར་སྙིང་ཐད་ནས་འབྱུང་བའི་ཕྱིར་རོ། །

ཟུང་འཇུག་རླུང་གི་ཁམས་རྒྱུ་བའི་རྩ་གཅིག་ཐུར་དུ་ཟུག་པས་དེའི་རྩེ་མོ་ནི་ཆགས་ཚུལ་ལེའུ་ལས། དྲུག་པ་ལྟེ་བ་ལ་བརྟེན་སྲོག་རྩ་ཆགས་ཞེས་པ་དེ་ཉིད་ཡིན་ཅིང་། དེའི་གཤམ་སྟེ་མན་རྒྱུད་བྱང་ཁོག་རྨ་གསོ་བའི་སྐབས། རྩ་ཡི་རྒྱལ་པོ་སྲོག་རྩ་བཅོས་པ་ནི། །ལྟེ་འོག་སོར་བཞི་མིག་དམར་ལ་སོགས་དང་། །ཞེས་སོགས་དེ་ལ་བརྟེན་པའི་གསང་བ་ཆགས་ཤིང་། ཟུང་འཇུག་རླུང་གི་རྒྱུར་གྱུར་པའི་འདོད་ཆགས་ནི་ཕོ་མོའི་གསང་བར་གནས་པ་སྟེ། དེ་ལས་ཚ་གྲང་གཉིས་ཀྱི་རང་བཞིན་རླུང་སྐྱེད་ནས་སྨད་ན་གནས་པ་ཡིན་པས་རྒྱུ་འབྲས་རྟེན་བཅས་སྨད་ན་གནས་པ་གྲུབ་པ་སྟེ། འདོད་སྲེད་ཤས་ཆེར་སྨད་ནས་འབྱུང་བ་མཐོང་བའི་ཕྱིར་རོ། །

༢ སྲིད་པའི་རྩ་བཤད་པ།

སྲིད་པའི་རྩ་བོ་ཆེ་ནི་རྣམ་བཞི་སྟེ། །དབང་པོ་ཡུལ་ལ་འཆར་བར་བྱེད་པའི་རྩ། །ཀླད་པ་ལ་སྲིད་རྩ་ཕྲན་ལྔ་བརྒྱས་བསྐོར། །དྲན་པའི་དབང་པོ་གསལ་བར་བྱེད་པའི་རྩ། །སྙིང་ལ་སྲིད་ཅིང་རྩ་ཕྲན་ལྔ་བརྒྱས་བསྐོར། །ལུས་ཀྱི་ཕུང་པོ་ཆགས་པར་བྱེད་པའི་རྩ། །ལྟེ་བ་ལ་སྲིད་རྩ་ཕྲན་ལྔ་བརྒྱས་བསྐོར། །བུ་ཚ་རིགས་བརྒྱུད་འཕེལ་བར་བྱེད་པའི་རྩ། །མཚན་མ་ལ་སྲིད་རྩ་ཕྲན་ལྔ་བརྒྱས་བསྐོར། །སྟེང་འོག་བར་གར་ལུས་ཀུན་རྗེས་སུ་འཛིན། །ཞེས་པ་སྟེ། ལུས་འདིར་སྲིད་པའམ་གནས་ཤིང་རྟེན་པ་རྩ་བོ་ཆེ་གཙོ་ཆེ་བ་བཞི་ལས། དབང་པོ་མིག་རྣ་བ་སྣ་ལྕེ་ལུས་བཅས་རང་རང་གི་ཡུལ་གཟུགས་སྒྲ་དྲི་རོ་རེག་བྱ་འཆར་ཞིང་ཚོར་བར་བྱེད་པའི་རྩ་རླུང་ལྔའི་རྟེན་གཙོ་བོར་གྱུར་པ་ཀླད་པར་རྩ་ཡི་རྒྱ་མཚོ་ཆེན་པོ་འཁྱིལ་བ་ཞེས་བྱ་

བའི་རྩ་ལ་སྲིད་ཅིང་གནས་པ་དེ་ཉིད་ལས་འཁོར་རྩ་ཕྲན་དང་། དེ་ལས་ཡང་ཕྲན། དེ་ལས་དྭ་བ་ལྟར་གྱི་རྩ་ཕྲན་ལྔ་བརྒྱས་བསྐོར་བའོ། །དྲན་པའི་དབང་པོའམ་ཡིད་ཀྱི་དབང་པོ་དང་། དབང་པོ་དེ་དག་ལ་བརྟེན་པའི་རྣམ་ཤེས་ཚོགས་དྲུག་གསལ་བར་བྱེད་པའི་རྩ་གཙོ་བོ་སྙིང་གར་ཡིད་བཟང་མ་ཞེས་བྱ་བའི་རྩ་དེ་ལ་སྲིད་ཅིང་གནས་པ་དེ་ཉིད་ལས་འཁོར་རྩ་ཕྲན་དང་དེ་ལས་ཡང་ཕྲན། དེ་ལས་དྭ་བ་ལྟར་གྱི་རྩ་ཕྲན་ལྔ་བརྒྱས་བསྐོར་བའོ། །ལུས་ཀྱི་ཕུང་པོ་སྤྱི་དང་དེའི་རྩ་རྣམས་ཀྱི་སྟོང་པོ་གསུམ་ཐོག་མར་ཁོ་ནར་ཆགས་པར་བྱེད་པའི་རྩ་གཙོ་བོ་ཇི་སྲིད་སྐྱིད་པའི་བྱ་བ་ཡོངས་སུ་མ་རྫོགས་པའི་བར་དེ་སྲིད་དུ་ལྟེ་བ་ལ་སྲིད་ཅིང་གནས་པ་དེ་ཉིད་ལས་འཁོར་རྩ་ཕྲན་དང་། དེ་ལས་ཡང་ཕྲན། དེ་ལས་དྭ་བ་ལྟར་གྱི་རྩ་ཕྲན་ལྔ་བརྒྱས་བསྐོར་བའོ། །བུ་ཚ་རིགས་རྒྱུད་མི་ཆད་པར་སྐྱེད་ཅིང་འཕེལ་བར་བྱེད་པའི་རྩ་གཙོ་བོ་འདོད་ཆགས་ཕོ་མོའི་མཚན་མའམ་གསང་བར་སྲིད་ཅིང་གནས་པ་དེ་ཉིད་ལས་རྩ་ཕྲན་དང་། དེ་ལས་ཡང་ཕྲན། དེ་ལས་དྭ་བ་ལྟར་གྱི་རྩ་ཕྲན་ལྔ་བརྒྱས་བསྐོར་བའོ། །དེ་ལྟར་སྲིད་ཅིང་རྟེན་པའི་རྩ་བོ་ཆེ་དེ་དག་ལུས་ཀྱི་སྟེང་དང་འོག་དང་ཐད་ཀར་སོགས་ཀུན་ལ་གྱེས་པས་ལུས་ཀྱི་ཕུང་པོ་འདི་རྩ་ཡི་དྭ་བས་རྗེས་སུ་འཛིན་ཅིང་མི་འཇིག་པ་རིང་དུ་འཚོ་བར་བྱེད་པ་ཡིན་ནོ། །

༣ འབྲེལ་པའི་རྩ་བཤད་པ།

འབྲེལ་པའི་རྩ་ལ་དཀར་ནག་གཉིས་ཡོད་དེ། །ཞེས་པ་སྐྱེ་ཆགས་ཤིང་སྲིད་པའི་རྩ་དེ་ལས་ལུས་ཀྱི་ཕྱི་ནང་སྟོད་སྨད་ཀུན་ལ་འབྲེལ་བར་གྱུར་པའི་རྩ་ལ་ནི་རླུང་ཤས་ཆེར་རྒྱུ་བ་སྲོག་རྩ་དཀར་པོ་དང་། ཁྲག་ཤས་ཆེར་རྒྱུ་བ་སྲོག་རྩ་ནག་པོ་བཅས་རྩ་ཡི་རིགས་ཆེན་པོ་གཉིས་ཡོད་པ་ཡིན་ཏེ་ཞེས་བསྟན་པར་བྱའོ། །

（༡）སྲོག་རྩ་ནག་པོའི་འབྲེལ་ཚུལ་བསྟན་པ།

སྲོག་པ་རྩ་ནི་རྩ་ཡི་སྡོང་པོ་ལ། །ཡལ་གའི་ཚུལ་དུ་གྱེན་ལ་གྱེས་པ་ཡི། །ཁ་

ཁྲག་འཕེལ་བྱེད་རྩ་ཆེན་ཉི་ཤུ་བཞི། །དོན་སྣོད་ནང་འབྲེལ་སྦྲས་པའི་རྩ་ཆེན་བརྒྱད། །ཡན་ལག་ཕྱིར་འབྲེལ་མདོན་པའི་རྩ་བཅུ་དྲུག །དེ་ལས་གྱེས་པའི་གཏར་རྩ་བདུན་ཅུ་བདུན། །གཉན་པའི་རྩ་གནད་བརྒྱ་དང་བཅུ་གཉིས་ཏེ། །འཛེར་པའི་རྩ་ཕྲན་བརྒྱ་དང་བརྒྱད་ཅུ་དགུ། །དེ་ལས་ཕྱི་ནང་བར་གསུམ་བརྒྱ་ཉི་ཤུ། །རྩ་ཕྲན་སུམ་བརྒྱ་དྲུག་ཅུར་གྱེས་པ་ཡིན། །དེ་ལས་རྩ་ཕྲན་བདུན་བརྒྱ་དག་ཏུ་གྱེས། །དེ་ལས་ཡང་ཕྲན་ལུས་ལ་དྲྭ་བར་འབྲེལ། །ཞེས་པ་སྟེ། དེ་ཡང་སྲོག་རྩ་ནག་པོ་ཞེས་བྱ་བ་ཙོ་བོ་ཁྲག་འབབ་ཞིག་གིས་གང་བ་ཁ་དོག་ནག་པོ་སྦོམ་ཕྲ་མདའ་སྨྱུག་ཙམ་སྟེ་དེ་ལའང་སྙིང་དང་འབྲེལ་བ་རླུང་ཁྲག་གཉིས་འདོམས་ཀྱི་འཕར་རྩ་དང་། མཆིན་པ་དང་འབྲེལ་བ་མི་འཕར་བ་ཁྲག་རྩའི་སྡོང་པོ་དེ་གཉིས་ནི་ཚིགས་པ་བཅུ་གསུམ་པའི་ཐད་སྐལ་པའི་ནང་གཞུང་ཐང་ཤིང་བསླངས་པ་དང་འདྲ་བར་གཞིབས་ནས་གྱེས། དེ་ལས་ཡལ་གའི་ཚུལ་དུ་ཤ་ཁྲག་འཕེལ་ཞིང་རྒྱས་པར་བྱེད་པའི་རྩ་དོན་སྣོད་ནང་དུ་སྦྲས་པའི་རྩ་ཆེན་བརྒྱད་དང་། ཡན་ལག་ཕྱིར་འབྲེལ་ཞིང་མདོན་པའི་རྩ་བཅུ་དྲུག་བཅས་ཉི་ཤུ་རྩ་བཞི་པོ་དེ་རྣམས་མང་ཆེ་བ་རླུང་ཁྲག་གཉིས་འདོམས་ཀྱི་འཕར་རྩ་ལས་གྱེས་ཤིང་ཉུང་ཤས་ནི་ཁྲག་རྩ་ལས་གྱེས་པ་ཡིན་ནོ། །ཇི་ལྟར་གྱེས་པ་ཡིན་ནམ་ཞེ་ན་སྦྲས་པའི་རྩ་ཆེན་བརྒྱད་ནི་སྡོང་པོ་དེ་ལས་ཚིགས་པ་གསུམ་པའི་ཐད་ནས་སྙིང་དང་འབྲེལ་བའི་རྩ་གཅིག་གྱེས་པ་དང་། ཡང་གློ་བུ་གཡས་གཡོན་གཉིས་ལ་འབྲེལ་བའི་རྩ་གཉིས་གྱེས། ཚིགས་པ་དགུ་པའི་ཐད་ནས་མཆིན་པར་འབྲེལ་བའི་རྩ་གཅིག་གྱེས། ཚིགས་པ་བཅུ་གཅིག་པ་ནས་མཆེར་པར་འབྲེལ་བའི་རྩ་གཅིག་གྱེས། ཚིགས་པ་བཅུ་གསུམ་པ་ནས་བསམ་སེའུར་འབྲེལ་བའི་རྩ་གཅིག་གྱེས། ཚིགས་པ་བཅུ་བཞི་པ་ནས་མཁལ་མ་གཡས་གཡོན་དུ་འབྲེལ་བའི་རྩ་གཉིས་གྱེས་པ་བཅས་བརྒྱད་དང་། ཡན་ལག་ཕྱིར་འབྲེལ་མདོན་པའི་རྩ་བཅུ་དྲུག་ནི། སྐེ་ལ་སྙིང་ལས་གྱེས་པ་

གཉིད་ལོག་གཉིས་དང་། རྩེ་ནག་གཉིས་བཅས་བཞི། མཆིན་པ་ལས་གྱེས་པ་རྩེ་འདྲ་གཉིས། ཡན་ལག་བཞི་ལ་སྙིང་ལས་གྱེས་པ་རླུང་ཁྲག་གཉིས་འདོམས་ཀྱི་འཕར་རྩའི་རྩ་བོ་ཆེ་རེ་རེ་དང་། མཆིན་པ་ལས་གྱེས་པ་ཁྲག་རྩའི་རྩ་བོ་ཆེ་རེ་རེ་སྟེ་བརྒྱད། མཚན་མ་ལ་སྙིང་ལས་གྱེས་པའི་རླུང་ཁྲག་གཉིས་འདོམས་ཀྱི་འཕར་རྩ་གཉིས་བཅས་བཅུ་དྲུག་སྟེ་དེ་ལྟར་དྲིལ་བས་ཤ་ཁྲག་འཕེལ་བྱེད་ཀྱི་རྩ་ཆེན་ཉི་ཤུ་རྩ་བཞིའོ། །དེ་ལས་གྱེས་པ་སྟེ་སྲོག་རྩ་ནག་པོ། ཁྱད་པར་དུ་ཁྲག་རྩ་ལས་ཕལ་ཆེ་བ་གྱེས་པའི་གཏར་རྩ་བདུན་ཅུ་དོན་བདུན་ནི་ལུས་ཀྱི་ཕྱི་ཤ་པགས་ངོས་སུ་གསོ་ཆེར་འབྲེལ་ཞིང་ཁྲག་གཏར་དུ་རུང་བའི་རྩ་དམིགས་མགོ་ལ་ཉེར་གཅིག་དང་། ལག་པར་སུམ་ཅུ་རྩ་བཞི། རྐང་པར་བཅོ་བརྒྱད། སྤྲུབས་ལ་བཞི་བཅས་ཟུར་མཁར་བའི་སྟོམ་ཚིག་ལྟར་དུ་མཚོན་གསང་དང་། སྣ་ཡི་རྩེ། ཐོང་རྩ་བཅས་གསུམ་དང་། རྣ་བ་གཡས་གཡོན་གྱི་ཕྱི་ནང་ལ་རེ་རེ་སྟེ་ལྟོན་ཤིང་བཞི། ལྟག་རྩ་གཉིས། ལྟག་རལ་གཉིས། གསེར་མདུང་གཉིས། ལྕེ་རྩ་གཉིས། མིག་རྩ་གཉིས། སོ་རྩ་གཉིས། རྩེ་ཚང་གཉིས་བཅས་མགོ་སྐྲ་ལ་ཉེར་གཅིག་དང་། དཔུང་རྩ་གཉིས། སྣང་རྩ་གཉིས། དྲུག་འགོ་གཉིས། སྟོད་ག་གཉིས། ཏུ་ཐུང་གཉིས། སློ་སྙིང་འདོམས་རྩ་གཉིས། སློ་མཆིན་འདོམས་རྩ་གཉིས། མཆིན་མཁྲིས་འདོམས་རྩ་གཉིས། བད་ཀན་གཤའ་རིངས་གཉིས། མཁྲིས་པ་གཤའ་རིངས་གཉིས། ཆུ་སེར་གཤའ་རིངས་གཉིས། དྲུག་འདུས་གཉིས། སྐྱུར་གོང་གཉིས། སྲིན་ལག་གི་རྒྱབ་རྩ་གཉིས། མཛུབ་མོའི་བར་རྩ་གསུམ་རེ་སྟེ་དྲུག་བཅས་ལག་པར་སོ་བཞི་དང་། རྩ་བོ་ཆེ་གཉིས། སྐབ་རྩ་གཉིས། ཏ་མཐུར་གཉིས། བྱིན་གཞུག་གཉིས། བྱིན་སྐྱིག་གཉིས། གདོང་རྩ་གཉིས། ལོང་རྩ་གཉིས། ཡོབ་གོང་གཉིས། རྒྱུ་རྩ་གཉིས་བཅས་རྐང་པར་བཅོ་བརྒྱད། སྤྲུབས་ལ་ཪོ་བའི་ཝ་རྩ་གཉིས་དང་། ཪོ་མཚན་འགྲམས་རྩ་གཉིས་བཅས་བཞི་དེ་ལྟར་བསྡོམས་བས་གཏར་རྩ་དོན་བདུན་ནོ། །སྐབས་འདིར་

བསྟན་པའི་གཏར་དམིགས་དོན་བདུན་ནི་ཟུར་མཁར་བའི་དགོངས་པ་བཞིན་འབྲེལ་བ་ཡིན་ལ་གཞན་གཏར་དམིགས་ཀྱི་གྲངས་དང་། ངོས་འཛིན་མིང་གི་ཐ་སྙད་སོགས་ལ་ཅུང་ཟད་མི་འདྲ་བ་མཆིས་པ་དག་འདིར་མ་བཀོད་པས་སོ་སོའི་སྐབས་སུ་བལྟ་བར་བྱ་བའོ། །གཏར་རྩ་དེ་དག་ལས་བཀའ་གཉན་ཞིང་ཁྲག་ཀྱང་གཏར་དུ་མི་རུང་བ་གཙོ་ཆེ་བ་རླུང་ཁྲག་གཉིས་འདོམས་ཀྱི་འཕར་རྩ་ལས་གྱེས་པ་རྩ་གནད་བརྒྱ་དང་བཅུ་གཉིས་ཡོད་པ་ཡིན་ཏེ། སྤྱི་བོའི་གཙུག་གི་རེ་ཐག་ཅེས་བྱ་བ་བཞི་གླད་པའི་དར་སྟེང་ཤིང་ལོའི་རྩ་རིས་ལྟར་གནས་པ་དང་། ཕྱི་ནང་ཀུན་ཏུ་རྒྱུག་པའི་རྩ་ཀུན་རྒྱུག་ཅེས་བྱ་བ་གཉིས། ཤ་རུས་གླད་པ་གསུམ་ག་འདུས་པའི་རྩའམ་ཚངས་པའི་བུ་གའི་ཕྱོགས་སུ་ཉེ་བས་ན་ཚངས་པའི་སྐྱུད་པ་ཞེས་བྱ་བ་གཅིག་བཅས་གླད་པའི་འཚོ་བྱེད་དར་རྩ་བདུན་དང་། སྤྱི་གཙུག་གི་སྣོའི་རྩ་གཅིག་དང་། མཚོགས་མའི་སྣོའི་རྩ་གཅིག ལྟག་པའི་སྣོའི་རྩ་གཅིག ལྟག་པ་གཡས་གཡོན་གྱི་རྩ་གཉིས། སྨིན་དཀྱིལ་གྱི་རྩ་གཉིས། མཁྱུར་ཚོས་ཀྱི་རྩ་གཉིས། རྣ་བའི་སྟེང་གཡས་གཡོན་སོར་བཞི་ན་འཕྲེད་ཉལ་ཞེས་བྱ་བ་གཉིས་བཅས་མགོའི་རུས་སྦུབས་ན་ཤས་ཆེར་འབྲེལ་བ་རུས་རྩ་བཅུ་གཅིག་དང་། དོན་སྙིང་དང་སྟོད་རྒྱུ་མ་གཉིས་འདོམས་པའི་རྩ་གཅིག གློ་བ་དང་ལོང་ག་གཉིས་འདོམས་པའི་རྩ་གཅིག ཕོ་བ་དང་མཆེར་པ་གཉིས་འདོམས་པའི་རྩ་གཅིག མཆིན་པ་དང་མཁྲིས་པ་གཉིས་འདོམས་པའི་རྩ་གཅིག མཁལ་མ་གཡས་དང་ལྷང་པ་གཉིས་འདོམས་པའི་རྩ་གཅིག བསམ་སེའུ་དང་མཁལ་མ་གཡོན་གཉིས་འདོམས་པའི་རྩ་གཅིག དབང་པོའི་སྒོ་ཁ་ཡི་རྩ་གཅིག སྣ་ཡི་རྩ་གཅིག རྣ་བའི་རྩ་གཅིག མིག་གི་རྩ་གཅིག་བཅས་མ་ངེས་པའི་ཤ་རྩ་བཅུ་བསྡོམས་པས་མགོ་བོར་རྩ་གནད་ཉེ་ཤུ་རྩ་བརྒྱད་དང་། བྱང་ཁོག་སྟོད་སྨད་ལ་ནུ་མ་གཉིས་ནས་མདུན་དུ་ཚོན་དོའི་ས་ན་སྙིང་རྩ་ཕྲ་ཁབ་བྱ་བ་གཉིས། སྒྲིག་རུས་དཀྱིལ་ནས་ཕྱུར་དུ་ཚོན་གང་ན་སྙིང་རྩ་དཔྱལ་གྱི་འབུ་རུ་

བྱ་བ་གཉིས། ནུ་མའི་སྟེང་འོག་ཚོན་རེའི་ས་ན་ནུ་རྩ་ཨ་ལོང་བསྐོར་འདྲ་གཉིས་བཅས་ཕྲ་ཁབ་གཉིས་དང་། དངུལ་གྱི་འབུ་ཏུ་གཉིས། ནུ་རྩ་ཨ་ལོང་གཉིས་ཏེ་སྙིང་གི་རྩ་གནད་དྲུག་དང་། གློ་བ་མ་བུའི་ཕྱི་རྩ་ཉེར་བཞི་སྟེ། །གློ་མ་རྩིབས་ལས་བྱུང་བའི་ཚིགས་འགྲམས་གཉིས། །ཚིགས་པ་གཡས་གཡོན་ཚོན་རེ་ཕུན་རེ་ནས། །ཀུན་དུ་རྒྱུ་སྟེ་བཞི་པའི་ཐད་ཀར་གནས། །དེ་ལས་བཞིར་གྱེས་གཉིས་ནི་བྲང་ལ་འགྲིམས། །གཉིས་ནི་ལྟག་ཆུའི་འགྲམས་ནས་མགོ་ལ་འགྲོ། །རྩ་དེ་མཆིན་དྲི་ཡན་ཆོད་གློ་བ་དབང་། །མན་ཆད་མཁལ་མའི་རྩ་ཡིན་བཅུ་བཞི་པའི། །ཐད་ཀར་མཁལ་མའི་རྩ་ནག་ཅེས་སུ་གྲགས། །དེ་ལས་བཞིར་གྱེས་གཉིས་ནི་དཔྱི་ཡི་སྟེང་། །བསྣ་ནང་སྙེ་ས་བརྒྱུད་ནས་ལྷང་པར་འབྲེལ། །རྩ་གཉིས་གཞུག་ཐུང་བསྣ་ཡི་ཕྱི་སུལ་རྒྱུ། །གློ་མ་རྩིབས་ལས་བྱུང་བ་ཀུན་དུ་རྒྱུ། །ཚིགས་པ་བཞི་པའི་གཡས་གཡོན་ཚོན་རེ་གནས། །གློ་མ་སྣང་ལས་བྱུང་བའི་ནང་རྒྱུག་གཉིས། །ཚིགས་པ་དྲུག་པའི་སོར་ལྔའི་ས་ན་གནས། །གློ་མ་སྟག་མགོ་ལས་བྱུང་གྲོག་རྐེད་གཉིས། །ཚིགས་པ་བརྒྱད་པའི་སོར་བདུན་ས་ན་གནས། །གློ་མ་ཟགས་སྨ་ལས་བྱུང་སྒེ་དོར་གཉིས། །ཚིགས་པ་བཅུ་པའི་ཚག་གང་ས་ན་གནས། །གློ་མ་གཤམ་ལས་བྱུང་བའི་འགྲེང་བུ་གཉིས། །ནུ་མའི་ཐད་དྲང་སྒྲིག་རུས་འོག་ཏུ་འགྲོ། །གློ་བུ་ཐུགས་ཁབ་ལས་བྱུང་ཕྱིར་རྒྱུ་གཉིས། །ནུ་མཚན་ཚོན་རེའི་ས་ནས་སྒྲིག་ཆར་འགྲོ། །གློ་བུ་མཛེ་སྨ་ལས་བྱུང་སྦོལ་མ་གཉིས། །ཕྱིར་རྒྱུག་རྩ་ནས་སྒྲིག་ཆར་གཡས་གཡོན་བསྐོལ། །གློ་བུ་བྱ་སྐབ་ལས་བྱུང་གཟེར་མགོ་གཉིས། །མཚན་ཁུང་ཕྱི་ནང་གྱེན་ཐུར་ཚག་གང་སར། །གློ་བུ་དགྲ་ལྷེ་ལས་བྱུང་ཟངས་མ་གཉིས། །མཚན་ཁུང་འོག་ནས་རྩིབ་རིང་སྟེང་དུ་འགྲོ། གློ་བུ་རྟེ་མིག་ལས་བྱུང་སྟོན་བུ་གཉིས། །སོག་པའི་མེ་ལོང་དཀྱིལ་གྱི་འོག་ན་གནས། །མ་བུ་སྒྲིག་པ་ལུང་འཛིན་ཁུག་པ་གཉིས། །དཔུང་ཚིགས་ཚག་གང་ཨུ་ཟུར་ཁ་ལ་བཀལ། །ཚང་ཚིང་

ལས་བྱུང་སྒྲོམ་དུང་འབུད་གཉིས། །དཔུང་པའི་ནང་ངོས་ཆག་གང་ས་ན་གནས། །ཞེས་ཚིགས་འགྲམ་ལས་གྱེས་པ་མགོ་ལ་འགྲོ་བ་གཉིས། ལྷང་པར་འབྲེལ་བ་གཉིས། གཞུག་ཐུང་དང་བརླའི་ཕྱི་སུལ་རྒྱུ་བ་གཉིས་ཏེ་དྲུག ནང་རྒྱུགས་གཉིས། གྲོག་སྙིང་གཉིས། སྣེ་ངོར་གཉིས། འཁྲིང་བུ་གཉིས། ཕྱིར་རྒྱུ་གཉིས། བསྡོལ་མ་གཉིས། སྡོན་བུ་གཉིས། ཁུག་པ་གཉིས། དུང་འབུད་གཉིས་ཏེ་ཉེར་བཞིའོ། །མཆིན་རྩ་ཤ་རུ་མོན་རུ་བྱ་བ་གཉིས་ཏེ་ལྷེན་སྣ་ལས་བྱུང་ནུ་མདུན་ཚོན་དོ་ཡར་ལ་ཆག་གང་ས་ནས་གཉིས་སུ་གྱེས་པ་དང་། མཆེར་རྩ་བྱ་རྐང་བྱ་བ་གཉིས་སོག་གཞུག་སྣ་ཤའི་གསེབ་ན་གནས་པ་དང་། མཁྲིས་རྩ་གསེར་གྱི་ཀ་བ་གཉིས་དཔུང་སོག་གི་བར་ན་གནས་པ་དང་ཕོ་བའི་རྩ་སྤྲུལ་མིག་ཀ་བ་ཕོང་རྩེད་གསུམ་སྟེ་དེ་ཡང་སྤྲུལ་མིག་ལྷེན་སྣའི་གཡས་གཡོན་ཚོན་རེའི་ས་དང་། ཀ་བ་ཕོ་དཀྱིལ་གཡས་གཡོན་སོར་གསུམ་ས་ན་གནས་པ། ཕོང་རྩེད་ལྟེ་བ་ནས་གྱེན་ཚོན་གང་གི་ས་ན་གནས་པ། ལྟེ་ཟུར་གཡས་གཡོན་ནས་ཚོན་རེའི་ས་ན་ཡོང་རྩ་གཉིས་དང་། དེ་ཡི་འོག་ཚོན་རེ་ན་རྒྱུ་རྩ་གཉིས་དང་བསམ་སེའུ་རྩ་གཉིས་ནི་དཔྱི་ནས་སྣེ་ས་བརྒྱུད་ཕྱིར་ངོན་པའོ། །ལྷང་པའི་རྩ་སྲོག་རྩ་དང་སྲིད་རྩ་ཆུ་རྩ་གསུམ་སྟེ་རིམ་བཞིན་མཚན་དབྲག་བར་གྱི་དབུས་དང་། གཡས་གཡོན་ན་གནས་པའོ། །དེ་ལྟར་བྱུང་ཙོག་ལ་གཏན་པའི་རྩ་གནད་ཞེ་བརྒྱད་དོ། །གོང་དུ་བྱུང་ཙོག་དཔུང་སོག་བར་ན་གནས་པའི་མཁྲིས་རྩ་གསེར་གྱི་ཀ་བ་དེའི་རྩ་མཇུག་དཔུང་པའི་སྐྱོགས་རའི་ཚིགས་མཚམས་ནས་ངོན་པའི་རྩ་གཉིས་དང་། སྣག་ཆེན་གཉེར་རིང་གི་མཁྲིས་རྩ་སྐྱུ་རིང་བྱ་བ་གཉིས། དཔྱི་ཡི་ཁ་གཟར་གྱི་སྟེང་ན་མཁལ་རྩ་ན་གུ་བྱ་བ་གཉིས། བརླ་རྐང་གི་སྟེང་ན་མཁལ་རྩ་རུས་ཞེན་བྱ་བ་གཉིས། བརླ་ཡི་ཕྱི་སུལ་ན་མཁལ་རྩ་རྐང་འདེགས་བྱ་བ་གཉིས། བརླའི་ཕྱི་ཟུར་ན་མཆེར་པའི་རྩ་ནག་གཉིས། རྐང་པའི་མཐིལ་ན་བཞག་འདྲ་མཐིལ་འཁྱོག་གི་རྩ་གཉིས། ཐོལ་གོང་སྟེང་ན་འགྲུལ་

ཞིང་འཕར་བའི་འགྲུལ་རྩ་ནག་པོ་གཉིས། ནང་སོང་ནང་ཁུད་ན་ལྟགས་ཀྱི་སྲན་མ་གཉིས། ངར་གདོང་ཐུར་བར་གནས་པ་གསེར་གྱི་ཀ་གདུང་གཉིས། སྙིད་ཁུང་ནང་ན་སྐབ་རྩ་ནག་པོ་གཉིས། བརླ་ནང་སྟེ་ཁུད་ན་སྙིང་རྩ་མིག་དམར་གཉིས། ལག་མཐིལ་སྲིན་ལག་འོག་ན་སྦུར་བ་གཉིས། མཛུབ་མོ་ཆུང་གི་ཁུད་ན་འཕར་རྩ་གཉིས། མཁྲིག་མའི་རུས་པ་འབུར་པོའི་ལྟེབས་ན་བལྷ་རྩ་གཉིས། དེ་ཡི་མར་བྱུར་ཆུ་རྒྱུས་གསེབ་ན་ཕླ་རྩ་གཉིས། གྲུ་མོའི་ནང་ཁུད་ཨ་སོ་ལི་ཀ་གཉིས། མཆན་ཁུང་ནང་ན་སྙིང་རྩ་ཧྲུལ་འདུ་གཉིས་བཅས་དེ་ལྟར་ཡན་ལག་ལ་གཉན་པའི་རྩ་གནད་སུམ་ཅུ་རྩ་དྲུག་སྟེ་ཡོངས་སུ་བསྒྲིལ་བས་གཉན་པའི་རྩ་གནད་བརྒྱད་དང་བཅུ་གཉིས་ཡོད་པ་ཡིན་ནོ། །

ཇི་སྐད་བསྟན་པའི་གཏར་རྩ་དོན་བདུན་དང་གཉན་པའི་རྩ་གནད་བརྒྱ་དང་བཅུ་གཉིས་པོ་རྣམས་བསྡོམས་པས་བརྒྱ་དང་བརྒྱད་ཅུ་རྩ་དགུ་པོ་ནི་ལུས་ཀྱི་ཕྱི་ནང་སྟོད་སྨད་བར་གསུམ་ཀུན་ལ་འདྲེས་པའི་རྩ་ཕྲན་དང་དེ་ལས་གྱེས་པ་ལུས་ཕྱིར་མདོན་པ་བརྒྱ་དང་ཉི་ཤུ། ནང་དོན་སྣོད་དུ་གྱེས་པ་བརྒྱ་དང་ཉི་ཤུ། བར་ཤ་རུས་ལ་བརྒྱ་དང་ཉི་ཤུ་སྟེ་རྩ་ཕྲན་སུམ་བརྒྱ་དྲུག་ཅུར་གྱེས་ཤིང་རྒྱས་པ་དང་། དེ་ལས་རྩ་ཕྲན་ཕྱི་ཤ་པགས་ལ་ཉིས་བརྒྱ་སོ་བཞི་དང་། ནང་དོན་སྣོད་ལ་ཉིས་བརྒྱ་སོ་གསུམ། བར་རུས་རྐང་ལ་ཉིས་བརྒྱ་སོ་གསུམ་བཅས་བདུན་བརྒྱ་དག་ཏུ་གྱེས་པ་དང་། དེ་ལས་ཡང་ཕྲན་ལུས་ལ་དྲྭ་བར་འབྲེལ་བའི་ཕྱིར་ན་ལུས་ཀྱི་ཕུང་པོ་འདི་ནི་རྩ་ཡི་ཕུང་པོ་འབའ་ཞིག་ཏུ་གྲུབ་པའོ། །

（༢）སྲོག་རྩ་དཀར་པོའི་འབྲེལ་ཚུལ་བསྟན་པ།

ཀླད་པ་རྩ་ཡི་རྒྱ་མཚོ་ཆེན་པོ་ལས། །རྩ་བ་ལྟ་བུར་ཐུར་དུ་བྱུག་པ་ཡི། །བྱ་བ་བྱེད་པའི་ཆུ་རྩ་བཅུ་དགུ་ཡོད། །དེ་ཡང་དོན་སྣོད་ནང་དུ་འབྲེལ་བ་ཡི། །དར་གྱི་དཔྱངས་ཐག་བཅུ་གསུམ་སྲས་པའི་རྩ། །ཡན་ལག་ཕྱིར་འབྲེལ་མདོན་

པའི་རྩ་དྲུག་སྟེ། །དེ་ལས་ཆུ་རྩ་ཕྲན་བུ་བཅུ་དྲུག་གྱེས། །ཞེས་པ་སྟེ། གླད་པ་ནི་རྩ་དཀར་ཐམས་ཅད་འདུས་པའི་གཞི་རྒྱ་མཚོ་ཆེན་པོ་དང་འདྲ་ལ་དེ་ལས་ཤིང་གི་རྩ་བ་ལྟ་བུར་སྐྱེ་ཚོགས་དང་སྐྱལ་ཚོགས་ནང་ན་སྦོམ་ཕྲ་མདའ་སྨྱུག་ཙམ་ལ་ངོ་བོ་རླུང་གཙོ་བོ་རྒྱུ་བ་ཁ་དོག་དཀར་ལ་དེ་ལས་རྩ་ཕྲན་དང་། ཡང་ཕྲན་དྭ་བ་ལྟར་དུ་ལུས་ཀྱི་སྟོད་སྨད་ཕྱི་ནང་ཀུན་ཏུ་འབྲེལ་ཞིང་ཁྱབ་ལ་དེ་དག་ལས་གྱེས་པ་གཙོ་ཆེ་བ་ནི་ལུས་འགུལ་བསྐྱོད་སོགས་བྱ་བ་བྱེད་པའི་ཆུ་རྩ་བཅུ་དགུ་སྟེ། དེ་ཡང་དོན་སྙོད་ནང་དུ་འབྲེལ་བ་དར་གྱི་དཔྱངས་ཐག་ལྟ་བུ་ཕྱིར་མི་མངོན་པར་སྦས་པའི་ཚུལ་དུ་གནས་པའི་རྩ་ནི་བཅུ་གསུམ་སྟེ། གླད་པའི་རྗེ་ཞབས་ལས་བྱུང་སྐེའི་ནང་དུ་བརྒྱུད་རླུང་གི་རྩ་བཞི་སྙིང་དང་རྒྱུ་མར་འབྲེལ་བ་དང་། མཁྲིས་པའི་རྩ་བཞི་གློ་ལོང་མཆིན་མཁྲིས་ལ་འབྲེལ་བ་དང་། བད་ཀན་རྩ་བཞི་ཕོ་མཆེར་མཁལ་ལྷན་དུ་འབྲེལ་བ་དང་། འདུས་པའི་རྩ་གཅིག་བསམ་སེའུར་འབྲེལ་བ་བཅས་བཅུ་གསུམ་དང་། ཡན་ལག་ཕྱིར་འབྲེལ་ཞིང་མངོན་པའི་རྩ་དཀར་གཙོ་ཆེ་བ་དྲུག་སྟེ། ལྟག་པའི་མཚམས་ནས་དོན་ཧེ་རྐང་པ་གཡས་གཡོན་མཐིལ་དུ་རྒྱུ་བ་ཆུ་ཡི་ཁམས་ཤས་ཆེར་རྒྱུ་བ་ཆུ་རྩ་སྦྲུ་གུ་ཅན་ཞེས་བྱ་བ་གཉིས་དང་། ལྟག་བྲུར་སྤུ་འཁྱིལ་ནས་ཕྱིར་ཐོན་ཏེ་ལག་པའི་མཐེབ་མོར་འབྲེལ་བ་ཆུ་རྩ་འཛའ་བྱེད་ཅེས་བྱ་བ་གཉིས་དང་། རྣ་ཤལ་ཐད་ནས་ཕྱིར་ཐོན་ནས་ལག་པའི་སྲིན་མཐེབ་ཏུ་འབྲེལ་བ་ཆུ་རྩ་རཏྣ་ཞེས་བྱ་བ་གཉིས་བཅས་དྲུག་སྟེ་དེ་ལྟར་ལུས་ཀྱི་ནང་དོན་སྙོད་དང་ཕྱི་ཡན་ལག་ཏུ་གྱེས་པའི་ཆུ་རྩ་གཙོ་ཆེ་བ་བཅུ་དགུའོ། །ཡན་ལག་ཕྱིར་མངོན་པའི་ཆུ་རྩ་དྲུག་པོ་དེ་ལས་གྱེས་པ་ཆུ་རྩ་ཕྲན་བུ་བཅུ་དྲུག་སྟེ་མགོ་ལ་མུར་འགྲམ་གྱི་ཆུ་རྩ་སོ་རྩ་ལྷད་བྱེད་ཅེས་བྱ་བ་གཉིས་དང་། ལག་པར་གྲུ་མོའི་ཆུ་རྩ་གཉིས། མཁྲིག་མའི་ཆུ་རྩ་གཉིས། རྐང་པར་པུས་མོའི་གཉན་གོང་ཆུ་རྩ་སྦལ་མགོ་བྱ་བ་གཉིས། སྒྲིད་ཁུང་ཆུ་རྩ་གཉིས། སྲི་ལོང་ཕྱི་ལོང་བར་ན་ཆུ་རྩ་རྒྱུངས་རྩ་བྱ་བ་གཉིས། རྟིང་པའི་ཆུ་རྩ་གཉིས།

རྐང་པའི་མཐེ་བོང་སྤུ་སྐྱེས་མཚམས་ན་ཆུ་རྩ་པིར་མགོ་བྱ་བ་གཉིས་བཅས་ཆུ་རྩ་ཕྲན་བུ་བཅུ་དྲུག་ཏུ་གྱེས་པ་ཡིན་ལ་དེ་ལས་རྩ་ཕྲན་དང་ཡང་ཕྲན་དྭ་བ་ལྟར་གྱི་སྲོག་རྩ་དཀར་པོའི་ཡན་ལག་ཤིན་ཏུ་རྒྱས་པ་ཁྱབ་པར་འབྲེལ་བ་ཡིན་ནོ། །

༤ ཚེ་ཡི་རྩ་བཤད་པ།

མི་ལ་ཚེ་ཡི་རྩ་ནི་གསུམ་ཡོད་དེ། །གཅིག་ནི་མགོ་ལུས་ཐམས་ཅད་ཁྱབ་པར་གནས། །གཅིག་ནི་དབུགས་དང་འགྲོགས་ནས་རྒྱུ་བ་སྟེ། །གཅིག་ནི་བླ་དང་འདྲ་སྟེ་འཁྱམས་པ་ཡིན། །ཞེས་པ་སྟེ། ཚེའམ་ལུས་ཡུན་རིང་དུ་གནས་ཤིང་སྲོག་འཚོ་བའི་རྩ་རིགས་གཙོ་བོ་གསུམ་སྟེ། གཅིག་ནི་མཆིན་པ་དང་གཙོ་ཆེར་འབྲེལ་ཞིང་དེ་ལས་གྱེས་པའི་ཁྲག་རྩའི་སྡོང་པོ་ཨ་མ་དེ་ཡིན་ཅིང་། དེའི་ཡན་ལག་རྩ་ཕྲན་རྣམས་ལུས་ཐམས་ཅད་ལ་ཁྱབ་པར་གནས་པ་དང་། གཅིག་ནི་སྙིང་ལས་གྱེས་པའི་རླུང་ཁྲག་གཉིས་འཛོམས་ཀྱི་རྩ་ཡི་ཨ་མ་དེ་ཡིན་ཅིང་དེ་ཡི་ཡན་ལག་རྩ་ཕྲན་དང་བཅས་པ་རྣམས་དབུགས་དང་འགྲོགས་ནས་འཕར་བ་སྟེ་ལུས་ཐ་མལ་བ་སྐྱེས་བུ་དར་ལ་བབ་པའི་ཕྱི་ནང་དབུགས་ལ་ལན་ལྔ་རེ་འཕར་ཞིང་རྒྱུ་བ་ཡིན་ནོ། །གཅིག་ནི་ཀླད་པ་རྩ་ཡི་རྒྱ་མཚོ་ཆེན་པོ་ལས་གྱེས་པའི་ཆུ་རྩའམ་རྩ་དཀར་གྱི་སྡོང་པོ་ཨ་མ་དེ་ཡིན་ཅིང་། དེའི་ཡན་ལག་རྩ་ཕྲན་རྣམས་འཇིག་རྟེན་ལ་ཡོངས་སུ་གྲགས་པའི་བླ་དང་འདྲ་ཞིང་ལུས་ཐམས་ཅད་ལ་འཁྱམས་པའི་ཚུལ་དུ་གནས་པ་སྟེ་དེ་གསུམ་ལ་ཚེ་ཡི་རྩ་གསུམ་ཞེས་བཤད་དོ། །

༥ རྩ་ཡི་ཛ་བོའམ་ངེས་ཚིག་བསྟན་པ།

རླུང་ཁྲག་རྒྱུ་བའི་བུ་ག་ཕྱི་ནང་ཀུན། །འབྲེལ་བྱས་ལུས་ནི་སྐྱེད་ཅིང་གནས་པ་དང་། །སྲོག་གི་རྩ་བ་ཡིན་ཕྱིར་རྩ་ཞེས་བྱ། །ཞེས་པ་སྟེ། རྩ་ཞེས་པའི་ངེས་ཚིག་རླུང་དང་ཁྲག་རྒྱུ་བའི་བུ་ག་ཕྱི་དང་ནང་ཀུན་ཏུ་རྒྱུ་བ་དང་། ཕྱི་ནང་ཀུན་ལ་

ཙ་གསུམ་པོ་དེ་རྣམས་(རླུང་ཁྲག་གཉིས་འདོམས་འཕར་ཙ། ཁྲག་ཙ། ཆུ་ཙའམ་ཙ་དཀར་)འབྲེལ་ནས་ལུས་འདི་ཉིད་ཐོག་མར་གྲུབ་པ་དང་། རིམ་པས་ཆེར་འཕེལ་ཞིང་སྐྱེད་པ། བར་དུ་ཡུན་དུ་གནས་ཤིང་འཚོ་བ་སོགས་སྲོག་གི་ཙ་བར་གྱུར་པའི་རྒྱུ་མཚན་གྱིས་ཙ་ཞེས་བྱ་བའི་མིང་དུ་བཏགས་པའོ། །

གསུམ་པ། གཉན་པ་གནད་ཀྱི་གནས་ལུགས་བསྟན་པ།

གཉན་པ་གནད་ཀྱི་གནས་ལུགས་བསྟན་པ་ལ་གནད་ཀྱི་ངོ་བོ་མདོར་བསྟན་པ་དང་། གནད་ཀྱི་ངེས་ཚིག་རྒྱུ་མཚན་བསྟན་པ། གནད་ཀྱི་རྣམ་གྲངས་བཤད་པ། གནད་ཀྱི་གནས་བསྟན་པ། གནད་རབ་འབྱིང་གི་དབྱེ་བ་བསྟན་པའོ། །

༡ གནད་ཀྱི་ངོ་བོ་མདོར་བསྟན་པ།

གཉན་པའི་གནད་ལ་ཤ་ཚིལ་རུས་པ་དང་། །ཆུ་རྒྱུས་དོན་སྣོད་ཙ་ཡི་གནད་དང་བདུན། །ཞེས་པ་སྟེ། འདིར་སྨུར་དུ་གནོད་པའི་མཐུ་དང་ལྡན་པ་ལ་གཉན་པའི་མིང་དུ་བརྗོད་ཅིང་། འཆི་བ་དང་། སྡུང་བ་སྐྱེ་ཞ་བ། གཉེན་པོས་གསོ་དཀའ་བའི་བྱེ་བྲག་གི་དམིགས་ལ་གནད་ཅེས་བྱ་ཞིང་དེ་ལའང་ཤ་གནད་དང་། ཚིལ་གནད། རུས་གནད། ཆུ་རྒྱུས་ཀྱི་གནད། དོན་གྱི་གནད། སྣོད་ཀྱི་གནད། ཙ་ཡི་གནད་བཅས་བདུན་དུ་བསྟན་པར་བྱ་བ་ཡིན་ནོ། །

༢ གནད་ཀྱི་ངེས་ཚིག་རྒྱུ་མཚན་བསྟན་པ།

ཤ་གནད་སྐྲངས་ཤིང་རུས་གནད་ན་ཟུག་ཆེ། །ཆུ་རྒྱུས་གནད་རྣམས་འཇའ་བར་བྱེད་པ་སྟེ། །ཙ་ཚིལ་དོན་སྣོད་གནད་ཀྱིས་སྲོག་འདོར་བྱེད། །འཆི་སྡུང་གསོ་བ་དཀའ་ཕྱིར་གནད་ཅེས་བྱ། །ཞེས་པ་སྟེ། སྤྱིར་མདའ་རྡོ་གྲི་ལ་སོགས་པ་ཤ་གནད་ལ་ཐོག་ན་སྐྲངས་པར་བྱེད་ཅིང་། རུས་གནད་ལ་ཐོག་ན་ན་ཟུག་ཆེ་བ། ཆུ་རྒྱུས་གནད་ལ་ཐོག་ན་འཇའ་བ་སྐྱེ་ཞ་བར་བྱེད་པ་དང་། ཙ་ཡི་གནད་དང་ཚིལ་

གནད། སྨིན་བུའི་གནད། དོན་ལྔའི་གནད་དང་སྣོད་ཀྱི་གནད་རྣམས་ལ་ཕོག་ན་ཚེ་སྲོག་འདོར་བར་བྱེད་པ་སྟེ་དེའང་གནད་རབ་འབྲིང་གི་ཁྱད་པར་ལས་གནད་རབ་ཏུ་གཉན་པར་ཕོག་པས་འཆི་བར་བྱེད་པ་དང་། འབྲིང་དུ་གཉན་པས་ཡུན་དུ་སྐྱོང་བ་སྟེ་ཞ་བར་བྱེད་པ། ཐ་མར་གཉན་པས་གཉེན་པོས་གསོ་དཀའ་བའི་རྒྱུ་མཚན་དེའི་ཕྱིར་གནད་ཅེས་བྱ་བར་བཤད་པ་ཡིན་ནོ། །

༣ གནད་ཀྱི་རྣམ་གྲངས་བཤད་པ།

ཤ་གནད་བཞི་བཅུ་རྩ་ལྔ་ཚིལ་གནད་བརྒྱད། །རུས་པའི་གནད་ནི་སུམ་ཅུ་རྩ་གཉིས་ཏེ། །རྒྱུས་གནད་བཅུ་བཞི་དོན་གནད་བཅུ་གསུམ་དང་། །རྩ་གནད་བརྒྱ་དང་དགུ་བཅུ་ཐམ་པ་ཡོད། །ཅེས་པ་སྟེ། ཤ་གནད་ལ་སོགས་གནད་སོ་སོའི་རྣམ་གྲངས་ཇི་བཞིན་བསྟན་པ་ནི། ཤ་ཡི་གནད་ཞེ་ལྔ་སྟེ། མགོ་ལ་སྤྱི་བོའི་གཙུག་ན་བཞག་སྙོར་འཁྱིལ་བ་དང་འདྲ་བའི་སྤྱི་བོའི་ཤ་གནད་གཅིག ལྟག་པའི་དཀྱིལ་ན་ཉ་ལྕང་གཤིབས་པ་དང་འདྲ་བའི་ལྟག་པའི་ཤ་གནད་གཅིག མཆོག་མའི་དབུས་ན་གཞུ་ཡི་བཤུལ་བཏང་བ་དང་འདྲ་བའི་ཤ་ཡི་གནད་དང་གཅིག་བཅས་གསུམ། མུར་གོང་གཡས་གཡོན་གཉིས་སུ་ལུག་གི་མཁལ་མ་བརྗེགས་པ་འདྲ་བའི་ཤ་གནད་གཉིས་བཅས་མགོ་བོར་ཤ་གནད་ལྔ་དང་། བྱང་ཁོག་ལ་ཤ་ཡི་གནད་སྨལ་འདབས་བཤུལ་ཤ་གཡས་གཡོན་ཕྱི་ནང་བཞི་དང་། བྲང་གི་ངོས་ན་ནུ་ཤ་གཉིས། དཔྱི་ཡི་སྟ་ཟུར་སྟ་ཤ་བྱ་བ་རྣམ་པ་གཉིས། མཆན་ཁུང་འོག་ན་བཞག་ཤ་དཀར་ནག་གཡས་གཡོན་རྣམ་པ་བཞི། ཕྲག་པའི་ཐལ་གོང་ན་གཉའ་ཤ་བྱ་བ་གཉིས། སོག་པའི་ཁ་འཁོར་ན་འདར་ཤ་བྱ་བ་གཉིས། སོག་པའི་མཐིལ་ན་འབྲོས་ཤ་བྱ་བ་གཉིས་བཅས་བཅོ་བརྒྱད་དོ། །སྐེ་ལ་གྲེ་བའི་གཡས་གཡོན་རྒྱངས་ཤ་ལས་བྱེད་བྱ་བ་གཉིས། ཨོལ་གོང་ཤ་དང་། མིད་པའི་ཤ་རེ་སྟེ་བཞིའོ། །ཡན་ལག་ལ་དཔུང་ཚིགས་ནས་སོར་བཞི་འཛལ་བ་ན་ལུག

གཞུག་བྱ་བ་གཉིས། མཁྲིག་ཚིགས་ནས་མཁྱིད་གང་གྱེན་དུ་འཛལ་བ་ན་ལག་ངར་ཉ་
སྙིང་གཉིས། གྲི་མོའི་གཞུ་མཆོག་ནས་སོར་དྲུག་བཅལ་བ་ན་ལྷུ་ཡི་ཉ་སྙིང་བྱ་བ་གཉིས།
མཐེབ་མཛུབ་བར་ན་གར་ཤ་བྱ་བ་གཉིས། ལག་པའི་འཆང་བཟུང་སྟེང་གི་ཤ་རྒོད་བྱ་
བ་གཉིས། བཀྲ་སྐང་ནས་ཕྱར་དུ་སོར་གཉིས་ན་སྐང་ཤ་བྱ་བ་གཉིས། ཕུས་མོའི་
གཉན་གོང་ནས་གྱེན་དུ་སོར་བཞི་འཛལ་བ་ན་སྨལ་ནག་བྱ་བ་གཉིས། སྲི་ཞོང་
མཚམས་ནས་མཁྱིད་གང་གྱེན་དུ་འཛལ་བ་ན་ཉ་མགོ་གཉིས་དང་། སླར་ཡང་དེ་ནས་
གྱེན་དུ་སོར་དྲུག་གཞལ་བ་ན་ཉ་སྙིང་བྱ་བ་གཉིས་བཅས་ཡན་ལག་ལ་བཅོ་བརྒྱད་དྲིལ་
བས་ཤ་གནད་ཞེ་ལྔའོ། །རྩེན་བུའི་གནད་ནི་སྐྱོགས་རའི་ཚིགས་མཚམས་ཞེས་སོག་
མགོའི་རུས་མཚམས་ནས་ཕྲག་གོང་ངོས་སོར་བཞི་ན་རྩེན་བུ་མགོ་སྟོན་བྱ་བ་གཉིས་
དང་། མཆན་འོག་ཁྱི་ཁྲིས་སྣ་ནས་གྱེན་དུ་རང་སོར་ལྔ་ན་དཔུང་པའི་རྩེན་བུ་སྨུག་པོ་
བྱ་བ་གཉིས། ཕུས་མོའི་ཁྱི་བྲུར་ཚིགས་མཚམས་ནས་གྱེན་དུ་རང་མཐོ་གང་ན་རྩེན་བུ་
དཀར་པོ་བྱ་བ་གཉིས། དེ་ནས་གྱེན་དུ་རང་སོར་གསུམ་ན་སྦྲུལ་མགོ་གདེངས་པ་བྱ་བ་
གཉིས་བཅས་བརྒྱད་དོ། །རུས་པའི་གནད་ནི་སུམ་ཅུ་རྩ་གཉིས་བསྟན་པ་སྟེ་དེ་ཡང་
མགོ་བོར་རྣ་རྩེ་ནས་གྱེན་མཚོན་གང་དང་དེ་ནས་གཡས་གཡོན་མཚོན་རེ་བཅལ་བའི་
ས་གཉིས་དང་། མཆོགས་མ་དང་། སྤྱི་བོའི་གཙུག་བཅས་སྟོད་སྒོ་རྣམ་པ་བཞི། རྣ་
ལྟན་གྱི་རུས་པ་གཉིས། མིག་འཁོར་རམ་མིག་ཆུའི་རུས་པ་གཉིས། མཁྱུར་ཚོས་རུས་
པ་གཉིས། ཟ་འགྲམ་རུས་གཉིས། སྐྱིན་དཔྲག་གི་རུས་པ་གཅིག མགོ་ཡི་རུས་པ་
ཕན་ཚུན་འབྲེལ་མཚམས་ཀྱི་སྦུབས་སྟེང་རྣམས་གཅིག་བཅས་མགོ་བོར་བཅུ་བཞི་དང་།
སྐེ་ལ་བྱ་འདབ་རྣམ་པ་གཉིས། མཁར་མཚམས་གཉིས། མཁར་གཅིག་བཅས་གནད་
རྣམ་པར་ལྔ་དང་། བྱང་ཁོག་ལ་སོག་པའི་རུས་པ་གཉིས། སྒྲོག་རུས་གཉིས། བྲང་
རུས་གཅིག སྐལ་ཚིགས་རྣམས་གཅིག གཞུག་ཆུང་རུས་པ་གཅིག་བཅས་རུས་གནད་

བདུན་དང་། ཡན་ལག་ལ་ཕྱུས་མོའི་ལྷ་ང་གཉིས་དང་། ཡོང་བུའི་རུས་པ་གཉིས། སྙེ་ཡོང་རུས་པ་གཉིས་བཅས་དྲུག་དྲིལ་བས་རུས་པའི་གནད་སུམ་ཅུ་ཙ་གཉིས་མཆིས་པ་ཡིན། རྒྱུས་པའི་གནད་ནི་སྐྲི་ལ་མཛིང་པའི་ཆུ་ལེབ་བམ་རྒྱུས་པའི་གནད་གཉིས། བྱང་ཁོག་ལ་ཕྲག་གོང་གི་རྒྱུས་གནད་རྣམ་པ་གཉིས། ཡན་ལག་ལ་སྒྲིད་ཁུང་གི་རྒྱུས་གནད་གཉིས། རྟིང་པའི་རྒྱུས་གནད་གཉིས། རྒྱུས་གནད་སྤལ་མགོ་བྱ་བ་གཉིས། གྲུ་མོའི་རྒྱུས་གནད་གཉིས། མཁྲིག་མའི་རྒྱུས་གནད་གཉིས་བཅས་བཅུ་དང་དྲིལ་བས་ཤ་སྣེ་རྣམས་ལས་ཐོན་ཅིང་འབྲེལ་བའི་རྒྱུས་པའི་གནད་ནི་བཅུ་བཞིའོ། །དོན་སྣོད་ཀྱི་གནད་ནི་སྙིང་གི་ཤ་གནད་དང་། གློ་བའི་བུ། མཆིན་པའི་མཚོ། མཆེར་པའི་ཨུ། མཁལ་མའི་འབྲས་བུ། ཕོ་བའི་རྗེམ། མཁྲིས་པའི་རྩེ། ཁྲག་ཡོང་། རྒྱུ་མ། ལྒང་པའི་ཁ། གཉེ་མ། གཞང་ནག་པོ། བསམ་སེའུ་བཅས་བཅུ་གསུམ་མོ། །རྩ་ཡི་གནད་བརྒྱ་དང་དགུ་བཅུ་ཐམ་པ་སྟེ། མགོ་བོར་ཕྱི་ནང་ཀུན་རྒྱུག་གཉིས་དང་། རེ་ཐག་རྣམ་པ་བཞི། སྦུ་གུ་ཅན་གཉིས། འཛའ་བྱེད་གཉིས། རཏྣ་གཉིས། སོ་རྩ་ལྡང་བྱེད་གཉིས། ཀན་གྱི་དབུས་སུམ་མདོ་རིས་གཅིག་བཅས་ཀླད་རྩ་བཅོ་ལྔ་དང་། ལྟག་སྟོད་གཡས་གཡོན་རྩ་གཉིས། སྤྱི་གཙུག་རྩ་གཅིག མཚོགས་མའི་རྩ་གཅིག སྨིན་དཀྱིལ་རྩ་གཉིས། མཁུར་ཚོས་རྩ་གཉིས། ལྟག་སྟོད་རྩ་གཅིག་བཅས་རུས་པའི་གཟེར་རྩ་དགུ། རྣ་ལྷན་སྟེང་གི་འཕྲེད་ཉལ་གཉིས། བཞའ་ཁུག་དང་། བྱེ་སྣེར་ཐེར། འཁྱམ་པོ་གསུམ་སྟེ་ལྔ་བསྲེས་པས་རུས་རྩ་བཅུ་བཞི། ལྟག་ཟུར་གཡས་གཡོན་ལྟག་རྩ་ནག་པོ་གཉིས། རྣ་བའི་ཕྱི་ནང་སྔོན་ཤིང་བཞི། མུར་གོང་ལྟག་རལ་གཉིས། དཔྲལ་བར་གསེར་མདུང་དངུལ་མདུང་གཉིས། མཚུལ་འགྲམ་འཕར་རྩ་གཉིས། མིག་རྩ་གཉིས་བཅས་བཅུ་བཞི་ནི་ཤ་ཡི་རྩ་སྟེ་བསྡོམས་པས་མགོ་ལ་རྩ་གནད་བཞི་བཅུ་རྩ་གསུམ་དང་། སྐེ་ལ་རྩ་གནད་ཨོལ་གོང་མེད་པའི་བར་ན་རྒྱུ་བའི་དར་གྱི་དཔུངས་ཐག་བཅུ་

གསུམ། སྙིང་རྩ་གསེར་གྱི་སྐུད་པ་གཅིག གཉིད་ལོག་གཉིས། རྩེ་འདྲ་གཉིས། རྩེ་ནག་གཉིས། རྩེ་ཆུང་གཉིས་བཅས་སྐེ་ལ་རྩ་གནད་ཉི་ཤུ་རྩ་གཉིས་དང་། བྱང་ཁོག་ལ་རྩ་ཡི་གནད་སྨས་པའི་རྩ་ཆེན་བརྒྱད་དང་། ནུ་མའི་མདུན་ན་སྙིང་རྩ་ཕྲ་ཁབ་ཐོང་གར་ཁབ་འདྲ་གཉིས། སྒྲོག་རུས་འོག་ན་དངུལ་གྱི་འབུ་རུ་གཟེར་འདྲ་གཉིས། ནུ་མའི་གོང་འོག་ནུ་རྩ་ཨ་ལོང་འདྲ་བ་གཉིས་བཅས་སྙིང་རྩ་དྲུག་དང་། གློ་རྩ་ཚང་ཚོང་ལས་བྱུང་བའི་དུང་འབུད་གཉིས་ཡན་ལག་ཁོངས་སུ་བསྡུས་པས་ན་གློ་རྩ་ཉེར་གཉིས་དང་། མཆིན་རྩ་གཉིས། མཆེར་རྩ་གཉིས། ཕོ་བའི་རྩ་ལྔ། ལོང་རྩ་གཉིས། རྒྱུ་རྩ་གཉིས། བསམ་སེའུ་རྩ་གཅིག ཞག་རྩ་གསུམ་བཅས་གཞན་པའི་རྩ་གནད་སྐབས་བསྟན་པ་བཞིན་བྱང་ཁོག་ལ་རྩ་གནད་ལྔ་བཅུ་ང་གསུམ་དང་། ཡན་ལག་ལ་རྩ་ཡི་གནད་ནི་དཔུང་པའི་ལྟག་གཞུག་མཚམས་ན་འཛའ་བྱེད་ལས་བྱུང་ཆུ་རྩ་གཉིས། གྲུ་མོའི་ཆུ་རྩ་རཏྣ་གཉིས། གཞན་གོང་རུས་རྩ་སྦྲིད་བུ་གཉིས། སྲེ་ལོང་ཕྱི་ལོང་བར་ན་རྒྱུངས་རྩ་གཉིས། རྒྱུས་རྩ་པིར་མགོ་གཉིས། སྐྱུགས་རའི་ཚིགས་མཚམས་མཁྲིས་རྩ་གསེར་གྱི་ག་བ་གཉིས། སྣག་ཆེན་གཉེར་རིང་མཁྲིས་རྩ་སྐྱ་རིང་གཉིས། ལྟག་གཞུག་འོག་ན་དཔུང་རྩ་གཉིས། སྨང་རྩ་གཉིས། དྲུག་འགོ་གཉིས། སྟོད་ཀ་གཉིས། རུ་ཐུང་གཉིས། དུང་འབུད་གཉིས། དཔུང་སོག་བར་ན་གསེར་གྱི་ག་བའི་ཡལ་ཕྲན་གསེར་གྱི་ག་བ་བྱ་བ་གཉིས། གློ་སྙིང་འཛོམས་རྩ་གཉིས། མཆིན་མཁྲིས་འཛོམས་རྩ་གཉིས། གློ་མཆིན་འཛོམས་རྩ་གཉིས། བཏྲ་ཡི་རྩ་བོ་ཆེ་གཉིས་དང་། བྱིན་གཞུག་གཉིས། བཏྲ་ཡི་ཕྱི་ཟུར་མཆེར་པའི་རྩ་ནག་བྱ་བ་གཉིས། དཔྱི་ཡི་ཁ་གཟར་སྟེང་ན་མཁལ་རྩ་ན་གུ་བྱ་བ་གཉིས། བཏྲ་རྐང་སྟེང་ན་མཁལ་རྩ་རུས་ཞེན་བྱ་བ་གཉིས། བཏྲ་ཡི་ཕྱི་སུལ་ན་མཁལ་རྩ་རྐང་འདེགས་བྱ་བ་གཉིས། ཡོབ་གོང་གཉིས། རྐང་མཐིལ་མཐིལ་འཁྱོག་གཉིས། བོལ་གོང་འགུལ་རྩ་ནག་པོ་གཉིས། ནང་ལོང་ལྔགས་ཀྱི་སྲུན་མ་གཉིས།

ངར་གདོང་སྨུགས་ཀྱི་གསེར་གྱི་ཀ་བ་གཉིས། སྙིད་ཁུང་སྐབ་རྩ་ནག་པོ་གཉིས། སྣེ་ཁུད་སྙིང་རྩ་མིག་དམར་གཉིས། ལག་མཐིལ་མྱུར་བ་གཉིས། མཇུབ་མོ་ཆུང་གི་འགུལ་རྩ་གཉིས། བརླ་རྩ་གཉིས། བླ་རྩ་གཉིས། གྲུ་མོའི་ཨ་སོ་ལི་ཀ་གཉིས། མཆན་ཁུང་དཔྲལ་འདུ་གཉིས་བཅས་ཡན་ལག་ལ་བདུན་ཅུ་རྩ་གཉིས་ཏེ་ཡོངས་སུ་བསྒྲིལ་བས་རྩ་ཡི་གནད་ནི་བརྒྱ་དང་དགུ་བཅུ་ཐམ་པའོ། །

༤ གནད་ཀྱི་གནས་བསྟན་པ།

མགོ་ལ་རེ་གཉིས་སྐེ་ལ་སོ་གསུམ་དང་། །དགུ་བཅུ་གོ་ལྔ་བྲང་ཁོག་སྟོད་སྨད་གནས། །བརྒྱ་དང་བཅུ་གཉིས་ཡན་ལག་བཞི་ལ་གནས། །གནད་ཀྱི་རྣམ་གྲངས་སུམ་བརྒྱ་རྩ་གཉིས་བཤད། །ཅེས་པ་སྟེ། དེ་ལྟར་གཉན་པའི་གནད་བསྟན་པ་རྣམས་ཀྱི་རྣམ་གྲངས་སོ་སོ་བ་གང་དང་གང་དུ་གནས་པའི་ཚུལ་བཤད་པ་ནི། དེ་ཡང་མགོ་བོར་ཤ་ཡི་གནད་ལྔ་དང་། རུས་གནད་བཅུ་བཞི། རྩ་ཡི་གནད་ཞེ་གསུམ་སྟེ་བསྡོམས་པས་དྲུག་ཅུ་རེ་གཉིས་དང་། སྐེ་ལ་ཤ་ཡི་གནད་བཞི་དང་། རུས་གནད་ལྔ། རྒྱུས་གནད་གཉིས། རྩ་ཡི་གནད་ཉེར་གཉིས་བཅས་བསྡོམས་སུམ་ཅུ་རྩ་གསུམ་དང་། བྲང་ཁོག་ལ་ཤ་ཡི་གནད་བཅོ་བརྒྱད་དང་། ཚིལ་གནད་གཉིས། རུས་གནད་བདུན། རྒྱུས་གནད་གཉིས། དོན་སྣོད་གནད་བཅུ་གསུམ། རྩ་ཡི་གནད་ལྔ་བཅུ་རྩ་གསུམ་བཅས་བསྡོམས་པས་དགུ་བཅུ་གོ་ལྔ་དང་། ཡན་ལག་ལ་ཤ་ཡི་གནད་བཅོ་བརྒྱད་དང་། ཚིལ་གནད་དྲུག རུས་པའི་གནད་དྲུག རྒྱུས་གནད་བཅུ། རྩ་ཡི་གནད་དོན་གཉིས་བཅས་བསྡོམས་པས་བརྒྱ་དང་བཅུ་གཉིས་བཅས་ཡོངས་སུ་བསྒྲིལ་བས་གཉན་པའི་གནད་ཀྱི་རྣམ་གྲངས་སུམ་བརྒྱ་དང་རྩ་གཉིས་བསྟན་པ་ཡིན་ནོ། །

༥ གནད་རབ་འབྱིང་གི་དབྱེ་བ་བསྟན་པ།

དེ་ལས་རབ་ཏུ་གཉན་པ་དགུ་བཅུ་དྲུག །ཚད་ཟིན་སྲོག་འདོར་མཁས་

ཀྱང་བཅོས་སུ་མེད། །འབྲིང་དུ་གཉན་པ་བཞི་བཅུ་རྩ་དགུར་བཤད། །མཁས་པ་རྣམས་ཀྱིས་བཅོས་སུ་བཏུབ་པ་ཡིན། །དེ་ལས་ལྷག་པ་གནད་དུ་བསྟན་ན་ཡང་། །གཉན་པར་མ་བཤད་ཀུན་གྱིས་གསོ་བར་ནུས། །ཞེས་པ་སྟེ། གོང་དུ་བསྟན་པའི་གནད་སུམ་བརྒྱ་དང་རྩ་གཉིས་པོ་དེ་རྣམས་ལ་རབ་ཏུ་གཉན་པ་དང་། འབྲིང་དུ་གཉན་པ་དང་། གནད་ཙམ་དུ་བསྟན་པ་གསུམ་ལས་རབ་ཏུ་གཉན་པར་བཤད་པ་ནི་ཡོལ་གོང་དང་མིད་པར་ཤ་གནད་རེ་རེ་སྟེ་གཉིས། གཉན་གོང་སྦྲུལ་ནག་གཉིས། ཕྱིན་སྙིང་གཉིས། རྨེན་བུའི་གནད་བརྒྱད། སྦྱུད་སྒོ་བཞི། མགོ་ཡི་རུས་པའི་སྦུབས་རྣམས་གཅིག དོན་སྣོད་གནད་བཅུ་གསུམ། སྙིང་རྩ་གསེར་སྐུད་གཅིག གཉིད་ལོག་གཉིས། སྦས་པའི་རྩ་ཆེན་བརྒྱད། བྱང་ཁོག་གི་སྙིང་རྩ་སྦྲ་ཁབ་ཐོང་གར་ཁབ་འདྲ་སོགས་དྲུག ཕྱིར་རྒྱུགས་སོགས་གློ་བུའི་རྩ་བཅུ། རྩ་དཀར་ལས་གྱེས་དར་གྱི་དཔྱངས་ཐག་བཅུ་གསུམ། མཐིལ་འཁྱོག་གཉིས། འཁྲུལ་རྩ་ནག་པོ་གཉིས། ལྟུགས་ཀྱི་སྲིན་མ་གཉིས། གསེར་གྱི་ཀ་གདུང་གཉིས། སྐབ་རྩ་ནག་པོ་གཉིས། སྙིང་རྩ་མིག་དམར་གཉིས། ལག་མཐིལ་མྱུར་བ་གཉིས། འཁྲུལ་རྩ་གཉིས། བལྷ་རྩ་གཉིས། ཀླ་རྩ་གཉིས། ཨ་སོ་ལི་ཀ་གཉིས། མཆན་ཁུང་རྟུལ་འདུ་གཉིས་བཅས་ཉེར་བཞི་སྟེ་བསྡོམས་པས་རབ་ཏུ་གཉན་པ་དགུ་བཅུ་རྩ་དྲུག་པོ་རྣམས་མཚོན་སོགས་ཀྱིས་དུམ་བུར་ཚོད་པའམ་ཟིན་པ་ཙམ་གྱིས་སྲོག་འདོར་བར་བྱེད་པས་སྨན་པ་མཁས་པ་རྣམས་ཀྱིས་ཀྱང་བཅོས་སུ་མེད་པའམ་དཀའ་བར་བཤད་པའོ། །འབྲིང་དུ་གཉན་པར་བཤད་པ་ནི། ནུ་ཤ་གཉིས། རྣ་ལྷན་རུས་པ་གཉིས། མིག་འཕོར་རམ་མིག་ཆུའི་རུས་པ་གཉིས། མཁུར་ཚོས་རུས་པ་གཉིས། ཟ་འགྲམ་གཉིས་བཅས་བཅུ་དང་། རྩེ་འདྲ་གཉིས། རྩེ་ནག་གཉིས། རྩེ་ཆུང་གཉིས། ཚིགས་འགྲམས་སོགས་གློ་མའི་རྩ་བཅུ། གྲུ་མོའི་རླུང་རྩ་རཏྣ་གཉིས། མཁྲིས་རྩ་གསེར་གྱི་ཀ་བ་གཉིས། མཁྲིས་རྩ་སྐྱ་རིང་གཉིས། སྐལ་

ཚོགས་དང་། བྱ་འདབ། གཞུག་རུས། བྲང་རུས། ཞྭ་རུ་རྩེ་རེ་སྙེ་ལྷུ། དཔྱི་རུས་གཉིས། གཉའ་བའི་ཆུ་ལེབ་གཉིས། གྲུ་མོའི་ཆུ་བ་གཉིས། སྦྲུ་གུ་ཅན་གཉིས། འཇའ་ཅྲེད་གཉིས། རཏྣ་གཉིས་བཅས་དེ་ལྟར་བསྡོམས་པས་བཞི་བཅུ་རྩ་དགུ་པོ་ནི་གཉན་པའི་གནད་ལས་འབྲིང་དུ་གཉན་པ་ཞེས་མཚོན་སོགས་ཀྱིས་གཅོས་པའི་ཚེ་ན་སྨན་པ་མཁས་པ་རྣམས་ཀྱིས་བཅོས་སུ་ནུས་པ་ཡིན་ལ་མི་མཁས་པས་ནི་བཅོས་སུ་མི་ནུས་པའོ། །དེ་ལས་ལྷག་པའི་གནད་ལྷག་མ་བརྒྱ་དང་ལྔ་བཅུ་རྩ་བདུན་པོ་རྣམས་ནི་གཉན་པའི་གནད་ཙམ་དུ་བསྟན་པ་ཡིན་ན་ཡང་གཉན་པར་རབ་འབྲིང་གི་གནད་དུ་མ་བཤད་པའི་ཕྱིར། མཚོན་གྱིས་ཚོད་ཅིང་ཟིན་པར་གྱུར་ན་ཡང་སྨན་པ་ཀུན་གྱིས་གནད་རབ་འབྲིང་གཉིས་ལས་གསོ་སླ་ཞིང་ཐབས་ཀྱིས་གསོ་བར་ནུས་པ་ཡིན་ནོ། །

བཞི་པ། རྒྱུ་ལམ་བུ་གའི་གནས་ལུགས་བསྟན་པ།

རྒྱུ་ལམ་བུ་གའི་གནས་ལུགས་བསྟན་པ་ལ་བུ་གའི་གྲངས་བསྟན་པ་དང་། བུ་གའི་དབྱེབས་བསྟན་པ། བུ་གའི་ནུས་པ་བསྟན་པ། བུ་ག་འབྲུགས་པའི་རྒྱུ་བསྟན་པ། བུ་ག་འབྲུགས་པའི་ངོ་བོ་བསྟན་པ། བུ་ག་མ་འབྲུགས་པའི་ཡོན་ཏན་བསྟན་པ་བཅས་དྲུག་གོ །

༡ བུ་གའི་གྲངས་བསྟན་པ།

རྒྱུ་ལམ་བུ་གའི་གནས་ལུགས་ཕྱི་ནང་གཉིས། །ནང་གི་བུ་ག་སྲོག་ཟྲངས་དྲི་མ་གསུམ། །ཆུ་དང་ཟས་རྒྱུ་བཅུ་གསུམ་གནས་པ་ཡིན། །ཕྱི་ཡི་བུ་ག་མགོར་བདུན་གསང་བར་གཉིས། །བུད་མེད་མངལ་སྒོ་ནུ་མ་གཉིས་ཀྱིས་ལྷག །ཅེས་པ་སྟེ། ལུས་འདི་ལ་སྲོག་ཆེན་པོའི་རླུང་ལ་སོགས་པ་རྒྱུ་བའི་ལམ་བུ་གའི་རྒྱུན་སྲང་གི་གནས་ལུགས་ནི་ཕྱི་ཡི་བུ་ག་དང་། ནང་གི་བུ་ག་རྣམ་པ་གཉིས་དང་། ནང་གི་བུ་ག་ལ་ཡང་སྲོག་ཆེན་པོའི་རླུང་རྒྱུ་བའི་བུ་ག་ཡན་ལག་དང་བཅས་པ་དང་། ཟུངས་རྒྱུ་བའི་བུ་ག་བདུན་ལས་དྭངས་མ་རྒྱུ་བའི་བུ་ག ཁྲག་རྒྱུ་བའི་བུ་ག ཤ་རྒྱུ་བའི་བུ་ག ཚིལ་རྒྱུ་

བའི་བུ་ག རུས་རྒྱུ་བའི་བུ་ག རྐང་མར་རྒྱུ་བའི་བུ་ག ཁུ་བ་དཀར་དམར་རྒྱུ་བའི་བུ་ག་སྟེ་དྭངས་མ་ཁྲག་དང་བཅས་པས་ཤ་ཚིལ་རུས་རྐང་ཁུ་བ་སོགས་རྒྱས་ཤིང་འཕེལ་བར་བྱེད་པའི་འཚོ་བཅུད་ནི་དུས་རྟག་ཏུ་འདྲེན་པའི་ཕྱིར། རང་རང་གི་ཆ་ཤས་ལ་འདྲེན་པའི་བུ་ག་རྣམས་ཡིན་པའི་ཕྱིར་རོ། །གཞན་ཡང་སོང་ནས་གཞང་ནག་པོའི་བར་བཤང་བ་རྒྱུ་བའི་བུ་ག་དང་། མཁལ་མ་ནས་ཆུ་སོ་ལ་མ་ཐུག་བར་གྱི་གཅིན་རྒྱུ་བའི་བུ་ག་དང་། རྔུལ་རྒྱུ་བའི་བུ་ག་བ་སྤུའི་བུ་ག་རྣམས་ཏེ་དྲི་མའི་རྒྱུན་སྲང་གསུམ་དང་། ལུས་ཀྱི་ཆ་ཤས་ཀུན་ལ་ཆུ་སེར་རྒྱུ་བའི་བུ་ག་དང་། ཁ་ནས་ཕོ་བ་བར་ལ་ཟས་རྒྱུ་བའི་བུ་ག་སྟེ་དེ་ལྟར་བུ་གའི་རྒྱུན་སྲང་བཅུ་གསུམ་ནི་ནང་གི་བུ་གའི་གྲངས་སུ་བསྟན་པའོ། །ཕྱིའི་བུ་ག་ནི་མགོ་བོ་ལ་མིག་གཉིས་དང་། སྣ་གཉིས། རྣ་བ་གཉིས། ཁ་དང་བཅས་པ་བདུན། གསང་བར་བཤང་ལམ་གྱི་ཁ། གཅིན་ལམ་གྱི་ཁ་བཅས་སྐྱེས་པ་ལ་དགུ། དེའི་སྟེང་དུ་ཁྱད་པར་བུད་མེད་རྣམས་ལ་མངལ་གྱི་སྒོ་དང་། ནུ་མའི་སྒོ་གཉིས་ཀྱིས་ལྷག་པས་བཅུ་གཉིས་སུ་ངེས་པ་ཡིན་ནོ། །

༢ བུ་གའི་དབྱིབས་བསྟན་པ།

དབྱིབས་ཟླུམ་སྦོམ་དང་ཕྲ་ལ་རིང་འབྲེལ་གྱིས། །ལོ་མའི་རྒྱབ་ཀྱི་རྩ་ལྟར་གནས་པའོ། །ཞེས་པ་སྟེ། དེ་ལྟར་བཤད་མ་ཐག་པའི་ཕྱི་ནང་གི་བུ་ག་དེ་རྣམས་ཀྱི་དབྱིབས་ནི་ཤས་ཆེར་ཟླུམ་ཞིང་སྦོམ་པ་དང་། ཕྲ་ལ་རིང་བ་དང་། ཕན་ཚུན་གཅིག་ལ་གཅིག་འབྲེལ་ཞིང་རྒྱུན་མཐུད་པའི་ཚུལ་དུ་གྲུབ་པ་ཡིན་ལ། དཔེར་ན་ཤིང་ངམ་མེ་ཏོག་སོགས་ཀྱི་ལོ་མའི་རྒྱབ་ཀྱི་རྩའི་རི་མོ་ལྟར་སྦོམ་ཕྲ་དང་རིང་ཐུང་གཟུགས་དབྱིབས་སོགས་ཅི་རིགས་པར་གྲུབ་ཤིང་འབྲེལ་བ་དག་ཏུ་ལུས་ཀྱི་ཕུང་པོ་འདིར་གནས་པ་ཡིན་ནོ། །

༣ བུ་གའི་ནུས་པ་བསྟན་པ།

དྭངས་མ་ཉེར་འཕེལ་སྣ་ནི་བུ་ག་སྟེ། །ཞེས་པ་སྟེ། དྭངས་མ་ལ་སོགས་པའི་

ལུས་ཟུངས་མཐར་ཐུག་གི་བར་རྒྱུན་མི་ཆད་པར་ཉེ་བར་བླང་སྟེ་རང་གི་སྟོབས་འཕེལ་བར་བྱེད་པའི་སྒོ་དང་། དབང་པོ་ལྔ་ཡུལ་ལྔ་ལ་ལེགས་པར་སྤྱོད་དེ་ཉེ་བར་ལེན་པའི་སྒོ། ཟས་སྐོམ་རྣམས་དྭངས་སྙིགས་ཕྱེ་ནས་སྙིགས་མ་རྣམས་ཉེ་བར་བླང་ཞིང་ཕྱིར་འདོར་བར་བྱེད་པའི་སྒོ་བཅས་ནི་བུ་ག་དེ་དག་ལ་བརྟེན་པའི་ནུས་པའོ། །

༤ བུ་ག་འཁྲུགས་པའི་རྒྱུ་བསྟན་པ།

ཟས་དང་སྤྱོད་ལམ་མི་མཐུན་བསྟེན་པ་ཡིས། །བུ་གའི་རྒྱུ་ལམ་གནོད་པས་ནད་སྐྱེད་ལ། །ཞེས་པ་སྟེ། གལ་ཏེ་ཟས་དང་སྤྱོད་ལམ་དམན་ལྷག་ལོག་པ་ནད་གཞི་དང་མི་མཐུན་པ་རླུང་ལྟ་བུ་ལ་ཡང་རྩུབ་བསིལ་བའི་ཟས་སྤྱོད་བསྟེན་པའི་ཚེ་ན་རླུང་ཆེར་ལྡང་ཞིང་བད་མཁྲིས་གཉིས་ཀྱང་འཁྲུགས་པར་བྱེད་པ་ལ་རྒྱུ་དེས་བུ་གའི་རྒྱུ་ལམ་རྣམས་ལ་གནོད་པས་ན་ནད་སྣ་ཚོགས་བསྐྱེད་པར་བྱེད་པ་ཡིན་ནོ། །

༥ བུ་ག་འཁྲུགས་པའི་ངོ་བོ་བསྟན་པ།

མང་འབྱུང་འགགས་དང་གཞན་འགྲོ་འཁྲུགས་པར་བྱེད། །ཅེས་པ་སྟེ། བཤད་མ་ཐག་པའི་ཟས་སྤྱོད་ལོག་པའི་རྒྱུ་དེ་ཡིས་བུ་གའི་རྒྱུ་ལམ་འཁྲུགས་པར་བྱེད་ལ་རྒྱུ་དེས་བུ་གའི་རྒྱུ་ལམ་ལ་གནོད་ཅིང་འཚེ་བའི་ཕྱིར། དྭངས་མ་ལ་སོགས་པའི་ལུས་ཟུངས་དང་། དྲི་མ་གསུམ་ལ་སོགས་པ་མང་དུ་འབྱུང་བ་དང་། ཡང་ན་འགག་པར་འགྱུར་བ་དང་། རང་རང་གི་ལམ་ལས་ལྡོག་སྟེ་ལམ་གཞན་དུ་འགྲོ་ཞིང་འཁྲུགས་པར་བྱེད་པ་ཡིན་ནོ། །

༦ བུ་ག་མ་འཁྲུགས་པའི་ཡོན་ཏན་བཤད་པ།

གནོད་མེད་བུ་ག་དག་པས་བདེ་བར་འགྱུར། །ཞེས་གསུངས་སོ། །ཞེས་པ་སྟེ། བུ་ག་འཁྲུགས་པས་ནད་ཀྱི་ངོ་བོར་འགྱུར་བའི་རྒྱུ་མཚན་དེའི་ཕྱིར་རྒྱུན་དུ་ཟས་དང་སྤྱོད་ལམ་ནད་གཞི་དང་ལུས་ཟུངས་ལ་སོགས་པ་རྣམས་ལ་གནོད་པ་མེད་པ་ནི་རང་རང་གི་རྒྱུ་ལམ་གྱི་བུ་ག་རྣམ་པར་དག་པ་ཞེས་བྱ་སྟེ། ལུས་འདི་ཉིད་གནས་སྐབས་

སྒྲུ་བདེ་བར་འགྱུར་བའི་རྒྱུའི་གཙོ་བོ་ཡིན་ནོ། །ཞེས་གསུངས་སོ། །

ལེའུའི་མཚན་བསྟན་པ།

བདུད་རྩི་སྙིང་པོ་ཡན་ལག་བརྒྱད་པ་གསང་བ་མན་ངག་གི་རྒྱུད་ལས་ལུས་ཀྱི་གནས་ལུགས་བསྟན་པའི་ལེའུ་སྟེ་བཞི་པའོ།། །།

ལེའུ་ལྔ་པ། ལུས་ཀྱི་མཚན་ཉིད་བསྟན་པ།

ལུས་ཀྱི་མཚན་ཉིད་ཀྱི་ལེའུའི་གཞུང་དོན་འགྲེལ་བ་ལ། ཉན་པར་གདམས་ཤིང་མཚམས་སྦྱར་བ་དང་། གཞུང་དོན་དངོས་བཤད་པ། ལེའུའི་མཚན་བསྟན་པའོ། །

ཉན་པར་གདམས་ཤིང་མཚམས་སྦྱར་བ།

དེ་ནས་ཡང་དྲང་སྲོང་རིག་པའི་ཡེ་ཤེས་ཀྱིས་འདི་སྐད་ཅེས་གསུངས་སོ། །ཀྱེ་དྲང་སྲོང་ཆེན་པོ་ཉོན་ཅིག ཅེས་པ་སྟེ། ལུས་ཀྱི་གནས་ལུགས་བཤད་པའི་རྗེས་ཐོག་དེ་མ་ཐག་པ་དེ་ནས་ཡང་དྲང་སྲོང་རིག་པའི་ཡེ་ཤེས་ཀྱིས་འདི་སྐད་ཅེས་གསུངས་སོ། །ཀྱེ་དྲང་སྲོང་ཆེན་པོ་ཉོན་ཅིག ངས་ཁྱེད་རྣམས་ལ་ལུས་ཀྱི་མཚན་ཉིད་ཀྱི་ལེའུའི་དོན་བཤད་པར་བྱའོ། །ཞེས་གདམས་པའོ། །

གཞུང་དོན་དངོས་བཤད་པ།

ལུས་ཀྱི་མཚན་ཉིད་རྣམ་པ་གཉིས་ཡིན་ཏེ། །གནོད་བྱ་ཁམས་དང་གནོད་བྱེད་ཉེས་པའོ། །ནད་དང་ལུས་ཟུངས་དྲི་མ་རྣམ་གསུམ་པོ། །ཕན་ཚུན་གཅིག་ལ་གཅིག་བརྟེན་རག་ལུས་པས། །ཆགས་གནས་འཇིག་པའི་རྒྱུ་བ་ཡིན་ཕྱིར་ལུས། །ཞེས་པ་སྟེ། མིའི་ལུས་ཀྱི་མཚན་ཉིད་བསྟན་པ་ལ་དབྱེ་བ་རྣམ་པ་གཉིས་ཀྱི་སྒོ་ནས་བསྟན་པ་ཡིན་ཏེ། གང་ཞེ་ན། གནོད་བྱ་ཁམས་ཀྱི་མཚན་ཉིད་བཤད་པ་དང་། གནོད་བྱེད་ཉེས་པའི་མཚན་ཉིད་བཤད་པའོ། །འོ་ན་གཟུགས་ཀྱི་ཕུང་པོ་འདི་ལ་ཅིའི་ཕྱིར་ལུས་ཞེས་བྱ་ཞེ་ན། དེ་ནི་ནད་རླུང་མཁྲིས་བད་ཀན་གསུམ་དང་། དྭངས་མ་ལ་

སོགས་པའི་ལུས་ཟུངས་བདུན། བཤང་གཅི་ལ་སོགས་པའི་དྲི་མ་གསུམ་བཅས་ལྷན་ཅིག་ཏུ་འདུས་པ་ལས་གྲུབ་པ་ཞིག་ཡིན་ལ། རྣམ་པ་གསུམ་པོ་དེ་དག་ནི་ཕན་ཚུན་གཅིག་ལ་གཅིག་བརྟེན་ཅིང་། གཅིག་གནས་པ་གཅིག་ལ་རག་ལུས་པས་ན་ལུས་ཞེས་བྱ་བ་དང་། གཟུགས་ཀྱི་ཕུང་པོ་འདི་ཉིད་ཆགས་གནས་འཇིག་པའི་རྩ་བ་ཡིན་པའི་ཕྱིར་ནའང་ལུས་ཞེས་སྨོས་པ་ཡིན་ནོ་ཞེས་མདོར་བསྟན་པའོ། །འདི་ནི་གཞུང་གི་དངོས་བསྟན་ལུས་ཀྱི་ངེས་ཚིག་བསྟན་པ་ཇི་བཞིན་བཤད་པ་ཡིན་ལ། དོན་དངོས་ཐོག་ཇི་སྐད་བཤད་པའི་ལུས་ནི་ཚོགས་པ་ལ་འཇུག་པ་སྟེ། ཀཱ་ཡ་བསགས་པ་ལ་འཇུག་པས། འབྱུང་བ་རྣམས་ཀྱི་ཆ་ཤས་མང་པོ་ལྷན་ཅིག་ཏུ་འདུས་ཤིང་བསགས་པའི་རང་བཞིན་ཡིན་པས། ནད་ཟུངས་དྲི་མ་གསུམ་ཚོགས་པའི་ཕུང་པོ་འདི་ལ་ལུས་ཞེས་བཏགས་པ་ཞིག་ཡིན་ནོ། །དེས་ན་གང་ལ་གནོད་པར་བྱ་བའི་ཁམས་ཀྱི་མཚན་ཉིད་བཤད་པ་དང་། གང་གིས་གནོད་པ་བྱེད་པའི་ཉེས་པའི་མཚན་ཉིད་བཤད་པ་གཉིས་སོ། །

དང་པོ། གནོད་བྱ་ཁམས་ཀྱི་མཚན་ཉིད་བཤད་པ།

དང་པོ་གནོད་བྱ་ཁམས་ལ་དབྱེ་བ་ལས། །མི་དྲོད་འགྱུར་ཚུལ་འབྲས་བུ་རྫོགས་དུས་སོ། །ཞེས་པ་སྟེ། གནོད་བྱའི་ཁམས་དེ་ལ་ནང་གསེས་སུ་དབྱེ་བ་དང་། བྱེད་ལས། མི་དྲོད། འདུ་ཚུལ། ཞུ་བའི་ཡོན་ཏན། འགྱུར་ཚུལ། འབྲས་བུ་རྫོགས་དུས་དང་བཅས་བདུན་གྱི་སྒོ་ནས་བསྟན་པར་བྱའོ། །

༡ གནོད་བྱའི་དབྱེ་བ་བསྟན་པ།

གནོད་བྱའི་དབྱེ་བ་ཟུངས་དང་དྲི་མ་གཉིས། །ལུས་ཟུངས་དྭངས་མ་ཁྲག་དང་ཤ་དང་ཚིལ། །རུས་པ་རྐང་མར་ཁུ་བ་བདུན་དུ་བཤད། །དྲི་མ་བཤང་གཅི་རྔུལ་ལ་སོགས་པའང་ཡིན། །ཞེས་པ་སྟེ། གནོད་བྱ་ཁམས་དེ་ལ་ནང་གསེས་ཀྱི་སྒོ་ནས་དབྱེ་བ་ཕྱེ་ན་ལུས་ཟུངས་དང་དྲི་མ་གཉིས་ཡོད། ལུས་ཟུངས་ནི་ཁ་ཟས་ཞོས་པ་

མྱུག་བཞུ་དྭངས་སྙིགས་ཕྱེས་པའི་དྭངས་མ་དང་། དེའི་དྭངས་མ་ཁྲག་དང་། དེའི་དྭངས་མ་ཤ་དང་། དེའི་དྭངས་མ་ཚིལ་དང་། དེའི་དྭངས་མ་རུས་པ་དང་། དེའི་དྭངས་མ་རྐང་མར་དང་། དེའི་དྭངས་མ་ཁུ་བ་དཀར་དམར་བཅས་རྣམ་པ་བདུན་དུ་ཕྱེས་ནས་བཤད་པར་བྱ་བའོ། །དྲི་མ་ནི། དེ་དག་གི་སྙིགས་མ་སྟེ་བཤང་བ་དང་། གཅིན་དང་། རྔུལ་དང་གསུམ་ཡིན་ལ་གཞན་ཡང་སྣབས་དང་། ལུད་པ། མཆིལ་མ་ལ་སོགས་པའང་དྲི་མ་ཡིན་པ་ཤུགས་ལས་རྟོགས་པར་བྱའོ། །

༢ གནོད་བྱའི་བྱེད་ལས་བསྟན་པ།

དེ་ལ་དྭངས་མས་གནོད་བྱ་འཕེལ་བར་བྱེད། །ཁྲག་གིས་བརླན་ཞིང་སྲོག་འཚོ་ཤ་ཡིས་གཡོགས། །ཚིལ་གྱིས་སྣུམ་དང་རུས་པས་བརྟན་པ་དང་། །རྐང་གིས་བཅུད་འགྱུར་ཁུ་བས་མངལ་འཛིན་བྱེད། །བཤང་གཅིས་རྟེན་འདྲུལ་འབྱིན་པར་བྱེད་པ་སྟེ། །རྔུལ་གྱིས་པགས་པ་མཉེན་ཞིང་བ་སྤུ་བརྟན། །ཞེས་པ་

སྟེ། དེ་ལ་མི་གང་ཞིག་གིས་ཟས་སྐོམ་ཟོས་པ་མྱུག་བཞུ་དྭངས་སྙིགས་ཕྱེས་པའི་དྭངས་མ་དེས་ནི། ཁྲག་ལ་སོགས་པའི་གནོད་བྱ་ཕྱི་མ་རྣམས་རིམ་པར་འཕེལ་བའི་ལས་བྱེད་པ་དང་། ཁྲག་གིས་ནི་ལུས་ཀྱི་ཆ་ཐམས་ཅད་བརླན་ཞིང་སྲོག་འཚོ་བའི་ལས་བྱེད་པ་དང་། ཤ་ཡིས་ནི་རུས་པའི་ཕྱི་ནས་གཡོགས་པའི་ལས་བྱེད་པ་དང་། ཚིལ་གྱིས་ནི་ལུས་ཀུན་སྣུམ་པའི་ལས་བྱེད་པ་དང་། རུས་པས་ནི་ལུས་ཀྱི་གཞི་བརྟན་པའི་ལས་བྱེད་པ་དང་། རྐང་གིས་ནི་ལུས་སྣུམ་བཅུད་དང་ལྡན་པར་འགྱུར་བའི་ལས་བྱེད་པ་དང་། ཁུ་བ་དཀར་དམར་གྱིས་ནི་ལུས་ཀྱི་མདངས་སྐྱེད་པ་དང་མངལ་འཛིན་པའི་ལས་བྱེད་པ་བཅས་ཟུངས་བདུན་སོ་སོའི་ཐུན་མིན་གྱི་བྱེད་ལས་དང་། སླ་ཟེར་ལས་ནི། ཁུ་བའི་དྭངས་མས་མངལ་འཛིན་པའི་ས་བོན་བྱེད་དོ་ཞེས་ཀྱང་བཤད། དྲི་མ་བཤང་གཅི་གཉིས་ཀྱིས་ནི་སྙིགས་མར་གྱུར་པའི་ཕོང་མ་རྣམས་ཕྱིར་འདོར་མ་རན་པར་དུ་རྟེན

པའི་ལས་བྱེད་པ་དང་། དེ་དག་འབྱུང་བར་བྱེད་པ་དང་། འབྱུང་ནས་འདོར་རན་པ་ན་ཕྱིར་འབྱིན་པར་བྱེད་པའི་ལས་བྱེད་པ་སྟེ་གཉིས་ཀའི་བྱེད་ལས་མཐུན་ལ་རྩལ་གྱིས་ནི་ལུས་ཀྱི་པགས་པ་མཉེན་པར་བྱེད་ཅིང་། བ་སྤུ་རྣམས་བརྟན་ཅིང་མི་འབྱི་བའི་ལས་བྱེད་པ་བཅས་དྲི་མ་གསུམ་སོ་སོའི་བྱེད་ལས་དེ་ལྟར་བྱེད་པ་ཡིན་ནོ། །

༣ མེ་དྲོད་བསྟན་པ།

མེ་དྲོད་ཅེས་བྱ་འཛུ་བའི་གཞི་ཡིན་ཏེ། །འཛུ་བར་བྱེད་པའི་མཁྲིས་པ་དེ་ལ་བཤད། །ནད་དང་ལུས་ཟུངས་དྲི་མ་ཀུན་གྱི་དྲོད། །དེ་ཡིས་ནད་མེད་བརྩོན་དང་གཟི་མདངས་དང་། །ཚེ་དང་ལུས་ཟུངས་མེ་དྲོད་སྟོབས་འཕེལ་བྱེད། །ཞུ་གནས་སྨིར་འཛག་ཟས་ལམ་སྒོ་གཏན་ཡིན། །དེ་སྟོབས་ལྡན་ན་ཞུ་ནས་ཐུར་འགྲོ་སྟེ། །སྟོབས་ཞན་ཁ་ཟས་མ་སྨིན་ཉིད་ཕྱིར་འབྱུང་། །མེ་དྲོད་དེ་ནི་ཟས་གང་ལུས་ཟུངས་མདངས། །སྟོབས་རྒྱས་འཕེལ་བར་བྱེད་པའི་རྒྱུ་ཡིན་ཏེ། །མ་ཞུ་དྭངས་སོགས་རྒྱས་པར་མི་འགྱུར་ཕྱིར། །ཟས་སྙོམ་སྤྱོད་ལམ་ཡང་ལ་དྲོ་བ་ཡིས། །འབད་དེ་མེ་དྲོད་བསྲུང་བར་གནས་ཐུབ་ན། །ལུས་ཀྱི་སྟོབས་དང་ཚེ་ཉི་གནས་པར་འགྱུར། །ཞེས་པ་སྟེ། སྤྱིར་ཕོ་བའི་མེ་དྲོད་ཅེས་བྱ་བ་དེ་ནི། ཟས་སྙོམ་གང་ཟོས་ཤིང་བཏུང་བ་ཐམས་ཅད་ཡོང་དུ་འཛུ་བར་བྱེད་པའི་གཞིའམ་རྩ་བར་གྱུར་པ་དེ་ཉིད་ལ་བཏགས་པ་ཡིན་ཏེ། འཆད་འགྱུར་ལྟར། ཁ་ཟས་གང་ཟོས་པ་རྣམས། ཐོག་མར་བད་ཀན་མྱག་བྱེད་ཀྱིས་མྱག་པར་བྱེད། བར་དུ་མཁྲིས་པ་འཛུ་བྱེད་ཀྱིས་བཞུ། མཐར་རླུང་མེ་མཉམ་གྱིས་དྭངས་སྙིགས་འབྱེད་པར་འགྱུར་བས་དེ་གསུམ་ཀ་ཁ་ཟས་འཛུ་བར་བྱེད་པའི་མེ་དྲོད་ཡིན་མོད། སྐབས་འདིར་གཙོ་བོར་མཁྲིས་པ་འཛུ་བྱེད་དེ་ལ་མེ་དྲོད་ཅེས་བཤད་པ་ཡིན། དེ་ཉིད་འཕེལ་ཟད་འཁྲུགས་པས་ནད་དུ་གྱུར་མ་གྱུར་གྱི་ཁྱད་པར་ལས། འོག་ཏུ་འཆད་པར་འགྱུར་བའི་ཡོན་ཏན་དེ་དག་འབྱུང་དང་མི་འབྱུང་གི་ཁྱད་པར་འབྱུང་བའི་ཕྱིར། དེ་ཉིད་མེ་དྲོད་ཀྱི་གཙོ་བོར་བཤད་པ

ཡིན་ལ། ནད་ཉེས་པ་གསུམ་དང་། ལུས་ཟུངས་བདུན་དང་། དྲི་མ་གསུམ་བཅས་ཀུན་གྱི་རང་རང་གི་དྲོད་མཐའ་དག་ཀྱང་གཙོ་བོའི་མེ་དྲོད་དེའི་ཆ་ཤས་ཡིན་པས་དེ་རྣམས་ཀྱང་མཁྲིས་པ་འཇུ་བྱེད་ཀྱི་མེ་དྲོད་ཡིན་པར་ཤེས་པར་བྱའོ། །དེ་ལྟར་བཤད་པའི་མེ་དྲོད་སྤྱི་དང་། བྱེ་བྲག་དེ་ཉིད་ནད་དུ་མ་གྱུར་པར་སྐྱོན་མེད་དུ་གནས་ཤིང་། སྟོབས་དང་ལྡན་པར་གྱུར་ན་དེ་ཡི་ཡོན་ཏན་གྱིས་མི་གང་ཞིག་ནད་མེད་པ་དང་། བྱ་བ་གང་ལའང་བརྩོན་པ་བསྐྱེད་ནུས་པ་དང་། གཟི་བརྗིད་དང་། མདངས་དང་། ཚེ་རྣམས་འཕེལ་བར་བྱེད་པ་དང་། ལུས་ཟུངས་ཀྱི་སྟོབས་དང་། མེ་དྲོད་གཞན་རྣམས་ཀྱི་སྟོབས་དག་ཀྱང་མི་ཉམས་པར་འཕེལ་བར་བྱེད་ནུས་པ་ཡིན་ནོ། །ཁྱད་པར་དུ་མེ་དྲོད་དེའི་བྱེད་ལས་ནི་ཁ་ཟས་གང་ཟོས་པ་རྣམས་མྱུག་བཞུ་དྭངས་སྙིགས་ལེགས་པར་ཕྱེས་ནས་ཞུ་ཟིན་པའི་སྙིགས་མ་རྣམས་ཞུ་བའི་གནས་ཀྱི་སྒོར་འགྲོར་བཙུག་པ་དང་། མ་ཞུ་བའི་ཁ་ཟས་དྭངས་མ་དང་བཅས་པ་ཕྲ་མོ་ཙམ་ཡང་ལམ་དེར་འགྲོ་བ་བཀག་ནས་སྒོ་གཏན་བྱེད་པ་ཡིན་པས། འགྲོ་བར་འོས་པ་རྣམས་གཏོང་། འགྲོ་བར་མི་འོས་པ་རྣམས་ནན་གྱིས་འགོག་པར་བྱེད་པའི་ཕྱིར། ཁང་པ་ལ་སྒོ་འགྲིག་པོ་བཙུག་ནས་བསྲུམ་གཙོད་བྱེད་པ་དང་འདྲ་བས་དེས་ན་འདི་ལ་སྒོ་གཏན་གྱི་མེ་དྲོད་ཅེས་ཀྱང་བྱའོ། །འགྲེལ་པ་འགར། འཛིན་འབྱེད་ཀྱི་མེ་དྲོད་ཅེས་བཏགས་པ་ནི། འཛིན་པར་འོས་པའི་དྭངས་མ་རྣམས་འཛིན། འབྱེ་བར་འོས་པའི་སྙིགས་མ་རྣམས་ཕྱིར་འཕྱེ་བས་ན་འཛིན་འབྱེད་ཀྱི་མེ་དྲོད་ཅེས་གསུངས་པ་འདྲ། འཇུ་བྱེད་ཀྱི་མེ་དྲོད་དེ་ཉིད་སྟོབས་དང་ལྡན་པ་ཞིག་བྱུང་ན། ཁ་ཟས་གང་ཟོས་ལེགས་པར་ཞུ་ནས་དྭངས་མ་བརྟན་ལ་སྙིགས་མར་གྱུར་པ་རྣམས་ཐུར་ཏེ་ཐུར་སེལ་རླུང་གི་བྱེད་པ་དང་འགྲོགས་ནས་འོག་སྒོ་གཉིས་ནས་དུས་དུས་སུ་བདེ་བར་འགྲོ་བ་ཡིན་ལ། སྟེ་ནི་འོག་མ་འདྲེན་པའི་སྒྲོའོ། །གལ་ཏེ་འཇུ་བྱེད་ཀྱི་མེ་དྲོད་དེ་ཉིད་སྟོབས་ཞན་པར་གྱུར་ན། ཁ་ཟས་གང་ཟོས་པ་

རྣམས་མེ་ཏོག་དེས་མྱུག་བཞུ་དྭངས་སྙིགས་ལེགས་པར་ཕྱེ་བར་མི་ནུས་པས། ཕོག་མར་ཟློས་པའི་རྫས་ངོ་བོ་མ་སྨིན་པ་དེ་ཉིད་གྱེན་ཐུར་གྱི་ལམ་གང་རུང་ནས་རང་ཚས་སུ་བཤལ་བའམ་སྐྱུགས་ནས་ཕྱིར་འབྱུང་བར་འགྱུར་བ་དང་ཡང་ན་འཁྱིངས་ནས་སྦྲོ་འཚིང་སོགས་བྱེད་པ་ཡིན་ནོ། །དེ་བས་ན་མེ་ཏོག་དེ་ནི། ཟས་གང་ཟློས་པ་མྱུག་བཞུ་དྭངས་སྙིགས་ལེགས་པར་ཕྱེས་ནས་ལེགས་པར་སྨིན་པ་དེ་ཉིད་དྭངས་སྙིགས་སོ་སོའི་རང་ལམ་དུ་བདེ་བར་འགྲོ་རུ་འཇུག་པའི་ལས་བྱེད་པ་པོ་ཡིན་པར་བརྟེན། འཇུ་བྱེད་དེ་ནི་ལུས་ཟུངས་དང་། མདངས་དང་། ལུས་ཀྱི་སྟོབས་རྒྱས་ཤིང་འཕེལ་བར་བྱེད་པའི་རྒྱུའི་གཙོ་བོ་ཡིན་ཏེ། མེ་ཏོག་ཞན་པས་མ་ཞུ་བ་དང་། དྭངས་སྙིགས་ལེགས་པར་མ་ཕྱེས་པས་ན་སྙིགས་མ་དྭངས་མའི་གནས་སུ་ཤོར་བ་དང་། དྭངས་མ་སྙིགས་མའི་ནང་འདྲེན་པ་ལས་རིམ་གྱིས་ནད་དུ་འགྱུར་བས་དྭངས་མ་སོགས་ལུས་ཟུངས་དང་མདངས་སྟོབས་རྣམས་རྒྱས་པར་མི་འགྱུར་བའི་ཕྱིར་རོ། །གཞུང་རྩ་བར། མ་ཞུ་དྭངས་སྙིགས་རྒྱས་པར་མི་འགྱུར་ཕྱིར། ཞེས་འདུག་ཀྱང་། གཞུང་སྤྱིའི་དགོངས་དོན་དངོས་དང་། སྙིང་པོ་བསྡུས་པར་མ་ཞུ་དྭངས་སོགས་ཞེས་འབྲི་དགོས་པར་སྣང་བས། འདིར་གཞུང་ཚིག་ཙུང་ཟད་བཅོས་ནས་འགྲེལ་བ་ཡིན་ནོ། །དེས་ན་བདེ་བར་གནས་པར་འདོད་པའི་མི་གང་ཞིག་ལྷོ་བསིལ་ལ་སོགས་པའི་མེ་ཏོག་གསོད་པར་བྱེད་པའི་ཟས་སྤྱོད་རྣམས་དུས་རྟག་ཏུ་སྤོང་ཞིང་ཟས་སྐོམ་སྤྱོད་ལམ་དང་བཅས་པ་ཡང་ལ་དྲོ་བའི་རིགས་རྒྱུན་བསྲིངས་པ་ཡི་སྒོ་ནས་འབད་དེ་བརྟེན་ནས་ཞོ་བའི་མེ་ཏོག་བསྲུང་བར་བྱ་བའི་ཚུལ་ལ་གནས་པར་གྱིས་ཤིག་དང་། དེ་ལྟར་སྤྱོད་པར་འགྱུར་ན་དེའི་འབྲས་བུ་ནི་མི་དེའི་ལུས་ཀྱི་སྟོབས་དང་མདངས་སོགས་འཕེལ་ཞིང་། ཚེ་ནི་ཡུན་རིང་དུ་གནས་པར་འགྱུར་བ་ཡིན་པས་རྟག་ཏུ་མེ་ཏོག་སྲུང་བའི་ཐབས་ལ་འབད་པ་ནི་ཤིན་ཏུ་གལ་ཆེ་བ་ཡིན་ནོ། །

༤ འཇུ་ཚུལ་བསྟན་པ།

མེ་དྲོད་དེ་ཡི་ཁ་ཟས་འཇུ་བའི་ཚུལ་ལ་ཡང་སྤྱིའི་འཇུ་ཚུལ་དང་། ཁྱད་པར་གྱི་འཇུ་ཚུལ་གཉིས་སོ། །

(༡) སྤྱིའི་འཇུ་ཚུལ་བསྟན་པ།

མེ་དྲོད་དེ་ཡིས་ཁ་ཟས་འཇུ་ཚུལ་ནི། །ཟས་སྐོམ་སྲོག་གི་རླུང་གིས་ལྟོ་བར་བཙུག །སྐོམ་གྱིས་བཤིག་ཅིང་རྡུམ་གྱིས་མཉེན་པར་བྱེད། །མེ་མཉམ་རླུང་གིས་མཁྲིས་པ་འཇུ་བྱེད་བུས། །ཕོ་བའི་གནས་སུ་སྨན་ལྟར་སྐོལ་བར་བྱེད། །ཅེས་པ་སྟེ། ཇི་སྐད་བཤད་པའི་མེ་དྲོད་དེ་ཡིས་ཁ་ཟས་ཟོས་པ་རྣམས་ཇི་ལྟར་འཇུ་བའི་ཚུལ་བསྟན་པ་ནི་འདི་ལྟ་སྟེ། མི་གང་ཞིག་གིས་ཐོག་མར་ཟས་སྐོམ་གང་ཟོས་པ་དེ་ཉིད་མགྲིན་པར་གནས་པའི་སྲོག་གི་རླུང་གི་བྱེད་པས་མིད་པ་བརྒྱུད་ལྟོ་བར་བཙུག་པ་དང་། ཟས་ཀྱི་ཐོག་མཐའ་བར་གང་དུ་བཏུང་བའི་སྐོམ་གྱིས་ཟས་དེ་བཤིག་ཅིང་། ལྷན་ཅིག་ཏུ་ཟོས་ཤིང་བཏུང་བའི་རྡུམ་གྱིས་ཁ་ཟས་ཟོས་པ་དེ་མཉེན་པར་བྱེད་པ་དང་། ཕོ་བའི་གནས་ན་གནས་པའི་མེ་དང་མཉམ་པའི་རླུང་གིས་ཕུ་མ་ཕུ་བར་ན་གནས་པའི་མཁྲིས་པ་འཇུ་བྱེད་ཀྱི་མེ་དེ་བུས་པས་ཚ་བའི་ནུས་པ་ཆེར་འབར་ནས་བད་ཀན་མྱག་བྱེད་དང་བཅས་ཏེ་གང་ཟོས་པའི་ཟས་སྐོམ་དེ་དག་ཕོ་བའི་གནས་སུ་བཞུས་པས་འཇུ་ནུས་པ་སྟེ། དཔེར་ན་སྨན་པས་སྨན་མར་ལ་སོགས་བསྐོལ་བ་ལྟར་སྐོལ་བར་བྱེད་པ་ཡིན་ནོ། །ཞེས་སྤྱིར་བསྟན་པའོ། །

(༢) ཁྱད་པར་གྱི་འཇུ་ཚུལ་བསྟན་པ།

དང་པོར་རོ་དྲུག་ཟས་སྐོམ་གང་ཟོས་པ། །བད་ཀན་མྱག་བྱེད་དག་གིས་མྱག་པར་བྱེད། །རོ་མངར་ལྦུ་བ་ཅན་འགྱུར་བད་ཀན་སྐྱེད། །བར་དུ་མཁྲིས་པ་འཇུ་བྱེད་ཀྱིས་བཞུས་པས། །རྣམ་པར་ཚ་བས་རོ་སྐྱུར་མཁྲིས་པ་སྐྱེད། །ཐ་མར་

མེ་མཉམ་རྒྱུད་གིས་དྭངས་སླིགས་ཕྱེ། །ཚ་བར་འགྱུར་ཏེ་དེ་ཡིས་རྒྱུད་སྐྱེད་འགྱུར། །དེ་ཡང་། དང་པོ་རོ་དྲུག་གི་ཟས་སྐོམ་གང་དང་གང་ཟོས་པའི་རྫས་ངོ་བོ་དེ་ཉིད། ཐོག་མའི་སྐབས་སུ་བད་ཀན་མྱག་བྱེད་དག་གིས་མྱག་པར་བྱས་ནས་ལྷན་ཅིག་ཏུ་འདྲེས་ཏེ་འདུར་འདུར་པོར་བྱེད་པ་དང་། གནས་སྐབས་དེར་ཐོག་མའི་རྒྱུ་རྫས་ཀྱི་དངོས་པོ་དེ་རོ་གང་ཡིན་ལ་མ་ལྟོས་པར་ཐོག་མར་མྱག་བྱེད་དེ་བད་ཀན་ས་ཆུའི་རང་བཞིན་ཡིན་པས་རྒྱུ་དང་མཐུན་པར་རོ་མངར་ཤས་ཆེ་བ་ཞིག་ཏུ་འགྱུར་བ་དང་ངོ་བོ་ལྦུ་བ་ཅན་ཞིག་ཏུ་གྱུར་ཡོད་པ་དང་། དེ་ལྟར་གྱུར་ན་བད་ཀན་མྱག་བྱེད་རང་གི་ཐེངས་དེའི་ངོ་སྐལ་གྱི་བྱ་བ་དེ་བསྒྲུབས་ཐུབ་པའི་སྟབས་ཀྱིས་བད་ཀན་མྱག་བྱེད་དེས་ཟས་སྐོམ་མྱག་བཞིན་པའི་དུས་སྐབས་ལས་ངལ་གསོས་ཏེ་རང་ཉིད་ཀྱི་སྡེར་གྱི་སྟོབས་ཤུགས་ཇི་ལྟར་ཡོད་པ་དེ་བཞིན་རང་སོར་སྐྱེད་དེ་འཕེལ་ཞིང་རྒྱུན་གཏན་བཞིན་ལེགས་པར་གནས་པར་བྱེད་པ་དང་། དེ་བཞིན་དུ་བད་ཀན་སྐྱེད། ཅེས་པའི་ཚིག་འདིར། མྱག་བྱེད་དེའི་སྟོབས་ཟུང་ཟད་སྐྱེད། ཅེས་པ་དང་། བད་ཀན་གྱི་ནད་བསླངས་ཤིང་དེའི་མཚན་ཉིད་ཅན་དུ་འགྱུར། ཞེས་སོགས་བཤད་ཚུལ་མི་འདྲ་བ་འགའ་མཆིས་རུང་། གཞུང་རྩ་བའི་དགོངས་པ་དང་མཐུན་དཀའ་བའི་ཕྱིར། རང་གི་བློ་ངོར་གོང་ལྟར་བཤད་ན་འཆར་བདེ་བས་དེ་ལྟར་བྲིས་པ་ཡིན་པས་གཟུར་གནས་བློ་ལྡན་དག་གིས་དཔྱད་པར་བྱའོ། །བར་དུ་སྟེ། བར་གྱི་གནས་སྐབས་སུ་མཁྲིས་པ་འཇུ་བྱེད་ཅེས་པའི་མེ་དྲོད་ཀྱིས་ཟས་སྐོམ་ཟོས་པ་མྱག་བྱེད་ཀྱིས་མྱགས་ཟིན་པའི་རྫས་དེ་རྒྱུ་མར་སོང་ནས་མཁྲིས་པ་འཇུ་བྱེད་ཀྱིས་ལེགས་པར་བཞུས་པས། འཇུ་བྱེད་ཀྱི་མེ་དེ་རྣམ་པར་ཚ་བའི་རྒྱུ་མཚན་དང་། གོང་གི་མྱག་བྱེད་ཀྱི་སའི་ལྷག་མ་དང་བར་འདིའི་མེ་གཉིས་ལྷན་ཅིག་ཚོགས་པའི་རྒྱུས། གོང་གི་མངར་ཤས་ཆེ་བའི་རོ་དེ་འགྱུར་ནས་སྐྱུར་པོ་ཤས་ཆེ་བ་ཞིག་ཏུ་གྱུར་ཡོད་པ་དང་། འཇུ་བྱེད་རང་གི་ངོ་སྐལ་དུ་གྱུར་པའི་ལས་དེ་བསྒྲུབས་ཐུབ་པར་

བརྟེན། གོང་དུ་ཤུགས་ཀྱིས་བཞུ་བའི་དུས་ལས་ཅུང་ཟད་ངལ་གསོས་པ་ལྟ་བུ་མཁྲིས་པ་འཇུ་བྱེད་རང་གི་སྟོབས་ཀྱང་སྔར་བཞིན་རང་སོར་སླེབ་ཅིང་ལེགས་པར་གནས་པར་འགྱུར་རོ། །ཐ་མའི་གནས་སྐབས་སུ། མཁྲིས་པ་འཇུ་བྱེད་ཀྱིས་བཞུས་པའི་ཁུ་བ་དེ་མེ་མཉམ་རླུང་གིས་དྭངས་སྙིགས་ལེགས་པར་ཕྱེས་ནས། གོང་གི་མཁྲིས་པའི་མེའི་ལྷག་མ་དང་། འདིའི་རླུང་གཉིས་ལྷན་ཅིག་ཏུ་འཚོགས་པའི་རྒྱུས། གོང་གི་སྐྱུར་ཤས་ཆེ་བའི་རོ་དེ་འགྱུར་ནས་འདིར་ཚ་བ་ཤས་ཆེ་བ་ཞིག་ཏུ་འགྱུར་བ་དང་། མེ་མཉམ་རང་གི་ངོ་སྐལ་དུ་གྱུར་པའི་ལས་དེ་བསྒྲུབས་ཐུབ་པར་བརྟེན་དྭངས་སྙིགས་འབྱེད་བཞིན་པའི་གནས་སྐབས་ལས་ཅུང་ཟད་ངལ་གསོས་ཏེ་དྭངས་སྙིགས་འབྱེད་པའི་བྱེད་ལས་དེ་བསྒྲུབས་ཐུབ་པའི་རྐྱེན་དེ་ཡིས་མེ་དང་མཉམ་པའི་རླུང་རང་གི་སྟོབས་ཤུགས་ཀྱང་སྔར་བཞིན་རང་སོར་སླེབ་ཅིང་། གནས་པར་འགྱུར་བ་ཡིན་ནོ། །འདིར་འགྲེལ་པ་འགར། འདི་ནི་འབྲས་བུའི་གནས་སྐབས་ལ་དགོངས་པ་ཡིན་ཏེ། རྒྱུའི་དབང་དུ་བྱས་ན་འདིར་མེ་རླུང་ཤས་ཆེ་བས་རོ་ཚ་བ་འགྱུར་རིགས་ཀྱང་། ཚ་བས་རླུང་མི་སྐྱེད་ལ། ཁ་བས་རླུང་སྐྱེད་པའི་དབང་དུ་བྱས་པ་ཡིན་ཞེས་གསུངས་ཡོད། འདི་ཐད་འགྲེལ་པ་འབུམ་ཆུང་ལས་ཀྱང་། ཁ་བར་དོགས་སློང་དང་དགག་བཞག་མང་དུ་མཛད་པའང་འདུག །དོན་ཏུ་ཚ་བར་འགྱུར་ཏེ་དེ་ཡིས་རླུང་སྐྱེད་འགྱུར། ཞེས་བསྒྲགས་ན་འབྲེལ་ཆེ་སྟེ། རྒྱུ་མེ་རླུང་ཤས་ཆེ་བས་སྐྱེད་པའི་འབྲས་བུའི་རོ་ཚ་བར་འགྱུར་བ་ནི་དངོས་པོའི་ཆོས་ཉིད་ཡིན་པའི་ཕྱིར་ན། དེ་ལ་དགོས་པ་དགོངས་གཞི་ཇི་འདྲ་ཞིག་བཤད་ནའང་དངོས་པོའི་རང་གཤིས་བསྒྱུར་ཐུབ་ཐབས་མེད་ལ་གོ་རྒྱུ་ཡང་ཆུང་བ་དང་། ཚ་བས་རླུང་མི་སྐྱེད་ལ་ཁ་བས་རླུང་སྐྱེད་ཅེས་པ་དེའང་རྣམ་པར་གྱུར་པའི་ཉེས་པ་འབའ་ཞིག་སྐྱེད་རྒྱུའི་གཞིར་བཞག་ནས་གོ་བ་བླངས་འདུག་པ་གཞུང་དོན་དང་མི་འབྲེལ་ཏེ། དེ་ལྟར་ན་ཟས་ཟོས་ཚད་མེ་དྲོད་གསུམ་གྱིས་སྨྱུག་བཞུ་དྭངས་སྙིགས་མ་ཕྱེས་པ་མེད་པས

བྱེད་ལས་དེ་དག་ཚང་མ་ནད་སྐྱེད་པའི་རྒྱུ་འབའ་ཞིག་ཏུ་འགྱུར་བའི་སྐྱོན་མཆིས་སོ། །དེའི་ཕྱིར་དཀྱུས་སུ་བསྟན་པ་ལྟར་ཚ་བར་འགྱུར་ཏེ་དེ་ཡིས་རླུང་སྐྱེད་འགྱུར། ཞེས་བཤད་ན་གཞུང་དོན་དངོས་ཡིན་པར་སེམས་སོ། །འགྲེལ་ཆེན་དྲི་མེད་ཀུན་གསལ་ལས། དེ་སྦྱར་མངར་སྐྱུར་ཁ་གསུམ་ནི་རོ་དྲུག་གང་ཟོས་ཀྱང་ཞེས་པ་དེ་གསུམ་དང་ཕྲད་ཅིང་ཞུ་བའི་ཚེ་ཞུ་རྗེས་ཀྱི་རིམ་པ་དེ་གསུམ་བཟའ་བཏུང་གང་ལ་ཡང་རིམ་བཞིན་འབྱུང་ཞིང་ཚང་བར་འབྱུང་ངེས་པ་ཡིན་ན་ཡང་འཕྲུལ་དུ་འགྱུར་འགྲོ་ཞིང་ད་དུང་མཐར་ཐུག་གི་ཞུ་རྗེས་རོ་ཡི་རྗེས་སུ་འབྲང་བ་ཞིག་ཡོད་པས་འདི་གསུམ་ལ་གནས་སྐབས་ཀྱི་ཞུ་རྗེས་ཞེས་པའི་རྗེས་སུ་འབྲང་བ་ཞེས་བྱ་སྟེ། བད་མཁྲིས་རླུང་གིས་རིམ་པར་ཞུ་བ་ལས། ཞེས་བཤད་པའི་དོན་ཡང་འདི་ཡིན་ནོ། །ཞེས་ཀྱང་གསལ།

༥ ཞུ་བའི་ཡོན་ཏན་བཤད་པ།

འབྱུང་བ་ལྔ་ལྡན་ཟས་ཀྱི་ཡོན་ཏན་གྱིས། །ལུས་ཀྱི་འབྱུང་བ་ལྔ་པོ་རྒྱས་པར་བྱེད། །ཅེས་པ་སྟེ། དེ་ལྟར་བཤད་པའི་འབྱུང་བ་ལྔ་དང་ལྡན་པའི་ཕྱིའི་ཟས་སྐོམ་རྣམས་ཟོས་ཤིང་བཏུང་བ་མེ་དྲོད་གསུམ་གྱིས་སྨུག་བཞུ་དྭངས་སྙིགས་ལེགས་པར་ཕྱེས་པའི་ཁ་ཟས་ཀྱི་ཡོན་ཏན་གྱིས་ནི། ནང་ལུས་ཀྱི་འབྱུང་བ་ལྔ་པོ་འཕེལ་ཞིང་རྒྱས་པར་བྱེད་པ་ཡིན་ཏེ། (དེ་གཉིས་སྐབས་འདིར་བསྐྱེད་བྱ་སྐྱེད་བྱེད་ཀྱི་རྒྱུ་འབྲས་ཡིན་པའི་ཕྱིར།) དེའང་། ཟས་རྣམས་ཀྱི་འབྱུང་བའི་ཡོན་ཏན་ནི། བཤད་རྒྱུད་འགྲེལ་པ་འབུམ་ནག་དང་འབུམ་ཆུང་ཕག་སྟོན་ཤཱཀྱ་མགོན་པོ། སྤྱི་པ་དཔལ་མགོན་རྡོ་རྗེའི་འགྲེལ་པ་རྣམས་མཐུན་པར། ས་ཤས་ཆེ་བ་དང་པོ་སའི་ནུས་པར་ལྡན་པའི་ཟས་ཀྱིས་ཤ་རུས་རྒྱས་པར་བྱེད། དེ་བཞིན་དུ་ཆུ་ཡིས་ཁྲག མེ་ཡིས་དྲོད། རླུང་གིས་དབུགས། ནམ་མཁས་བུ་ག་རྒྱས་པར་བྱེད་པའོ། །ཞེས་བཤད་པ་ལ་བྱང་པ་རིགས་ལྡན་ཆེན་པོས་དེ་དག་ལ་རྒྱ་ཆུང་བའི་སྐྱོན་ཡོད་ཅེས་བཀག་ནས་(རང་གིས་བདུད་རྩིའི་ཆུ་རྒྱུན།)

ལས། གཞུང་གི་དོན་ནི། ས་ལ་སོགས་པ་འབྱུང་བ་ལྔའི་ནང་ནས་འབྱུང་བ་སྟོབས་ཆེ་བ་དང་གང་དག་ལྡན་པའི་ཟས་ཀྱི་ཡོན་ཏན་གྱིས་ལུས་ཀྱི་འབྱུང་བ་ལྔ་པོ་རྒྱས་པར་བྱེད་པ་ཡིན་ཏེ། དེའང་ཟས་ཀྱི་ཡོན་ཏན་སའི་ཁམས་ཤས་ཆེ་བ་རྣམས་ཀྱིས་ལུས་ཀྱི་སྲ་བའི་ཆ་རྣམས་དང་། ཆུའི་ཁམས་ཤས་ཆེ་བ་རྣམས་ཀྱིས་ལུས་ཀྱི་རླན་ཞིང་གཤེར་བའི་ཆ་རྣམས་དང་། མེའི་ཁམས་ཤས་ཆེ་བ་རྣམས་ཀྱིས་ལུས་ཀྱི་དྲོད་ཚ་བའི་ཆ་རྣམས་དང་། རླུང་གི་ཁམས་ཤས་ཆེ་བ་རྣམས་ཀྱིས་ལུས་ཀྱི་ཡང་ཞིང་གཡོ་བར་བྱེད་པའི་ཆ་རྣམས་རྒྱས་པར་བྱེད་ཅིང་། ནམ་མཁས་ནི་བུ་ག་འགག་པ་རྣམས་སེལ་ཞིང་རྒྱས་པར་བྱེད་དོ། ལུས་གནས་ལེའུ་གསུམ་པའི་འགྲེལ་པ་བླ་ཟེར་ལས། ས་དང་ཆུ་དང་མེ་དང་རླུང་། །ནམ་མཁའ་བཅས་པའི་དྲོད་ལྔ་པོ། །རང་རང་ཡོན་ཏན་ཟས་ལྔ་པོ། །ལ་སོགས་ཀྱིས་སྨིན་དེ་འོག་ཏུ། །དེ་དག་རང་རང་ཇི་བཞིན་རྒྱས། །སྨིན་འབྱུང་ཡོན་ཏན་ཐ་དད་ཡིན། །ས་རུ་གཏོགས་པས་ས་ཉིད་དང་། །ལྷག་མས་ལུས་གཏོགས་ལྷག་མ་རྒྱས། །ཟས་དེ་ཞུ་བའི་ཚོགས་མ་དང་། །དྭངས་མ་ཞེས་བྱ་གཉིས་སུ་འགྱུར། །ཞེས་གསུངས་པ་ལྟར་རོ། །ཟས་ཞུ་བའི་ཡོན་ཏན་བཤད་པའི་སྐབས་འདིར་འབྱུང་བ་ལྔ་ཤས་ཆེ་ཆུང་ཙམ་ལས་འབྱུང་བ་ལྔ་དང་མི་ལྡན་པའི་ཁ་ཟས་གཅིག་ཀྱང་མེད་བཞིན་དུ། པི་སྔོན་དུ། ཤིང་ཏོག་ཁ་སུར་པོ་ནི་འབྱུང་བ་ལྔ་ལྡན་གྱི་ཟས་སུ་ངོས་འཛིན་གནང་བ་ནི་དགོངས་པ་གང་ཡིན་མ་ཤེས།

༨ འགྱུར་རྩལ་བསྟན་པ།

འགྱུར་རྩལ་ཞུ་རྗེས་དྭངས་སྙིགས་ཕྱེ་བ་ལས། །སྙིགས་མ་རྒྱུ་མར་སྐ་སླ་གཉིས་སུ་ཕྱེ། །སྐ་བ་བཤང་འགྱུར་སླ་བ་གཅིན་དུ་འགྱུར། །དྭངས་མ་ལུས་རྒྱངས་རང་རང་མེ་དྲོད་ཀྱིས། །སྨིན་པར་འགྱུར་ཏེ་དྭངས་མ་ཕོ་བ་ནས། །དྭངས་མ་ལེན་པའི་རྩ་དགུར་མཆིན་ལམ་བརྒྱུད། །མཆིན་པའི་གནས་སུ་ཁྲག་

འབྱུར་ཁྲག་ལས་ཤ། ཤ་ལས་ཚིལ་འབྱུར་ཚིལ་ལས་རུས་པར་འབྱུར། །རུས་ལས་རྐང་འབྱུར་རྐང་ལས་ཁུ་བར་འབྱུར། དེ་རྣམས་སྙིགས་མ་ཕོ་བའི་བད་ཀན་དང་། །སྙོད་མཁྲིས་བུ་གའི་དྲི་མ་ཞག་དང་ནི། །སོ་སེན་བ་སྤུ་བཤང་སྣུམ་མངལ་འཛག་ཡིན། །ལུས་ཟུངས་ཁུ་བའི་མཐར་ཕྱིན་མདངས་མཆོག་སྟེ། །སྙིང་ལ་གནས་ཀྱང་ལུས་ཀུན་ཁྱབ་པ་དང་། །ཚེ་གནས་གཟི་མདངས་བཀྲག་དང་ལྡན་པར་བྱེད། །ཅེས་པ་སྟེ། སྐྱེས་བུ་རྣམས་ཀྱིས་ཟས་སྐོམ་ཟོས་ཤིང་འཐུང་བ་དག་དྭངས་སྙིགས་ལེགས་པར་ཕྱེ་ནས་དྭངས་མ་རྣམས་རིམ་བཞིན་ལུས་ཟུངས་སུ་འགྱུར་བ་དང་། སྙིགས་མ་རྣམས་རང་རང་གི་རྒྱུ་བའི་ལམ་ནས་ལུས་ཀྱི་ཕྱིར་དོར་བར་བྱེད་པའི་ཚུལ་བཤད་པ་ནི། ཟས་སྐོམ་གང་ཟོས་པ་མཐའ་དག་བད་ཀན་མྱག་བྱེད་ཀྱིས་མྱགས། མཁྲིས་པ་འཇུ་བྱེད་ཀྱིས་བཞུས། ཞུ་བའི་རྗེས་སུ་མེ་མཉམ་རླུང་གིས་དྭངས་སྙིགས་གཉིས་སུ་ཕྱེས་པ་ལས་སྙིགས་མ་རྣམས་ཀྱང་རྒྱུ་མའི་སླད་ནས་རིམ་བཞིན་སྐྱ་སླ་གཉིས་སུ་ཕྱེ་ནས། སྐྱ་བ་རྣམས་ལོང་དུ་སོང་སྟེ་བཤང་བར་འགྱུར་བ་དང་། རིམ་བཞིན་འཕོངས་སྒོ་ནས་ཕྱིར་འབྱིན་པར་བྱེད་པ་དང་། སླ་བ་རྣམས་རྒྱུ་གྲོག་གམ་རྒྱུ་མའི་ལྤེབས་ཀྱི་རྩ་ལམ་མང་པོ་བརྒྱུད་ནས་མཐར་མཁལ་མར་སོང་ནས་གཅིན་དུ་འགྱུར་བ་དང་། རིམ་བཞིན་ལྒང་པར་གསོག་ཅིང་གཅིན་ལམ་བརྒྱུད་ལུས་ཀྱི་ཕྱིར་འབྱིན་པར་བྱེད་པའོ། །འདིར་སླ་བ་རྣམས་མཁལ་མར་སོང་ནས་གཅིན་དུ་འགྱུར་བ་དངོས་སུ་བསྟན་མེད་ཀྱང་མཁལ་མ་ནི་དྲི་ཆུའི་རྟེན་དང་དྲི་ཆུར་འགྱུར་བ་པོ་དངོས་ཡིན་པ་རྟོགས་ནུས་ཏེ། མན་ངག་རྒྱུད་ལས། མཁལ་མ་ཆུ་ཤོར་མཁལ་རྩ་འགྲམས་པའམ། །མཆིན་ཁྲག་བཙས་པས་ཟགས་ཆུ་ཁྲག་ཏུ་འབྱུང་། །ཞེས་དང་། མཁལ་མ་བསམ་སེའི་རྩ་འགྲམས་ཁྲག་འཁྲུགས་པས། ཆུ་དམར་ཁྲག་རོ་བཅས་འབྱུང་རྒྱུ་ཞབས་ན། །མཁལ་རྒྱས་ཆུ་སྲི་རྐང་བཤལ་མཁལ་རྐེད་གཟེར། ཆུ་དམར་ཚ་རླངས་མགོ་འཁོར་རྣ་

བ་འོན། །ཞེས་པ་དང་། མཁལ་མར་གབ་ན་ཟགས་ཆུ་ཁྲག་ཏུ་འབྱུང་། །ཞེས་པ་སོགས་མཁལ་མར་འགྲམས་འཁྲུགས་ཚ་བ་སོགས་ཀྱི་ནད་འགྱུར་བྱུང་ཆེ་དྲི་ཆུ་ཁྲག་ཏུ་འབྱུང་བ་སོགས་མཁལ་མ་ཆུ་ཡི་རྟེན་ཡིན་པ་དང་། མཁལ་མ་ལས་བྱུང་བའི་ཆུ་ལྷང་པར་བསགས་ནས་མཐར་གཅིན་ལམ་ནས་ཕྱིར་འབྱིན་པར་བྱེད་པ་རྟོགས་སླ་བ་ཡིན། སྨན་དཔྱད་སོ་མ་ནཱ་རྡཱ་ལས་ཀྱང་། མཁལ་མ་ལྷང་ཕུག་ཆུ་བབ་པས། །ཆུ་ཡི་རྟེན་དང་སྣོད་ཡིན་ནོ། །ཞེས་མཁལ་མ་ཆུ་ཡི་རྟེན་དང་། ལྷང་པ་ཆུ་ཡི་སྣོད་ཡིན་པ་དངོས་སུ་བསྟན་ཡོད། དེ་བཞིན་རྒྱུད་འགྲེལ་ཀླུག་པས་ཀུན་ཤེས་ལས། སྐྱིགས་མ་དེ་ལ་གར་སླ་གཉིས་སུ་ཕྱེ་བའི་སླ་བ་དྲི་ཆུ་སྟེ་ཆུ་ཁམས་ཀྱི་སྐྱིགས་མ་དང་། མཁལ་མའི་ཆུ་སྐྱིགས་བསགས་པའི་ཕྱིར་ལྷང་པ་དང་མཁལ་མ་འབྲེལ་ཞེས་གསུངས་པ་ལྟར་རོ། །འོན་ཀྱང་ཕྱི་རྒྱུད་ཆུ་མདོའི་ལེའུར། སླ་བ་རྒྱུ་གྲོག་རྩ་ནས་ལྷང་པར་འདྲིལ། །ཞེས་གསུངས་པར། རྒྱུ་མ་ནས་ཐད་ཀར་ལྷང་པར་འབྲེལ་བ་ཡིན་ཞེས་བསྟན་འདུག་བསམ་མཁན་ཡོད་སྲིད་ཀྱང་། དེ་ནི་རྣམ་དཔྱོད་ཤིན་ཏུ་ཆེང་པའི་རྟགས་ལས་མ་འདས་ཏེ། དེ་ནི་དཔེར་ན། ལུང་པ་གཉིས་ཀྱི་བར་དུ་ཡུལ་ལུང་གཞན་མང་པོ་ཆོད་ནས་ལུང་པ་དེ་གཉིས་བར་ཕན་ཚུན་འགྲོ་འོང་བྱེད་པའི་ཆེ་བར་དུ་ཡོད་པའི་ཡུལ་ལུང་རྣམས་ངེས་པར་བརྗོད་དགོས་ཀྱང་། དེ་དག་ཚང་མ་རེ་རེ་བཞིན་སྨོད་མི་དགོས་པར་དེ་གཉིས་གཅིག་ནས་གཅིག་ཏུ་འགྲོ་ཞེས་ཐོག་མཐའ་གཉིས་སྨོས་པས་ཆོག་ཀྱང་། བར་གྱི་ཡུལ་ལུང་དེ་དག་གི་མིང་མ་སྨོས་པ་རྒྱུ་མཚན་དུ་བྱས་ཏེ། ཡུལ་ལུང་དེ་དག་བརྗོད་མི་དགོས་ཟེར་བ་ཡིན་ཞེས་ཟླུན་ཀ་བྱེད་པ་དང་འདྲ་ལ། དྭངས་མ་ལེན་པའི་རྩ་དགུ་མཆེན་ལམ་བརྒྱུད་ཅེས་པར། མན་ངག་བྱེ་བ་རིང་བསྲེལ་ནང་གསལ་ལྟར་ན། དྲི་མེད་ཟླ་ཟེར་ལས། མཆིན་པའི་རྩ་ལ་སྲིད་པའི་ཆུ་མིག་དགུ། །ཞེས་དང་། གཞན་ལས། རྩ་ནི་སྲིད་པའི་ཆུ་མིག་དགུ། །ཞེས་འབྱུང་བ་ནི། ཟས་སྐོམ་གང་དང་གང་ཡོངས་སྤྱོད་པ་

དེ། ཞོ་བའི་མེ་ཏོག་གསུམ་གྱིས་བཞུ་བའི་ལས་བྱས་ན་དེའི་དྭངས་མའམ། མེ་ཏོག་གསུམ་གྱིས་ལས་བྱེད་མ་ནུས་པའི་དྭངས་སྙིགས་འདྲེས་པ་དེ། ལུས་ཟུངས་རྣམས་ལ་རླུང་ཁྱབ་བྱེད་སོགས་ཀྱིས་ཁྱབ་པར་བྱེད་པའི་རྒྱུ་ལམ་ཡིན་ནོ། །དེ་རྣམས་གང་ཞེ་ན། མཆིན་པའི་གནས་སུ་ཞོ་བར་དྭངས་མ་ཁྲིད་པའི་རྩ་དང་གཅིག མཆིན་པའི་གནས་སུ་མཆེར་པར་དྭངས་མ་ཁྲིད་པའི་རྩ་དང་གཉིས། དེ་བཞིན་དུ་མཁྲིས་པར། གློ་བར། སྙིང་དུ་གླད་པར། མཁལ་མར། བསམ་སེའུར་དྭངས་མ་ཁྲིད་པའི་རྩ་དང་བརྒྱད་བཤད་འདུག་པས་རྩ་གཅིག་མཆིན་པ་རང་གནས་ཀྱི་ལམ་བརྒྱུད་པའི་རྩ་ལམ་གཅིག་བཅས་དགུ་མིན་ནམ་སྙམ།

དཀའ་འགྲེལ་ལས་དྭངས་མ་ལེན་པའི་རྩ་དགུ་ནི་དྭངས་མ་བདུན་རྒྱུ་བའི་རྩ་བདུན་དང་། དེ་བདུན་མཐར་ཕྱིན་པ་མདངས་རྒྱུ་བའི་རྩ་དང་བརྒྱད། མཁྲིས་པའི་དྭངས་མ་ཆུ་སེར་རྒྱུ་བའི་རྩ་དང་དགུའོ། ། མེས་ཞལ་ལས་དེ་འདྲའི་རྩ་ཧ་ཅང་གཞགས་པའི་ཚད་ཙམ་ཡང་མེད་ཅིང་རས་ཚགས་དམ་པོར་ཆུ་བླུག་པ་ལྟར་ངང་གིས་འཛག་འགྲོ་བའི་རྩ་སྦུགས་ཤིན་ཏུ་ཕྲ་བ་གཙོ་ཆེ་བའི་དབང་དུ་བྱས་པ་དགུ་ཡོད་གསུངས།

སྐྱེམས་འགྲེལ་ལས་དྲི་མེད་ཟླ་ཟེར་དུ། མཆིན་པར་སྲིད་ཀྱི་ཆུ་མིག་དགུ། ། ཞེས་དང་གཞན་ལས། རྩ་ནི་སྲིད་པའི་ཆུ་མིག་དགུ། །ཞེས་པས་ཟས་སྐོམ་གང་ཡོངས་སྤྱོད་སྤྱད་པ་དེ་མེ་ཏོག་གསུམ་གྱིས་བཞུས་པའི་ལས་བྱེད་པ་དེའི་དྭངས་མའམ་ལས་བྱེད་མ་ནུས་པའི་དྭངས་སྙིགས་འདྲེས་པ་དེ་ལུས་ཟུངས་ལ་ཁྱབ་པར་བྱེད་པའི་རྒྱུ་ལམ་ཡིན་ཏེ། མཆིན་པའི་གནས་སུ་ཞོ་བར་དྭངས་མ་ལེན་པའི་རྩ་གཅིག དེ་བཞིན་དུ་མཆེར་པར་གཅིག མཁྲིས་པ། གློ་བ། སྙིང་། མཆིན་པ། མཁལ་མ། བསམ་སེ། གླད་པ་དང་དགུ་ལ་དྭངས་མ་ཁྲིད་པར་བྱེད་དོ། །དོན་དུ་དྭངས་མ་ལེན་པའི་རྩ་

དཀྲུས་དྭངས་མ་མཆིན་པར་དྲང་ནས་མདོག་འགྱུར་མཁྲིས་པས་ཁྲག་ཏུ་སྒྱུར་ཏེ། མཆིན་པ་ཁྲག་གི་རྒྱ་མཚོར་གྱུར་པ་མཆིན་པའི་ལམ་དེ་བརྒྱུད་ནས་རྩ་སོ་སོས་ཕོ་བ་སོགས་སུ་ཁྲག་དེ་དྲངས་ནས་རིམ་གྱིས་ཟུངས་སུ་སྒྱུར་བ་ཞིག་གསུངས་པ་དང་འདྲ་བས། སླ་བ་རྒྱུ་གྲོགས་རྩ་ནས་ལྷང་པར་འདྲིལ། །ཞེས་པ་དེ་ཡང་ཐོག་མཐའ་གཉིས་སྨོས་པ་ལས་བར་དུ་མཁལ་མར་བརྒྱུད་དགོས་པ་མ་ཤེས་པ་ནི་མིན་ནོ། །

ཟས་སྐོམ་ཟོས་པ་རྣམས་དྭངས་སྙིགས་གཉིས་སུ་ཕྱེ་བའི་དྭངས་མ་རྣམས་ནི། ཁྲག་ཤ་ཚིལ་རུས་སོགས་ལུས་ཟུངས་སུ་འགྱུར་བ་སྟེ། དེ་ཡང་ལུས་ཟུངས་རང་རང་གི་ས་ན་ཡོད་པའི་ཚ་ཤས་ཀྱི་མེ་དྲོད་ཀྱིས་སྨུག་བཞུ་དྭངས་སྙིགས་ཕྱེས་པས་སྨིན་པར་འགྱུར་ཏེ། ཟས་སྐོམ་གྱི་དྭངས་མ་དངོས་དེ་ཕོ་བ་དང་རྒྱུ་མ་ནས་དྭངས་མ་ལེན་པའི་རྩ་དཀྲུ་ཞེས་རྩ་འདབ་མང་པོར་དྲངས་ཏེ་མཆིན་པའི་རྩ་ལམ་བརྒྱུད་ནས་ལུས་ཟུངས་སུ་འགྱུར་དགོས་པས་ཐོག་མར་དྭངས་མ་དེ་མཆིན་པའི་གནས་སུ་སླེབས་ནས་ཁྲག་ཏུ་འགྱུར་བ་དང་ཁྲག་དེ་ལས་ཤ་རུ་འགྱུར་བ་དང་། ཤ་ལས་ཚིལ་དུ་འགྱུར་ཞིང་ཚིལ་ལས་རུས་པར་འགྱུར་བ་དང་། རུས་པ་ལས་རྐང་མར་དུ་འགྱུར་བ་དང་། རྐང་ལས་ཁུ་བ་དཀར་དམར་དུ་འགྱུར་བའོ། །མན་རྒྱུད་དུག་ནད་གསོ་བའི་སྐབས་སུ། རུས་ལས་གླད་གཞུང་རྐང་དུ་འགྱུར་བའི་ཕྱིར། །ཞེས་གླད་པ་དང་རྒྱུངས་པའང་རྐང་ཡིན་པར་བསྟན་པ་ཡིན་ནོ། །ཁྲག་དང་ཤ་སོགས་དེ་རྣམས་ཀྱི་སྙིགས་མ་ནི་ཕོ་བའི་བད་ཀན་དང་། སྣོད་ཀྱི་མཁྲིས་ཁུ། བུ་ག་རྣམས་ཀྱི་དྲི་མ་དང་། ལུས་ཕྱི་ནང་གི་ཞག་དང་། སོ་དང་སེན་མོ་ལུས་ཀྱི་བ་སྤུ། བཤང་བར་ཡོད་པའི་རྨུམ་དང་། མངལ་འཛིན་ཏེ་བུའི་ས་བོན་བཅས་ཡིན་ནོ། །ལུས་ཟུངས་རྣམས་ཀྱི་བཅུད་ཆེན་པོ་ནི་ཁུ་བའི་མཐར་ཕྱིན་པ་དེ་ཡིན་ལ། དེ་ལས་ལུས་ཀྱི་གཟི་མདངས་རྒྱས་པ་ཡིན་པས་བཅུད་མཆོག་ཅེས་བྱ་བ་སྟེ། དེ་ཉིད་གཙོ་བོ་སྙིང་ལ་གནས་ཀྱང་དེའི་ཚ་ཤས་ལུས་སྟོད་སྨད་ཕྱི་ནང་ཀུན་ལ་ཁྱབ་པའི་

ཚུལ་གྱིས་གནས་པ་དང་དེས་ནི་ཚེ་ཡུན་རིང་དུ་གནས་པར་བྱེད་ཅིང་། ལུས་ཀྱི་གཟི་མདངས་དང་བཞིན་གྱི་བཀྲག་མདངས་སོགས་ལྡན་པར་བྱེད་པའི་ཕྱིར་རིང་དུ་འཚོ་ཞིང་བདེ་བར་གནས་པར་འདོད་པ་དག་གིས་འདི་ཉིད་སྲུང་བར་བྱའོ། །

༧ འབྲས་བུ་རྫོགས་པའི་དུས་བསྟན་པ།

དེ་དག་འབྲས་བུ་རྫོགས་དུས་ཟས་ཟོས་པའི། །དྭངས་མ་ཁུ་བར་འགྱུར་དུས་ཞག་དྲུག་སྟེ། །རོ་ཙ་ལ་སོགས་འཕྲུལ་དུ་ཁུ་བ་སྐྱེད། །སྨན་རྣམས་ཕལ་ཆེར་ཞག་གཅིག་ལས་བྱེད་འགྱུར། །ཞེས་པ་སྟེ། དེ་དག་ཅེས་གོང་དུ་ཟས་སྐོམ་གྱི་དྭངས་མ་ནས་ཁམས་དཀར་དམར་གྱི་ཁུ་བ་བར་རིམ་བཞིན་རང་རང་གི་འབྲས་བུ་རྫོགས་པའམ་འབྲས་བུ་སྨིན་པའི་དུས་བསྟན་པ་ནི། འདི་ལྟར་ཏེ། ཕྱིར་ཟས་སྐོམ་ཟོས་པའི་དྭངས་མའམ་བཅུད་དེ་ཉིད་ལུས་ཟུངས་སུ་འགྱུར་ཞིང་འབྲས་བུ་རྫོགས་པའི་དུས་ནི། ལུས་ཟུངས་བདུན་གྱི་ཐ་མ་ཁུ་བར་ཟས་ཟོས་ནས་ཞག་མ་དྲུག་ནས་འགྱུར་བ་ཡིན་ཏེ། འོན་ཀྱང་དམིགས་བསལ་དུ་རོ་ཙ་བར་བྱེད་པ་ལ་སོགས་ནུས་པ་རྣོ་མྱུར་དང་ལྡན་པའི་ཟས་སྨན་གྱི་རིགས་དག་ནི་འཕྲུལ་མ་ཉིད་དུ་འབྲས་བུ་རྫོགས་པའམ་སྨིན་པར་འགྱུར་ཏེ། ཁུ་བ་སྐྱེད་པར་བྱེད་པའང་ཡོད། དེ་མིན་ཕྱིར་བཏང་གི་སྨན་ཕལ་ཆེ་བའི་ནུས་པ་ཐོན་ནས་རང་རང་གི་ཕན་པའི་ལས་བྱེད་པའམ་འབྲས་བུ་རྫོགས་པའི་དུས་ནི། ཕལ་ཆེར་ཞག་གཅིག་ནས་ནུས་པ་ཐོན་པའི་ལས་བྱེད་པར་འགྱུར་བ་ཡིན། འདིར་ཕལ་ཆེར་ཞེས་སྨོས་ནས་དམིགས་བསལ་གྱི་རིགས་ལ་ལས་ནི་ཞག་གཅིག་གི་སྔོན་ལ་ལས་བྱེད་པ་དང་། ལ་ལས་ནི་ཞག་གཅིག་ལས་མང་བའི་བར་ཡང་ལས་མི་བྱེད་པ་སོགས་མང་དུ་ཡོད་པའང་ཤེས་དགོས་སོ། །

གཉིས་པ། གནོད་བྱེད་ཉེས་པའི་མཚན་ཉིད་བཤད་པ།

གནོད་བྱེད་ཉེས་པ་བརྒྱད་དེ་དབྱེ་བ་དང་། །མངལ་དུ་གྲུབ་ཚུལ་རང་

བཞིན་མེ་དྲོད་དང་། །སྡོ་བ་གནས་དང་ལས་དང་མཚན་ཉིད་དོ། །ཞེས་པ་སྟེ། གནོད་བྱེད་ཀྱི་ཉེས་པའི་མཚན་ཉིད་བཤད་པ་ལ་ནང་གསེས་བརྒྱད་ཡོད་དེ། ཉེས་པའི་དབྱེ་བ་དང་། ཉེས་པ་དེ་ཉིད་མངལ་དུ་གྲུབ་པའི་ཚུལ། རང་བཞིན། མེ་དྲོད་ཀྱི་ཁྱད་པར། སྡོ་བའི་སྲ་སྟི། གནས་སོ། བྱེད་ལས། མཚན་ཉིད་བཅས་རྣམ་པ་བརྒྱད་ཀྱི་སྒོ་ནས་བཤད་པར་བྱའོ། །

༡ དབྱེ་བ་བཤད་པ།

དེ་ལའང་སྤྱིའི་དབྱེ་བ་བཤད་པ་དང་། བྱེ་བྲག་གི་དབྱེ་བ་བཤད་པའོ། །

(༡) སྤྱིའི་དབྱེ་བ་བཤད་པ།

དབྱེ་བ་རླུང་དང་མཁྲིས་པ་བད་ཀན་གསུམ། །རྒྱུ་དང་ངོ་བོ་དཔེ་དང་འབྲས་བུ་དང་། །གཉེན་པོའི་སྒོ་ནས་གྲངས་དང་གོ་རིམ་གྲུབ། །རྣམ་པར་མ་གྱུར་ལུས་གནས་གྱུར་པས་འཇོམས། །ཞེས་པ་སྟེ། གནོད་བྱེད་ཉེས་པ་ལ་རྩ་བའི་དབྱེ་བ་རླུང་དང་མཁྲིས་པ་བད་ཀན་བཅས་རྣམ་པ་གསུམ་ཡོད་ལ། དེ་གསུམ་ཡང་རྒྱུ་འདོད་ཆགས་ཞེ་སྡང་གཏི་མུག་གསུམ། ངོ་བོ་ཚ་གྲང་བར་མ་གསུམ། དཔེ་མཐོ་དམན་བར་མ་གསུམ། འབྲས་བུ་རླུང་མཁྲིས་བད་ཀན་གསུམ། གཉེན་པོ་བསིལ་དྲོད་བཙུད་གསུམ་བཅས་སུ་ངེས་པས་ན་དེ་དག་གི་སྒོ་ནས་ཉེས་པའི་གྲངས་ཀྱང་གསུམ་དང་། ཞར་ལ་གོ་རིམ་ཡང་རླུང་མཁྲིས་བད་ཀན་ཞེས་སུ་གྲུབ་པ་ཡིན། ཉེས་པ་དེ་གསུམ་རྣམ་པར་མ་གྱུར་པ་ཐ་མལ་དུ་གནས་ན་ལུས་གནས་པའི་གཞི་རྩ་ཡིན་ལ། འཕེལ་ཟད་འཁྲུགས་པས་རྣམ་པར་གྱུར་པས་ནི་ལུས་འཇོམས་པར་བྱེད་པའི་གནོད་བྱེད་དུ་འགྱུར་བ་ཡིན་ནོ། །

(༢) བྱེ་བྲག་གི་དབྱེ་བ་བཤད་པ།

རླུང་ལ་དབྱེ་ན་སྲོག་འཛིན་གྱེན་རྒྱུ་དང་། །ཁྱབ་བྱེད་མེ་མཉམ་ཐུར་སེལ་

རྣམ་པ་ལྔ། །མཁྲིས་པའི་དབྱེ་བ་འཇུ་བྱེད་མདངས་སྒྱུར་དང་། །སྒྲུབ་བྱེད་མཐོང་བྱེད་མདོག་གསལ་རྣམ་པ་ལྔ། །བད་ཀན་དབྱེ་བ་རྟེན་བྱེད་མྱག་བྱེད་དང་། །མྱོང་བྱེད་ཚིམ་བྱེད་འབྱོར་བྱེད་རྣམ་པ་ལྔ། །ཞེས་པ་སྟེ། ཉེས་གསུམ་སོ་སོའི་ནང་གསེས་ལའང་རླུང་ལ་དབྱེ་བ་ཕྱེ་ན་རླུང་སྲོག་འཛིན་དང་། གྱེན་རྒྱུ། ཁྱབ་བྱེད། མེ་མཉམ། ཐུར་སེལ་བཅས་རྣམ་པ་ལྔ་ཡོད་པ་དང་། མཁྲིས་པའི་དབྱེ་བ་ལའང་འཇུ་བྱེད་དང་། མདངས་སྒྱུར། སྒྲུབ་བྱེད། མཐོང་བྱེད། མདོག་གསལ་བཅས་རྣམ་པ་ལྔ། དེ་བཞིན་བད་ཀན་གྱི་དབྱེ་བ་ལའང་རྟེན་བྱེད་དང་། མྱག་བྱེད། མྱོང་བྱེད། ཚིམ་བྱེད། འབྱོར་བྱེད་བཅས་རྣམ་པ་ལྔ་སྟེ་ཁྱོན་ནང་གསེས་ལ་དབྱེ་བ་རྣམ་གྲངས་བཅོ་ལྔ་ཡོད་དོ། །

༢ མངལ་དུ་ཇི་ལྟར་གྲུབ་པའི་ཚུལ་བསྟན་པ།

དེ་ཉིད་མངལ་དུ་གྲུབ་པའི་ཚུལ་བསྟན་པ། །སྐྱེ་བའི་དང་པོ་ཁུ་བ་ཁྲག་ལ་གནས། །དཔེར་ན་དུག་ཅན་སྦྲིན་བུའི་དུག་སྐྱེད་མཚུངས། །ཞེས་པ་སྟེ། རླུང་མཁྲིས་བད་ཀན་གྱི་ཉེས་པ་དེ་ཉིད་སྐྱེ་བོའི་ལུས་ལ་རང་ཆས་སུ་ཡོད་པས་ཐོག་མར་ལུས་མངལ་དུ་ཆགས་པའི་ཚེ་ཇི་ལྟར་བྱས་ཏེ་གྲུབ་པའི་ཚུལ་བསྟན་པ་ནི། ལུས་ཅན་རྣམས་མ་ཡི་མངལ་དུ་ཁུ་ཁྲག་སེམས་གསུམ་མཉམ་དུ་ཚོགས་ནས་སྐྱེ་བའམ་ལུས་ཆགས་པའི་དང་པོ་ཐོག་མ་ཉིད་ནས་ཉེས་པ་གསུམ་པོ་རང་ཆས་སུ་ཡོད་པ་ཡིན་ཏེ་ལུས་ཀྱི་རྒྱུར་གྱུར་པའི་ས་བོན་ཁུ་བ་དང་ཁྲག་གཉིས་ལ་ཉེས་པའི་རང་བཞིན་རང་ཆས་སུ་གནས་པའི་ཕྱིར། དེ་ནི་དཔེར་ན་དུག་ཅན་གྱི་སྦྲིན་བུའི་ལུས་ལ་ཡོད་པའི་དུག་དེ། སྦྲིན་བུའི་ལུས་ལ་ལྷན་སྐྱེས་རང་བཞིན་དུ་ཡོད་པས། སྦྲིན་བུའི་ལུས་དང་མཉམ་དུ་དུག་ཀྱང་རང་ཆས་སུ་སྐྱེད་པ་དང་མཚུངས་པ་ཡིན་ནོ། །

༣ ལུས་ཀྱི་རང་བཞིན་ཇི་ལྟར་འབྱུང་བ་བསྟན་པ།

ཁྲ་ཁྲག་མངལ་གནས་ཟས་དང་སྤྱོད་ལམ་གྱིས། །ཉེས་པ་ལྷག་གྱུར་རང་བཞིན་བདུན་དུ་འགྱུར། །རླུང་ཆུང་མཁྲིས་པ་འབྲིང་ལ་བད་ཀན་ཆེ། །འདུས་པ་མཆོག་ཡིན་ལྡན་གསུམ་བར་མར་འགྱུར། །ཞེས་པ་སྟེ། ཁུ་ཁྲག་གཉིས་མངལ་དུ་འདྲེས་ཤིང་གནས་པའི་ཚེ་མངལ་ལྡན་མ་ཡི་ཟས་དང་སྤྱོད་ལམ་གྱི་དབང་གིས་མཐར་མངལ་གནས་བུ་ཡི་ལུས་ལ་ཡོད་པའི་ཉེས་པ་གསུམ་པོ་ལྷག་གྱུར་པ་སྟེ་ཤས་ཆེ་ཆུང་དུ་གྱུར་བའོ། དེའི་དབང་གིས་ལུས་པོངས་ཆེ་ཆུང་སོགས་ཀྱི་རང་བཞིན་ཡང་རྣམ་པ་བདུན་དུ་འགྱུར་བ་ཡིན་ཏེ། དེ་ཡང་རླུང་གི་རང་བཞིན་ཤས་ཆེ་ན་ལུས་པོངས་ཆུང་ཞིང་། མཁྲིས་པའི་རང་བཞིན་ཤས་ཆེ་ན་ལུས་པོངས་འབྲིང་བ། བད་ཀན་གྱི་རང་བཞིན་ཤས་ཆེ་བས་ནི་ལུས་པོངས་ཀྱང་ཆེ་བ། ཉེས་གསུམ་འདུས་པ་ཞེས་ཆ་སྙོམས་པར་འགྱུར་ན་ལུས་པོངས་ཀྱང་ཆེ་ཆུང་རན་ལ་མཆོག་ཏུ་གྱུར་པ་ཡིན། ཉེས་པ་གསུམ་ལས་གང་རུང་གཉིས་ཟུང་ཤས་ཆེ་བ་ལས་འབྱུང་བའི་ལྡན་པ་གསུམ་ལས་ནི། ལུས་པོངས་ཀྱང་བར་མར་འགྱུར་བ་ཡིན་ཞེས་པའི་དོན་ནོ། །

༤ ལུས་ཀྱི་མེ་དྲོད་ཇི་ལྟར་འགྱུར་བའི་ཚུལ་བསྟན་པ།

དེ་བཞིན་ཕོ་བའི་མེ་དྲོད་བཞིར་འགྱུར་ཏེ། །རླུང་གིས་མི་སྙོམས་མཁྲིས་པས་རྣོ་བ་དང་། །བད་ཀན་ཆུང་ལ་འདུས་པ་མཉམ་པར་འགྱུར། །ཞེས་པ་སྟེ། གོང་དུ་ཉེས་པའི་དབང་གིས་ལུས་ཀྱི་ཡི་རང་བཞིན་མི་འདྲ་བར་འགྱུར་བ་དེ་བཞིན་དུ། སྐྱེ་བོ་རང་རང་སོ་སོའི་ལུས་ལ་ཡོད་པའི་ཉེས་པ་ཤས་ཆེ་ཆུང་གི་དབང་གིས་ལུས་ཀྱི་མེ་དྲོད་ཀྱང་ཆེ་ཆུང་མི་འདྲ་བ་རྣམ་པ་བཞིར་འགྱུར་བ་ཡིན་ཏེ། དེ་ཡང་རླུང་གི་རང་བཞིན་ཤས་ཆེ་བས་ནི་མེ་དྲོད་མི་སྙོམས་པ་སྟེ་རེས་འགའ་ཆེ་ལ་རེས་འགའ་ཆུང་བར་འགྱུར་བ་དང་། མཁྲིས་པའི་རང་བཞིན་ཤས་ཆེ་བས་ནི་མེ་དྲོད་ཆེ་ལ་རྣོ་བར་འགྱུར་བ་དང་། བད་ཀན་གྱི་རང་བཞིན་ཤས་ཆེ་བས་ནི་མེ་དྲོད་ཆུང་བར་འགྱུར་བ། འདུས་པ་

སྙེ་ཉེས་གསུམ་གྱི་རང་བཞིན་ཆ་མཉམ་རན་པར་འབྱུང་ན་མི་ཧྲོད་ཀྱི་སྟོབས་ཀྱང་མཉམ་ལ་རན་པར་འགྱུར་བ་ཡིན། ཞེས་པའོ། །

༥ ལྟོ་བ་སྲ་སླི་ཇི་ལྟར་འགྱུར་བའི་ཚུལ་བསྟན་པ།

ལྟོ་བ་རླུང་གིས་སྲ་ལ་མཁྲིས་པས་སླི། །བད་ཀན་གྱིས་ནི་ལྟོ་བ་བར་མར་འགྱུར། །ཞེས་པ་སྟེ། ཉེས་པ་ཤས་ཆེ་ཆུང་གི་དབང་གིས་ལྟོ་བ་སྲ་སླིའི་ཁྱད་པར་མི་འདྲ་བ་འབྱུང་བ་སྟེ། ལྟོ་བ་སྲ་སླི་ནི་གཙོ་བོ་འཁྲུ་སྐྱེན་ཡོད་ཀྱི་ཁྱད་པར་རོ། །དེ་ཡང་ཉེས་པ་རླུང་ཤས་ཆེ་བའི་དབང་གིས་ལྟོ་བ་སྲ་བ་སྟེ་འཁྲུ་དཀའ་བ་དང་། མཁྲིས་པའི་རང་བཞིན་ཤས་ཆེ་བས་ནི་ལྟོ་བ་སླི་བ་སྟེ་འཁྲུ་སྐྱེན་པ། བད་ཀན་གྱི་རང་བཞིན་ཤས་ཆེ་བས་ནི་ལྟོ་བ་སྲ་སླི་བར་མར་འགྱུར་བ་སྟེ་རླུང་ཤས་ཅན་ལྟར་སྲ་བ་མིན་ལ་མཁྲིས་ཤས་ཆེ་བ་ལྟར་སླི་བ་ཡང་མིན་པ་ཞིག་ཡིན་ཞེས་པའི་དོན་ནོ། །

༦ ཉེས་པ་གསུམ་གྱི་གནས་ས་བསྟན་པ།

གནས་ས་ལུས་ཁྱབ་གྱུར་ཀྱང་སྙིང་ག་དང་། །ལྟེ་བའི་འོག་བར་སྟེང་ན་མས་རིམ་གནས། །ཞེས་པ་སྟེ། ཉེས་པ་གསུམ་གྱི་གནས་ས་ནི་སྤྱིར་ལུས་ཡོངས་ལ་ཁྱབ་པར་གྱུར་པ་ཞིག་ཡིན་མོད་ཀྱང་བྱེ་བྲག་ཏུ་སྙིང་གའི་ཐད་ནས་ཐིག་གཅིག་འཐེན་པའི་སྟེང་སྟེ་ཡན་ཆད་དུམ་བུ་གཅིག་དང་། ལྟེ་བའི་ཐད་ནས་ཐིག་གཅིག་འཐེན་པའི་འོག་སྟེ་མན་ཆད་དུམ་བུ་གཅིག་དང་། དེ་གཉིས་ཀྱི་བར་བཅས་གནས་གསུམ་སྟེ་ལྟེ་བའི་འོག་བར་སྟེང་བཅས་ན་མས་ནས་རིམ་བཞིན་དུ་གྱེན་དུ་རླུང་མཁྲིས་བད་ཀན་གསུམ་གྱི་གནས་ས་ཡིན་ནོ། །

༧ ཉེས་པའི་ལས་བསྟན་པ།

ཉེས་པ་གསུམ་གྱི་ལས་བསྟན་པ་ལའང་ཉེས་པ་གསུམ་གྱི་ལས་སྤྱིར་བསྟན་པ་དང་། ཁྱད་པར་གྱི་ལས་བྱེ་བྲག་ཏུ་བསྟན་པ་གཉིས།

(༡) ཉེས་པ་གསུམ་གྱི་ལས་སྤྱིར་བསྟན་པ།

ཉེས་པའི་ལས་ནི་རླུང་གིས་དབུགས་འབྱིན་རྩུབ། །བསྐྱོད་དང་ལས་སྤྱོད་ཤུགས་འབྱིན་གནོད་བྱ་རྒྱུ། །དབང་པོ་གསལ་དང་ལུས་རྗེས་འཛིན་པར་བྱེད། །མཁྲིས་ལས་བཀྲེས་སྐོམ་ཟས་ལེན་འཇུ་བ་དང་། །ལུས་དྲོད་མདངས་གསལ་སྙིང་དཔའ་བློ་ལྡན་བྱེད། །བད་ཀན་ལུས་དང་བློ་བརྟན་གཉིད་ཡོག་དང་། །ཚིགས་འབྲེལ་བཟོད་ཅིང་ལུས་འཇམ་སྣུམ་པར་བྱེད། །ཅེས་པ་སྟེ། ཉེས་པའི་བྱེད་ལས་བསྟན་པ་ནི་འདི་ལྟ་སྟེ། རླུང་གིས་ནི་དབུགས་ཕྱིར་འབྱིན་པ་དང་ནང་དུ་རྔུབ་པ། ལུས་ངག་ཡིད་གསུམ་གྱི་འགུལ་བསྐྱོད་ཀྱི་བྱ་བ་བྱེད་པ་དང་། སྒོ་གསུམ་ལས་ལ་སྤྱོད་པ། ལུས་ངག་གི་ཤུགས་འབྱིན་པ། གནོད་བྱ་བཅུ་པོ་རང་རང་གི་ལམ་དུ་རྒྱུ་བར་བྱེད་པ། མིག་ལ་སོགས་པའི་དབང་པོ་རྣམས་གསལ་བར་བྱེད་པ་དང་ལུས་འདི་ཉིད་མི་ཞིག་མི་འཐོར་བར་རྗེས་སུ་འཛིན་པར་བྱེད་པའོ། །མཁྲིས་པའི་བྱེད་ལས་ནི། ལྟོ་བ་བཀྲེས་རྒྱུ་ཡོད་པ་དང་། སྐོམ་རྒྱུ་ཡོད་པ། ཟས་སྐོམ་ཡི་གར་ལེན་པ། ཟས་ཟོས་པ་རྣམས་འཇུ་བར་བྱེད་པ་དང་། ལུས་ཀྱི་དྲོད་དང་མདངས་གསལ་བར་བྱེད་པ། སྙིང་དཔའ་བ་སྟེ་བློ་ཁོག་ཡངས་ཤིང་བློ་སྤོབས་ལྡན་པ། བྱ་བ་གང་ལའང་ཤེས་ཤིང་བློ་དང་ལྡན་པར་བྱེད་པའོ། །བད་ཀན་གྱི་བྱེད་ལས་ནི་ལུས་དང་བློ་བརྟན་པར་བྱེད་པ་དང་གཉིད་ཡོག་ཐུབ་པ་དང་། རྐང་ལག་གི་ཚིགས་རྣམས་འབྲེལ་ནས་ལྷུ་མི་འཚོར་བ། ནད་དང་དཀའ་སྡུག་ངལ་བ་བཟོད་ཅིང་། ལུས་འཇམ་པ་དང་། སྣུམ་པར་བྱེད་པ་ཡིན་ནོ། །

(༢) ཁྱད་པར་གྱི་ལས་དབྱེ་བྲག་ཏུ་བཤད་པ།

ཁྱད་པར་གྱི་ལས་དབྱེ་བྲག་ཏུ་བསྟན་པ་ལ་ཡང་། རླུང་གི་དབྱེ་བྲག་སོ་སོའི་གནས་དང་བྱེད་ལས་བསྟན་པ་དང་། མཁྲིས་པའི་དབྱེ་བྲག་སོ་སོའི་གནས་དང་བྱེད་ལས།

བད་ཀན་གྱི་བྱེ་བྲག་སོ་སོའི་གནས་དང་བྱེད་ལས་བསྟན་པའོ། །

ཀ༡ རླུང་གི་བྱེ་བྲག་སོ་སོའི་གནས་དང་བྱེད་ལས་བསྟན་པ། ཁྱད་པར་སྲོག་འཛིན་རླུང་དེ་སྤྱི་བོར་གནས། །གྲེ་བ་བྲང་གཞུང་རྒྱུ་ཞིང་ཟས་སྐོམ་མིད། །དབུགས་རྔུབ་མཆིལ་འདོར་སྦྲིད་པ་སྒྲེག་པ་འཛིན། །བློ་དང་དབང་པོ་གསལ་ཞིང་སེམས་འཛིན་བྱེད། །གྱེན་རྒྱུ་བའི་རླུང་ནི་བྲང་ལ་གནས། །སྣ་ལྕེ་ཀྲིག་མར་རྒྱུ་ཞིང་ཚིག་འབྱིན་ལ། །སྟོབས་མདངས་ཁ་དོག་འབད་རྩོལ་དྲན་གསལ་བྱེད། །ཁྱབ་བྱེད་རླུང་ནི་སྙིང་ལ་གནས་པ་སྟེ། །ལུས་ཀུན་ཁྱབ་པར་རྒྱུ་ཞིང་འདེགས་འཇོག་འགྲོ། །བརྐྱང་བསྐུམ་འབྱེད་འཛུམ་བྱ་བ་ཕལ་རག་ལས། །མེ་དང་མཉམ་པའི་རླུང་ནི་ཕོ་བར་གནས། །ནང་གྲོལ་ཀུན་ཏུ་རྒྱུ་ཞིང་ཁ་ཟས་འཇུ། །དྭངས་སྙིགས་འབྱེད་ཅིང་གནོད་བྱ་སྨིན་པར་བྱེད། །ཐུར་དུ་སེལ་བའི་རླུང་ནི་གཞང་ལ་གནས། །ལོང་དང་ལྒང་པ་གསང་བ་བརླ་ནང་རྒྱུ། །ཁུ་ཁྲག་བཤང་གཅི་མངལ་ནང་འབྱིན་སྡོམ་བྱེད། །ཅེས་པ་སྟེ། ཉེས་པ་གསུམ་ལས་ཁྱད་པར་ཉེས་པ་སོ་སོའི་བྱེ་བྲག་གི་གནས་དང་བྱེད་ལས་ནི། རླུང་གི་རིགས་སྲོག་འཛིན་ཞེས་བྱ་བ་ནི་གཙོ་བོ་སྤྱི་བོ་ལ་གནས་ཤིང་། ཡུལ་གྲེ་བ་བྲང་གཞུང་དུ་རྒྱུ་བ་དང་། བྱེད་ལས་ནི་ཟས་སྐོམ་མིད་པ་དང་། དབུགས་རྔུབ་པ། མཆིལ་མ་འདོར་བ། སྦྲིད་པ་དང་། སྒྲེག་པ་འཛིན་པ་དང་བློ་གྲོས་དང་མིག་ལ་སོགས་པའི་དབང་པོ་གསལ་ཞིང་སེམས་མི་གཏོང་བར་རང་དང་ལྷན་ཅིག་ཏུ་འཛིན་པར་བྱེད་པ་ཡིན་ནོ། །གྱེན་དུ་རྒྱུ་བའི་རླུང་ནི་གཙོ་བོ་བྲང་ལ་གནས་ཤིང་ཡུལ་སྣ་ལྕེ་ཀྲིག་མར་རྒྱུ་ཞིང་བྱེད་ལས་ཚིག་འབྱིན་པ་དང་། སྟོབས་མདངས་ཁ་དོག་རྣམས་རྒྱས་པར་བྱེད་པ་དང་། འབད་པ་དང་། རྩོལ་བ་བསྐྱེད་ཅིང་དྲན་པའི་དབང་པོ་གསལ་བར་བྱེད་པ་ཡིན། ཁྱབ་བྱེད་ཅེས་བྱ་བའི་རླུང་ནི་གཙོ་བོ་སྙིང་གར་གནས་ཤིང་། ཡུལ་ལུས་ཀྱི་ཆ་ཤས་ཀུན་ལ་ཁྱབ་

པར་རྒྱུ་ཞིང༌། བྱེད་ལས་རྐང་ལག་རྣམས་འདེགས་པ་དང༌། འཛོག་པའི་ངང་ནས་འགྲོ་བ་དང༌། བརྐྱང་བསྐུམ་དང༌། ཁ་མིག་སོགས་འབྱེད་འཛུམ་བྱེད་པ་སོགས་མདོར་ན་ལུས་ངག་ཡིད་བཅས་ཀྱི་བྱ་བ་ཕལ་ཆེར་འདི་ལ་རག་ལས་པའོ། །ཕོ་བའི་མེ་དང་མཉམ་པའི་རླུང་ནི་གཙོ་བོ་ཕོ་བར་གནས་པ་དང༌། ཡུལ་རྒྱུ་མ་སོགས་ནང་ཁྲོལ་ཀུན་ཏུ་རྒྱུ་ཞིང་བྱེད་ལས་ཁ་ཟས་རྣམས་འཇུ་བ་དང་དྭངས་སྙིགས་འབྱེད་ཅིང་ཁྲག་ལ་སོགས་པའི་གསོད་བྱ་གཞན་རྣམས་སྨིན་པར་བྱེད་པ་ཡིན་ནོ། །ཐུར་དུ་སེལ་བའི་རླུང་ནི་གཙོ་བོ་གཞང་ལ་གནས་པ་དང༌། ཡུལ་ལོང་དང་ལྒང་པ་གསང་བའི་གནས་བརླ་ཡི་ནང་དུ་རྒྱུ་ཞིང༌། བྱེད་ལས་ཁུ་ཁྲག་དང་བཤང་གཅི་རྣམས་དང༌། མངལ་གནས་ཀྱི་བུ་ལ་སོགས་པ་འབྱིན་པ་དང་སྡོམ་པའི་བྱ་བ་བྱེད་པའོ། །

ཀ༢ མཁྲིས་པའི་བྱེ་བྲག་སོ་སོའི་གནས་དང་བྱེད་ལས་བསྟན་པ། **འཇུ་བྱེད་ཞུ་དང་མ་ཞུའི་བར་ན་གནས། །ཟས་འཇུ་དྭངས་སྙིགས་འབྱེད་ཅིང་ལུས་དྲོད་དང༌། །ལྷག་མ་བཞི་ཡི་གྲོགས་དང་སྟོབས་སྐྱེད་བྱེད། །མཁྲིས་པ་མདངས་སྒྱུར་མཆིན་པར་གནས་པ་སྟེ། །དྭངས་མ་ལ་སོགས་ཁ་དོག་མ་ལུས་སྒྱུར། །མཁྲིས་པ་སྒྲུབ་བྱེད་སྙིང་ལ་གནས་པ་སྟེ། །ཡིད་གཞུང་ང་རྒྱལ་བློ་དང་འདོད་པ་སྒྲུབ། །མཐོང་བྱེད་མིག་ལ་གནས་ནས་གཟུགས་མཐོང་བྱེད། །མདོག་གསལ་ལྤགས་གནས་ལྤགས་མདོག་གསལ་བར་བྱེད། །**ཅེས་པ་སྟེ། མཁྲིས་པ་འཇུ་བྱེད་ཅེས་བྱ་བ་ནི་ཞུ་བའི་གནས་ལོང་དང་མ་ཞུ་བའི་གནས་ཕོ་བའི་བར་ན་གནས་པ་དང༌། བྱེད་ལས་ནི་ཁ་ཟས་ཟོས་ཤིང་བཏུངས་པ་རྣམས་རབ་ཏུ་འཇུ་བ་དང་དྭངས་སྙིགས་ཀྱང་ཚུང་ཟད་འབྱེད་ཅིང་ལུས་དྲོད་ལྷག་པར་བསྐྱེད་པ་དང༌། དེར་མ་ཟད་མཁྲིས་པའི་རིགས་ལྷག་མ་མདངས་སྒྱུར་སོགས་བཞི་ཡི་གྲོགས་དང་སྟོབས་ཀྱང་སྐྱེད་པར་བྱེད་པའོ། །མཁྲིས་པ་མདངས་སྒྱུར་ནི་མཆིན་པ་ལ་གནས། བྱེད་ལས་ནི་ལུས་ཟུངས་ཀྱི་ཐིག་མ་

དྭངས་མ་དེ་ཉིད་ཁྲག་ལ་སོགས་པ་དམར་པོར་བསྒྱུར་བ་དང་ལུས་ཟུངས་གཞན་རྣམས་ཀྱང་རང་རང་གི་རིགས་མཐུན་པའི་ཁ་དོག་ཏུ་སྒྱུར་བར་བྱེད་པ་ཡིན་ནོ། །མཁྲིས་པ་སྒྲུབ་བྱེད་ཅེས་བྱ་བ་ནི་གཙོ་བོ་སྙིང་ལ་གནས་པ་དང་། བྱེད་ལས་ནི་བསྒྲུབ་པར་བྱ་བའི་དོན་ལ་ཡིད་གཞུངས། ང་རྒྱལ་བསྐྱེད་པ། བླང་དོར་གནས་ལ་སྤྱོད་པའི་བློ་གྲོས་དང་འདོད་པ་བསྒྲུབ་པ་ལ་བསྐྱོན་པར་བྱེད་པའོ། །མཁྲིས་པ་མཐོང་བྱེད་ནི་གཙོ་བོ་མིག་ལ་གནས་པ་དང་བྱེད་ལས་ནི་ཕྱི་རོལ་གྱི་གཟུགས་ཀྱི་བྱེ་བྲག་མ་ལུས་པ་མཐོང་ཞིང་ཕྲ་མོ་ཙམ་ཡང་མི་ནོར་བར་འབྱེད་པར་བྱེད་པའོ། །མཁྲིས་པ་མདོག་གསལ་ནི་གཙོ་བོ་པགས་པའི་རིམ་པ་ལ་གནས་པ་དང་བྱེད་ལས་པགས་པའི་ཆ་ཤས་ཡོད་དོ་ཙོག་གི་མདོག་གསལ་ཞིང་བཀྲག་མདངས་དང་ལྡན་པར་བྱེད་པ་ཡིན་ནོ། །

ཀ༣ བད་ཀན་གྱི་བྱེ་བྲག་སོ་སོའི་གནས་དང་བྱེད་ལས་བསྟན་པ། བད་ཀན་རྟེན་བྱེད་བྲང་ལ་གནས་པ་སྟེ། །ལྷག་མ་བཞི་ཡི་རྟེན་དང་ཆུ་ལས་བྱེད། །བད་ཀན་མྱག་བྱེད་མ་ཞུ་བ་ལ་གནས། །ཟས་རྙམ་མྱག་ཅིང་འདྲུལ་བར་བྱེད་པ་ཡིན། །བད་ཀན་མྱོང་བྱེད་ལྕེར་གནས་རོ་ཚོར་བྱེད། །ཚིམ་བྱེད་མགོར་གནས་དབང་པོ་ཚིམ་པར་བྱེད། །བད་ཀན་འབྱོར་བྱེད་ཚིགས་དམིགས་ཀུན་ལ་གནས། །ཚིགས་རྣམས་འབྱོར་ཞིང་བརྐྱང་བསྐུམ་བྱེད་པ་ཡིན། །ཞེས་པ་སྟེ། བད་ཀན་རྟེན་བྱེད་ཅེས་བྱ་བ་ནི་གཙོ་བོ་བྲང་ལ་གནས་པ་དང་། བྱེད་ལས་ནི་བད་ཀན་མྱག་བྱེད་ལ་སོགས་པ་ལྷག་མ་བཞི་ཡི་རྟེན་བྱེད་པ་དང་། ཁྱད་པར་མ་འཐུང་ངོམས་པ་ལ་སོགས་པ་ཆུ་དང་མཐུན་པའི་ལས་བྱེད་པའོ། །བད་ཀན་མྱག་བྱེད་ཅེས་བྱ་བ་ནི་གཙོ་བོ་ཕོ་བའི་སྟོད་མ་ཞུ་བའི་ཆ་ལ་གནས་པ་དང་བྱེད་ལས་ནི་ཟས་རྙམ་རྣམས་མྱག་ཅིང་ལྷུར་ལྷུར་པོར་འདྲུལ་བར་བྱེད་པའོ། །བད་ཀན་མྱོང་བྱེད་ནི་གཙོ་བོ་ལྕེ་ལ་གནས་པ་དང་བྱེད་ལས་ནི་རོ་དྲུག་གི་བྱེ་བྲག་རྣམས་ཚོར་ཞིང་མྱོང་བར་བྱེད་པའོ། །

བད་ཀན་ཚིམ་བྱེད་ནི་གཙོ་བོ་མགོ་བོ་ལ་གནས་པ་དང་བྱེད་ལས་ནི་མིག་ལ་སོགས་པ་དབང་པོ་རྣམས་ཡུལ་གཟུགས་ལ་སོགས་པ་ལ་སྤྱོད་པས་ཚིམ་པར་བྱེད་པའོ། །བད་ཀན་འབྱོར་བྱེད་ནི་གཙོ་བོ་ལུས་ཁམས་ཀྱི་ཚིགས་དམིགས་ཀུན་ལ་གནས་པ་དང་བྱེད་ལས་ནི་ཚིགས་རྣམས་ཕན་ཚུན་འབྲེལ་ཞིང་འབྱོར་བར་བྱེད་ཅིང་བརྐྱང་བ་དང་བསྐུམ་པའི་བྱ་བ་ཡང་བྱེད་པའོ། །དེ་ལྟར་བཤད་པའི་ཉེས་པ་གསུམ་པོ་སོ་སོའི་བྱེ་བྲག་པ་རྣམས་ཀྱི་གནས་ས་དང་བྱེད་ལས་སོགས་ནི་གཙོ་ཆེ་བའི་ཆ་ཤས་ཀྱི་སྒོ་ནས་བཤད་པ་ཡིན་ལ་སྤྱིར་བཏང་དབང་དུ་བྱས་ན་ཉེས་པ་གསུམ་པོ་རྣམས་ལུས་ཀྱི་སྟོད་སྨད་ཕྱི་ནང་ཀུན་ཏུ་ཁྱབ་པར་གནས་པ་ཙམ་མ་ཟད། ཕན་ཚུན་གཅིག་ལ་གཅིག་བརྟེན་གྱི་སྒོ་ནས་ལུས་ཀྱི་བྱ་བ་མ་ལུས་པ་བྱེད་པས་ན་ལུས་འདི་ཉིད་ཡུན་དུ་འཚོ་ཞིང་གནས་པར་བྱེད་པའོ། །

༢ ཉེས་པའི་མཚན་ཉིད་བཤད་པ།

ཉེས་པའི་མཚན་ཉིད་རླུང་མཁྲིས་བད་ཀན་གསུམ། །རླུང་གི་མཚན་ཉིད་རྩུབ་ཅིང་ཡང་བ་དང་། །གྲང་ཞིང་ཕྲ་ལ་སྲ་ཞིང་གཡོ་བ་ཡིན། །མཁྲིས་པའི་མཚན་ཉིད་སྣུམ་བཅས་རྣོ་ཞིང་ཚ། །ཡང་ཞིང་དྲི་མནམ་འཁྲུ་ཞིང་གཤེར་བ་ཡིན། །བད་ཀན་མཚན་ཉིད་སྣུམ་ཞིང་བསིལ་བ་དང་། །ལྕི་རྟུལ་འཇམ་བརྟན་འབྱར་བག་ཅན་དུ་གནས། །ཞེས་གསུངས་སོ། །ཞེས་པ་སྟེ། དེ་ཡང་ཉེས་པ་རླུང་མཁྲིས་བད་ཀན་གསུམ་པོ་རྣམ་པར་མ་གྱུར་པའི་མཚན་ཉིད་དམ་རང་རང་གི་ངོ་བོ་ནི་རླུང་གི་མཚན་ཉིད་འཇམ་པ་ལས་ལྡོག་པ་རྩུབ་པ་དང་། ལྕི་བ་ལས་ལྡོག་པ་ཡང་བ་དང་། དྲོ་བ་ལས་ལྡོག་པ་གྲང་བ་དང་། སྦོམ་པ་ལས་ལྡོག་པ་ཕྲ་བ་དང་། སླི་བ་ལས་ལྡོག་པ་སྲ་བ་དང་། བརྟན་པ་ལས་ལྡོག་པ་གཡོ་བ་བཅས་ཟུར་དྲུག་དང་ལྡན་པའི་མཚན་ཉིད་འདི་ནི་རླུང་པོ་ནའི་ཁྱད་ཆོས་ཡིན་གཤིས་རྣམ་པར་མ་གྱུར་པའི་སྐབས

རླུང་གི་རང་བཞིན་དང་། རླུང་གི་ལས་ལ་སོགས་པ་མཚན་ཉིད་དེ་རྣམས་དང་ཆོས་མཐུན་པ་དང་། རྣམ་པར་གྱུར་པའི་སྐབས་སུའང་ནད་ཀྱི་རྟགས་མཚན་ཉིད་དེ་དག་དང་ཆོས་མཐུན་པ་འབྱུང་བའི་ཕྱིར་རོ། །མཁྲིས་པའི་མཚན་ཉིད་ནི་སྐྱུ་བ་ལས་ལྡོག་པ་སྣུམ་པ་དང་བཅས་པ་དང་། རྟུལ་བ་ལས་ལྡོག་པ་རྣོ་བ་དང་། བསིལ་བ་ལས་ལྡོག་པ་ཚ་བ་དང་། ལྗི་བ་ལས་ལྡོག་པ་ཡང་བ་དང་། དྲི་མ་མེད་པ་རྣམས་དང་སྐམ་པའི་ལས་མི་ལྡན་པས་དྲི་མི་ཞིམ་པ་མནམ་པར་བྱེད་པ་དང་། ས་ཆུ་ཤས་ཆེ་བའི་ཟས་དང་སྨན་ཅུང་ཞིག་འཕྲད་པས་ཐུར་དུ་འབྲུ་ཞིང་གཤེར་བའི་བྱ་བ་བྱེད་པ་སྟེ་ཟུར་བདུན་དང་ལྡན་པའི་མཚན་ཉིད་ནི་མཁྲིས་པ་ཕོ་ནའི་ཁྱད་ཆོས་ཡིན་གཤིས་རྣམ་པར་མ་གྱུར་པའི་སྐབས་མཁྲིས་པའི་རང་བཞིན་དང་མཁྲིས་པའི་ལས་ལ་སོགས་པ་མཚན་ཉིད་དེ་རྣམས་དང་ཆོས་མཐུན་པ་དང་། རྣམ་པར་གྱུར་པའི་སྐབས་སུའང་ནད་ཀྱི་རྟགས་མཚན་ཉིད་དེ་དག་དང་ཆོས་མཐུན་པར་འབྱུང་བའི་ཕྱིར་རོ། །བད་ཀན་མཚན་ཉིད་ནི་སྐྱུ་བ་ལས་ལྡོག་པ་སྣུམ་པ་དང་། ཚ་བ་ལས་ལྡོག་པ་བསིལ་བ། ཡང་བ་ལས་ལྡོག་པ་ལྗི་བ། རྣོ་བ་ལས་ལྡོག་པ་རྟུལ་བ། རྩུབ་པ་ལས་ལྡོག་པ་འཇམ་པ། གཡོ་བ་ལས་ལྡོག་པ་བརྟན་པ། རྣམ་པ་འགྱུར་བག་ཤིན་ཏུ་ཆེ་བ་བེ་སྣབས་ཅན་གྱི་ཚུལ་དུ་གནས་པ་སྟེ་ཟུར་བདུན་དང་ལྡན་པའི་མཚན་ཉིད་ནི་བད་ཀན་ཕོ་ནའི་ཁྱད་ཆོས་ཡིན་གཤིས་རྣམ་པར་མ་གྱུར་པའི་སྐབས་བད་ཀན་གྱི་རང་བཞིན་དང་། བད་ཀན་གྱི་ལས་ལ་སོགས་པ་མཚན་ཉིད་དེ་རྣམས་དང་ཆོས་མཐུན་པ་དང་རྣམ་པར་གྱུར་པའི་སྐབས་སུའང་ནད་ཀྱི་རྟགས་མཚན་ཉིད་དེ་དག་དང་ཆོས་མཐུན་པའི་ཕྱིར་རོ། །ཞེས་གསུངས་སོ་ཞེས་པའོ།

ལེའུའི་མཚན་བསྟན་པ།

བདུད་རྩི་སྙིང་པོ་ཡན་ལག་བརྒྱད་པ་གསང་བ་མན་ངག་གི་རྒྱུད་ལས་ལུས་ཀྱི་མཚན་ཉིད་བསྟན་པའི་ལེའུ་སྟེ་ལྔ་པའོ།། །།

ལེའུ་དྲུག་པ། ལུས་ཀྱི་ལས་དང་དབྱེ་བ་བསྟན་པ།

ལུས་ཀྱི་ལས་དང་དབྱེ་བའི་ལེའུའི་གཞུང་དོན་འགྲེལ་བ་ལ། ཉན་པར་གདམས་ཤིང་མཚམས་སྦྱར་བ་དང་། གཞུང་དོན་དངོས་བཤད་པ། ལེའུའི་མཚན་བསྟན་པ་བཅས་གསུམ་མོ། །

ཉན་པར་གདམས་ཤིང་མཚམས་སྦྱར་བ།

དེ་ནས་ཡང་དྲང་སྲོང་རིག་པའི་ཡེ་ཤེས་ཀྱིས་འདི་སྐད་ཅེས་གསུངས་སོ། །ཀྱེ་དྲང་སྲོང་ཆེན་པོ་ཉོན་ཅིག ཅེས་པ་སྟེ། བཤད་མ་ཐག་པའི་ལུས་ཀྱི་མཚན་ཉིད་ཀྱི་ལེའུ་བསྟན་ཟིན་པ་དེ་ནས་ཞེས་མཚམས་སྦྱར་ཏེ་དྲང་སྲོང་རིག་པའི་ཡེ་ཤེས་ཀྱིས་འདི་སྐད་ཅེས་གསུངས་པ། ཀྱེ་ཞེས་གུས་པ་དང་བཅས་པའི་སྒོ་ནས་དྲང་སྲོང་ཆེན་པོ་ཡིད་ལས་སྐྱེས་འཁོར་སྡེ་བཞི་དང་བཅས་པ་ལེགས་པར་ཉོན་ལ་ཡིད་ལ་ཟུངས་ཤིག་དང་། ངས་ཁྱེད་རྣམས་ལ་ལུས་ཀྱི་ལས་དང་དབྱེ་བ་བསྟན་པའི་ལེའུ་བཤད་པར་བྱའོ། །ཞེས་ཉན་པར་གདམས་ཤིང་མཚམས་སྦྱར་བའོ། །

གཞུང་དོན་དངོས་བཤད་པ།

གཞུང་དོན་དངོས་བཤད་པ་ལ་གཉིས་ཏེ། ལུས་ཀྱི་ལས་བསྟན་པ་དང་། ལུས་ཀྱི་དབྱེ་བ་བསྟན་པའོ། །

དང་པོ། ལུས་ཀྱི་ལས་བསྟན་པ།

ལུས་ཀྱི་ལས་བསྟན་པ་ལའང་ལུས་སྤྱིའི་ལས་བསྟན་པ་དང་། དབང་པོའི་ལས་བྱེ་བྲག་ཏུ་བསྟན་པའོ། །

༡ ལུས་སྤྱིའི་ལས་བསྟན་པ།

ལུས་ཀྱི་ལས་ནི་ལུས་ངག་ཡིད་དང་གསུམ། །དགེ་དང་མི་དགེ་ལུང་མ་བསྟན་ལ་སྤྱོད། །ཅེས་པ་སྟེ། དེ་ཡང་གཙོ་ཆེ་བའི་དབང་དུ་བྱས་ནས་ལུས་ཀྱི་ལས་ཞེས་ནད་ཐུངས་དྲི་མ་སེམས་དང་བཅས་པ་ལ་སྤྱིར་ལུས་ཉིད་ཀྱི་ལས་དང་། ལུས་དེ་ལས་བྱུང་བའི་ངག་གི་ལས། ལུས་དེ་ལ་བརྟེན་ཅིང་གནས་པ་ཡིད་ཀྱི་ལས་བཅས་རྣམ་པ་གསུམ་ཡོད་ལ་གསུམ་པོ་དེ་ཡང་འཇིག་རྟེན་མི་ཆོས་ཀྱི་སྤྱོད་པ་ཚངས་པར་སྤྱོད་པ་ལ་སོགས་པ་དགེ་བའི་ལས། དེ་ལས་ལྡོག་པ་མི་དགེ་བའི་ལས། དེ་གཉིས་གང་དུའང་མ་ཡིན་པ་ལུང་མ་བསྟན་ལ་སྤྱོད་པ་གསུམ་དུ་འདུས་པ་ཡིན་ནོ། །དེ་ལ་དགེ་བ་དང་། མི་དགེ་བ་ནི་དམ་པ་རྣམས་ཀྱིས་ལུང་དུ་བསྟན་པ་རྒྱུ་འདི་ལས་འབྲས་བུ་འདི་འབྱུང་གི་ངེས་པ་ཅན་ཏེ་རྒྱུ་དགེ་བ་སྤྱད་པ་ལས་མཐར་ཐུག་འབྲས་བུ་བདེ་བ་འབྱུང་བ་དང་། རྒྱུ་མི་དགེ་བ་སྤྱད་པ་ལས་མཐར་ཐུག་འབྲས་བུ་སྡུག་བསྔལ་འབྱུང་བར་གསུངས་པས་ན་རྒྱུ་འབྲས་བསླུ་བ་མེད་པ་འཇིག་རྟེན་ཁམས་འདིའི་དངོས་པོའི་ཆོས་ཉིད་ཡིན་པས་སོ། །ལུང་དུ་མ་བསྟན་པ་ནི་དགེ་བ་དང་མི་དགེ་བ་གང་ཡང་མ་ཡིན་པའི་ལས་ལ་བྱ་དགོས་ཏེ། དེ་ཡང་མི་དགེ་བ་ནི། འདོད་ཆགས་ཞེ་སྡང་གཏི་མུག་གསུམ། །དེས་སྐྱེད་ལས་ནི་མི་དགེ་བ། །ཞེས་པས་དུག་གསུམ་གྱིས་ཀུན་ནས་བསླངས་པའི་ལས་མི་དགེ་བ་རྣམས་སོ། །དགེ་བ་ནི། མ་ཆགས་མི་སྡང་གཏི་མུག་མེད། །ཅེས་པ་དེ་ལས་འབྲས་བུའང་ལས་དགེ་བའོ། །ཤེས་རབ་ཀྱིས་ཟིན་པའི་བཏང་སྙོམས་ནི་མི་གཡོ་བའི་ལས་སུ་བཤད་ལ་བཏང་སྙོམས་གཞན་ནི་གཏི་མུག་གི་ཆ་ཡིན་པ་དང་། ཟག་པ་དང་

བཅས་པ་ཐམས་ཅད་སྟུག་བསྔལ་བའོ། །ཞེས་པས་ལུང་དུ་མ་བསྟན་པ་ལས་མི་རྟེན་པར་འབྱུང་མོད་ཀྱང་ཚོད་དུ་མ་བཟུང་བའི་རྩོལ་བ་གཞན་ལ་ཕན་གནོད་དུ་མ་གྱུར་པ་ཙམ་ལ་ལུང་མ་བསྟན་ལ་སྤྱོད་ཅེས་པའི་ཐ་སྙད་སྦྱར་དུ་རུང་ངོ་། །སྔ་རབས་པ་རྣམས་ཀྱིས་གཉིད་ཉལ་བ་དང་། ཕག་པ་ཁྱིས་དེད་ཚེ་བྲོས་ཏེ་མཆོད་རྟེན་ལ་བསྐོར་བ་བྱས་པ་ལྟ་བུ་ལ་སྦྱར་ཡོད། ཅེས་པའོ། །

༢ དབང་པོའི་ལས་བྱེ་བྲག་ཏུ་བསྟན་པ།

བྱེ་བྲག་དབང་པོ་ལྔ་ཡིས་རང་ཡུལ་འཛིན། །ཞེས་པ་སྟེ་ལུས་སྒོ་ཡི་ལས་གསུམ་ལས་བྱེ་བྲག་ཏུ་དབང་པོ་ལྔ་ལས་མིག་གིས་ཡུལ་གཟུགས་ཁ་དོག་དབྱིབས་སོགས་ཐམས་ཅད་འཛིན་ཅིང་ལོངས་སུ་སྤྱོད་པ་དང་། རྣ་བས་ཡུལ་སྒྲ་སྙན་མི་སྙན་ལ་སོགས་པ་ཐམས་ཅད་འཛིན་ཅིང་ལོངས་སུ་སྤྱོད་པ་དང་། སྣ་ཡིས་ཡུལ་དྲི་ཞིམ་མི་ཞིམ་ལ་སོགས་པ་ཐམས་ཅད་འཛིན་ཅིང་ལོངས་སུ་སྤྱོད་པ་དང་། ལྕེ་ཡིས་ཡུལ་རོ་དྲུག་གི་བྱེ་བྲག་སོ་སོ་རྣམ་པར་འབྱེད་ཅིང་འཛིན་ལ་ལོངས་སུ་སྤྱོད་པ་དང་། ལུས་ཀྱིས་ཡུལ་རེག་བྱ་འཇམ་རྩུབ་ལ་སོགས་པ་ཐམས་ཅད་འཛིན་ཅིང་ལོངས་སུ་སྤྱོད་པ་ཡིན། ཞེས་སོ། །

གཉིས་པ། ལུས་ཀྱི་དབྱེ་བ་བསྟན་པ།

ལུས་ཀྱི་དབྱེ་བ་རྟེན་དང་ན་ཚོད་དང་། །རང་བཞིན་ནད་ཀྱི་སྒོ་ནས་དབྱེ་བ་བཞི། །ཞེས་པ་སྟེ། ལུས་ཀྱི་དབྱེ་བ་ལ་རྟེན་ཐ་དད་པའི་སྒོ་ནས་དབྱེ་བ་དང་། ན་ཚོད་རིམ་པའི་སྒོ་ནས་དབྱེ་བ། ཁམས་རང་བཞིན་གྱི་སྒོ་ནས་དབྱེ་བ། ནད་དང་ནད་མེད་ཀྱི་སྒོ་ནས་དབྱེ་བ་བཅས་རྣམ་པ་བཞིའོ། །

༡ རྟེན་གྱི་སྒོ་ནས་དབྱེ་བ་བསྟན་པ།

རྟེན་གྱིས་དབྱེ་ན་ཕོ་མོ་མ་ནིང་གསུམ། །ཞེས་པ་སྟེ། ལུས་ཀྱི་ཁམས་འདིར་རྟེན་ཐ་དད་པའི་སྒོ་ནས་དབྱེ་ན་སྐྱེས་པ་སྟེ་ཕོ་དང་། བུད་མེད་དེ་མོ། དེ་གཉིས་གང་

དུའང་མ་ངེས་པ་མ་ཞིང་དང་གསུམ་མོ། །མ་ཞིང་ལའང་ནང་གསེས་ཀྱིས་དབྱེ་བས་གཅིག་ཏུ་མ་ངེས་པ་གང་དང་གང་གི་དུས་ནི་སྐབས་རེ་ཕོ་རུ་འགྱུར་བ་དང་སྐབས་རེ་མོ་རུ་འགྱུར་བས་ན་འགྱུར་བ་མ་ཞིང་ཞེས་བྱ་བ་དང་། ཕོ་མོ་གཉིས་ཀའི་མཚན་མ་ཡོད་པས་ན་མཚན་གཉིས་མ་ཞིང་དང་། ཆུ་ལམ་ཙམ་ལས་མཚན་མ་གང་ཡང་མེད་པ་མཚན་མེད་མ་ཞིང་སྟེ་གསུམ་དང་། གཞན་ཡང་ཕོ་མོ་གང་ཡང་ཐོག་མ་ནས་འདོད་པ་ཚུལ་བཞིན་དུ་སྤྱོད་མི་ནུས་པ་ཟ་མ་མ་ཞིང་དང་། འཕྲུལ་རྐྱེན་ལས་བྱུང་བ་ཕོ་ལ་བྱ་བཅད་པ་ཉམས་པ་མ་ཞིང་བཅས་ཀྱི་དབྱེ་བའང་ཡོད་དོ། །

༢ ན་ཚོད་ཀྱི་སྒོ་ནས་དབྱེ་བ་བསྟན་པ།

ན་ཚོད་དབྱེ་བ་བཅུ་དྲུག་བར་བྱིས་པ། །དེ་ལས་ལུས་ཟུངས་དབང་པོ་གཟི་མདངས་སྟོབས། །འཕེལ་འགྱུར་བདུན་ཅུའི་བར་དུ་དར་མ་སྟེ། །དེ་ལས་ཟད་པ་ཕན་ཆད་རྒན་པོ་ཡིན། །ཞེས་པ་སྟེ། དེ་ཡང་ན་ཚོད་ཀྱི་དབྱེ་བ་འདི་ཉིད་ཆེ་ལོ་བརྒྱ་པའི་དབང་དུ་མཛད་པའམ་དགོངས་པ་ལས་སྐྱེས་ནས་ལོ་ན་བཅུ་དྲུག་མ་លོན་པའི་བར་དུ་ལུས་སེམས་ཀྱི་སྟོབས་ཡོངས་སུ་མ་རྫོགས་པས་བྱིས་པའི་གནས་སྐབས་ཞེས་བྱ་བ་ཡིན་ལ། དེ་ལས་འདས་ཏེ་ལུས་ཟུངས་དང་དབང་པོ་དང་། གཟི་མདངས་དང་སྟོབས་དང་བློ་གྲོས་སོགས་འཕེལ་ཞིང་གནས་པར་འགྱུར་བ་ལོ་བདུན་ཅུའི་བར་དུ་དར་མའི་གནས་སྐབས་ཞེས་བྱ་བ་ཡིན། དེ་ལས་འདས་ཏེ་ལུས་ཟུངས་དང་དབང་པོའི་སྟོབས་ལ་སོགས་པ་ཟད་པའི་འགོ་རྩོམ་པ་ཕན་ཆད་ནི་རྒན་པོའི་གནས་སྐབས་ཞེས་བྱ་བ་ཡིན་གཤིས་ན་ཚོད་དེ་གསུམ་ནི་སྤྱིར་བཏང་བ་ཙམ་དུ་བཤད་པ་ཡིན་ལ་བྱེ་བྲག་ཡུལ་དང་། རིགས། མི་སོ་སོའི་ལུས་ཁམས་ཀྱི་ཁྱད་པར་གྱིས་མཐའ་གཅིག་ཏུ་མ་ངེས་པས། དོན་དུ་སོ་སོའི་ལང་ཚོ་མ་རྫོགས་བར་ནི་བྱིས་པའི་གནས་སྐབས་དང་། ལང་ཚོ་རྫོགས་ནས་སྟོབས་མདངས་འབྲི་བའི་འགོ་མ་རྩོམ་པའི་བར་དར་མའི་གནས་སྐབས་དང་།

སྟོབས་མདངས་སོགས་འབྲི་བའི་འགོ་རྩོམ་པ་ནས་བཟུང་རྒན་པོའི་གནས་སྐབས་ཞེས་ཀུན་ལ་སྒྱུར་དུ་རུང་བའོ། །

༣ ཁམས་རང་བཞིན་གྱི་སྒོ་ནས་དབྱེ་བ་བསྟན་པ།

རང་བཞིན་རྒྱུད་པ་ལྡན་དང་འདུས་པ་བདུན། །ཞེས་ཁམས་ཀྱི་རང་བཞིན་གྱི་སྒོ་ནས་དབྱེ་ན་རྒྱུད་པའི་རང་བཞིན་གསུམ་དང་། ལྡན་པ་གསུམ། འདུས་པ་གཅིག་བཅས་བདུན་ཡོད་པ་ལས་ལྡན་འདུས་ས་བཅད་གཅིག་ཏུ་བསྒྲངས་པས་ས་བཅད་བཞི་ལས།

(༡) རླུང་གི་རང་བཞིན་བསྟན་པ།

དེ་ལ་རླུང་གིས་བསྐྱེད་པའི་མི་རྣམས་ནི། །དབྱིབས་སྒུར་ཤ་སྐེམ་མདོག་སྔོ་སྐྱ་བ་མང་། །གྲང་ལྷགས་མི་བཟོད་འགྲོ་ཚེ་སྒྲ་དང་བཅས། །ནོར་ཆུང་ཚེ་ཐུང་གཉིད་སྲབ་ལུས་བོངས་ཆུང་། །གླུ་དང་དགོད་དང་འཐབ་མོ་མདའ་ལ་དགའ། །མངར་སྐྱུར་ཁ་ཚའི་རོ་ལ་སྲེད་པ་སྟེ། །བྱ་རྒོད་ཁྭ་ཕའི་མཚན་ཉིད་ལྡན་པ་ཡིན། །ཞེས་པ་སྟེ། ལུས་ཀྱི་ཁམས་རང་བཞིན་གྱི་སྒོ་ནས་དབྱེ་བ་དེ་ལ་ཐོག་མར་རླུང་ཤས་ཆེ་བ་ལས་བསྐྱེད་པའི་མི་རྣམས་ནི་ལུས་དབྱིབས་ཅུང་སྒུར་བའི་རྣམ་པ་དང་། ཤ་སྐེམ་ཞིང་ཁ་དོག་ཅུང་སྔོ་བ། རྒྱུན་དུ་སྒྲ་བ་ཤིན་ཏུ་མང་ཞིང་། གྲང་བ་དང་ལྷགས་པ་ལ་སོགས་པ་བསིར་བུའི་ངད་ལ་བཟོད་སྲན་ཆུང་བ། འགྲོ་འདུག་ལ་སོགས་པ་བྱེད་པའི་ཚེ་ན་པུས་མོ་ལ་སོགས་པ་ཡན་ལག་གི་ཚིགས་མཚམས་རྣམས་ནས་ཀྲོག་ཀྲོག་ཟེར་བའི་སྒྲ་དང་བཅས་པ་འབྱུང་ཞིང་། ནོར་ལོངས་སྤྱོད་ཆུང་ཞིང་ཚེའང་ཐུང་བ་དང་། ཡང་ཞིང་གཡོ་བས་གཉིད་སྲབ་པ་དང་། ལུས་བོངས་ཆུང་བ། རང་གིས་གླུ་ལེན་པ་དང་། གཞན་གྱིས་གླུ་གར་ལ་སོགས་པ་བྱེད་པ་ལ་དགའ་ཞིང་། དོན་ཡོད་མེད་སྣ་ཚོགས་ལ་ཅོལ་ཆུང་གི་གད་མོ་དགོད་པ་དང་། གཞན་ལ་རྩོད་ཅིང་འཐབ་མོ་བྱེད་པ། རྩེན་པའི་ལས་རི་དྭགས་བསྙོལ་བའམ་མདའ་སོགས་འཕེན་པ་ལ་དགའ་

བ། ཁ་ཟས་རོ་མངར་བ་དང་སྐྱུར་བ། ཁ་བ། ཚ་བ་བཅས་ཀྱི་རིགས་ལ་སྲེད་ཅིང་དགའ་བ་སྟེ། མངར་སྐྱུར་ཁ་ཚའི་རོ་ལ་སྲེད་པ་སྟེ་ཞེས་བཀོད་ཡོད་ཀྱང་། ཚིག་དོན་ཉེ་མ་དང་། བདུད་རྩི་ཆུ་རྒྱུན། བསླུགས་པས་ཀུན་ཤེས་སོགས་ཀྱི་རྩ་བར་མངར་སྐྱུར་ལན་ཚའི་རོ་ལ་སྲེད་པ་སྟེ་ཞེས་བཀོད་གནང་ཡོད་པ་བཞིན་ལེགས་སྙམ། རྒྱུ་མཚན་ནི་རྒྱུད་ལས་ས་ཆུ་མེ་ས་ཆུ་མེ་ཆུ་དང་རླུང་། །མེ་རླུང་ས་རླུང་གཉིས་ཀྱིས་རོ་དྲུག་སྐྱེད། །ཅེས་རྒྱུ་དང་ངོ་བོ་རླུང་དང་ཆུ་མི་མཐུན་པའི་ཕྱིར་རོ། །བྱ་རྒོད་དང་འདྲ་བར་ཀུན་ཏུ་འགྲོ་ཞིང་ཡང་རྩལ་ཆེ་བ། གཉིད་སྲབ་པ། ཕ་དང་འདྲ་བ་ཅོལ་ཆུང་གི་སྟོགས་ལྷ་ཆེ་བ་འགྲོ་འདུག་མང་བ། ཁྭ་ཏ་དང་འདྲ་བར་ཀུན་ལ་ངན་སེམས་དང་། སྐད་གདངས་མི་སྙན་པར་སྒྲོགས་པ་ལ་སོགས་པ་དེ་དང་དེའི་མཚན་ཉིད་དང་ལྡན་པ་རྣམས་ནི་རླུང་ཤས་ཆེ་བའི་རང་བཞིན་ཉིད་དུ་ཤེས་པར་བྱའོ། །

（༢）མཁྲིས་པའི་རང་བཞིན་བསྟན་པ།

མཁྲིས་པའི་རང་བཞིན་སྐོམ་དད་བཀྲེས་ཤས་ཆེ། །སྐྲ་ལུས་མདོག་སེར་བློ་རྣོ་ང་རྒྱལ་ཆེ། །རྔུལ་ཆེ་དྲི་ང་ཆེ་ནོར་ལུས་བོངས་འབྲིང་། །མངར་ཁ་བསྐ་བསིལ་ཟས་ལ་སྲེད་པ་སྟེ། །སྟག་སྤྲེ་གནོད་སྦྱིན་མཚན་ཉིད་ལྡན་པ་ཡིན། །ཞེས་པ་སྟེ། མཁྲིས་ཤས་ཆེ་བ་ལས་བསྐྱེད་པའི་མི་རྣམས་ཀྱི་རང་བཞིན་ནི། མཁྲིས་པ་དེ་ནི་མེ་ཡི་ཁམས་ཡིན་ཕྱིར་ཚ་བའི་སྟོབས་ཀྱིས་ལུས་ཁམས་ཀྱི་ཆུའི་ཆ་ཤས་རྣམས་བསྐམས་ཏེ་སྐོམ་དད་ཆེ་བ་དང་། ཕོ་བའི་མེ་དྲོད་ཀྱང་ཆེ་ཞིང་རྣོ་བས་བཟའ་བཏུང་འཕྲལ་དུ་བཞུ་བས་བཀྲེས་ཤས་ཆེ་བ་དང་སྐྲ་དང་ལུས་ཀྱི་ཁ་དོག་ཀྱང་སེར་ཤས་ཆེ་བ། བློ་རྣོ་ཞིང་ང་རྒྱལ་ཆེ་བ་དང་མེ་ཁམས་ཀྱི་དྲོད་ཀྱིས་ཞུ་བས་ལུས་རྔུལ་ཞིང་། རྔུལ་ལ་སོགས་པ་དྲི་ངད་ལྷག་པར་ཆེ་བ། མི་ཉིད་གཟུགས་ཅན་ཡིན་ནའང་གཏད་མི་ཚུགས་ཤིང་གཡོ་བའི་དོན་གྱིས་ཚེ་རིང་ཐུང་དང་། ནོར་ཆེ་ཆུང་། ལུས་ཀྱི་བོངས་ཚད་དང་བཅས་

པ་ཀུན་འཁྱིང་ཙམ་དུ་འབྱུང་བ་ཡིན། ཁ་ཟས་རིགས་རོ་མངར་བ་དང་། ཁ་བ། བསྐ་བ། ཉུས་པ་བསིལ་བ་སོགས་མཁྲིས་པ་ལ་ཕན་པའི་ཟས་ལ་སྤྱོད་ཆེ་བ་སྟེ། དེ་འདྲ་བའི་མི་ནི་སྨག་དང་འདྲ་བས་ལུས་ཀྱི་རྩལ་སྟོབས་དང་། ཞེ་སྡང་ཆེ་བ། ཁྲོའུ་དང་འདྲ་བས་བློ་རྣོ་ཞིང་དྲན་ཤེས་སྐྱེན་ལ་ཡང་རྩལ་ཆེ་བ། གནོད་སྦྱིན་དང་འདྲ་བས་ང་རྒྱལ་དང་ཁེངས་པ་ཆེ་བ་ལ་སོགས་པ་རྣམས་ནི་མཁྲིས་པའི་རང་བཞིན་ཤས་ཆེ་བའི་མཚན་ཉིད་ཡིན་པ་ཤེས་པར་བྱའོ། །

(༣) བད་ཀན་གྱི་རང་བཞིན་བསྟན་པ།

བད་ཀན་རང་བཞིན་ཅན་ནི་ལུས་བསིལ་ཞིང་། །རུས་ཚིགས་མི་མངོན་ཤ་རྒྱས་ཁ་དོག་དཀར། །དབྱིབས་དགུ་བཀྲེས་སྐོམ་ཉོན་མོངས་ཐན་པ་བཟོད། །ལུས་ཆེ་ཚེ་རིང་ནོར་མང་གཉིད་མཐུག་ཅིང་། །ཞེ་སྡང་འདམ་རིང་རང་བཞིན་ངང་རྒྱུད་བཟང་། །ཚ་སྐྱུར་བསྐ་རྩུབ་ཟས་ལ་སྤྱོད་པ་སྟེ། །སེང་གེ་གླང་མཆོག་མཚན་ཉིད་ལྡན་པ་ཡིན། །ཞེས་པ་སྟེ། བད་ཀན་གྱི་རང་བཞིན་ཤས་ཆེ་བ་ལས་བསྐྱེད་པའི་མི་རྣམས་ནི། ས་ཆུའི་ཁམས་ཤས་ཆེ་བས་ལུས་བསིལ་ཞིང་དྲོད་ཆུང་བ་དང་། རུས་ཚིགས་རྣམས་མི་མངོན་ཞིང་ཤ་དང་ཚིལ་ལ་སོགས་པ་རབ་ཏུ་རྒྱས་པ། ལུས་ཀྱི་ཁ་དོག་དཀར་ཞིང་དྭངས་པ་དང་། གཟུགས་དབྱིབས་ཅུང་ཟད་དགུ་ལ་སྡོད་སྨད་རྒྱས་པ་ལྟ་བུ་འབྱུང་བ། མི་དྲོད་ཞན་པ་དང་ས་ཆུ་གཉིས་ལྷི་ཞིང་བརྟན་པའི་དོན་གྱིས་བཀྲེས་པ་དང་སྐོམ་པ་ཆེར་མི་འབྱུང་ཞིང་བཟོད་སྲན་ཐུབ་པ། ཉོན་མོངས་སྡུག་བསྔལ་དང་ཚ་སྟོབས་ཀྱི་ཐན་པ་སོགས་ལ་བཟོད་སྲན་ཆེ་བ། ལུས་ཀྱི་ཤ་སྟོབས་ཆེ་བ་སྟེ་ཆེ་བས་ལུས་ཐོངས་ཀྱང་ཆེ་བ་དང་། ས་ཆུ་བརྟན་པའི་དོན་གྱིས་ཚེ་རིང་བ་དང་། ཟས་ནོར་ལོངས་སྤྱོད་སོགས་མང་བ། ལྷི་ཞིང་རྨུགས་པའི་དོན་གྱིས་གཉིད་མཐུག་པ་དང་། ཞེ་སྡང་སྐྱེ་བའི་རྐྱེན་འབྱུང་ཡང་འདམ་རིང་བ་སྟེ་དར་ཅིག་ཞེ་སྡང་མི་སྐྱེ་བར་

ངང་རྒྱུད་རིང་བ། དུས་རྒྱུན་དུ་རང་བཞིན་བཟང་བའམ་ངང་རྒྱུད་བཟང་པོར་གནས་པ། ཁ་ཟས་ཀྱི་རིགས་རོ་ཚ་བ་དང་། སྐྱུར་བ། བསྐ་བ། ཞུས་པ་རྩུབ་པའི་རིགས་ལ་ལྷག་པར་སྤྱོད་པ། སེང་གེ་དང་འདྲ་བས་སྟོབས་རྩལ་ཆེ་ཞིང་གཟུགས་བཟང་བ་ལ་སོགས་གཞན་ཟིལ་གྱིས་གནོན་པ་དང་། མ་ཧེ་དང་གླང་པོ་ཆེ་ལ་སོགས་སེམས་ཅན་རང་རིགས་ཁྲོ་ཡི་ནང་མཆོག་ཏུ་གྱུར་པ་དང་འདྲ་བས་ལུས་སྟོབས་ཆེ་ཞིང་མདོག་དཀར། འཕྲལ་དུ་ཁྲོ་འཁྲུགས་ཅིང་ཟད་བྱུང་ཡང་ཕུགས་ཚན་ཆེ་ལ་རྗོག་གཏད་བཟང་བ་སྟེ་མི་ཡི་རིགས་སམ་ཁྱུའམ་ཚོགས་པའི་དཀྱིལ་ནས་མཆོག་ཏུ་གྱུར་པ་ལ་སོགས་པ་ནི་བད་ཀན་རང་བཞིན་ཤས་ཆེ་བའི་མི་ཡི་མཚན་ཉིད་དུ་ཤེས་པར་བྱ་བ་ཡིན་ནོ། །

(༩) ལྡན་འདུས་རང་བཞིན་བསྟན་པ།

ལྡན་དང་འདུས་པ་འབྲེལ་ལས་ཤེས་པར་བྱ། །ཞེས་པ་སྟེ། དེ་ཡང་ལྡན་པའི་རང་བཞིན་དང་འདུས་པའི་རང་བཞིན་གང་ཡིན་པ་དེ་ནི་གོང་དུ་བཤད་པའི་མཚན་ཉིད་ཕྲུང་པ་དེ་རྣམས་ཕན་ཚུན་འབྲེལ་པ་ལས་ཤེས་པར་འགྱུར་བ་མ་ཟད། དེ་རྣམས་རབ་འབྱེད་གི་རྣམ་གྲངས་སུ་དབྱེ་ན་ཡང་། རླུང་མཁྲིས་གཉིས་ལྡན་གྱི་རང་བཞིན་ཤས་ཆེ་བ་ལས་བསྐྱེད་པའི་མི་རྣམས་ནི་གཟུགས་སྟོབས་དང་སྤྱོད་པ་སོགས་དགེ་མཚན་ཅུང་ཆུང་བ་དང་། བད་རླུང་གཉིས་ལྡན་གྱི་རང་བཞིན་ཤས་ཆེ་བ་ལས་བསྐྱེད་པའི་མི་རྣམས་ནི་གཟུགས་སྟོབས་དང་སྤྱོད་པ་སོགས་དགེ་མཚན་འབྲིང་ལ། བད་མཁྲིས་གཉིས་ལྡན་གྱི་རང་བཞིན་ཤས་ཆེ་བ་ལས་བསྐྱེད་པའི་མི་རྣམས་ནི་གཟུགས་སྟོབས་དང་སྤྱོད་པ་སོགས་དགེ་མཚན་ཆེ་བ་བཅས་ཡིན་པ་དང་། རླུང་མཁྲིས་བད་ཀན་གསུམ་གྱི་རང་བཞིན་ཆ་མཉམ་པ་ལས་བསྐྱེད་པའི་མི་རྣམས་ནི་དེ་གསུམ་གའི་མཚན་ཉིད་འདྲེས་པ་ལས་ཤེས་པར་བྱ་ཞིང་དེ་ཡང་མི་གང་ཞིག་གཟུགས་སྟོབས་ཧ་ཅང་ཆེ་བ་དང་། ཆུང་བ་སོགས་མ་ཡིན་པར་འཚམས་པ་དང་། ཁོ་ལག་རྫོགས་པ།

གཟུགས་མཛེས་ཤིང་རྣམ་རིག་བཀྲ་བ། སྨྲ་མཁས་པ། ཤེས་རབ་ཆེ་བ། ནད་དཀོན་ཞིང་ཚེ་རིང་བ། ནོར་དང་གཉེན་འཁོར་འཛོམས་པ་སོགས་མཆོག་ཏུ་གྱུར་པའི་ཡོན་ཏན་རྣམས་དང་ལྡན་པ་ཡིན། འོ་ན་གོང་དུ་བཤད་པའི་བད་ཀན་གྱི་རང་བཞིན་མཆོག་ཏུ་བཤད་པ་དང་འགལ་ལོ་ཞེ་ན་དེ་ནི་རྒྱུད་པ་གསུམ་གྱི་དབང་དུ་བྱས་པ་ཡིན་ལ། རང་བཞིན་བདུན་གའི་དབང་དུ་བྱས་ན་འདུས་པའི་རང་བཞིན་གྱི་ལུས་ཁམས་དེ་མཆོག་ཡིན་ཞིང་དེ་ནས་རིམ་པ་བཞིན་དུ་བད་མཁྲིས་ལྡན་པ་དང་། བད་རླུང་ལྡན་པ། རླུང་མཁྲིས་ལྡན་པ། བད་ཀན་རྐྱང་པ། མཁྲིས་པ་རྐྱང་པ། རླུང་རྐྱང་པ་བཅས་རིམ་བཞིན་འདི་ནས་བརྩིས་པའི་ཕྱི་མ་རྣམས་དམན་པ་དང་སྔ་མ་སྔ་མ་ནི་མཆོག་གོ །

༩ ནད་ཀྱི་དབྱེ་བ་བསྟན་པ།

ནད་ཀྱིས་དབྱེ་བ་རྣམ་པར་མ་གྱུར་གྱུར། །རྣམ་པར་མ་གྱུར་ལུས་གནས་ཐ་མལ་ལ། །ནད་མེད་གནས་དང་རིང་དུ་འཚོ་བར་བྱ། །རྣམ་གྱུར་ནད་ཀྱིས་བཅོམ་པའི་ལུས་དེ་གསོ། །ཞེས་གསུངས་སོ། །ཞེས་པ་སྟེ། དེ་ཡང་ལུས་ཀྱི་ཕུང་པོ་འདི་ལ་ནད་ཡོད་མེད་ཀྱི་དབང་གིས་དབྱེ་ན་རྣམ་པ་གཉིས་སུ་བཤད་པ་སྟེ། རྣམ་པར་མ་གྱུར་པ་ནད་མེད་པའི་ལུས་ཐ་མལ་པ་དང་། རྣམ་པར་གྱུར་པ་ནད་ཀྱིས་གཙེས་ཤིང་བརྟུངས་པའི་ལུས་སོ། །དང་པོ་རྣམ་པར་མ་གྱུར་པ་ལུས་རང་བཞིན་དུ་བདེ་བར་གནས་པའི་ཐ་མལ་པ་དེ་ནི་རྟག་ཏུ་ནད་མེད་བཞིན་པའི་ངང་དུ་གནས་པ་དང་། དེ་ཡང་ཚེ་ཡུན་རིང་དུ་འཚོ་བར་བྱེད་པའི་ཐབས་ཟས་དང་སྤྱོད་ལམ་འཁྲུལ་བ་མེད་ཅིང་བཅུད་ཀྱིས་ལེན་པ་སོགས་ཀྱི་སྒོ་ནས་འབད་པར་བྱ་དགོས་པ་ཡིན་ནོ། །གཉིས་པ་རྣམ་པར་གྱུར་པ་ནད་ཀྱིས་བཅོམ་པའི་ལུས་དེ་ནི་སྨན་དཔྱད་ཟས་སྤྱོད་ཀྱི་གཉེན་པོ་ཚུལ་བཞིན་སྤྱད་དེ་གསོ་བའི་ལས་ལ་འབད་པར་བྱ་བ་ཡིན་ནོ། །

ལེའུའི་མཚན་བསྟན་པ།

བདུད་རྩི་སྙིང་པོ་ཡན་ལག་བརྒྱད་པ་གསང་བ་མན་ངག་གི་རྒྱུད་ལས་དུམ་བུ་གཉིས་པ་བཤད་པའི་རྒྱུད་ཀྱི་ལུས་ཀྱི་ལས་དང་དབྱེ་བ་བསྟན་པའི་ལེའུ་སྟེ་དྲུག་པའོ།། །།

ལེའུ་བདུན་པ། ལུས་ཀྱི་འཇིག་ལྟས་བསྟན་པ།

ལུས་ཀྱི་འཇིག་ལྟས་ཀྱི་ལེའུའི་གཞུང་དོན་འགྲེལ་བ་ལ། ཉན་པར་གདམས་ཤིང་མཚམས་སྦྱར་བ་དང་། གཞུང་དོན་དངོས་བཤད་པ། ལེའུའི་མཚན་བསྟན་པའོ། །

ཉན་པར་གདམས་ཤིང་མཚམས་སྦྱར་བ།

དེ་ནས་ཡང་དྲང་སྲོང་རིག་པའི་ཡེ་ཤེས་ཀྱིས་འདི་སྐད་ཅེས་གསུངས་སོ། །ཀྱེ་དྲང་སྲོང་ཆེན་པོ་ཉོན་ཅིག ཅེས་པ་སྟེ་ལུས་ཀྱི་ལས་དང་དབྱེ་བ་བསྟན་པའི་རྗེས་དེ་ནས་ཞེས་མཚམས་སྦྱར་ཏེ་དྲང་སྲོང་རིག་པའི་ཡེ་ཤེས་ཀྱིས་འདི་སྐད་ཅེས་གསུངས་སོ། །ཀྱེ་ཞེས་གུས་པ་དང་བཅས་པའི་སྒོ་ནས་དྲང་སྲོང་ཆེན་པོ་ཡིད་ལས་སྐྱེས་འཁོར་སྡེ་བཞི་དང་བཅས་པ་ལེགས་པར་ཉོན་ལ་ཡིད་དུ་ཟུངས་ཤིག་དང་། ཁྱེད་རྣམས་ལ་ལུས་ཀྱི་འཇིག་ལྟས་བསྟན་པའི་ལེའུ་བཤད་པར་བྱའོ། །ཞེས་ཉན་པར་གདམས་ཤིང་མཚམས་སྦྱར་བའོ། །

གཞུང་དོན་དངོས་བཤད་པ།

ལུས་ཀྱི་འཇིག་ལྟས་རྣམ་པ་བཞི་ཡིན་ཏེ། །རིང་དང་ཉེ་བ་མ་ངེས་ངེས་པའོ། །ཞེས་པ་སྟེ་ལུས་ཀྱི་ཕུང་པོ་འདི་ཉིད་མཐར་འཇིག་པའི་ལྟས་བསྟན་པ་ནི་རྣམ་པ་བཞིར་ངེས་པ་ཡིན་ཏེ་རིང་བའི་ལྟས་བསྟན་པ། ཉེ་བའི་ལྟས་བསྟན་པ། མ་ངེས་པའི་ལྟས་བསྟན་པ་དང་། ངེས་པའི་ལྟས་བསྟན་པ་དང་བཞི། ཤུགས་སུ་མཇུག་དོན་

བསྡུ་བ་དང་བཅས་ལྔའོ། །

དང་པོ། རིང་བའི་ལྟས་བསྟན་པ།

རིང་ལྟས་ཕོ་ཉ་རྨི་ལམ་རྣམ་འགྱུར་གསུམ། །ཞེས་པ་སྟེ་རིང་བའི་ལྟས་བསྟན་པ་ལའང་ཕོ་ཉ་ལ་བརྟག་པ་དང་། རྨི་ལམ་ལ་བརྟག་པ། ཐ་མལ་རྣམ་འགྱུར་ལ་བརྟག་པ་དང་རྣམ་པ་གསུམ་མོ། །

༡ ཕོ་ཉ་ལ་བརྟག་པ་བསྟན་པ།

ཕོ་ཉ་ལ་བརྟག་པ་ལའང་ཕོ་ཉའི་རིགས་ལ་བརྟག་པ་དང་། ཕོ་ཉ་བྱུང་བའི་དུས་ལ་བརྟག་པ། སྨན་པ་ལམ་དུ་འཇུག་དུས་ཀྱི་རྟགས་ལ་བརྟག་པ། ལམ་དུ་བྱུང་བའི་རྟགས་ལ་བརྟག་པ། ནད་པའི་ཁྱིམ་དུ་བྱུང་བའི་རྟགས་ལ་བརྟག་པ་དང་རྣམ་པ་ལྔ་ཡི་སྒོ་ནས་བསྟན་པར་བྱའོ། །

(༡) ཕོ་ཉའི་རིགས་ལ་བརྟག་པ་བསྟན་པ།

ཕོ་ཉ་ཡ་མཚན་ཅན་དང་དགེ་སྦྱོང་དང་། །རིགས་མཐུན་པ་ནི་ནད་པ་སོས་པའི་རྟགས། །དེ་ལས་ལྡོག་པ་འགྲུབ་པར་མི་འགྱུར་ཏེ། །འཇིགས་རིངས་དངངས་ཤིང་རྫ་དང་བོང་བ་ཉེད། །རིང་ནས་འབོད་ཅིང་ཕྱིག་པའི་ལས་ལ་སྤྱོད། །བཀྲ་མི་ཤིས་པའི་རྒྱན་དང་སྨྲ་བརྗོད་བྱེད། །དེ་ལྟ་བུ་ཡི་ཕོ་ཉས་ལས་མི་འགྲུབ། །ཅེས་པ་སྟེ། དེ་ཡང་ནད་པས་མངགས་པའི་ཕོ་ཉ་དེ་ཉིད་ཐོག་མར་རྟེན་ཅིང་འབྲེལ་འབྱུང་གི་སྔ་ལྟས་བཟང་ངན་འདི་ལྟར་འབྱུང་བ་སྟེ། སྔ་རབས་ཀྱི་དུས་སུ་ནད་པ་གང་དུ་ཡོད་པའི་ཁྱིམ་ཚང་དེར་སྨན་པ་གདན་འདྲེན་ཞུས་ནས་ནང་དུ་སྨན་བཅོས་བྱེད་པའི་སྲོལ་ལྟར་གསུངས་པ་ཡིན་པས་སྨན་པ་གདན་འདྲེན་ཞུ་མཁན་གྱི་ཕོ་ཉ་བ་དེ་ལ་སྨན་པས་བརྟག་ནས་ནད་པ་གསོ་བའི་དོན་གྲུབ་བམ་མི་གྲུབ་སྙམ་པའི་ཚུལ་ཏེ། ཕོ་ཉ་དེ་ཡང་ཡ་མཚན་ཅན་ཞེས་གཞན་ལས་ཁྱད་པར་དུ་འཕགས་པའི་ཡོན་ཏན

གྱི་རྣམ་པ་ཡོད་པ་དང་། རབ་ཏུ་བྱུང་ཞིང་བློ་དགེ་བར་སྒྱུར་བ་དང་། དེ་ལྟར་མིན་ཡང་རིགས་མཐུན་པ་ཆ་ལུགས་བཙུན་པར་གྱུར་པ་རྣམས་དང་། སྐྱ་བོ་ཡིན་ཀྱང་གཟུགས་བཟང་བ་དང་ལང་ཚོ་དར་ལ་བབ་པ། དབང་པོ་སྐྱོན་དང་བྲལ་བ། མིང་བཀྲ་ཤིས་པ། གཙང་སྦྲ་དང་ལྡན་པ་ནི་དེ་ཡི་རིགས་མཐུན་པ་ཞེས་བྱ་བས་ནད་དེ་ཉིད་ཚོགས་མེད་སོས་པའི་རྟགས་སམ་རྟེན་འབྲེལ་བཟང་བ་ཡིན་ལ། དེ་ལས་བཟློག་པ་ཕོ་ཉ་དེ་ཡང་རྟེན་མ་ཞིང་དང་། རྨེ་བ་ཅན། ལུས་ཀྱི་ཡན་ལག་དང་དབང་པོ་ཉམས་པ་ལ་སོགས་པ་དང་། རིགས་མཐུན་ཡང་འཇིགས་ཤིང་སྐྲག་པས་ཉེན་པ་དང་རིངས་པས་རྟབ་རྟབ་པོར་གྱུར་པ། དངངས་ཤིང་དབུགས་ཀྱིས་བརྒྱགས་པ། ལམ་དུ་རྫ་དང་ཤིང་དང་། ཐོང་བ་ལ་སོགས་པ་དོན་མེད་བཞིན་དུ་ཉེད་པ། ཐག་རིང་པོ་ནས་འབོད་ཅིང་། སྡིག་པའི་ལས་ལ་སྤྱོད་ཅིང་འོང་བ། བཀྲ་མི་ཤིས་པ་དང་ལུང་མ་བསྟན་གྱི་རྒྱན་སྣ་ཚོགས་པས་བརྒྱན་པ་དང་། ངག་གིས་སྨྲ་བརྗོད་གཞན་ལ་སྨོད་པ་དང་ངུ་བ་ལ་སོགས་པ་བྱེད་པ་སྟེ་དེ་ལྟ་བུའི་ཕོ་ཉ་བྱུང་བ་ནི་བཀྲ་མི་ཤིས་པ་ངན་པའི་ལྟས་ཡིན་པས་ནད་གསོ་བའི་དོན་འགྲུབ་པས་དཀའ་བའོ། །ཞེས་སོ། །

(༢) ཕོ་ཉ་བྱུང་བའི་དུས་ལ་བརྟག་པ་བསྟན་པ།

སྨན་པ་སེམས་རྩུབ་མི་ཤིས་སྨྲ་བ་དང་། །གཙོད་བཤིག་མཚན་གཏོར་སྦྱིན་སྲེག་བྱེད་པའི་དུས། །ཕོ་ཉ་འོངས་པ་ནད་པ་འཆི་བའི་ལྟས། །ཞེས་པ་སྟེ། དེ་ཡང་ཕོ་ཉ་འོང་བའི་དུས་སུ་སྨན་པ་དེ་ཉིད་སེམས་རྩུབ་ཅིང་ཁོང་ཁྲོ་སྐྱེས་པ་དང་། ངག་ནས་མི་ཤིས་པའི་གཏམ་སྨྲ་བ་དང་། ཤིང་ལ་སོགས་པ་དུམ་བུར་གཙོད་ཅིང་དངོས་པོའི་གཟུགས་འགའ་ཞིག་བཤིག་སྟེ་ཉམས་པར་བྱེད་པ་དང་། མཚན་གཏོར་ཞེས་པ་ཕ་མེས་ཤི་བའི་དོན་དུ་གཏོར་མ་འབའ་ཞིག་གཏོང་བ་དང་། དེའི་དོན་དུ་སྦྱིན་སྲེག་བྱེད་པ་སྟེ་དེ་རྣམས་སྨན་པས་བྱེད་བཞིན་པའི་དུས་སུ་ཕོ་ཉ་འོང་བ་དང་འཕྲད་ཚེ

བཀྲ་མི་ཤིས་པའི་དོན་གྱིས་འཆི་ལྟས་ཡིན་པས་ནད་པ་གསོ་བའི་དོན་མི་འགྲུབ་པའི་རྟགས་ཡིན་ནོ། །

(༣) སྨན་པ་ལམ་དུ་འཇུག་དུས་ཀྱི་རྟགས་ལ་བརྟག་པ་བསྟན་པ།

ཆོས་དྲུག་བཞི་དགུ་ཉི་ཟླ་གཟའ་ཟིན་དང་། །གཟའ་སྐར་ངན་དང་མཚན་མོ་ལམ་འཇུག་ངན། །ཞེས་པ་སྟེ། དེ་ཡང་སྨན་པ་དེ་ཉིད་ལམ་དུ་ཞུགས་པའི་དུས་དེའི་ཉིན་ཚེས་དྲུག་དང་། བཞི་དང་། དགུ་དང་། ཉི་ཟླ་གཟས་ཟིན་པའི་དུས་སུ་དང་། བྲ་ཉེ་སྨིན་དྲུག་ལ་སོགས་པ་གཟའ་སྐར་འཕྲོད་སྦྱོར་ངན་པའི་ཉིན་ཞག་གི་དུས་དང་། མཚན་མོ་ནད་པ་གསོ་བའི་ཕྱིར་ལམ་དུ་འཇུག་པ་སོགས་ནི་ངན་པའོ། །ཞེས་སོ། །ཟླ་ཟེར་ལས་སྙིང་པོ་བསྡུས་པའི་རྩ་བར། དེ་བཞིན་མཚན་ཕྱེད་ཉི་མ་གུང་། །ཐུན་མཚམས་དང་ནི་དུས་ཚིགས་དང་། །ཚེས་དྲུག་ཚེས་བཞི་ཚེས་དགུ་དང་། །སྒྲ་གཅན་མཇུག་རིང་འཆར་དུས་སོགས། །བྲ་ཉེ་སྨིན་དྲུག་སྐག་ཆུ་སྟོད། །ཁྲོ་དང་ཁྲུམས་སྟོད་སྣྲུབས་དང་ནི། །གང་དུ་ཕོ་ཉ་ནད་པ་ཡི། །མཚན་ཉིད་ལ་ནི་བརྟེན་པའི་ཚོག །མི་དགེ་སྒྲ་དང་མི་ཤིས་མཐོང་། །དེར་ནི་སྨན་པ་འགྲོ་མི་བྱ། །ཞེས་སོགས་གསུངས་སོ། །

(༤) ལམ་དུ་བྱུང་བའི་རྟགས་ལ་བརྟག་པ་བསྟན་པ།

འགྲོ་ཚེ་ལམ་དུ་ཆད་ཚིག་ཆག་པ་དང་། །རྩ་བཤད་སྨྲ་བ་ཐོས་དང་མཐོང་བ་དང་། །བྱི་ལ་སྤྲེའུ་སྲམ་སྦྲུལ་ལམ་བཅད་ཅིང་། །བཀྲ་མི་ཤིས་པ་གང་མཐོང་ངན་པའི་ལྟས། །དགེ་བ་འབྲུ་དང་ཉ་སོགས་སྟོད་གང་དང་། །དྲིལ་བུ་མར་མེ་མེ་ཏོག་འབྲས་ཡོས་ཟན། །ལྷ་ཡི་སྐུ་དང་ལུས་ཀྱི་རྒྱན་དཀར་པོ། །ཆོས་སྤྱོད་པ་དང་རྒྱལ་མཚན་བསྒྲེང་བ་དང་། །མེ་འབར་ཏ་ལུག་བ་སོགས་ཟླ་གྲུབ་བཅས། །ཡིད་དུ་འོང་བའི་སྒྲའམ་བཟའ་བཏུང་རྒྱན། །དེ་དག་ལམ་དུ་མཐོང་ནམ་ཁྱིམ་

དུ་འཇུག །དགེ་ལྟས་ནད་པ་སོས་པའི་མཚན་ཉིད་ཡིན། །ཞེས་པ་སྟེ། དེ་ཡང་སྨན་པ་དེ་ཉིད་ལམ་དུ་ཞུགས་པའི་དུས་སུ་ལམ་ན་འཕྲད་པའི་རྟགས་ལ་བརྟག་པ་སྟེ། ཕོ་ཉ་དང་བཅས་པ་ནད་གསོ་བའི་དོན་དུ་འགྲོ་བའི་ཚེ་ལམ་དུ་ཐག་པ་སོགས་ཆད་པ་དང་། དངོས་པོ་འགའ་ཞིག་མེ་ཡིས་ཚིག་པ་དང་རྫས་སོགས་ཆག་པ་དང་། ངུ་བ་དང་བཤད་དོ་ཞེས་པ་དང་བཙོམ་མོ་ཞེས་པ་ལ་སོགས་པའི་སྙི་སྡུགས་ཀྱི་སྒྲ་ཐོས་པའམ་ཡང་ན་མངོན་སུམ་དུ་མཐོང་བ་དང་། ཕྱི་ལ་དང་། སྤྲེའུ་དང་། སྤྲམ་དང་། སྦྲུལ་ལ་སོགས་པས་ལམ་འཕྲེད་དུ་བཅད་ཅིང་མདོར་ན་ལམ་ཞུགས་ཀྱི་དུས་ན་བཀྲ་མི་ཤིས་པའི་མཚན་མ་གང་དང་གང་མཐོང་ཐོས་བྱུང་བ་ནི་ངན་པའི་ལྟས་སུ་ཤེས་པར་བྱ་བ་ཡིན་ནོ། །དེ་རྣམས་ལས་ལྡོག་པ་དགེ་ཞིང་ཤིས་པའི་ལྟས་སམ་མཚན་མ་ནི་འབྲུ་དང་། ཞོ། ཆང་། རིན་པོ་ཆེ་ལ་སོགས་པ་རྣམས་ཀྱིས་སྣོད་ཡོངས་སུ་གང་བ་དང་། དྲིལ་བུ་དང་། མར་མེ་དང་། མེ་ཏོག་དང་། འབྲས་དང་། ཡོས་དང་། ཟན་དང་། ལྷའི་སྐུ་དང་། ལུས་ཀྱི་གོས་རྒྱན་དཀར་པོ་དང་། ཆོས་ལ་སྤྱོད་པ་དང་། རྒྱལ་མཚན་བསྒྲེང་བ་དང་། ཆེད་དུ་མེ་སྦར་ནས་འབར་བ་དང་། རྟ་དང་ལུག་དང་བ་ལ་སོགས་པ་རང་གི་ཕྲུ་གུ་དང་བཅས་པ་མཉམ་དུ་གནས་པའམ་འགྲོགས་ནས་འགྲོ་བ་དང་། མདོར་ན་ཡིད་དུ་འོང་བའི་སྒྲ་དང་། ཡིད་དུ་འོང་བའི་བཟའ་བཏུང་དང་། ཡིད་དུ་འོང་བའི་རྒྱན་ལ་སོགས་པ་བཀྲ་ཤིས་པ་རྣམ་པ་སྣ་ཚོགས་དེ་དག་ལམ་དུ་འགྲོ་བའི་ཚེ་མཐོང་ཞིང་ཐོས་པ་དང་། ཡང་ན་སྨན་པ་དེ་ཉིད་ནད་པའི་ཁྱིམ་དུ་འཇུག་པའི་ཚེ་མཐོང་ཐོས་སུ་གྱུར་པ་དེ་དག་ནི་དགེ་ཞིང་བཀྲ་ཤིས་པའི་ལྟས་བཟང་པོ་ཞེས་ནད་པ་སོས་པའི་རྟགས་སམ་མཚན་མ་ཡིན་པར་ཤེས་པར་བྱའོ། །

(༥) ནད་པའི་ཁྱིམ་དུ་སྦྱང་བའི་རྟགས་ལ་བརྟག་པ།

ཉེ་འཁྲུ་ལ་སོགས་ཁྱིམ་ནས་ཕྱིར་འབྱུང་དང་། །རྒྱུད་མེད་མེ་ཤི་སྣོད་ཆག་

ངན་པའི་ལྟས། །ཞེས་པ་སྟེ། དེ་ཡང་སྨན་པ་དེ་ཉིད་ནད་པའི་ཁྱིམ་དུ་འཇུག་པའི་དུས་སུ་ཝོ་ཕྲུམ་ཞེས་སྙིང་པོ་བསྡུས་པ་དང་། ཟླ་ཟེར་གྱིས་འདིའི་སྐབས་སུ་ཝོ་འབྲུ་ཞེས་པའི་ཐ་སྙད་མཛད་པ་ལས་ཝོ་ཕྲུམ་ཞེས་པ་མི་སྣང་ཞིང་། ཞལ་ལུང་། སྐྱེམས་འགྲེལ། བཻ་སྔོན་སོགས་ཀྱི་འགྲེལ་པ་རྣམས་སུའང་ཝོ་དང་འབྲུ་ལ་སོགས་པས་གང་བའི་སྣོད་སྒོ་ནས་ཕྱིར་འབྱུང་བ་མཐོང་ན་ཡང་མི་ཤིས་པ་ཞེས་འབྱུང་བས་སྐབས་འདིར་གཞུང་གི་རྩ་བ་སྔ་ཕྱིའི་གོ་རིམ་ལྟར་ནའང་ཝོ་འབྲུ་ཞེས་གོ་ན་འབྲེལ་ཆགས་ལ་ཅིའི་ཕྱིར་ཞེ་ན་དགེ་བ་འབྲུ་དང་ཝོ་སོགས་ཀྱིས་སྣོད་གང་བ་ནི་བཀྲ་ཤིས་ཤིང་དགེ་བའི་ལྟས་ཡིན་པ་དང་། དེ་མ་ཐག་ཏུ་ཝོ་དང་འབྲུ་ལ་སོགས་པ་བཀྲ་ཤིས་པའི་རྫས་སྣོད་ཀྱི་ནང་ནས་ཕྱིར་འབྱུང་བ་མཐོང་ན་མི་ཤིས་ངན་པའི་ལྟས་ཡིན་པས་སོ། །དེས་ན་འདིའི་རྩ་བར་ཝོ་ཕྲུམ་ཞེས་པ་ཡིག་ནོར་མིན་ནམ་སྙམ་སྟེ་དཔྱད་པར་བྱའོ། །རླུང་སོགས་ཀྱི་རྐྱེན་མེད་ཀྱང་མེ་ཤི་བ་དང་། རྫ་ལ་སོགས་པའི་སྣོད་འགའ་ཞིག་ཆག་པའི་རྣམ་པ་མཐོང་བ་སོགས་ནི་བཀྲ་མི་ཤིས་ཤིང་ངན་པའི་ལྟས་ཡིན་ནོ། །

༢ རྨི་ལམ་ལ་བརྟག་པ་བསྟན་པ།

དེ་ཡང་རྨི་ལམ་གྱི་རྟགས་ལ་བརྟག་པ་ལའང་། ངན་པའི་རྨི་ལམ་བཤད་པ་དང་། རྨི་ལམ་རྨི་བའི་རྒྱུ་མཚན་བཤད་པ། བཟང་བའི་རྨི་ལམ་བཤད་པའོ། །

(༡) ངན་པའི་རྨི་ལམ་བཤད་པ།

རྨི་ལམ་བྱི་ལ་སྤྲེའུ་སྟག་དང་ཝ། །རོ་ལ་ཞོན་རྨིས་འཆི་བདག་ཟིན་པའི་རྟགས། །མ་ཧེ་རྟ་ཕག་བོང་བུ་རྔ་མོ་ལ། །གཅེར་བུར་ཞོན་ནས་ལྷོ་ཕྱོགས་འགྲོ་རྨིས་འཆི། །སྤྱི་བོར་ལྕུག་མ་སྐྱེས་ཏེ་བྱ་ཚང་བཅས། །ཏཱ་ལ་ཚེར་མ་ཅན་ཤིང་སྙིང་གར་སྐྱེས། །པདྨ་སྐྱུང་དང་གཡང་ལྷུང་དུར་ཁྲོད་ཉལ། །མགོ་ཆག་བྱ་རོག་ཡི་དྭགས་རྩེ་ཅན་བསྐོར། །ཁང་ཐྲགས་ལྷུང་དང་མ་ཡི་མངལ་དུ་འཇུག །ཆུས་ཁྱེར

འདམ་བྱིང་ཉ་ཡིས་མིད་པ་དང་། །ལྷགས་གསེར་རྙེད་དང་ཚོང་དང་འཐབ་མོ་ཐམ། །བྲོ་བའི་ཁྲལ་འདེད་བག་མ་ལེན་པ་དང་། །གཅེར་བུར་འདུག་དང་སྐྲ་དང་ཁ་སྤུ་བྲེགས། །གཤིན་དང་ལྷན་ཅིག་ཆང་འཐུང་དེས་འབྲུད་དང་། །གོས་དང་ཕྲེང་བ་དམར་པོས་བརྒྱན་པ་ཡི། །གཤིན་པོ་དག་དང་ལྷན་ཅིག་གར་བྱེད་པ། །དེ་དག་འཆི་བདག་དབང་དུ་སོང་བའི་ལྟས། །ཞེས་པ་སྟེ། ནད་པ་གང་ཞིག་ནད་ཀྱིས་མནར་བའི་རྨི་ལམ་དུ་བྱི་ལ་དང་། སྤྲེའུ་དང་། སྟག་དང་། ཝ་དང་། རོ་ལ་སོགས་པ་ལ་རང་ཉིད་ཀྱིས་ཞོན་པར་རྨིས་ན་འཆི་བདག་གིས་ཟིན་པ་ཞེས་ངན་པའི་རྟགས་དང་། དེ་བཞིན་དུ་མ་ཧེ་དང་། རྟ་དང་། ཕག་པ་དང་། བོང་བུ་དང་། ཪ་མོ་གང་རུང་ལ་གྱོན་གོས་མེད་པར་གཅེར་བུར་ཞོན་ནས་ལྷོ་ཕྱོགས་ (གཤིན་རྗེ་གནས་པའི་ས་) སུ་འགྲོ་བ་རྨིས་པར་ནི་འཆི་བའི་སྔ་ལྟས་སམ་ངན་པའི་རྟགས་ཡིན་པ་དང་། ནད་པ་རང་ཉིད་ཀྱི་སྤྱི་བོར་ཤིང་གི་ལྕུག་མའམ་སྡོང་པོའི་རིགས་སྐྱེས་ཏེ་བྱ་ཡི་ཚང་དང་བཅས་པ་ཆགས་པ་དང་། ཤིང་ཏ་ལའི་སྡོང་པོ་དང་། ཚེར་མ་ཅན་སོགས་ཀྱི་ཤིང་སྙིང་གར་སྐྱེས་པ་དང་། ཡང་ན་སྙིང་ག་ནས་མེ་ཏོག་པདྨ་ཕྱི་རོལ་དུ་ཕྱུང་བའམ་ལྷུང་བ་དང་གཡང་མཐོན་པོ་ནས་ལྷུང་བ་དང་། དུར་ཁྲོད་དུ་ཉལ་བ་དང་། མགོ་ཆག་པའམ་བཅད་པ་དང་བྱ་རོག་དང་། ཡི་དྭགས་དང་། ཤ་ཟ་ཅན་རྣམས་ཀྱིས་ཡོངས་སུ་བསྐོར་བ་དང་། རྐང་ལག་གི་པགས་པ་ས་ལ་ལྷུང་བ་དང་། མ་ཡི་མངལ་དུ་སླར་འཇུག་པ་དང་ཆུ་ཡིས་ཁྱེར་བ་དང་། འདམ་དུ་བྱིང་བ། ཉ་ཡིས་མིད་པ། ལྷགས་དང་གསེར་མང་པོ་རྙེད་པ་དང་། ཚོང་དང་འཐབ་མོ་གཉིས་ཀ་ཐམ་པ་དང་། བྲོ་བ་སྟེ་ཟས་དང་ཁྱད་པར་ཤ་ལ་སོགས་པའི་ཁྲལ་འདེད་པ་དང་། བག་མ་ལེན་པ་དང་གཅེར་བུར་འདུག་པ་དང་། སྐྲ་དང་ཁ་སྤུ་བྲེགས་པ་དང་། རང་གི་གཉེན་གྲོགས་སོགས་སྔར་ཤི་བའི་གཤིན་པོ་རྣམས་དང་ལྷན་ཅིག་ཏུ་ཆང་འཐུང་བ་དང་། ཡང་ན་དེ་

ཡིས་ཐུར་དུ་འདྲུད་པར་བྱེད་པ་དང་། ལུས་ལ་གོས་དམར་དང་ཕྲེང་བ་དམར་པོས་བརྒྱན་པ་དང་། དེ་དང་འདྲ་བའི་གཤིན་པོ་དག་དང་ལྷན་ཅིག་ཏུ་གར་བྱེད་པ་དེ་ལ་སོགས་པ་བཀྲ་མི་ཤིས་པའི་མཚན་མ་རྨི་ལམ་དུ་བྱུང་བའི་ནད་པ་དེ་དག་ནི་འཆི་བདག་གི་དབང་དུ་སོང་ཞེས་ངན་པའི་རྟགས་ཡིན་པ་ཤེས་པར་བྱའོ། །

(༢) རྨི་ལམ་རྨི་བའི་རྒྱུ་མཚན་བཤད་པ་བསྟན་པ།

དེ་ལ་སོགས་ཏེ་རྨི་ལམ་མི་བཟང་བ། །ཡིད་འཇུག་བུ་ག་ནད་ཀྱིས་བཀག་ཕྱིར་མཐོང་། །རྒྱུན་དུ་རྨི་བའི་ནད་པ་འཆི་འགྱུར་ཏེ། །ནད་མེད་མ་ངེས་རིམ་གྲོས་ཐར་བར་འགྱུར། །མཐོང་ཐོས་མྱོང་དང་གསོལ་བ་བཏབ་པ་དང་། །གྲུབ་པ་ནད་ལས་བྱུང་དང་རྣམ་པ་དྲུག །མཚན་སྟོད་རྨི་ལམ་བརྗེད་ནས་འབྲས་བུ་མེད། །ཐོ་རངས་མཐོང་དང་གསལ་ན་འབྲས་བུ་འབྱིན། །ཞེས་པ་སྟེ། དེ་ཡང་ཡིད་ལ་ཞེན་པའི་བག་ཆགས་ཉོན་མོངས་པ་ཅན་གྱི་ཡིད་དང་བཅས་རླུང་དང་ལྷན་ཅིག་རྩའི་གནས་ཀུན་ཏུ་རྒྱུ་བའི་རྟེན་འབྲེལ་གྱིས་ཕྱི་རོལ་དུ་བྱུང་བ་ལྟར་སྣང་ཞིང་འཁྲུལ་བ་ལས་རྨི་ལམ་སྣ་ཚོགས་འབྱུང་བ་སྟེ། དེ་ལྟར་རླུང་སེམས་འདུས་པའི་རྟེན་འབྲེལ་ལས་བཟང་ངན་གྱི་འབྲས་བུ་འབྱིན་པར་བཤད་པ་ཡིན་ཏེ། དེས་ན་གོང་དུ་བཤད་པའི་མི་དགེ་བའི་རྨི་ལམ་དེ་ལ་སོགས་པ་མི་བཟང་བ་ནི་ཡིད་ལ་སོགས་པའི་རྣམ་པར་ཤེས་པའི་ཚོགས་འཇུག་པའི་བུ་ག་ནད་ཀྱིས་བཀག་པའི་ཕྱིར་མ་རུངས་པ་མཐོང་བར་འབྱུང་ཞིང་། དེ་འདྲ་བའི་རྨི་ལམ་རྒྱུན་དུ་རྨི་བའི་ནད་པ་རྣམས་ནི་རིང་པོ་མ་ལོན་པར་འཆི་བར་འགྱུར་སྟེ་ཡིད་འཇུག་པའི་བུ་ག་ནད་ཀྱིས་བཀག་པའི་ཕྱིར་རོ། །ནད་མེད་པ་རྣམས་ལ་རྨིས་ཀྱང་མཐའ་གཅིག་ཏུ་འབྲས་བུ་འབྱུང་བར་མ་ངེས་ཤིང་། ནད་ཅན་རྣམས་ལའང་དཀར་ཕྱོགས་ཀྱི་རིམ་གྲོ་དང་བསམ་གཏན་སྒོམ་པ་ལ་སོགས་པའི་བཟློག་ཐབས་ཀྱི་ཆོ་ག་བྱས་ཚེ་ཉེས་པ་ལས་ཐར་བར་འགྱུར་བ་ཡིན་ནོ། །དེ་ལྟར་

འཆད་འགྱུར་གྱི་རྨི་ལམ་འདི་དག་ཀུན་ཀྱང་རྣམ་པ་དྲུག་གི་སྒོ་ནས་ངེས་པར་བྱ་བ་སྟེ། །དེ་ཡང་དེ་སྔོན་ཉིན་མོ་མཐོང་བའི་བག་ཆགས་དང་། དེ་བཞིན་དུ་ཐོས་པའི་བག་ཆགས། ཉམས་སུ་མྱོང་བའི་བག་ཆགས་བཅས་རྨི་ལམ་དུ་ཤར་བ་དང་། རང་གི་འདོད་དོན་གྲུབ་དང་། མ་གྲུབ་པ་བརྟག་པའི་ཆེད་དུ་ལྷག་པའི་ལྷ་ལ་གསོལ་བ་བཏབ་པ་ལས་འབྱུང་བ་དང་། རྨི་ལམ་དུ་ཇི་ལྟར་རྨིས་པ་ལྟར་སྣང་དེ་ལྟར་དུ་གྲུབ་པར་གྱུར་པ་དེ་ནི་མ་འོངས་པའི་བག་ཆགས་སྔོན་ལ་རྨི་ལམ་དུ་འཆར་བ་དང་། ལུས་ལ་ནད་ཡོད་པའི་རྐྱེན་གྱིས་ཡིད་འཛུག་བུ་ག་ནད་ཀྱིས་བཀག་ནས་རྨི་ལམ་སྣ་ཚོགས་རྨིས་པ་སྟེ་རྣམ་པ་དྲུག་གོ །ཟླ་ཟེར་དུ་བདུན་ཡང་གསུངས་ཏེ། མཐོང་དང་ཐོས་དང་ཉམས་སུ་མྱོང་། །གསོལ་བ་བཏབ་དང་བརྟགས་པ་དང་། །འབྱུང་བར་འགྱུར་དང་ནད་ལས་བྱུང་། །རྨི་ལམ་རྣམ་པ་བདུན་དུ་བཤད། །ཅེས་པ་ལྟར་རོ། །དེ་རྣམས་གང་ཡང་རུང་བ་མཚན་སྟོད་དེ་སྲོད་ལ་རྨིས་ན་གཉིད་གཞན་གྱིས་བར་ཆོད་ཅིང་བརྗེད་ངས་སུ་འགྱུར་བའི་ཕྱིར་བཟང་ངན་གང་གི་འབྲས་བུ་འབྱུང་བ་མེད་ཅིང་ནམ་ཕྱེད་ལའང་དེ་དང་ཆ་མཐུན་ལ། ཐོ་རངས་ཀྱི་མཇུག་ཏུ་རྨི་ལམ་གང་ཡང་རུང་བ་མཐོང་བ་དང་། དེ་ནས་སླར་གཉིད་ཀྱིས་བར་མ་ཆོད་པ་དང་། རྗེས་སུ་མ་གྱུར་པར་ཡིད་ལ་གསལ་བར་གནས་ན་གང་རྨིས་ཀྱི་འབྲས་བུ་ངེས་པ་ཉིད་དུ་འབྱིན་པའོ། །

(༣) བཟང་བའི་རྨི་ལམ་བཤད་པ།

ལྷ་དང་བླ་མཆོག་སྐྱེས་བུ་གྲགས་པ་ལྡན། །མེ་འབར་མཚོ་དང་ལུས་ཁྲག་མི་གཙང་བྱུགས། །གོས་དཀར་གྱོན་དང་འཕན་གདུགས་ཤིང་འབྲས་རྙེད། །རི་བོ་ཁང་བཟང་འབྲས་བཅས་ཤིང་ལ་འཛེག །སེང་གེ་གླང་ཆེན་རྟ་དང་བ་ལང་ཞོན། །ཆུ་བོ་མཚོ་རྒལ་བྱང་ཤར་འགྲོ་བ་དང་། །ཉམ་ང་ལས་ཐར་དགྲ་བོ་ཕམ་པ་དང་། །ལྷ་དང་ཕ་མས་མཆོད་པ་བྱེད་པ་རྣམས། །གང་རྨིས་ཚེ་རིང་ནད་

མེད་ནོར་རྙེད་འགྱུར། །ཞེས་པ་སྟེ། དེ་ཡང་གང་ཞིག་རྨི་ལམ་དུ་ཚངས་པ་དང་བརྒྱ་བྱིན་ལ་སོགས་པའི་ལྷ་དང་། མ་ཧེ་བྲེ་རྣམས་ཀྱི་མཆོག་ཏུ་གྱུར་པ་དང་། དམ་པའི་ཆོས་འཛིན་པའི་ངང་ཚུལ་དུ་གནས་པའི་སྐྱེས་བུ་དམ་པ་རྣམས་དང་། སྙན་གྲགས་ཀྱིས་ཕྱོགས་ཀུན་ཁྱབ་པ་དང་ལྡན་པའི་རྒྱལ་པོ་ལ་སོགས་པ་རྣམས་དང་། མེ་ཆེན་འབར་བཞིན་པ་དང་། དྲི་མ་མེད་པའི་མཚོ་དང་། ཁྲག་དང་། མི་གཙང་བའི་རང་བཞིན་ལུས་ལ་བྱུགས་པ་དང་། གོས་དཀར་པོ་དྲི་མ་མེད་པ་གྱོན་པ་དང་། འཁན་དང་གདུགས་སོགས་སྒྲེང་བ་མཐོང་བ་དང་། ཤིང་ཐོག་ལ་སོགས་པའི་འབྲས་རྙེད་པ་ཟ་བ་དང་། རི་བོ་མཐོན་པོ་དང་། ཁང་བཟང་གི་རྩེ་དང་། འབྲས་བུ་དང་བཅས་པའི་ཤིང་ལ་འཛེགས་པ་དང་། སེང་གེ་དང་། གླང་པོ་ཆེ་དང་། རྟ་དང་། བ་ལང་སོགས་ལ་ཞོན་པ་དང་། ཆུ་བོ་ཆེན་པོ་དང་། རྒྱ་མཚོ་ལས་བརྒལ་ནས་བྱང་ཤར་གྱི་ཕྱོགས་སུ་འགྲོ་བ་དང་། ཉམ་ང་བའི་ས་བཙོན་རའམ་མུན་པའི་གནས་ལས་ཐར་བ་དང་། རང་གིས་གཞན་དགྲ་བོ་ཕམ་པར་བྱས་པ་དང་། ལྷ་དང་ཕ་མ་ལ་སོགས་པས་བསྟོད་ཅིང་མཆོད་པར་བྱེད་པ་སྟེ། དེ་ལ་སོགས་པ་བཀྲ་ཤིས་པའི་རྨི་ལམ་རྣམས་ཀྱི་ནང་ནས་གང་ཡང་རུང་བ་རྨིས་ཤིང་མཐོང་བའི་མི་ནི་ཚེ་རིང་བ་དང་། ནད་མེད་པ། ནོར་ལོངས་སྤྱོད་སོགས་ཕུན་ཚོགས་ཀྱི་རྒྱུ་མང་དུ་རྙེད་པར་འགྱུར་བ་སྟེ་བཟང་བའི་ལྟས་ཡིན་ནོ། །

༣ ཐ་མལ་རྣམ་འགྱུར་ལ་བརྟག་པ་བསྟན་པ།

ཐ་མལ་རྣམ་འགྱུར་འཆི་བའི་ལྟས་བསྟན་པ། །སྨན་པ་སྨན་དང་བླ་མ་མཛའ་བཤེས་སྡང་། །རྒྱུ་མེད་ཡིད་གཞུངས་མཛེས་རྒྱས་དཔལ་ཐོབ་བམ། །དེ་ལས་ཐོ་ལོག་འཆི་བར་འགྱུར་བའི་ལྟས། །རྟག་ཏུ་མདངས་ངན་བློ་སེམས་མི་བདེ་ཞིང་། །གཏོར་མ་བྱ་རོག་བྱིན་ན་མི་ཟ་དང་། །ཁྲུས་བྱས་སྙིང་ག་སྐྱུར་སྐམ

ཚུ་མི་ཆགས། །གང་གི་སོར་མོ་དྲངས་པས་སྒྲ་མི་འབྱུང་། །ཟས་ཟོས་སྟོབས་ཆུང་ལུས་ཀྱི་དྲི་མ་འགྱུར། །མིག་སྒྲོ་འདུའམ་ཡང་ན་སྡོང་འགྱུར་འཆི། །འདོད་རྫོངས་ཁྲི་བ་སྔར་ལས་གོ་ལྡོག་ཅིང་། །སྔར་སྤྱོད་སྐྱོན་ཡོན་རྣམ་པ་གཞན་འགྱུར་ན། །མི་དེ་འཆི་བདག་དབང་དུ་སོང་ཞེས་བྱ། །ཉི་མ་མེ་ལོང་ཆུ་དང་ནམ་མཁའ་ལ། །གཟུགས་བརྙན་མགོ་བཅད་ཡན་ལག་མེད་ན་འཆི། །ཞེས་པ་སྟེ།

སྐྱེས་བུ་གང་ཞིག་ད་ལྟ་ནད་མེད་ཐ་མལ་དུ་གནས་པ་ཡིན་ཡང་ལུས་ངག་གི་སྤྱོད་པ་སོགས་དང་པོའི་དེ་ལས་རྣམ་པ་གཞན་དུ་འགྱུར་ནས་རིང་པོ་མ་ལོན་པར་འཆི་བར་འགྱུར་བའི་སྔ་ལྟས་བསྟན་པ་ནི། རྒྱུ་རྐྱེན་གང་ཡང་མེད་པར་སྨན་པ་དང་། སྨན་དང་། བླ་མ་དང་། མཛའ་གྲོགས་དང་། དགེ་བའི་བཤེས་གཉེན་ལ་སོགས་པ་རྣམས་ལ་སྔར་བྱམས་པར་འགྲོགས་པ་ལས་ཕྱིས་སྡང་བའི་སེམས་དང་དེ་བཞིན་ཅི་ཡང་མེད་པར་སྐབས་སྐབས་སུ་ཡིད་གཞུངས་པ་སྟེ་རང་བཞིན་དང་སྤྱོད་པ་བཟང་ཞིང་། ལུས་དང་བཞིན་རས་གློ་བུར་དུ་མཛེས་ཤིང་རྒྱས་པ་དང་དཔལ་ཕུན་སུམ་ཚོགས་པ་ཚེགས་མེད་དུ་ཐོབ་པའམ། ཡང་ན་དེ་ལས་གོ་བཟློག་པ་གློ་བུར་དུ་དཔལ་དང་མཛེས་པ་སྤོང་ཞིང་ཡིད་མ་རངས་པར་འགྱུར་བ་ལ་སོགས་པ་རྣམས་ནི་འཆི་བའི་སྔ་ལྟས་སམ་ངན་པའི་རྟགས་སུ་བཤད་པ་ཡིན། དེ་བཞིན་དུ་རྟག་ཏུ་ལུས་དང་བཞིན་རས་ཀྱི་མདངས་ནད་དྲག་པོས་བཏབ་པ་ལྟར་ངན་ལ་བློ་སེམས་མི་བདེ་བ་འབའ་ཞིག་འབྱུང་ཞིང་། རང་གིས་གཏོར་མ་ལ་སོགས་པ་བྱ་རོག་ལ་བྱིན་པས་དེས་མི་ཟ་བ་དང་། ཆུར་འཇུག་པའམ་ཁྲུས་བྱས་པའི་ཚེ་ལུས་ཀྱི་ཆ་ཤས་ཕལ་ཆེར་གཤེར་བར་གནས་ཀྱང་སྙིང་གའི་ཆ་མྱུར་དུ་སྐམ་པའམ་མི་ཆགས་པ། ལག་པ་གང་ཡང་རུང་བ་གཅིག་གིས་ཅིག་ཤོས་དེ་ཡི་སོར་མོའི་ཚིགས་ལས་དྲངས་པས་ཏོག་ཅེས་པའི་སྒྲ་མི་འབྱུང་བ། ཟས་ཟོས་ཀྱང་ཟུངས་སྟོབས་སྔར་ལས་ཆུང་དུ་འགྲོ་བ་དང་། ལུས་ཀྱི་དྲི་མ་སྔར་ལས་གོ་ལྡོག་ཏུ་འགྱུར་

བ་དང༌། ཤིག་དང༌། སྲོ་མ་མང་དུ་འདུ་བའམ། སྦར་མང་བ་གློ་བུར་དུ་སྤོང་བ་སྟེ་མེད་པར་འགྱུར་བ་རྣམས་ནི་འཆི་བའམ་ངན་པའི་ལྟས་ཡིན། མདོར་ན་གཟུགས་ལ་སོགས་པའི་འདོད་ཡོན་ལ་སྦར་ལས་འདོད་ཆགས་ལྷག་པར་ཆེར་སོང་བའམ། ཆུང་དུ་སོང་བས་ཡུལ་རྣམས་ལ་ལོངས་སྤྱོད་པར་མ་མོས་ཏེ་ཞེན་པ་འདོར་བ་དང༌། ངང་རྒྱུད་བཟང་པོ་རྣམས་ཀུང་རྒྱུ་མེད་དུ་ཁྲོ་བ་དང༌། ཤིན་ཏུ་སྲོ་ཐུང་བ་ཡང་རྒྱུ་མེད་པར་ངང་རྒྱུད་རིང་པོར་སོང་བ་སོགས་སྦར་གྱི་རྣམ་འགྱུར་ལས་བཟློག་ཅིང་མི་དེ་ཡང་ལུས་ངག་ཡིད་ཀྱི་རྣམ་འགྱུར་རྒྱུ་རྐྱེན་གང་ཡང་མེད་པར་སྐྱོན་གྱི་རང་བཞིན་ཡོད་པ་དེ་གཞན་ཏེ་ཡོན་ཏན་གྱི་རྣམ་པ་ཅན་དུ་འགྱུར་བའམ། ཡང་ན་ཡོན་ཏན་ཅན་ཞིག་ཡོད་པ་དེ་གློ་བུར་སྐྱོན་ཅན་ཞིག་ཏུ་འགྱུར་ན་མི་དེ་ལ་ཐ་མལ་རྣམ་འགྱུར་ཞེས་འཆི་བདག་གི་དབང་དུ་སོང་བའམ། ངན་པའི་ལྟས་ཞེས་བྱའོ། །གཞན་ཡང་ཉི་མ་ལ་བསྟད་པའི་ཚེ་གྲིབ་གཟུགས་མི་མངོན་པ་དང༌། མེ་ལོང་དང་ཆུ་དྭངས་པའི་ནང་དུ་གཟུགས་བརྙན་མི་འཆར་བ། ཉིན་པར་ནམ་མཁའ་ཤིན་ཏུ་དྭངས་པའི་སྐབས་སུ་ཐོག་མར་རང་གི་གྲིབ་མ་ལ་མ་ཡེངས་པར་རྩེ་གཅིག་ཏུ་རིང་ཞིག་བལྟས་ནས་སླར་ནམ་མཁའ་ལ་ཡུད་ཀྱིས་བལྟས་པ་ན་དུ་བའི་མདོག་ཅན་གྱི་གཟུགས་བརྙན་འཆར་བ་ཞིག་ཡིན་པ་ལ་མི་འཆར་བ་དང༌། གྲིབ་མ་དང་མེ་ལོང་སོགས་ལ་གཟུགས་བརྙན་ཤར་དུ་ཟིན་ཀུང་མགོ་པོ་ཆད་པ་དང༌། ཡན་ལག་འགའ་ཞིག་མེད་པའམ། ཁ་མིག་སོགས་ལ་སྐྱོན་ཡོད་པ་སོགས་སྐྱེས་བུ་ཐ་མལ་བ་གང་དང་གང་ལ་དེ་འདྲའི་རྟགས་དང་མཚན་མ་ཅི་རིགས་བྱུང་བ་ནི་མེ་ཏོག་དང་འབྲས་བུའི་རིམ་པ་ལྟར་མི་རིང་བ་ན་འཆི་བར་འགྱུར་བའམ་ངན་པའི་ལྟས་ཞེས་བྱ་བ་ཡིན་ནོ། །

གཉིས་པ། ཉེ་བའི་ལྟས་བསྟན་པ།

དེ་ནས་ཉེ་བའི་ལྟས་ལ་རྣམ་གཉིས་ཏེ། །ཉེ་བ་དང་ནི་ཤིན་ཏུ་ཉེ་བའོ། །ཞེས་པ་སྟེ། ཐ་མལ་རྣམ་འགྱུར་གྱི་ལྟས་བཤད་ཟིན་པ་དེ་ནས་ཉེ་བར་འཆི་བའི་ལྟས་བསྟན་པར་བྱ་བ་ལ་རྣམ་པ་གཉིས་ཏེ། ཉེ་བ་ཙམ་གྱི་འཆི་ལྟས་དང༌། ཤིན་ཏུ་ཉེ་བའི་འཆི་ལྟས་བསྟན་པའོ། །

༡ ཉེ་བ་ཙམ་གྱི་འཆི་ལྟས་བསྟན་པ།

ཉེ་བའི་ལྟས་ལ་དྲུག་མཆོད་མ་ཕོག་པར། །བྱུ་ག་དགུ་ནས་ཁྲག་འཛག་སྐྲས་འཕྲུལ་བརྗེད། །མཛེ་ཏུབ་ཐིག་པ་འཕྱང་དམ་གོ་ཟློག་དང༌། །ལྕུད་པ་སྦྲིད་པ་སྟོན་མེད་སྣ་འབྱུང་དང༌། །མར་མེ་ཤི་བའི་དྲི་མ་མི་ཚོར་དང༌། །སྣ་ཕྱིས་ཚོར་མེད་སྐྱི་བོར་སྐུམ་བཅས་སྣང༌། །སྣ་སྐྱིན་གསར་དུ་མཚམས་བྱེ་རྩུབ་འཁྲིལ་དང༌། །དབྲལ་བ་ཆུ་སོར་བླ་ཆེས་རྩ་རིས་སྣང༌། །དབང་པོ་ཡུལ་ལྔ་ཐ་མལ་རྒྱུ་མེད་པར། །རྣམ་པར་འགྱུར་དེ་ཡོད་མེད་གོ་ཟློག་སྣང༌། །ལག་དར་སྐྱིན་དབྲག་གཏད་པ་མི་མཐོང་དང༌། །མིག་བཅིར་འོད་མེད་རི་བོང་འབོས་ནོན་འདྲ། །ཁྲང་དུ་བྲོས་སམ་རྒྱལ་མོའི་མདངས་ཉམས་འཆི། །རྣ་བ་ཧྲིད་འབྱར་ཞུད་ཆད་པ་དང༌། །མགོ་བོའི་རླངས་པའི་གྲིབ་མ་མེད་ན་འཆི། །སྣ་དྲུག་གདངས་ཤིང་བ་སྐྱ་ཆགས་པ་དང༌། །སྐྱེ་གཞུང་ནག་ལ་སྐམ་བྲུང་སྨྲ་མི་ཤེས། །མ་མཆུ་འཕྱངས་དང་ཡ་མཆུ་བརྗེས་པ་དང༌། །གདོང་ལ་རྩལ་ཆགས་དབྱུགས་གྲང་སོ་དྲེག་ཆགས། །ཁྱེན་དུ་དབྱུགས་བརྗེག་རྡོད་ཡལ་འཆི་བ་ཡིན། །ལུས་པོ་གྲང་ལ་ཚ་བ་སྐྱེ་བ་དང༌། །གྲང་བས་གདུངས་ནས་ཚ་བ་སྤྲོད་བ་དང༌། །དེ་བཞིན་ཚ་བས་གདུངས་ནས་གྲང་བ་སྤྲོད༌། །ཚ་ག་བཞིན་བྱས་ནད་ལ་སྐྱིད་མེད་ཅིང༌། །ཚ་ག་ལོག་པས་བདེ་བར་གནས་སྐམ་བྱེད། །དེ་དག་འཆི་བའི་ལྟས་སུ་བཤད་པ་ཡིན། །ཞེས་པ་སྟེ། ཉེ་བའི་འཆི་ལྟས་འདི་ལྟ་བུ་འབྱུང་བ་ཡིན་ཏེ། ཕོང་དུ་དྲུག་མ་

སོང་ཞིང་མཚོན་སོགས་མ་ཐོག་པར་མིག་ལ་སོགས་པ་བུ་ག་དགུ་ནས་ཁྲག་འཛག་པ་དང་ངག་ནས་སྨྲས་པ་དེ་འཕྲལ་དུ་བརྗེད་པར་གྱུར་པ་དང་། མཛེ་ཕུགས་སུ་ནུབ་ནས་ཕྱིར་མི་མངོན་པ་དང་རླིག་པ་རིང་དུ་འཕྱང་ངམ། ཡང་ན་དེ་ལས་གོ་ལྡོག་པ་མཛེ་རིང་དུ་འཕྱང་བའམ་རླིག་པ་ཕུགས་སུ་ཐྲིས་པ་དང་། ལུད་པ་འགོགས་པ་དང་། སྦྲིད་པ་འབྱིན་པའི་ཚེ་སྔོན་མེད་པའི་སྒྲ་འབྱུང་བ་དང་། མར་མེ་ཤི་མ་ཐག་པའི་དྲི་མ་མི་ཚོར་བ་དང་། སྣ་ཕྱི་བའི་ཚེ་ཚོར་བ་མེད་ཅིང་སྤྱི་བོར་སྐྱུམ་སོགས་མ་སྐྱུས་ཀྱང་སྐྱུམ་བཅས་སུ་སྣང་བ་དང་། སྣ་དང་སྨིན་མ་ལ་སྤུར་མེད་གསར་དུ་མཚམས་བྱེ་ཞིང་རྒྱུབ་པའི་རྣམ་པ་འཁྲིལ་བ་དང་། དཔྲལ་བ་དང་ཆུ་སོ་ལ་ཟླ་བ་ཚེས་པ་སྐྱེ་ཚེས་གཉིས་གསུམ་གྱི་ཟླ་བ་ལྟ་བུ་འཁྱོག་པོའི་རྩ་རིས་སྣང་བ་དང་། མིག་སོགས་དབང་པོ་ལྔ་དང་གཟུགས་སོགས་ཡུལ་ལྔ་རྣམས་གང་གིས་མ་བསླད་པ་ཐ་མལ་དུ་གནས་པ་ལ་འཁྲུལ་བར་བྱེད་པའི་རྒྱུ་གཞན་མེད་པར་ལོག་པའི་རྣམ་པར་གྱུར་ཏེ་ཡོད་པའི་གཟུགས་སྒྲ་དྲི་རོ་རེག་བྱ་རྣམས་མེད་པར་སྣང་བ་དང་། མེད་པ་རྣམས་ཡོད་པར་སྣང་བ་སྟེ་གོ་ལྡོག་པ་དང་། རང་གི་ལག་ངར་སྨིན་མའི་དབྲག་ཏུ་གྲེན་ལ་བསྒྲང་ནས་ཆེད་དུ་གཏད་པ་མིག་གིས་མི་མཐོང་བ་ཆད་པ་ལྟར་སྣང་བ་དང་། རང་གི་མིག་བ་ཙོར་ནས་ལྟས་པའི་ཚེ་འོད་ཟེར་གྱི་དྲ་བ་མེད་ཅིང་མིག་འབྱེད་འཛུམ་ཆེར་མི་བྱེད་པ་རི་བོང་འབོས་ནོན་པ་ཞེས་བྱ་བའི་དུས་ཀྱི་མིག་དང་འདྲ་བར་འབྱུང་བ་དང་། ཡང་ན་མིག་གཉིས་ཁུང་དུ་ཐྲིས་པའམ་རྒྱལ་མོའི་མདངས་ཉམས་ན་འཆི་བའི་རྟགས་དང་། ཚིག་དོན་ཉི་མ་ལས། ནང་དུ་མཆིན་པའི་ནུས་པ་ཉམས་པའི་རྟགས་སོ། །ཞེས་དང་། རྣ་བ་རྫིད་འབྱར་བ་ཞེས་པ་རྣ་བ་ལྟག་རྒྱབ་ཏུ་འབྱར་བ་དང་། ཨུཏྤ་ཆད་པ་ཞེས་རྣ་བའི་བུ་ག་བཀག་པའི་ཚེ་ཝུར་ཝུར་ཞེས་པའི་སྒྲ་མེད་པ་དང་། ཚིག་ཉི་ལས་རླུང་གི་ནུས་པ་ཉམས་པའི་ལྟས་སུ་བཤད་ལ། ནང་དུ་མཁལ་མའི་ནུས་པ་ཉམས་པའོ། །ཞེས་དང་། ཉི་མ་ལ་གནས་པའི་ཚེ་མགོ

པོའི་རླངས་པའི་གྲིབ་གཟུགས་མེད་ན་འཆི་བར་འགྱུར་བ་དང་། སྣ་བུག་གཉིས་ཆེར་གདངས་ཤིང་སྣ་ཡི་སྒོ་ལ་བ་སྤུ་ཆགས་པ་དང་། སྙིང་གི་ནུས་པ་ཉམས་པས་ལྕེའི་གཞུང་ནག་ལ་སྐམ་ཞིང་ཐུང་བས་སྨྲ་མི་ཤེས་པ་དང་། མཆེར་པའི་ནུས་པ་ཉམས་པས་མ་མཆུ་མར་ལ་འཕྱུང་བ་དང་། ཡ་མཆུ་ཡར་ལ་བརྗེས་པ་དང་། བ་སྤུའི་རླུང་གི་རྒྱུ་བ་ཆད་པས་གདོང་ལ་རྟུལ་ཆགས་ཤིང་དབུགས་གྲང་བ། སོ་དྲེག་ཆགས་པ། གྱེན་དུ་དབུགས་བརྩེག་ཅིང་ནང་དུ་སྟུད་མི་ཐུབ་པ་དང་ལུས་དྲོད་ཡལ་བར་འགྱུར་བ་དེ་རྣམས་འཆི་བའི་ལྟས་ཡིན་ལ། གཞན་ཡང་ལུས་ཀྱི་ཕྱིའི་རེག་བྱ་གྲང་ལ་ནང་དུ་ཚ་བའི་ནད་སྐྱེ་བ་དང་། གྲང་བའི་ནད་ཀྱིས་གདུངས་པའི་རིགས་ལ་མེ་ཉེ་སོགས་ཚ་བ་མི་འདོད་པར་སྤྱོང་བ་དང་། ཚ་བའི་ནད་ཀྱིས་གདུངས་པ་ལ་གྲང་བའི་རེག་བྱ་མི་འདོད་པ་སྤྱོང་བ་དང་། ཟས་སྤྱོད་སྨན་དཔྱད་ཀྱི་གཉེན་པོའི་ཚོ་ག་ཚུལ་བཞིན་བྱས་ཀྱང་དྲག་སྐྱིད་མེད་ཅིང་། ཚ་བའི་ནད་ལ་དྲོད་བཅོས་དང་གྲང་བའི་ནད་ལ་བསིལ་བཅོས་སོགས་ཚོ་ག་ལོག་པར་བྱས་པས་བདེ་བར་གནས་སྐབས་བྱེད་པ་དེ་དག་རྣམས་ནི་འཆི་བདག་གི་དབང་དུ་སོང་བའི་ལྟས་སུ་བཤད་པ་ཡིན་ནོ། །

༢ ཤིན་ཏུ་ཉེ་བའི་འཆི་ལྟས་བསྟན་པ།

ཤིན་ཏུ་ཉེ་བ་འབྱུང་བ་རྣམ་པ་ལྔ། །དབང་པོ་ལྔ་པོ་རིམ་པས་ཐིམ་པ་སྟེ། །ཞེས་པ་སྟེ། ལུས་ཁམས་ཀྱི་འབྱུང་བ་བཞི་འམ་ལྔ་རྣམས་ཀྱི་ནུས་པ་རིམ་བཞིན་ཉམས་ནས་ཐིམ་པར་འགྱུར་བའི་ཚུལ་བསྟན་པ་དང་། དེའི་སྟོབས་ཀྱིས་དབང་པོ་ལྔ་ཡི་ནུས་པ་ཡང་རིམ་བཞིན་ཐིམ་པར་གྱུར་ནས་ཤིན་ཏུ་ཉེ་བར་འཆི་བ་ལ་མངོན་དུ་ཕྱོགས་པའི་ལྟས་གཉིས་བཤད་པའོ། །

(༡) འབྱུང་བ་ཐིམ་ཚུལ་བཤད་པ།

ས་ནུས་ཆུ་ལ་ཐིམ་པས་གཟུགས་མི་འཕྲོད། །ཆུ་ནུས་མེ་ལ་ཐིམ་པས་ཁ་ག

སྐམ། །མེ་ཉུས་རླུང་ལ་ཐིམ་པས་ཊོད་རྣམས་སྟུད། །རླུང་ཉུས་མཁའ་ལ་ཐིམ་པས་ཕྱི་དབུགས་ཆད། །ཅེས་པ་སྟེ། དེ་ཡང་སའི་ནུས་པ་ཆུ་ལ་ཐིམ་པའི་རྟགས་སུ་གཟུགས་ཀྱི་རྣམ་པ་ཕྲ་རགས་རྣམས་མི་མཐོང་ཞིང་། དེ་བཞིན་ཆུའི་ནུས་པ་མེ་ལ་ཐིམ་པའི་རྟགས་སུ་བུ་ག་སྣ་དགུ་ལ་སོགས་པ་རྣམས་སྐམ་པར་འགྱུར་ལ། མེའི་ནུས་པ་དེ་ཡང་རླུང་གི་རང་བཞིན་ལ་ཐིམ་པའི་རྟགས་སུ་ལུས་ཀྱི་དྲོད་རྣམས་སྡུད་པ་དང་། རླུང་ནུས་དེའང་ནམ་མཁའ་ལ་ཐིམ་པའི་རྟགས་སུ་ཕྱི་དབུགས་ཀྱི་འགྱུ་བ་ཆད་པར་འགྱུར་བ་ཡིན་ནོ། །མཐར་འབྱུང་བ་བཞིའི་ཁམས་དང་ནུས་པ་ཐམས་ཅད་ནམ་མཁའ་སྟོང་པའི་རང་བཞིན་དུ་འགྱུར་བར་བཤད་དོ། །

(༢) དབང་པོ་རྣམས་ཐིམ་ཚུལ་བཤད་པ།

མིག་གི་དབང་པོ་ཉམས་པར་གྱུར་པ་ཡིས། །གཟུགས་མི་གསལ་ཞིང་སྒྲ་ལ་ཐིམ་པར་འགྱུར། །རྣ་བའི་དབང་པོ་ཉམས་པར་གྱུར་པ་ཡིས། །སྒྲ་མི་གསལ་ཞིང་དྲི་ལ་ཐིམ་པར་འགྱུར། །སྣ་ཡི་དབང་པོ་ཉམས་པར་གྱུར་པ་ཡིས། །དྲི་མི་གསལ་ཞིང་རོ་ལ་ཐིམ་པར་འགྱུར། །ལྕེ་ཡི་དབང་པོ་ཉམས་པར་གྱུར་པ་ཡིས། །རོ་མི་གསལ་ཞིང་རེག་ལ་ཐིམ་པར་འགྱུར། །ལུས་ཀྱི་དབང་པོ་ཉམས་པས་རེག་མི་ཚོར། །ཞེས་པ་སྟེ། འབྱུང་ལྔས་བསྐྱེད་པའི་དབང་པོ་ལྔ་པོ་འདི་ཡང་རང་གི་ནུས་པ་རིམ་བཞིན་ཐིམ་པར་འགྱུར་བ་སྟེ་མིག་གི་དབང་པོ་ཉམས་པར་གྱུར་པའི་དབང་གིས་ཕྱི་རོལ་གྱི་གཟུགས་རྣམས་མི་གསལ་ཞིང་འགག་པར་འགྱུར་ཏེ། ཅིའི་ཕྱིར་ཞེ་ན། གཟུགས་དེ་ཡང་སྒྲའི་རང་བཞིན་དབྱེར་མེད་དུ་ཐིམ་པར་འགྱུར་བའི་ཚུལ་དང་། དེ་བཞིན་དུ་རྣ་བའི་དབང་པོ་ཉམས་པར་གྱུར་པ་ཡིས་སྒྲ་མི་གསལ་ཞིང་སྒྲ་དེ་ཡང་དྲི་ལ་ཐིམ་པར་འགྱུར་ལ། སྣའི་དབང་པོ་ཉམས་པར་གྱུར་པ་ཡིས་དྲི་མི་གསལ་ཞིང་དྲི་དེ་ཡང་རོ་ལ་ཐིམ་པར་འགྱུར་བ་དང་། ལྕེའི་དབང་པོ་ཉམས་པར་གྱུར་པ་ཡིས་རོ་མི་

གསལ་ཞིང་རོ་དེ་ཡང་རེག་བྱ་ལ་ཐིམ་པར་འགྱུར་བ་དང་། ལུས་ཀྱི་དབང་པོ་ཉམས་པར་གྱུར་པ་ཡིས་རེག་བྱ་མི་ཚོར་ཏེ། མཐར་སྲོག་གི་རླུང་ཉིད་ལ་ཐིམ་པ་དང་། དེ་ཡང་ཡིད་ཀྱི་རྣམ་པར་ཤེས་པ་ལ་ཐིམ་པར་འགྱུར་བ་སྟེ། དབང་པོའི་རྟེན་ཉམས་པ་དང་ལྷན་ཅིག་ཏུ་ཡུལ་ཅན་གྱི་ཤེས་པ་རྣམས་ཀྱང་མཐར་ཐུག་ཀུན་གཞི་ལ་ཐིམ་པར་འགྱུར་བ་ཞེས་དབང་པོ་རྣམས་ཀྱང་རིམ་བཞིན་ཐིམ་པ་སྟེ་རིམ་བཞིན་འགག་པའི་དོན་ཡིན། །

གསུམ་པ། མ་ངེས་པའི་ལྟས་བཤད་པ།

མ་ངེས་འཆི་ལྟས་ནད་ཚུལ་མང་པོ་ལས། །འཆི་བའི་ལྟས་རྣམས་སྣང་བར་གྱུར་ན་ཡང་། །ནད་ཞི་བས་ནི་འཆི་ལྟས་ཞི་འགྱུར་རོ། །ཞེས་པ་སྟེ། །གོང་དུ་བཤད་པའི་འཆི་ལྟས་དེ་རྣམས་འབྱུང་ཡང་མཐའ་ཅིག་ཏུ་འཆི་བར་མ་ངེས་པའི་འཆི་ལྟས་ཀྱང་འབྱུང་སྲིད་པ་སྟེ། ཅིའི་ཕྱིར་ཞེ་ན། རླུང་མཁྲིས་བད་ཀན་གྱིས་བསྡུས་པའི་ནད་ཀྱི་ཚུལ་མི་འདྲ་བ་ཤིན་ཏུ་མང་པོ་ཡོད་པའི་ཕྱིར་རོ། །དེ་རྣམས་ལས་གང་ཡང་ཉུང་བ་ལ་བརྟེན་པའི་འཆི་བའི་ལྟས་གོང་དུ་བཤད་པ་རྣམས་ལས་འགའ་ཞིག་མངོན་སུམ་དུ་སྣང་བར་གྱུར་པ་མཐོང་ན་ཡང་། སྨྲིད་མི་ལུག་པར་གསོ་བ་ལ་བརྩོན་པས་ནད་རབ་ཏུ་ཞི་བར་འགྱུར་ལ། ནད་དེ་དག་ཞི་བས་ནི་འཆི་ལྟས་ཡང་ཞི་བར་འགྱུར་བ་ཡིན་ནོ། །

བཞི་པ། ངེས་པའི་འཆི་ལྟས་བཤད་པ།

ཞི་ཡང་ལྟས་བརྟན་གནས་ན་ངེས་པར་འཆི། །ཕྱི་ནང་སྲོག་ཟུངས་ཤ་ཟས་རྩ་དང་གསུམ། །ཤོར་བའི་ནད་པ་གང་ཡིན་འཆི་བར་ངེས། །ནད་ལ་ཚོ་ག་སྔ་ཚོགས་བསྒྲུབས་བྱས་ཀྱང་། །བཅོས་སྐྱིད་མེད་པ་འཆི་བར་ངེས་པ་ཡིན། །ཞེས་པ་སྟེ། དེ་ཡང་གོང་དུ་བཤད་པ་ལྟར་ཕལ་ཆེར་ལ་ནད་ཞི་བར་གྱུར་ན་འཆི་ལྟས་ཀྱང་ཞི་བར་འགྱུར་སྲིད་དུ་ཟིན་ཀྱང་། གལ་ཏེ་ནད་ཞི་ན་ཡང་འཆི་བའི་ལྟས་རྣམས་མི་ཞི་

བར་བརྟན་པར་གནས་པ་ན་ངེས་པར་འཆི་བར་འགྱུར་བ་དང་། དེ་བཞིན་དུ་ཕྱི་ནང་སྲོག་རླུང་རིམ་པ་ལྟར་ཕྱིའི་རླུང་ཤ ནང་གི་རླུང་ཟས། སྲོག་གི་རླུང་རྩ་དང་གསུམ་ཐོར་བ་སྟེ་ནད་ཀྱིས་འཕྲོག་པར་འགྱུར་བ་དཔེར་ན་ཤ་ཐོར་བ་མུར་གོང་སོགས་ཀྱི་ཤ་སྐམ་པ་དང་། ཟས་ཐོར་བ་དང་ཁ་མེད་ཅིང་མི་འཇུ་བ་དང་། རྩ་ཐོར་བ་བྱེད་པ་ཉམས་ཤིང་སྟོད་པ་བཅས་དེ་གསུམ་ཐོར་བའི་ནད་པ་གང་ཡིན་པ་དེ་འཆི་བར་ངེས་པ་དང་། འགྲོ་བ་ཉམ་ཐག་པའི་ནད་པ་དེ་ཉིད་ལ་སྨན་དཔྱད་ཟས་སྤྱོད་ཀྱི་ཚོ་ག་སྣ་ཚོགས་འབད་པས་བསྒྲུབས་ཤིང་གང་ལ་གང་འཚམས་བྱས་ཀྱང་བཅོས་སྐྱིད་གང་ཡང་མེད་པ་དེ་རྣམས་ནི་འཆི་བར་ངེས་པ་ཡིན་ནོ། །

ལྔ་པ། མཇུག་དོན་བསྡུ་བ་བསྟན་པ།

མཇུག་གི་དོན་བསྡུ་བ་ལ་འཆི་ལྟས་འབྱུང་བའི་དཔེ་དོན་དང་། འཆི་ལྟས་ལ་གཅེས་པར་གདམས་པ། འཆི་ལྟས་ཟློག་ཐབས་བཅས་གསུམ་མོ། །

༡ འཆི་ལྟས་འབྱུང་བའི་དཔེ་དོན་བསྟན་པ།

དེ་ལྟར་ཕུང་པོ་འཇིག་པའི་འཆི་ལྟས་རྣམས། །ནད་དང་ལུས་རླུང་དྲི་མ་འཁྲུགས་གྱུར་ནས། །གཅིག་གཤེད་གཅིག་གིས་བྱས་ཏེ་སྲོག་འདོར་ཕྱིར། །འབྱུང་འགྱུར་དུས་ཀྱི་རི་རབ་འཇིག་དང་མཚུངས། །ཞེས་པ་སྟེ། དེ་ལྟར་བཤད་མ་ཐག་པའི་དོན་འབྱུང་བ་ལྔའི་རང་བཞིན་གྱི་ལུས་ཀྱི་ཕུང་པོ་འདི་ཉིད་ངེས་པར་འཇིག་པའི་འཆི་ལྟས་རྣམས་ཤར་བ་དེའི་ཚེ་ནད་ལུས་རླུང་དྲི་མ་རྣམས་རང་རང་གི་གནས་དང་ལྷང་ཚད་སོགས་ལས་འཆོལ་བར་འཁྲུགས་པར་གྱུར་ནས་ཕན་ཚུན་གཅིག་གི་གཤེད་གཅིག་གིས་བྱས་ཏེ། སྲོག་གི་དབང་པོ་ལུས་དང་བཅས་པ་འདོར་བའམ་འཇོམས་པར་བྱེད་པའི་ཕྱིར་ཏེ། འདི་ནི་དཔེར་ན་འབྱུང་བ་རྣམས་འཁྲུགས་པས་རང་རང་གི་བྱེད་ལས་གཞན་དུ་གྱུར་པའི་དུས་ན་རི་རབ་ལ་སོགས་པ་ཕྱི་སྣོད་ཀྱི་འཇིག་རྟེན་

ཁམས་ཆེན་པོ་འདི་ཡང་འཇིག་པར་འགྱུར་བར་བྱེད་པ་ཚུལ་དང་རྣམ་པ་ཀུན་ནས་མཚུངས་སོ། །

༢ འཆི་ལྟས་ལ་གཅེས་པར་གདམས་པ་བསྟན་པ།

འཆི་ལྟས་མི་ཤེས་གསོ་བ་བླང་དོར་འགག །དེ་མ་ཤེས་པས་སྨན་གྲགས་ཐོབ་མ་ཡིན། །དེ་ཕྱིར་མཁས་འདོད་འཆི་ལྟས་རྟོགས་པར་བྱ། །ཞེས་པ་སྟེ། དེ་ལྟར་བཤད་པའི་ཉེ་རིང་ལ་སོགས་པའི་འཆི་བའི་ལྟས་རྣམས་མི་ཤེས་པའི་སྨན་པར་ཁས་འཆེ་བ་རྣམས་ཀྱིས་ནི་གསོ་བར་བྱ་བའི་ཡུལ་ནད་པ་གསོས་པར་ཁས་བླང་བ་དང་། མི་གསོས་པར་དོར་བར་བྱ་བའི་ཚུལ་འགག་པ་སྟེ་མི་ཤེས་ཤིང་ཁ་དམར་འདོགས་མི་ཤེས་ལ། འཚོ་འཆི་གང་དུ་འགྱུར་བའི་ལྟས་དེ་ལས་བླང་དོར་མི་ཤེས་པས་ནི་མཁས་པ་ཞེས་པའི་སྙན་གྲགས་ཐོབ་པ་མ་ཡིན་ཏེ། དེས་ན་མཁས་པ་ཞེས་བྱ་བའི་མིང་དོན་མཐུན་པར་འདོད་པའི་སྨན་པ་རྣམས་ཀྱིས་འཆི་ལྟས་རྣམས་སྤྱི་དང་ཁྱད་པར་དུ་ངེས་པ་དང་མ་ངེས་པའི་འཆི་ལྟས་ཀྱི་དོན་ཞིབ་ཏུ་རྟོགས་ཤིང་ལག་ལེན་གྱི་ཉམས་མྱོང་དངོས་བརྒྱུད་ནས་འཁྲུལ་མེད་རྟོགས་པར་བྱ་དགོས་པ་ཡིན་ནོ། །

༣ འཆི་ལྟས་བཟློག་ཐབས་བཤད་པ།

རྨི་ལམ་རྣམ་འགྱུར་རིང་དང་མ་ངེས་ལྟས། །ཚོགས་གསོག་གླིག་སྒྲུབ་ཡི་དམ་སྲུང་འགྱུར་བཟློག །ཉེ་དང་ངེས་པའི་ལྟས་ལ་འཆི་བསླུ་བྱ། །ཤིན་ཏུ་ཉེ་བའི་ལྟས་ལ་བཟློག་ཐབས་མེད། །ཅེས་གསུངས་སོ། །ཞེས་པ་སྟེ། དེ་ཡང་འཆི་བའི་ལྟས་སྣ་ཚོགས་པ་རྣམས་ཀྱི་ནང་ནས་རྨི་ལམ་དང་། རྣམ་འགྱུར། རིང་བ་དང་། མ་ངེས་པའི་ལྟས་རྣམས་ནི་མཐའ་གཅིག་ཏུ་འཆི་བ་པོ་ནར་མ་ངེས་པས་དེ་རྣམས་སྦྱིན་པ་ལ་སོགས་པའི་བསོད་ནམས་ཀྱི་ཚོགས་དང་སྟོང་ཉིད་བསྒོམ་པ་ལ་སོགས་ཡེ་ཤེས་ཀྱི་ཚོགས་རང་བཞིན་གྱིས་བགྱིས་པ་དང་། རྒྱལ་བའི་བཀའ་དྲི་མ་མེད་པ་གླེགས་ཅིང་

འདོན་པ་དང་། རྒྱུད་སྡེ་རྣམས་ནས་ཇི་ལྟར་འབྱུང་བའི་ལྷག་པའི་ལྷ་སྒྲུབ་ཅིང་གསོལ་བ་གདབ་པ་དང་། འཇིག་རྟེན་གྱི་ཡུལ་ལུགས་རང་རང་དང་མཐུན་པའི་རིམ་གྲོ་སོགས་སྔར་ཡི་དམ་དུ་བཅས་པ་རྣམས་ལས་སུམ་འགྱུར་གྱིས་ལྷག་པར་བྱས་ན་འཆི་བ་ལས་ཟློག་པར་འགྱུར་ལ། ཉེ་བ་དང་ངེས་པའི་འཆི་ལྟས་རྣམས་ལས་གང་ཡང་རུང་བ་མངོན་སུམ་དུ་སྣང་བ་རྣམས་ནི་འཆི་བར་ངེས་རུང་སྲོག་བསླུ་བ་ལ་སོགས་པ་ཚེའི་ཆོ་ག་མང་དུ་སྒྲུབ་པས་འཆི་བ་ལས་བཟློག་ནུས་པ་སྲིད་པ་ཡིན་ཡང་། ཤིན་ཏུ་ཉེ་བའི་འཆི་ལྟས་འབྱུང་བ་རིམ་གྱིས་ཐིམ་པའི་ཐིམ་རིམ་དངོས་སུ་མཐོང་བ་རྣམས་ལ་འཆི་བ་ལས་ཟློག་པའི་ཐབས་ཅི་ཡང་མེད་དེ་ཚེ་ཡི་འཕེན་པ་ཡོངས་སུ་རྫོགས་ཏེ་འཆི་བའི་དུས་ལ་སླེབས་པའི་ཕྱིར་རོ། །

ལེའུའི་མཚན་བསྟན་པ།

བདུད་རྩི་སྙིང་པོ་ཡན་ལག་བརྒྱད་པ་གསང་བ་མན་ངག་གི་རྒྱུད་ལས་ལུས་ཀྱི་འཇིག་ལྟས་བསྟན་པའི་ལེའུ་སྟེ་བདུན་པའོ།། །།

གནས་གསུམ་པ། འཕེལ་འགྲིབ་ནད་ཀྱི་གནས།

གནས་གསུམ་པ་འཕེལ་འགྲིབ་ནད་ཀྱི་གནས་ཀྱི་གཞུང་དོན་འགྲེལ་བ་ལ་ཇི་ལྟར་བསྟན་པར་ཞུས་པ་དང་། དེའི་ལན་བསྟན་པའོ། །

ཇི་ལྟར་བསྟན་པར་ཞུས་པ།

དེ་ནས་ཡང་དྲང་སྲོང་ཡིད་ལས་སྐྱེས་ཀྱིས་འདི་སྐད་ཅེས་ཞུས་སོ། །ཀྱེ་སྟོན་པ་དྲང་སྲོང་རིག་པའི་ཡེ་ཤེས་ལགས། །འཕེལ་འགྲིབ་ནད་ཀྱི་གནས་ལ་ཇི་ལྟར་བསྟན་པར་བགྱི། འཚོ་མཛད་སྨན་པའི་རྒྱལ་པོས་བཤད་དུ་གསོལ། ཞེས་ཞུས་པ་ལས། ཞེས་པ་སྟེ། གྲུབ་པ་ལུས་ཀྱི་གནས་གསུངས་ཟིན་པའི་རྗེས་དེ་ནས་ཡང་བྱ་བ་གཞན་གྱིས་བར་མ་ཆོད་པར་དྲང་སྲོང་ཡིད་ལས་སྐྱེས་ཀྱིས་འདི་སྐད་ཅེས་ཞུས་སོ། །དེ་ཡང་ཀྱེ་སྟོན་པ་དྲང་སྲོང་རིག་པའི་ཡེ་ཤེས་ལགས། ཞེས་མཚན་ནས་བོས་ཏེ། གནས་བཅུ་གཅིག་གི་ནང་ནས་གསུམ་པ་ནད་ཟུངས་དྲི་མ་དང་བཅས་པ་རེས་འགའ་འཕེལ་བ་དང་། རེས་འགའ་འགྲིབ་པར་བྱེད་པའི་ཚུལ་གྱིས་ལུས་ལ་གནོད་པར་བྱེད་པ་ནད་ཀྱི་གནས་ལ་ཚུལ་ཇི་ལྟར་བསྟན་པར་བགྱི། འཚོ་མཛད་སྨན་པའི་རྒྱལ་པོས་གསལ་བར་བཤད་དུ་གསོལ་ཞེས་ཞུས་པའོ། །ལས་ནི་འབྱུང་ཁུངས་ཀྱི་སྒྲོའོ། །

དེའི་ལན་བསྟན་པ།

དེའི་ལན་བསྟན་པ་ལ་ཉན་པར་གདམས་ཤིང་མཚམས་སྦྱར་བ་དང་། གཞུང་དོན་དངོས་བསྟན་པའོ། །

ཞེན་པར་གདམས་ཤིང་མཚམས་སྦྱར་བ།

སྟོན་པས་གསུངས་པ། ཀྱེ་དྲང་སྲོང་ཆེན་པོ་ཉོན་ཅིག །ཅེས་པ་སྟེ། དྲང་སྲོང་ཆེན་པོ་ཡིད་ལས་སྐྱེས་ཀྱིས་ཇི་སྐད་ཞུས་པའི་ལན་ལ་སྟོན་པས་འདི་སྐད་ཅེས་གསུངས་པ། ཀྱེ་དྲང་སྲོང་ཆེན་པོ་ལེགས་པར་ཉོན་ཅིག་ཅེས་མཚམས་སྦྱར་ཏེ་མཚམས་སྦྱར་ཏེ་གདམས་པའོ། །

གཞུང་དོན་དངོས་བསྟན་པ།

གང་གསོ་ཕུང་པོ་དེ་ལས་བྱུང་བ་ཡི། །འཕེལ་འགྲིབ་ནད་ཀྱི་གནས་ལ་བསམ་བྱ་ན། །རྒྱུ་རྐྱེན་ཞུགས་ཚུལ་གནས་དང་མཚན་ཉིད་དང་། །དབྱེ་བ་སོ་སོའི་དོན་དང་བདུན་དུ་བཤད། །ཅེས་པ་སྟེ། གང་གསོ་བར་བྱ་བའི་ཡུལ་ཕུང་པོ་ལྷ་ལས་གྲུབ་པའི་ལུས་དེ་ལས་བྱུང་བ་ཡི་ཉེས་པ་ལུས་ཟུངས་དྲི་མ་དང་བཅས་པ་རེས་འཕེལ་རེས་འགྲིབ་ཚུལ་གྱིས་གནོད་པར་བྱེད་པ་ནད་ཀྱི་གནས་ལ་བསམ་པར་བྱ་བ་ན། འདི་ལྟར་ཤེས་དགོས་ཏེ། ནད་གང་ལས་འབྱུང་བའི་རྒྱུ་དང་། དེ་འཕེལ་ཟད་འཁྲུགས་པའི་རྐྱེན་དང་། ཇི་ལྟར་ཞུགས་པའི་ཚུལ་དང་། གང་དུ་གནས་པའི་གཞི་དང་། སོ་སོར་ངེས་པའི་མཚན་ཉིད་དང་། རྒྱ་ཆེན་པོའི་དབྱེ་བ་དང་། སོ་སོའི་དོན་གཏན་ལ་དབབ་པ་སྟེ་རྣམ་པ་བདུན་དུ་བཤད་པ་ཡིན་ནོ་ཞེས་པའོ། །

ལེའུ་བརྒྱད་པ། ནད་ཀྱི་རྒྱུ་བསྟན་པ།

ནད་ཀྱི་རྒྱུ་ཡི་ལེའུའི་གཞུང་དོན་འགྲེལ་བ་ལ་ཡང་། གཞུང་དོན་དངོས་བཤད་པ་དང་། ལེའུའི་མཚན་བསྟན་པ་དང་གཉིས་སོ། །

གཞུང་དོན་དངོས་བཤད་པ།

དང་པོ་རྒྱུ་ལ་རིང་རྒྱུ་ཉེ་རྒྱུ་གཉིས། །ཞེས་པ་སྟེ། གོང་དུ་སྤྱི་དོན་རྣམ་པ་བདུན་བཤད་པའི་དང་པོ་ནད་ཐམས་ཅད་ཀྱི་རྒྱུ་བཤད་པ་ལ། རིང་བའི་རྒྱུ་དང་། ཉེ་བའི་རྒྱུ་གཉིས་སོ། །

དང་པོ། རིང་བའི་རྒྱུ་བསྟན་པ།

རིང་བའི་རྒྱུ་ལ་སྤྱི་དང་ཁྱད་པར་གཉིས། །ཞེས་པ་སྟེ། རིང་བའི་རྒྱུ་ལའང་སྤྱི་ཡི་རྒྱུ་དང་། ཁྱད་པར་གྱི་རྒྱུ་གཉིས་སོ། །

༡ སྤྱི་ཡི་རྒྱུ་བསྟན་པ།

དང་པོ་ནད་འཁྲུགས་སྣ་ཚོགས་ཚུལ་ཅན་གྱིས། །གྲངས་མེད་གྱུར་པས་ལུས་ཉིད་གཟིར་གྱུར་པ། །དེ་རྒྱུ་རེ་རེར་བསྟན་པར་མི་ནུས་པས། །དེ་བས་ནད་ཀུན་སྤྱི་རྒྱུ་བརྗོད་པ་ནི། །ནད་རྣམས་ཀུན་གྱི་རྒྱུ་ནི་གཅིག་པུ་སྟེ། །བདག་མེད་དོན་མ་རྟོགས་པས་མ་རིག་ཅེས། །དཔེར་ན་བྱ་ནི་མཁའ་ལ་ལྡིང་གྱུར་ཀྱང་། །རང་གི་གྲིབ་མ་དེ་དང་མི་འབྲལ་ཞིང་། །འགྲོ་ཀུན་བདེ་བར་གནས་ཤིང་སྤྱོད་ན་ཡང་། །མ་རིག་ལྡན་པས་ནད་དང་འབྲལ་མི་སྲིད། །ཅེས་པ་སྟེ། དང་པོ་ཐུན་མོང་གི་རྒྱུ་ནི་ཕྱི་ནང་གི་རྒྱུ་རྐྱེན་ཅི་རིགས་པ་ལས་ནད་རྣམས་འཕེལ་ཟད་འཁྲུགས་པས་

རྣམ་པ་མི་འདྲ་བ་སྣ་ཚོགས་པའི་ཚུལ་ཅན་གྱི་སྒོ་ནས་བརྗེ་བ་ལས་འདས་ཤིང་གྲངས་མེད་དུ་གྱུར་པས་དེ་དག་གིས་ལུས་འདི་ཉིད་ཉེ་བར་གཟིར་བར་གྱུར་པ་དེ་དང་དེ་འདྲ་བའི་རྒྱུ་མཐའ་དག་རེ་རེ་ནས་འདིའི་རྒྱུ་ནི་འདི་ཡིན་ནོ་ཞེས་བསྟན་པར་མི་ནུས་པས། དེ་བས་ན་ལུས་སེམས་ལས་བྱུང་བའི་ནད་ཀྱི་རྣམ་པ་མི་འདྲ་བ་ཀུན་གྱི་སྤྱིའི་རྒྱུ་ཐུན་མོང་བ་དེ་ཉིད་བརྗོད་པས་བྱེ་བྲག་གི་ནད་ཕལ་ཆེར་ཞར་ལ་ཤེས་པར་འགྱུར་བའི་ཕྱིར་འདིར་བརྗོད་པ་ནི་འདི་ལྟ་སྟེ། ལུས་སེམས་ནད་ཀྱི་རྣམ་གྲངས་དེ་རྣམས་ཀུན་གྱི་ཐུན་མོང་བའི་རྒྱུ་ནི་གཅིག་པུ་ཉིད་ཡིན་ཏེ་དེ་ནི་ཉེས་པ་ཀུན་གྱི་རྩ་བ་ཡིན་པའི་ཕྱིར་རོ། །འོ་ན་རྒྱུ་གཅིག་པུ་དེ་གང་ཞེ་ན། དོན་དམ་པར་དངོས་པོ་ཐམས་ཅད་བདག་མེད་པའི་རང་བཞིན་ཅན་ཁོ་ན་ཡིན་ཡང་། དེའི་དོན་མ་ཤེས་ཤིང་། དེ་ལྟར་མ་རྟོགས་པས་བདག་འཛིན་ལྷན་སྐྱེས་ཀྱི་མ་རིག་པ་ཞེས་པའི་སེམས་ཅན་ཐམས་ཅད་ཀྱི་རྒྱུད་ལ་ཐོག་མེད་ནས་ཡོད་པའི་མི་དགེ་བ་དེ་ཉིད་གཅིག་པུ་ཡིན་ནོ། །དཔེར་ན་བྱ་གཞོག་རྩལ་དང་ལྡན་པ་རྣམས་ནི་ཉིན་པར་སྐད་ཅིག་ཀྱང་ས་ལ་མི་འབབ་པར་ནམ་མཁའི་མཐོངས་སུ་འཕུར་ཞིང་ལྡིང་བར་གྱུར་དུ་ཟིན་ཀྱང་། བྱ་རང་ཉིད་གང་དུ་འགྲོ་བའི་རྗེས་དེ་དང་དེར་རང་གི་གྲིབ་མ་དེ་ཡང་ངེས་པར་འབྲང་ཞིང་དེ་དང་སྐད་ཅིག་ཀྱང་མི་འབྲལ་བ་དེ་བཞིན་དུ་འགྲོ་བ་སེམས་ཅན་འདི་དག་ཀུན་ཀྱང་རེ་ཞིག་ལུས་སེམས་ནད་མེད་པ་ལྟར་བདེ་བར་ཐམལ་དུ་གནས་ཤིང་འདོད་པའི་ཡོན་ཏན་ལ་ལོངས་སུ་སྤྱོད་ན་ཡང་། མ་རིག་པ་རྒྱུད་ལ་ལྡན་པའི་སྟོབས་ཀྱིས་ནད་རླུང་མཁྲིས་བད་ཀན་དང་། དེའི་རྒྱུ་འདོད་ཁྲོ་གཏི་མུག་རྣམས་དང་འབྲལ་མི་སྲིད་དོ། །འདིར་མ་རིག་ཅེས་པའི་དོན་ནི། དབུ་མ་འཇུག་པ་ལས། དང་པོར་ང་ཞེས་བདག་ལ་ཞེན་གྱུར་ཅིང་། །བདག་གི་འདི་ཞེས་དངོས་ལ་ཆགས་བསྐྱེད་པ། །ཟོ་ཆུན་འབྱུན་ལྟར་རང་དབང་མེད་པ་ཡི། །འགྲོ་ལ་སྙིང་རྗེར་གྱུར་གང་དེ་ལ་འདུད། །ཅེས་པ་དང་། ཡང་དེ་ཉིད་ལས། ཉོན་

ཉོན་མོངས་སྐྱོན་རྣམས་མ་ལུས་འཇིག་ཚོགས་ལ། །ལྟ་ལས་བྱུང་བར་བློ་ཡིས་མཐོང་གྱུར་ཅིང་། །བདག་ནི་འདི་ཡི་ཡུལ་དུ་རྟོགས་བྱས་ནས། །རྣལ་འབྱོར་པ་ཡིས་བདག་ནི་འགོག་པར་བྱེད། །ཅེས་གསུངས་པ་ལྟར་དོན་དམ་པར་ཆོས་ཐམས་ཅད་བདག་མེད་པ་ཁོ་ན་ཡིན་ཀྱང་། ཀུན་རྫོབ་ཏུ་འཁྲུལ་བ་ལས་བདག་ཏུ་བཟུང་བས་ན། གང་གི་ངོ་བོ་མ་རྟོགས་པ་ལ་མ་རིག་པ་ཞེས་བྱའོ། །མ་རིག་པ་ནད་ཀྱི་རྒྱུ་དངོས་མ་ཡིན་ཀྱང་ཉོན་མོངས་ཀུན་འཁྲུགས་པའི་རྒྱུ་ཡིན་པས། ནད་རྣམས་ཀུན་གྱི་སྤྱི་རྒྱུ་རུ་བཞག་པ་ཡིན་ནོ། སེམས་ཅན་ཐམས་ཅད་ཀྱི་རྒྱུད་ལ་ནད་རྣམས་ལྷན་སྐྱེས་སུ་ཡོད་པ་དེ་ནི་རྒྱུ་མི་དགེ་བ་ལས་བྱུང་བ་ཡིན་ཞིང་། མི་དགེ་བ་དེ་ཡང་ཉོན་མོངས་པ་དང་མ་རིག་པ་ལས་བྱུང་བས་ན། མ་རིག་པ་ནི་ཉེས་པ་ཀུན་གྱི་རྩ་བ་རུ་བཞག་པ་ཡིན་ནོ། །གཞན་ཡང་སྙིང་པོ་བསྡུས་པར། ནད་འཁྲུགས་སྣ་ཚོགས་ཚུལ་ཅན་ནི། །གྲངས་མེད་པར་ནི་གྱུར་པའི་ལུས། །ཐམས་ཅད་ཉེ་བར་གཟིར་གྱུར་པ། །དེ་རྒྱུ་ཚུལ་དང་བསྒྲུབ་པ་དག །རེ་རེ་ནས་ནི་བསྟན་མི་ནུས། །དེ་བས་སྤྱི་ཡི་བརྗོད་པ་ཡིན། །ནད་རྣམས་དག་ནི་ཐམས་ཅད་ཀྱི། །ཉེས་པའི་རྒྱུ་ནི་གཅིག་པུ་ཉིད། །དཔེར་ན་བྱ་ནི་ལྡིང་གྱུར་པ། །ཉིན་རངས་ཀུན་ཏུ་སོང་གྱུར་ཀྱང་། །རང་གི་གྲིབ་མ་དང་མི་འབྲལ། །འགྲོ་ཀུན་དེ་དང་འདྲ་བ་ཡིན། །ཞེས་གསུངས་ཤིང་། སྐབས་འདིར་མཁས་མཆོག་བློ་གྲོས་རྒྱལ་པོས། ཡན་ལག་བརྒྱད་པ་རྩ་འགྲེལ་ལས། ཉེས་པ་གཅིག་ཉིད་ཅེས་པ་འདི་ཡང་དོན་མ་རིག་པ་ཁོ་ན་ལ་དགོངས་པ་ཡིན་པར་བཞེད་ཀྱང་། བདག་མེད་དོན་མ་རྟོགས་པས་མ་རིག་ཅེས། །ཞེས་པའི་ཚིག་ཀང་འདི་ནི་དཔལ་ལྡན་རྒྱུད་ཀྱི་ཐུན་མོངས་མ་ཡིན་པའི་དགོངས་པ་ཞིག་ཡིན་པས། བརྒྱད་པ་རྩ་འགྲེལ་ལས་བསྟན་པའི་ཉེས་པའི་རྒྱུ་ནི་གཅིག་པུ་ཉིད་ཅེས་པ་མ་རིག་པ་རང་ལ་ཟེར་བ་ཡིན་མིན་ཐེ་ཚོམ་སྐྱེ་དགོས་པ་ཞིག་ཡིན་ཏེ། སྙིང་པོ་བསྡུས་པའི་རང་འགྲེལ་ལས། དེ་བས་ན་ནད་ཀྱི་ཚུལ་རྣམ་པ་སྣ་ཚོགས

གྲངས་མེད་པས། ལུས་འདི་སློང་དཀྲུགས་ནས་སྐམས་པ་འདི་ལ་ནད་ཀྱི་ཚུལ་ཅི་འདྲ་བ་དང་། ནད་སེལ་བའི་རྒྱུ་རྐྱེན་སྨན་དང་། གསོ་བའི་ཐབས་སུ་སྦྱར་ཞིང་བྱའོ། །དེ་ཡང་ནད་ཚུལ་དུ་མ་རེ་རེ་ནས་བསྟན་མི་ནུས་ཏེ། དེ་ནི་འདོར་ཙོག་ཐབས་ཀྱི་ནད་དམིགས་ནི་རླུང་དང་མཁྲིས་པ་དང་བད་ཀན་དུ་འདུས་སོ། །ཞེས་གསུངས་པ་ལ་གཞིགས་ན་རྒྱུ་གཅིག་པུ་ཞེས་པ་ནི་རླུང་མཁྲིས་བད་ཀན་རང་ལ་འདོད་པ་ལས་ཤེས་ནུས་སོ། །

༢ ཁྱད་པར་གྱི་རྒྱུ་བསྟན་པ།

ཁྱད་པར་རྒྱུ་ནི་མ་རིག་ལས་བྱུང་བའི། །འདོད་ཆགས་ཞེ་སྡང་གཏི་མུག་དུག་གསུམ་ལས། །འབྲས་བུ་རླུང་མཁྲིས་བད་ཀན་ཉེས་པ་སྐྱེད། །ཅེས་པ་སྟེ། ཉེས་གསུམ་ཁྱད་པར་གྱི་རྒྱུ་སོ་སོ་ནི་བདག་འཛིན་མ་རིག་པ་དེ་ལས་བྱུང་བའི་འདོད་ཆགས་དང་། ཞེ་སྡང་དང་། གཏི་མུག་སྟེ་ལུས་སེམས་ཀྱི་བདེ་བ་འགྲོག་པར་བྱེད་པའི་དུག་གསུམ་དུ་གྲགས་པ་རྣམས་ཡིན་ལ། རྒྱུ་དེ་ལས་རིམ་པ་བཞིན་དུ་འབྲས་བུ་རླུང་མཁྲིས་བད་ཀན་ཏེ་ཉེས་པ་གསུམ་པོ་སྐྱེད་པར་བྱེད་དོ། །

གཞན་ཡང་ཟླ་ཟེར་ལས། འདོད་པ་ནི་ཡུལ་རྣམས་ལ་འདོད་ཅིང་ཆགས་པ་ལ་མངོན་པར་ཞེན་པའོ། །གཏི་མུག་ནི་བྱ་བ་དང་བྱ་བ་མ་ཡིན་པ་མངོན་པར་མ་རྟོགས་ཤིང་མི་ཤེས་པའོ། །ཁྲོ་བ་ནི་སེམས་ཀྱིས་ཞེ་སྡང་ཞིང་གང་དུ་ཡང་མངོན་པར་ཆགས་པ་མེད་པ་སྟེ། ཞེས་གསུངས་པ་ལྟར་འདོད་ཆགས་ནི་ཡུལ་ཡིད་དུ་འོང་བ་ལ་དམིགས་ནས་འདོད་ཅིང་ཆགས་པའི་སེམས་བྱུང་ཞིག་ལ་བྱ་ཞིང་། ཞེ་སྡང་ནི་ཡུལ་ཡིད་དུ་མི་འོང་བ་ལ་དམིགས་ཏེ་ཞེ་ནས་འཁྲུས་ཤིང་སྡང་བའི་སེམས་བྱུང་ཞིག་ལ་བྱའོ། །གཏི་མུག་ནི་བླང་དོར་གྱི་གནས་ལ་རྨོངས་ཤིང་མ་རྟོགས་པ་ལ་བྱ་བ་དང་བཅས་སོ། །

གཉིས་པ། ཉེ་བའི་རྒྱུ་བསྟན་པ།

ཉེ་བའི་རྒྱུ་བསྟན་པ་ལ་ཡང་ཉེ་རྒྱུ་དངོས་བསྟན་པ་དང་། ཉེ་རྒྱུ་ཡིན་པའི་རྒྱུ་མཚན་བསྟན་པ་གཉིས་སོ། །

༡ ཉེ་རྒྱུ་དངོས་བསྟན་པ།

ཉེ་རྒྱུ་རླུང་དང་མཁྲིས་པ་བད་ཀན་གསུམ། །ཞེས་པ་སྟེ། ཉེ་བའི་རྒྱུ་ནི་རྣམ་པར་མ་གྱུར་པའི་རླུང་དང་མཁྲིས་པ་དང་བད་ཀན་གསུམ་ཡིན་ནོ་ཞེས་པའོ། །

༢ ཉེ་རྒྱུ་ཡིན་པའི་རྒྱུ་མཚན་བསྟན་པ།

ཉེ་རྒྱུ་ཡིན་པའི་རྒྱུ་མཚན་བསྟན་པ་ལ་ཡང་། རྣམ་པར་གྱུར་ན་ནད་ཀྱི་ངོ་བོ་ཡིན་པའི་ཕྱིར་རྣམ་པར་མ་གྱུར་པ་ནད་ཀྱི་རྒྱུར་བསྟན་པ་དང་། རླུང་མཁྲིས་བད་ཀན་གསུམ་ནད་ཐམས་ཅད་སྐྱེད་པའི་རྒྱུ་བསྟན་པ་དང་གཉིས་སོ། །

(༡) རྣམ་པར་གྱུར་ན་ནད་ཀྱི་ངོ་བོ་ཡིན་པའི་ཕྱིར་རྣམ་པར་མ་གྱུར་པ་ནད་ཀྱི་རྒྱུར་བསྟན་པ།

རྣམ་པར་མ་གྱུར་ནད་ཀྱི་རྒྱུར་འགྱུར་ལ། །རྣམ་འགྱུར་མ་སྙོམས་ནད་ཀྱི་ངོ་བོ་ཡིན། །ལུས་དང་སྲོག་ལ་གནོད་ཅིང་གདུངས་བས་སོ། །ཞེས་པ་སྟེ། ཉེས་པ་གསུམ་པོ་རང་རང་གནས་དང་ལྷང་ཚད་སོགས་ལས་འཕེལ་ཟད་འཁྲུགས་གསུམ་དུ་མ་སོང་བས་རྣམ་པར་མ་གྱུར་པ་རང་བཞིན་ཐ་མལ་དུ་གནས་པ་ཆ་སྙོམས་པ་དེ་ནི་ནད་མངོན་གྱུར་པ་རྣམས་ཀྱི་རྒྱུ་ཡི་གཙོ་བོར་འགྱུར་བ་ཡིན་ལ། གལ་ཏེ་དེ་ཉིད་འཕེལ་ཟད་འཁྲུགས་པས་རྣམ་པར་གྱུར་ནས་ཉེས་པ་གསུམ་ཆ་མ་སྙོམས་པ་ནི་ནད་ཀྱི་ངོ་བོ་ཡིན་ཏེ། དེས་ལུས་དང་སྲོག་ལ་ལྷག་པར་གནོད་ཅིང་གདུང་བ་བསྐྱེད་པར་འགྱུར་བས་སོ། །

(༢) རླུང་མཁྲིས་བད་ཀན་གསུམ་ནད་ཐམས་ཅད་སྐྱེད་པའི་རྒྱུར་བསྟན་པ།

རླུང་མཁྲིས་བད་ཀན་གསུམ་ནད་ཐམས་ཅད་སྐྱེད་པའི་རྒྱུར་བསྟན་པ་ལ་ཡང་།

མཁྲིས་པ་ལས་མ་གྱུར་པའི་ཚ་བ་མི་སྲིད་པ་བསྟན་པ་དང་། བད་ཀན་ལས་མ་གྱུར་པའི་གྲང་བ་མི་སྲིད་པ་བསྟན་པ། རླུང་ཟུང་དུ་འཇུག་ཅིང་ཚ་གྲང་གཉིས་ཀ་སྐྱེད་པ་བསྟན་པ་དང་གསུམ་མོ། །

ཀ༡ མཁྲིས་པ་ལས་མ་གྱུར་པའི་ཚ་བ་མི་སྲིད་པར་བསྟན་པ། **མཁྲིས་པ་འཁྲུགས་པས་ལུས་ཟུངས་བསྲེག་པར་བྱེད། །འདི་ནི་མེ་ཡི་རང་བཞིན་ཚ་བས་ན། །སྨད་ན་གནས་ཀྱང་སྟོད་དུ་འབར་བར་བྱེད། །ཚ་བའི་ནད་ཀུན་འདི་ལས་མ་སྐྱེས་མེད། །**ཅེས་པ་སྟེ། རླུང་མཁྲིས་བད་ཀན་གསུམ་གྱིས་ནད་ཀྱི་རྒྱུར་བྱེད་པའི་ཚུལ་དངོས་ནི། དུས་གདོན་ལ་སོགས་པའི་རྐྱེན་འགའ་ཞིག་གི་བྱེད་པ་ལ་བརྟེན་ནས་མཁྲིས་པའི་རང་བཞིན་འཁྲུགས་པར་གྱུར་པས་ལུས་ཟུངས་བདུན་དང་ཤུགས་ལས་དྲི་མ་རྣམས་ཀྱང་སྲེག་པར་བྱེད་པ་ཡིན་ཏེ། རྒྱུ་གང་གི་སྒོ་ནས་ཞེ་ན། མཁྲིས་པ་ཞེས་བྱ་བའི་ནད་འདི་ནི་ཛོ་བོ་མེའི་རང་བཞིན་ཅན་ཚ་བར་གནས་པས་ན། ལུས་སྨད་ཀྱི་ཆ་རྒྱུ་མ་ལ་སོགས་པ་རྣམས་ལ་གནས་ཤིང་ཞུགས་པར་གྱུར་ཀྱང་སྟོད་དུ་འབར་བར་བྱེད་པའི་ཕྱིར། ཚ་གྲང་གཉིས་ཀྱིས་ཟླས་ཕྱེ་བའི་ཚ་བའི་ནད་ཀུན་མཁྲིས་པ་འདི་ལས་མ་སྐྱེས་པ་མེད་དོ། །

ཀ༢ བད་ཀན་ལས་མ་གྱུར་པའི་གྲང་བ་མི་སྲིད་པར་བསྟན་པ། **བད་ཀན་འཁྲུགས་པས་ལུས་ཀྱི་མེ་དྲོད་འཇོམས། །འདི་ནི་ས་ཆུའི་རང་བཞིན་ལྕི་ལ་བསིལ། །སྟོད་ན་གནས་ཀྱང་སྨད་དུ་ལྷུང་བར་བྱེད། །གྲང་བའི་ནད་ཀུན་འདི་ལས་མ་སྐྱེས་མེད། །**ཅེས་པ་སྟེ། དུས་གདོན་སོགས་ཀྱི་མི་མཐུན་པའི་རྐྱེན་གྱིས་བད་ཀན་གྱི་རང་བཞིན་ཉེ་བར་འཁྲུགས་པས་ནི་ལུས་ཀྱི་མེ་དྲོད་སྤྱི་དང་། ཁྱད་པར་དུ་ཕོ་བའི་མེ་དྲོད་འཇོམས་པར་བྱེད་པ་ཡིན་ཏེ། ཅིའི་ཕྱིར་ཞེ་ན། བད་ཀན་ཞེས་བྱ་བའི་ནད་འདི་ནི་ས་ཆུའི་རང་བཞིན་ཅན་ལྕི་ལ་བསིལ་བའི་མཚན་ཉིད་དང་ལྡན་པས་ན།

ལུས་སྟོད་ཀྱི་ཆ་མགོ་བོ་ལ་སོགས་པའི་ཡུལ་ན་གནས་ཤིང་ཞུགས་པར་གྱུར་ཀྱང་སྨད་དུ་ངང་གིས་ལྷུང་བར་བྱེད་པ་ཡིན་པའི་ཕྱིར། གྲང་བའི་ནད་ཀུན་ཀྱང་བད་ཀན་འདི་ལས་མ་སྐྱེས་པ་གཅིག་ཀྱང་མེད་དོ། །

ཀ༣ རླུང་ཟུང་དུ་འཇུག་ཅིང་ཚ་གྲང་གཉིས་ཀ་སྐྱེད་པར་བསྟན་པ། **རླུང་ནི་ཚ་གྲང་གཉིས་ཀའི་ཁྱབ་བྱེད་དེ། །ཉི་མར་ལྡན་ན་བསྲེག་པའི་གྲོགས་བྱེད་ཅིང་། །ཟླ་བར་ལྡན་ན་བསིལ་བའི་གྲོགས་བྱེད་ལ། །སྟོད་སྨད་ཕྱི་ནང་མ་ལུས་ཁྱབ་པར་རྒྱུ། །ཚ་གྲང་གཉིས་ཀ་འཁྲུག་ཅིང་སློང་བར་བྱེད། །དེ་བས་རླུང་ནི་ནད་ཀུན་མ་ལུས་རྒྱུ། །ཞེས་གསུངས་སོ།** །ཞེས་པ་སྟེ། རླུང་ནི་ཕྱོགས་སུ་མ་ཆད་པར་ནད་ཚ་གྲང་གཉིས་ཀར་ཁྱབ་བྱེད་ཀྱི་ཚུལ་དུ་འཇུག་པ་སྟེ། དེ་ཡང་ཉི་མ་སྟེ་ཚ་བའི་ནད་དང་ལྷན་ཅིག་པར་ལྡན་ན་གནོད་བྱ་ལུས་ཟུངས་བདུན་དང་དྲི་མ་གསུམ་སོགས་བསྲེག་པའི་གྲོགས་བྱེད་ཅིང་། ཟླ་བ་སྟེ་གྲང་བའི་ནད་དང་ལྷན་ཅིག་པར་ལྡན་ན་བསིལ་བའི་གྲོགས་བྱས་ནས་མེ་དྲོད་ལ་སོགས་པ་འཇོམས་པར་བྱེད་ལ། ཡང་ཞིང་གཡོ་བ་དང་ཕྲ་བའི་མཚན་ཉིད་དང་ལྡན་པའི་དབང་གིས་ལུས་ཀྱི་སྟོད་སྨད་ཕྱི་ནང་མ་ལུས་པ་ཀུན་ཏུ་ཁྱབ་པར་རྒྱུ་ཞིང་། ནད་ཚ་བ་དང་གྲང་བ་གཉིས་ཀ་རང་བཞིན་དུ་གནས་པའི་དབང་མེད་པར་འཁྲུགས་ཤིང་སློང་བར་བྱེད་དོ། །རྒྱུ་མཚན་དེ་བས་ན་རླུང་ཞེས་བྱ་བའི་ཉེས་པ་འདི་ནི་ཚ་གྲང་གཉིས་ལས་གྱེས་པའི་ནད་ཀྱི་རྣམ་གྲངས་མང་པོར་བཤད་པ་ཀུན་གྱི་ནང་ཚན་མ་ལུས་པ་མེད་པ་ཐམས་ཅད་ཀྱི་རྒྱུའི་གཙོ་བོ་གཅིག་པུ་ཉིད་ཡིན་នོ་ཞེས་གསུངས་སོ། །

སྐབས་འདིར་འཕྲོས་དོན་ཅུང་ཟད་ཞུས་ན། དེ་ཡང་། རྩ་བའི་རྒྱུད་ལས། རླུང་དང་བད་ཀན་གྲང་བ་ཆུ་ཡིན་ཏེ། །ཁྲག་དང་མཁྲིས་པ་ཚ་བ་མེ་རུ་འདོད། །སྲིན་དང་ཆུ་སེར་ཚ་གྲང་ཐུན་མོང་གནས། །ཞེས་པ་དང་། བཤད་རྒྱུད་ལས། ཟུང་

འཇུག་རླུང་ལ་ཏིལ་མར་མཆོག་ཡིན་ཏེ། །ཞེས་པ་དང་། རླུང་ནད་གསོ་བའི་ལེའུར། རླུང་ནི་ཚ་གྲང་གཉིས་ཀའི་ཟླུང་དུ་འཇུག །མཁྲིས་ཚད་འབུད་ཅིང་བད་ཀན་གྲང་བ་འཁྱག །ཅེས་པ་དང་། སྐབས་འདིར། ཉེ་མར་ལྡན་ན་བསྐྱེག་པའི་གྲོགས་བྱེད་ཅིང་། །ཟླ་བར་ལྡན་ན་བསིལ་བའི་གྲོགས་བྱེད་ལ། །ཞེས་རླུང་ནི་རེས་འགའ་གྲང་བ་དང་རེས་འགའ་ཚ་གྲང་གཉིས་ཀ་ལ་ཁྱབ་པར་གསུངས་པའི་དོན་ཅི་ཡིན་སྙམ་ན། རླུང་གྲང་བ་རུ་འཛོག་པ་ནི་རླུང་མཚན་ཉིད་ཟླུར་དྲུག་ལྡན་ལས་གྲང་བ་སྐྱེ་རྫོད་མེད་པ་ཙམ་ལ་དགོངས་ནས་གསུངས་པ་དང་། ཚ་གྲང་གཉིས་ཀའི་གྲོགས་སམ་ཚ་གྲང་གཉིས་ཀར་ཁྱབ་པ་ནི་བྱེད་ལས་ལ་དགོངས་ཏེ་གསུངས་པས། ཕན་ཚུན་འགལ་བ་ཡོད་པ་མ་ཡིན་ནོ། །

ལེའུའི་མཚན་བསྟན་པ།

བདུད་རྩི་སྙིང་པོ་ཡན་ལག་བརྒྱད་པ་གསང་བ་མན་ངག་གི་རྒྱུད་ལས་ནད་ཀྱི་རྒྱུ་བསྟན་པའི་ལེའུ་སྟེ་བརྒྱད་པའོ།། །།

ལེའུ་དགུ་པ། ནད་ཀྱི་རྐྱེན་བསྟན་པ།

ནད་ཀྱི་རྐྱེན་གྱི་ལེའུའི་གཞུང་དོན་འགྲེལ་བ་ལ་ཉན་པར་གདམས་ཤིང་མཚམས་སྦྱར་བ་དང་། གཞུང་དོན་དངོས་བཤད་པ། ལེའུའི་མཚན་བསྟན་པ་བཅས་གསུམ་མོ། །

ཉན་པར་གདམས་ཤིང་མཚམས་སྦྱར་བ།

དེ་ནས་ཡང་དྲང་སྲོང་རིག་པའི་ཡེ་ཤེས་ཀྱིས་འདི་སྐད་ཅེས་གསུངས་སོ། །ཀྱེ་དྲང་སྲོང་ཆེན་པོ་ཉོན་ཅིག །ཅེས་པ་སྟེ། ནད་ཀྱི་རྒྱུ་བསྟན་ཟིན་པའི་རྗེས་སུ་བྱ་བ་གཞན་གྱིས་བར་མ་ཆོད་པར་དེ་ནས་ཡང་དྲང་སྲོང་རིག་པའི་ཡེ་ཤེས་ཀྱིས་འདི་སྐད་ཅེས་གསུངས་སོ། །དེ་ཡང་ཀྱེ་ཞེས་པོས་ནས་དྲང་སྲོང་ཆེན་པོ་ཡིད་ལས་སྐྱེས་ལ་སོགས་པའི་འཁོར་རྣམས་ལེགས་པར་ཉོན་ལ་ཡིད་ལ་ཟུངས་ཤིག་ཅེས་མཚམས་སྦྱར་ཏེ་གདམས་པའོ། །

གཞུང་དོན་དངོས་བཤད་པ།

རྒྱུ་ལ་སྐྱེད་པར་བྱེད་པའི་རྐྱེན་གསུམ་སྟེ། །སྐྱེ་མཆེད་གསོག་ལྡང་སློང་རྐྱེན་རྣམ་པ་གསུམ། །སྐྱེ་ཞིང་མཆེད་པར་བྱེད་པ་སྐྱེ་མཆེད་དང་། །གསོག་ཅིང་ལྡང་བར་བྱེད་པས་གསོག་ལྡང་ཞེས། །བསགས་པ་སློང་བར་བྱེད་པ་སློང་རྐྱེན་ཡིན། །ཞེས་པ་སྟེ། ནད་ཀྱི་རྒྱུ་དེ་ལ་གསོས་བཏབ་ནས་སྐྱེད་པར་བྱེད་པའི་རྐྱེན་རྣམ་པ་གསུམ་ཡོད་དེ། སྐྱེ་མཆེད་ཀྱི་རྐྱེན། གསོག་ཅིང་ལྡང་བའི་རྐྱེན། སློང་བའི་རྐྱེན་དངོས་དང་རྣམ་པ་གསུམ་ཡོད་དོ། །དེ་ཡང་སྔར་གྱི་རྒྱུ་དེ་ལས་ནད་སྐྱེ་ཞིང་རྒྱ་ཆེར་

མཆེད་པར་བྱེད་པས་སྐྱེ་མཆེད་ཀྱི་རྐྱེན་དང་། དེ་ལྟར་སྐྱེ་ཞིང་མཆེད་པར་བྱེད་པས་ནད་དེ་ཉིད་རང་གནས་སུ་གསོག་ཅིང་གཞན་གནས་སུའང་ལྡང་བར་བྱེད་པས་གསོག་ལྡང་གི་རྐྱེན་ཞེས་པ་དང་། བསགས་པའི་ནད་དེ་ཉིད་སླར་མངོན་སུམ་དུ་སློང་བར་བྱེད་པས་སློང་རྐྱེན་དངོས་ཏེ་རྣམ་པ་གསུམ་ཡིན་ནོ། །

དང་པོ། སྐྱེ་མཆེད་ཀྱི་རྐྱེན་བསྟན་པ།

སྐྱེ་མཆེད་དུས་དང་དབང་པོ་སྤྱོད་ལམ་རྣམས། །དམན་ལྷག་ལོག་པས་ནད་རྣམས་སྐྱེད་པར་བྱེད། །ཅེས་པ་སྟེ། ནད་ཀྱི་སློང་རྐྱེན་གསུམ་གྱི་ནང་ནས་སྐྱེ་མཆེད་ཅེས་པ་ནི་དུས་དང་། དབང་པོ་དང་། སྤྱོད་ལམ་རྣམས་དམན་ལྷག་ལོག་པ་ལས་ནད་རྣམས་སྐྱེད་པར་བྱེད་པ་ཡིན་ནོ། །

༡ དུས་དམན་ལྷག་ལོག་པའི་རྐྱེན་བསྟན་པ།

དུས་ནི་ཚ་དུས་གྲང་དུས་ཆར་དུས་གསུམ། །དམན་པ་ཚ་གྲང་ཆར་པ་ཆུང་བ་སྟེ། །ལྷག་པ་ཆེ་དྲགས་ལོག་པ་མེད་པའོ། །ཞེས་པ་སྟེ། དུས་ཀྱི་རྐྱེན་ནི་སོས་ཀ་དང་སྟོན་ཀ་ཚ་བའི་དུས་དང་། དགུན་སྟོད་དང་དགུན་སྨད་གྲང་བའི་དུས་དང་། དབྱར་ཁ་ཆར་གྱི་དུས་ཏེ་གསུམ་ཡོད་པ་དེ་དག་ལས། དམན་པ་ནི་ཚ་དུས་ཚ་བ་དང་། གྲང་དུས་གྲང་བ། ཆར་དུས་ཆར་པ་བཅས་ཆུང་བ་ལ་བྱའོ། །སྟེ་ནི་ལྷག་མ་དང་བཅས་པའི་སྒྲ་ཡིན་ནོ། །ལྷག་པ་ནི་ཚ་གྲང་ཆར་གསུམ་སོ་སོར་ཆེ་དྲགས་པ་དང་། ལོག་པ་སྟེ་དེ་དང་དེའི་དུས་སུ་དེ་དག་གཏན་ནས་མེད་པ་ལ་བྱའོ། །ཤུགས་ལས་དུས་དེ་གསུམ་གྱི་ཚེ་རང་རང་གི་གནས་ལུགས་དང་མཐུན་པར་ཚ་གྲང་ཆར་གསུམ་སྙོམས་པར་འབྱུང་བ་ནི་དམན་ལྷག་ལོག་གསུམ་དང་བྲལ་བ་ཞེས་བྱ་སྟེ། དེ་ནི་ནད་མེད་པའི་རྒྱུ་ཡི་གཙོ་བོ་ཡིན་ནོ། །ཕྱི་ནང་འབྱུང་བ་བདག་གཅིག་གི་འབྲེལ་བ་ཡིན་པའི་རྒྱུ་མཚན་གྱིས། ཕྱིའི་འབྱུང་བ་ཚ་གྲང་ཆར་གསུམ་དམན་ལྷག་ལོག་པའི་ཚེ།

དེ་དང་མཚུངས་པའི་ནང་གི་འབྱུང་བ་ཡང་དམན་ལྷག་ལོག་པའི་སྐྱོན་འབྱུང་བས། དུས་དམན་ལྷག་ལོག་པ་དེ་ཉིད་ནད་སྐྱེ་ཞིང་མཆེད་པའི་རྒྱུན་དུ་བཞག་པ་ཡིན་ནོ། །

གཞན་ཡང་ཟླ་ཟེར་ལས། དུས་ཀུང་གྲང་དང་ཚ་བ་དང་། །ཆར་དུས་དབྱེ་བས་གསུམ་དུ་འདོད། །ཅེས་བྱ་བ་ལ། དེ་བཞིན་དུ་དུས་ཀུང་གྲང་བ་དང་། ཚ་བ་ལ་སོགས་པའི་དབྱེ་བས་རྣམ་པ་གསུམ་ཡིན་ཏེ། དེ་ལ་གྲང་བ་ནི་དགུན་སྟོད་དང་། དགུན་སྨད་ཅེས་བྱ་བའོ། །ཚ་བ་ནི་སོ་གའོ། །དབྱར་ནི་ཆར་གྱི་དུས་སོ། །དེའི་དམན་པའི་སྦྱོར་བ་དང་། ལྷག་པའི་སྦྱོར་བ་དང་། ལོག་པའི་སྦྱོར་བ་བསྟན་པའི་ཕྱིར། དེ་དམན་གྲང་སོགས་ཆུང་བ་དང་། །ལྷག་སྦྱོར་ཤིན་ཏུ་ཆེ་མཚན་ཉིད། །རང་གི་མཚན་ཉིད་ཕྱིན་ཅི་ལོག །ལོག་པའི་སྦྱོར་བ་ཡིན་པར་བཤད། །ཅེས་བྱ་བ་ལ། དེ་བཞིན་དུ་གྲང་བ་དང་། ཚ་བ་དང་། ཆར་གྱི་དུས་དང་། དགུན་དང་། སོ་ག་དང་། དབྱར་ཞེས་བྱ་བའི་མཚན་ཉིད་ཅན། སྔར་ཇི་ཙམ་གྱི་ཚད་དུ་བསྟན་པ་དེ་ལས་གང་ཟུང་ཞིག་ཤིན་ཏུ་དམན་པར་སྣང་བ་དེ་ཉིད་ནི་དུས་དང་མི་སྦྱོར་བ་ཡིན་པས་ན། ཆུང་བའམ། དམན་པའི་སྦྱོར་བ་ཞེས་བྱའོ། །ལྷག་པའི་སྦྱོར་བ་ནི་གང་གསུམ་པོ་དེ་དག་རང་གི་ཚད་ལས་ཀུང་ཆེས་ལྷག་པར་སྟོན་པ། དེ་ནི་ལྷག་པའི་སྦྱོར་བ་ཞེས་བྱའོ། །

ལོག་པའི་སྦྱོར་བ་ནི་རང་གི་མཚན་ཉིད་ལས་ཕྱིན་ཅི་ལོག་པ་སྟེ། ཇི་ལྟར་དགུན་གྱི་དུས་སུ་ཚ་བ་དང་། སོ་གའི་དུས་སུ་གྲང་བ་དང་། དབྱར་གྱི་དུས་སུ་ཆར་མི་འབབ་པའོ། །ཞེས་པ་དང་། རང་འགྲེལ་ལས་ཀུང་། ལོ་གཅིག་ལ་དུས་ཀུང་གསུམ་དུ་དབྱེ་སྟེ། དགུན་ཟླ་བཞི། དཔྱིད་ཟླ་བཞི། དབྱར་ཟླ་བཞི་སྟེ་དེ་ལ་དུས་འདི་གསུམ་ཚུལ་གྱིས་ཡང་ཆུང་ངུ་དང་། ཆེན་པོ་དང་། ལོག་པ་རྣམ་གསུམ་ལས། མི་དང་། སྲོག་ཆགས་དང་། ཕྱི་རོལ་གྱི་འབྲུ་འབྲས་དང་། རྩི་ཤིང་ལ་སོགས་པ་ལ་གནོད་པར་འགྱུར་བར་བལྟ་སྟེ། དགུན་གྲང་བའི་ཚེ་ལྷགས་པ་ཏ་ཙང་ཆུང་ཆེས་ན་ཡང་དུས་ཀྱི་

སྦྱོར་བ་ཆུང་ཞེས་བྱ་སྟེ་ཡང་མི་བཟང་ངོ་། །ཡང་ན་ལྷགས་པ་ཏ་ཙང་ཆེས་ན་ཡང་གནོད་དེ་མི་རུང་ངོ་། །དགུན་གྱི་ཚུལ་དང་མི་འདྲ་བར་གྱུར་པ་ནི་དུས་ལོག་པ་ཞེས་བྱ་སྟེ། འདི་ལྟ་བུ་ཡང་ནད་དང་གནོད་པར་འགྱུར་བ་ཞེས་བྱའོ། །ཞེས་རྒྱ་ཆེར་གསུངས་པ་ལྟར་ཤེས་པར་བྱའོ། །

༢ དབང་པོ་དམན་ལྷག་ལོག་པའི་རྐྱེན་བསྟན་པ།

དབང་པོ་ལྔ་དང་དེ་ཡི་ཡུལ་ལྔ་པོ། །ཆུང་ངམ་དེ་ལ་མི་སྦྱོར་དམན་པ་སྟེ། །ཤས་ཆེར་གཏད་པ་ལྷག་པའི་སྦྱོར་བ་ཡིན། །ཤིན་ཏུ་ཉེ་དང་རིང་བ་ཆེ་འམ་ཆུང་། །འཇིགས་དང་མི་སྡུག་ལོག་པའི་སྦྱོར་བར་བཤད། །ཅེས་པ་སྟེ། སྐྱེ་མཆེད་ཀྱི་སྒོ་རྐྱེན་ནང་ནས་དབང་པོ་དམན་ལྷག་ལོག་པ་ཞེས་བྱ་བ་ནི་མིག་ལ་སོགས་པའི་དབང་པོ་ལྔ་དང་དེའི་ཡུལ་གཟུགས་ལ་སོགས་པ་ལྔ་པོ་རྣམས་ལྷན་ཅིག་བྱེད་པའི་རྐྱེན་གྱིས་ཕྲད་པ་ན་གཟུགས་སྒྲ་དྲི་རོ་རེག་བྱ་རྣམས་ཤིན་ཏུ་ཆུང་བ་ལ་ལོངས་སྤྱོད་པའམ། ཡང་ན་ཡུལ་དེ་རྣམས་ལ་དབང་པོ་རྣམས་སོ་སོར་མི་སྦྱོར་བ་ནི་དམན་པ་ཞེས་བྱ་བ་ཡིན་ཏེ། དེ་བཞིན་དུ་དབང་པོ་རྣམས་རང་རང་གི་ཡུལ་ལ་ལྷག་པར་གཟིར་ཞིང་ཤས་ཆེར་གཏད་དྲགས་པ་ནི་ལྷག་པ་ཞེས་བྱ་བའི་སྦྱོར་བ་ཡིན་ལ། ཡུལ་ལྔ་པོ་དབང་པོ་རྣམས་དང་ཤིན་ཏུ་ཉེ་བ་དང་། ཡང་ན་ཤིན་ཏུ་རིང་བ་དང་། དེ་བཞིན་དུ་ཧ་ཅང་ཆེ་དྲགས་པའམ་ཆུང་དྲགས་པ་དང་། འཇིགས་སུ་རུང་བ་དང་། ཤིན་ཏུ་མི་སྡུག་པའི་གཟུགས་སྒྲ་ལ་སོགས་པ་ལ་ལོངས་སྤྱོད་པ་ནི་ལོག་པའི་སྦྱོར་བ་ཞེས་བྱའོ། །དེ་ཡང་མིག་གིས་གཟུགས་ལ་ཙུང་ཟད་ཙམ་ལས་མི་བལྟ་བའམ་གཟུགས་ལ་ཡེ་ནས་མི་བལྟ་བ་དང་། རྣ་བས་སྒྲ་ཙུང་ཟད་ལས་མི་ཉན་པའམ་སྒྲ་ཡེ་ནས་མི་ཉན་པ་དང་། སྣས་དྲི་ཙུང་ཟད་ལས་མི་བསྣོམ་པའམ་དྲི་ཡེ་ནས་མི་བསྣོམ་པ་དང་། ལྕེས་རོ་ཙུང་ཟད་ཙམ་ལས་མི་མྱང་བའམ་རོ་གཏན་ནས་མི་མྱང་བ་དང་། ལུས་ཀྱིས་རེག་བྱ་འཇམ་རྩུབ

སོགས་ཆེར་མི་མྱུང་བའམ་རེག་བྱ་རུང་ཟད་ཙམ་དང་འཕྲད་པར་མི་བྱ་བ་རྣམས་ནི་དབང་པོ་ལྔ་པོ་དེ་དག་ཡུལ་ལྔ་ལ་འཇུག་པ་དམན་པ་ཞེས་བྱ་སྟེ། དེ་དག་གིས་ཀྱང་མིག་མི་གསལ་བ་དང་། རྣ་བ་མི་གསངས་པ་དང་། སྣས་དྲི་མི་ཚོར་བ་དང་། ལྕེ་མི་བདེ་བ་དང་། ལུས་མི་བདེ་བ་སོགས་ཀྱི་ནད་རྣམས་སྐྱེ་ཞིང་མཆེད་པར་བྱེད་དོ། །མིག་གཟུགས་ལ་ལྷག་པར་ཆགས་ཤིང་བལྟས་དྲགས་པ་དང་། རྣ་བ་སྒྲ་ལ་ལྷག་པར་ཆགས་ཤིང་ཞེན་པས་གཏད་དྲགས་པ་དང་། སྣ་ཡང་དྲི་ལ་ཆགས་ཤིང་ཞེན་པས་ལྷག་པར་སེམས་གཏད་ནས་དྲི་བསྣམ་ཆེས་པ་དང་། དེ་བཞིན་དུ་ལྕེ་རོ་ལ་ལྷག་པར་ཆགས་ཤིང་ཡིད་གཏད་ནས་མྱང་དྲགས་པ་དང་། ལུས་རེག་བྱ་ལ་མངོན་པར་ཆགས་ཤིང་རེག་བྱས་ལྷག་པར་ཚོམ་ཞིང་དུབ་པ་རྣམས་ནི་དབང་པོ་ལྔ་ཡུལ་ལ་ལྷག་པར་འཇུག་དྲགས་པ་སྟེ་ལྷག་པའི་སྦྱོར་བ་ཡིན་པས་གོང་དུ་བཤད་པའི་ནད་དེ་དང་དེ་སྐྱེད་པར་འགྱུར་རོ། །མིག་གིས་གཟུགས་ཕྲ་རགས་གང་ཡང་ཤིན་ཏུ་ཉེ་བར་བཙར་ནས་བལྟས་པ་དང་། རྒྱངས་ཤིན་ཏུ་རིང་པོ་ནས་བལྟ་བ་དང་། ཉི་མའི་འོད་ཟེར་ལྟ་བུ་གཟུགས་ཤིན་ཏུ་ཆེ་བ་ལ་བལྟ་བ་དང་། གཟུགས་ཤིན་ཏུ་ཆུང་བ་ལ་གཟིར་ནས་བལྟ་བ་དང་། འཇིགས་པ་སྐྲེ་བྲེད་ཙིང་སྤྱངས་པར་བྱེད་པའི་གཟུགས་ལ་བལྟ་བ་དང་། གཟུགས་མི་སྡུག་པ་སྟེ་ཡིད་དུ་མི་འོང་ཞིང་ཞེ་རབ་ཏུ་བཟློག་པའི་རྫས་ལ་བལྟ་བ་རྣམས་ནི་མིག་ཡུལ་ལ་ལོག་པར་འཇུག་པའི་སྦྱོར་བའོ། །

དེ་བཞིན་རྣ་བའི་བུ་གར་དུང་སྦྱར་ནས་འབུད་པ་ལྟ་བུ་ཤིན་ཏུ་ཉེ་བའི་སྒྲ་དྲག་པོ་ལ་ཉན་པ་དང་། རྣ་བས་ཐག་ཤིན་ཏུ་རིང་པོ་ནས་བྱུང་བའི་སྒྲ་ལ་ནན་གྱིས་ཉན་པ་དང་། ཆུ་ཆེན་དྲག་ཏུ་འབབ་པའི་གནས་ལ་སྡོད་པ་ལྟ་བུ་སྒྲ་ཤིན་ཏུ་ཆེ་བ་ལ་ཉན་པ་དང་། སྦྲང་བུ་ཉི་ཚེ་བ་ཞིག་གི་སྒྲ་ལ་མངོན་པར་གཏད་དེ་ཉན་པ་ལྟ་བུ་ཤིན་ཏུ་ཆུང་བའི་སྒྲ་ལ་ཉན་པ་དང་། སྒྲ་འཇིགས་སུ་རུང་བ་གནམ་ལྕགས་འབབ་པའི་སྒྲ་ཐོས་པ་ལྟ

བུ་དང་། སྒྲ་མི་སྡུག་པ་མྱ་ངན་དང་། ངུ་སྐད་ཡིད་དུ་མི་འོང་བ་རྣམས་ཐོས་པ་བཅས་ནི་རྣ་བའི་ཡུལ་ལ་ལོག་པར་འཇུག་པའི་སྦྱོར་བའོ། །སྣ་ལའང་ཐག་ཉེ་དྲགས་པ་སྣའི་བུ་གར་དུད་པས་བདུགས་པ་ལྟ་བུ་དང་། ཡང་ན་ཤིན་ཏུ་རིང་པོ་ན་ཡོད་པའི་མི་ཚོར་བའི་ཚད་ཙམ་གྱི་དྲི་ལ་སྣོམ་པ་དང་། དྲི་ཤིན་ཏུ་ཆེ་བ་ཁང་པའི་ནང་ཐམས་ཅད་ག་བུར་དྲིས་ཁྱབ་པ་ལ་སྣོམ་པ་ལྟ་བུ་དང་། ཆུང་བ་དྲི་ཡོད་མེད་མི་ཚོར་བའི་ཚོད་ཙམ་ལ་རྩོལ་བ་དྲགས་པོས་སྣོམ་པ་དང་། འཇིགས་སུ་རུང་བ་ནི་དུར་ཁྲོད་དུ་མིའི་རོའི་དྲི་ངན་བསྣམ་པ་ལྟ་བུ་དང་། རུལ་བ་དང་། མྱག་པ་དང་། མི་གཙང་བའི་དྲི་ཡིད་དུ་མི་འོང་པ་བཅས་བསྣམ་པ་ནི་སྣ་ཡི་ཡུལ་ལ་ལོག་པར་འཇུག་པའི་སྦྱོར་བའོ། །ལྕེ་ཡིས་རོ་ཤིན་ཏུ་ཆུང་བ་ཚོར་མི་ཚོར་ཙམ་ལ་མྱོང་བ་དང་། རྒྱ་ཚྭ་ལྟ་བུ་རོ་ཤིན་ཏུ་ཆེ་བའི་རྫས་བུངས་ཆེར་ལྕེ་ཐོག་ཏུ་འཇོག་པ་དང་། འཇིགས་སུ་རུང་བ་དུག་གི་སྐྱེ་ཚན་དུ་གཏོགས་པ་རྣམས་ལྕེ་ཡིས་མྱོང་བ་དང་། རོ་མི་སྡུག་པ་ནི་ཞེ་ལོག་ཅིང་སྐྱུག་བྲོ་བ་ལ་མྱོང་བ་རྣམས་ནི་ལྕེ་ཡུལ་ལ་ལོག་པར་འཇུག་པའོ། །དེ་བཞིན་དུ་ལུས་ལའང་རེག་བྱ་ཅུང་ཟད་ཚོར་མི་ཚོར་ཙམ་ལ་ཡིད་རབ་ཏུ་གཏོད་པ་དང་། རེག་བྱ་ཤིན་ཏུ་གསལ་བའམ་ཆེ་བ་ལ་བག་དང་མི་ལྡན་པར་ལོངས་སྤྱོད་པ་དང་། འཇིགས་སུ་རུང་བའི་སྦལ་སྦྲུལ་སྡིག་པ་སོགས་ལ་ནན་ཏན་གྱིས་རེག་པར་བྱེད་པ་དང་། རེག་བྱ་རྩུབ་མོ་སོགས་ཡིད་དུ་མི་འོང་བས་ལུས་ཀྱི་དབང་པོ་ལ་མནར་བར་བྱེད་པ་རྣམས་ནི་ལུས་ཀྱི་དབང་པོ་རེག་བྱ་ལ་ལོག་པར་སྦྱོར་བ་ཞེས་བྱའོ། །

གཞན་ཡང་རང་འགྲེལ་ལས། ནད་དུ་འགྱུར་བ་དེ་དག་གི་རྒྱུ་ཡང་མདོར་ན་རྣམ་པ་གསུམ་སྟེ། ཡུལ་དང་། དུས་དང་། ལས་ངན་པར་བྱེད་པ་སྟེ་གསུམ་མོ། །འདི་གསུམ་པོ་རེ་རེ་ལ་ཡང་ཆུང་དུ་བསྟེན་པ་དང་། རབ་ཏུ་བསྟེན་པ་དང་། ལོག་པར་བསྟེན་པ་དང་གསུམ་དུ་དབྱེའོ། །དེ་གསུམ་པོ་རེ་རེ་ལའང་ཆུང་ངུ་དང་།

འཕྲིན་པོ་དང་། ཆེན་པོ་གསུམ་དུ་དབྱེ་ན་དགུ་དགུ་རུ་འགྱུར་རོ། །དེ་ཇི་ལྟར་ཞེ་ན། མིག་གི་དབང་པོའི་ཡུལ་གཟུགས་སྣང་བ་ཡིན་ཏེ། ཡུལ་དེ་ལ་གང་བལྟར་ཡང་རུང་སྟེ། རང་གི་ཡུལ་ལ་མི་བལྟ་བའམ། ཡང་ཞིབ་ཏུ་ལེགས་པར་མི་བལྟ་བར་ཙུང་ཟད་ཙམ་མམ། འོལ་སྤྱི་ཙམ་ཞིག་བལྟ་བ་དེ་ལྟ་བུ་ནི། གཟུགས་མིག་གིས་བལྟ་བ་ཆུང་བར་སྦྱོར་བ་ཞེས་བྱའོ། །གཟུགས་ལ་མིག་གིས་ཧ་ཅང་ཡུན་རིང་དུ་བལྟ་ན་དེ་ནི་རབ་ཏུ་སྦྱོར་བ་ཞེས་བྱ་སྟེ། དེ་ལྟ་བུ་ཡང་ནད་དུ་འགྱུར་བས་མི་རུང་ངོ་། །ཡང་གཟུགས་ཆུང་ཆེས་པ་ལ་བལྟ་བའམ། ཉི་མ་ལྟ་བུའི་སྣང་སྣང་པོའི་འཚེར་ཆེས་པ་ལ་མིག་ཚུགས་སུ་བལྟ་བའམ། གཟུགས་འཇིགས་པ་ལ་བལྟ་བའམ། མིག་གི་དྲུང་ཉིད་དུ་གཟུགས་གཞན་པ་ལ་བལྟ་བའམ། ཡང་ན་གཟུགས་ཧ་ཅང་ཐག་རིང་ཆེས་པ་ལ་རྒྱང་མར་མིག་ཚུགས་སུ་བལྟ་བའམ། གཟུགས་ཡིད་དུ་འོང་བ་ལ་བལྟ་བའམ། གཟུགས་མི་སྡུག་པ་ལ་མིག་གིས་བལྟ་བ་དེ་ལྟ་བུ་ལོག་པར་བལྟ་བ་ལ་བརྟེན་པ་ཞེས་བྱའོ། །དེ་ལྟ་བུ་ལའང་ནད་དུ་འགྱུར་ཏེ་མི་རུང་ངོ་། །དེ་བཞིན་དུ་རྣ་བ་ལ་སོགས་པའི་ཡུལ་སྒྲ་ལ་སོགས་པ་ཡང་རྣམ་པ་གསུམ་དུ་བལྟ་སྟེ། རྣ་བའི་ཡུལ་སྒྲ་ཆེན་པོ་དྲག་པོ་ལ་ཉན་པའམ། རུལ་པོ་མནན་པོ་མནམ་པ་ཡང་མི་རུང་སྟེ། སོ་སོའི་དབང་པོ་ཡུལ་གྱི་ཚུལ་དུ་སྦྱར་ལ། ཆུང་ངུ་དང་། ཆེན་པོ་དང་། ལོག་པ་དང་རྣམ་པ་གསུམ་གསུམ་དུ་བརྟེན་ཞིང་སྦྱོར་བ་ལས་གནོད་པའི་ནད་དུ་འགྱུར་བའི་ཚུལ་གོང་མ་དང་འདྲ་བར་སྦྱར་རོ། །ཞེས་པ་དང་། ཟླ་ཟེར་ལས་ཀྱང་དེ་དང་འདྲ་བར་རྒྱ་ཆེར་གསུངས་ཀྱང་། ཡིག་ཚོགས་ལ་འཇིགས་པས་མ་བཀོད་དོ། །གསེར་འོད་ལས་ཀྱང་། དབང་པོ་དག་ནི་ཡོངས་སུ་གྱུར་པ་ན། །ལུས་ཅན་རྣམས་ལ་སྣ་ཚོགས་ནད་ཀྱང་འབྱུང་། །ཞེས་སོ།

༣ སྤྱོད་ལམ་དམན་ལྷག་ལོག་པའི་རྐྱེན་བསྟན་པ།

སྤྱོད་ལམ་ལུས་ངག་ཡིད་དང་གསུམ་ཡིན་ཏེ། །ཆུང་ངམ་མི་སྦྱོར་འཇུག་པ་

དམན་པས་དམན། །བརྟན་དངས་འཇུག་པ་ལྷག་པའི་སྦྱོར་བ་སྟེ། །ཟུགས་བཀག་བཙིར་གཙུས་མི་དགེ་ལོག་སྦྱོར་རོ། །ཞེས་པ་སྟེ། དུས་རྒྱུན་དུ་ཉེ་བར་སྤྱོད་པའི་ལམ་ནི་ལུས་དང་། ངག་དང་། ཡིད་དང་རྣམ་པ་གསུམ་ཡིན་ཏེ། རྩོལ་བ་ཆུང་ངམ་མི་སྦྱོར་བ་ནི་འཇུག་པ་དམན་པས་དམན་པ་ཞེས་བྱ་སྟེ། དེ་ཡང་ལུས་ཀྱི་ལས་ཆུང་ངུའམ་ཅུང་ཟད་བྱེད་པ་ནི་དམན་པ་དང་། ལས་ལ་མི་སྦྱོར་བ་སྟེ་བྱ་བ་གང་ཡང་མི་བྱེད་པར་ཉལ་བའམ་འདུག་པ་ཁོ་ནས་དུས་འདའ་བ་ནི་ཤིན་ཏུ་དམན་པ་ཞེས་བྱའོ། །དེ་བཞིན་དུ་ངག་གི་ལས་ཆུང་ངུ་ནི་དམན་པ་དང་། ཅི་ཡང་མི་སྨྲ་བ་ནི་ཤིན་ཏུ་དམན་པ་དང་། ཡིད་ཀྱི་རྟོག་པ་འདུ་འཕྲོ་ཆེར་མི་བྱེད་པ་ནི་དམན་པ་དང་། ཅི་ཡང་མི་སེམས་པ་ནི་ཤིན་ཏུ་དམན་པའོ། །དེ་ནི་ཕྱིར་ཐ་མལ་པའི་དབང་དུ་གསུངས་པ་ཡིན་མོད། བྱེ་བྲག་ཏིང་ངེ་འཛིན་སྐྱེ་བའི་རྒྱུ་ལུས་ངག་དབེན་པར་གནས་པ་ནི་ནད་བསྐྱེད་པའི་རྐྱེན་མ་ཡིན་པས། གནས་སྐབས་མི་འདྲ་བ་ལ་དཔགས་ཏེ་ཤེས་པར་བྱ་བ་ནི་རབ་ཏུ་གཅེས་སོ། །སྒོ་གསུམ་གྱི་བྱ་བ་བརྟན་ངས་ཞེས་སྔ་མའི་ངལ་མ་སོས་པར་ཕྱི་མ་བསྟུད་ནས་འཇུག་པ་ནི་ལྷག་པའི་སྦྱོར་བ་ཞེས་བྱའོ། །འདིར་བརྟན་ངས་ཞེས་པ་བརྡ་རྙིང་སྟེ་བསྟུད་ནས་དྲག་ཏུ་འཇུག་པའི་དོན་ཡིན་ནོ། །སྟེ་ནི་ལྷག་བཅས་ཀྱི་སྒྲའོ། །དེའང་ལུས་ཀྱི་འགུལ་བསྐྱོད་དང་འགྲོ་འཆག་རྒྱུགས་མཆོང་སོགས་ཐང་ཆད་ཆད་པར་དུ་བྱེད་པ་ནི་ལུས་ཀྱི་སྤྱོད་ལམ་བརྟན་ངས་ཏེ་ལྷག་པའོ། །དེ་བཞིན་དུ་ངག་གི་སྨྲ་བརྗོད་དང་། བཟླས་པ། འབེལ་གཏམ་སོགས་ཉིན་མཚན་བསྟུད་ནས་བྱེད་པ་ནི་ངག་གི་སྤྱོད་ལམ་བརྟན་ངས་ཏེ་ལྷག་པའི་སྦྱོར་བའོ། །ཉིན་མོ་བཟའ་བཏུང་དང་། མཚན་མོ་གཉིད་ཀྱང་མི་དྲན་པར་ཡིད་ཀྱིས་ཆོས་དང་འཇིག་རྟེན་གྱི་བྱ་བ་ཕྲ་རགས་རྣམས་ལ་བསམ་ཞིང་གཞིགས་པ་ནི་ཡིད་ཀྱི་བརྟན་ངས་ཏེ་ལྷག་པའི་སྦྱོར་བའོ། །དེ་བཞིན་གནས་སྐབས་སྤྱོད་ལམ་སྐབས་སུ་བསྟན་པའི་བཀྲེས་སྐོམ་སོགས་ཀྱི་ཟུགས

འབྱུང་ལ་ཉེ་བའི་ཚེ་བཀག་པའམ། མི་འབྱུང་བཞིན་དུ་ནན་གྱིས་བ་ཙོར་བ་དང་། མི་ཐེག་བཞིན་དུ་ཁུར་བ་སོགས་ཀྱིས་ལུས་གཙེས་པ་དང་། གཞན་ཡང་ཚེ་འདི་དང་སྔ་མར་ལུས་ངག་ཡིད་གསུམ་གྱི་སྒོ་ནས་མི་དགེ་བཅུ་བགྱིས་པ་ལ་སོགས་པ་རྣམས་ནི་ལོག་པར་སྤྱོར་བ་ཞེས་བྱའོ། །ཕྱིར་མི་དགེ་བ་ནི་ནད་ཀྱི་རྒྱུ་ཡིན་མོད་ཀྱང་། འདིར་སྤྱོད་ལམ་གྱི་ཡོངས་སུ་བསྡུས་ནས་རེ་ཞིག་རྒྱེན་དུ་བཞག་གོ །འདི་དག་ཐམས་ཅད་ཀྱང་ནད་སྐྱེ་ཞིང་མཆེད་པར་བྱེད་པས་ན་འབད་ནས་སྤང་བར་བྱ་བ་ཡིན་ལ། ཤུགས་བསྟན་ལ་དབང་དོན་དང་སྤྱོད་ལམ་དམན་ལྷག་ལོག་པ་བཛོད་མ་ཐག་པ་དེ་རྣམས་དང་བྲལ་ནས་ཡུལ་སོ་སོ་ལ་སྙོམས་པར་འཇུག་པ་ནི་ནད་མེད་དུ་གནས་པའི་རྒྱུ་གཙོ་བོ་ཡིན་པར་ཤེས་དགོས་སོ། །གཞན་ཡང་རང་འགྲེལ་ལས། ལུས་དང་། ངག་དང་། སེམས་ཀྱི་ལས་ལ་ཡང་ཆུང་ངུ་དང་། ཆེན་པོ་དང་། ལོག་པར་སྤྱོར་བ་གསུམ་གསུམ་དུ་བཤད་འོ། །དེ་ལ་ལུས་ཀྱི་ལས་ཆུང་ངུ་བྱེད་པ་ནི་ཅི་བྱེད་ཀྱང་ཙུང་ཟད་ཙམ་ཞིག་བྱེད་པ་ནི་ཆུང་ངུས་སྦྱོར་བའོ། །ཧ་ཅང་བརྟུན་ངས་པ་ནི་ཆེར་སྦྱོར་བའོ། །བཤང་གཅི་ལ་སོགས་པ་ཧ་ཅང་སྙོམས་ན་ལུས་ཀྱིས་བསྒྲིམས་ཏེ་བནྟག་པའམ། མི་ཐྲོ་བཞིན་དུ་བ་ཙོར་བའམ། ཉམས་ཀྱིས་མི་ནུས་བཞིན་དུ་ལུས་ཀྱིས་ལས་དྲག་ཤུལ་བྱེད་པ་དང་། ལུས་དང་། རྐང་ལག་ཧ་ཅང་གཙེས་པ་དང་། རྩེག་འཆའ་བ་དང་། གོམ་པ་འཁྱོར་བཞིན་འབུབ་པ་འདི་ནི་ལོག་པའི་སྦྱོར་བ་ཞེས་བྱ་སྟེ་ལུས་ལ་གནོད་དོ། །ངག་གི་སྨྲ་བ་ཡང་ཚུལ་དེ་དང་འདྲ་སྟེ། ཁ་ནས་ཟས་ལྷུད་བཞིན་དུ་འབུག་པོར་སྨྲ་བ་སྟེ། འདི་ཡང་གནོད་དེ་མི་རུང་ངོ་། །ཡིད་ཀྱི་ཡང་འདོད་ཆགས་དང་། ཞེ་སྡང་། འཇིགས་པ་ལ་སོགས་པ་སེམས་པ་ནི་ལོག་པར་སྦྱོར་བའོ། །མི་དགེ་བའི་ལས་སྦྱིན་པའི་དངོས་པོ་སྲོག་གཅོད་པ་ལ་སོགས་པ་བཅུ་པོ་དེ་དག་ཀྱང་ལོག་པའི་སྦྱོར་བ་ཡིན་ཏེ་ལོག་པའི་སྦྱོར་བ་དེ་ལྟ་བུ་ཐམས་ཅད་སྔོན་གྱི་ཚེ་ལ་བྱས་སམ། ཚེ་འདི་ལ་བྱས་ཀྱང་རུང་སྟེ། དེ་དག་གིས

ནི་ནད་དུ་འགྱུར་བའི་རླུང་དང་། མཁྲིས་པ་དང་། བད་ཀན་རྣམས་མ་སྙོམས་ཏེ། འཁྲུགས་ན་ལུས་ཀྱི་ཡན་ལག་དང་། ནང་ཁྲོལ་དང་། ལྷུ་ཚིགས་ཀྱི་མཚམས་ཀུན་དུ་ནད་རྣམ་པ་སྣ་ཚོགས་ཀྱིས་འདེབས་པར་བྱེད་དོ། །ཞེས་གསུངས་པ་དང་། དེ་བཞིན་དུ་ཟླ་ཟེར་སོགས་ལས་ཀྱང་དེ་དང་འདྲ་བ་རྒྱས་པར་གསུངས་སོ། །

གཉིས་པ། གསོག་ལྡང་གི་རྐྱེན་བསྟན་པ།

གསོག་ལྡང་ཞི་གསུམ་རྒྱུ་དང་ཟ་བ་དུས། །ཞེས་པ་སྟེ། ནད་གསོག་ལྡང་ཞི་གསུམ་གྱི་རྣམ་པར་གཞག་པ་ལ་རྒྱུ་དང་། ཟ་བ་དང་། དུས་ཏེ་གསུམ་གྱི་སྒོ་ནས་ཤེས་པར་བྱའོ། །

༡ གསོག་ལྡང་ཞི་གསུམ་གྱི་རྒྱུ་བསྟན་པ།

རྒྱུ་ནི་རྩུབ་སོགས་དྲོ་ལྡན་རླུང་གསོག་ལ། །གྲང་བས་ལྡང་ཞིང་སྣུམ་དྲོས་ཞི་བར་འགྱུར། །དེ་བཞིན་རྣོ་སོགས་བསིལ་ལྡན་མཁྲིས་པ་གསོག །ཚ་བས་ལྡང་ཞིང་རྟུལ་སོགས་བསིལ་ལྡན་ཞི། །ལྕི་སྣུམ་བསིལ་ལྡན་བད་ཀན་གསོག་འགྱུར་གྱི། །དྲོ་བས་ལྡང་ཞིང་རྩུབ་སོགས་ཀྱིས་ཞི་འགྱུར། །ཞེས་པ་སྟེ། གསོག་ལྡང་ཞི་གསུམ་གྱི་རྒྱུ་ནི་ཉེས་པ་གསུམ་པོ་རང་རང་གི་མཚན་ཉིད་ཐ་མལ་དུ་གནས་པ་དེ་ལ་རྐྱེན་དུས་གདོན་ཟས་སྤྱོད་ཀྱི་མཚན་ཉིད་དང་འཕྲད་པ་ལས་འབྱུང་སྟེ། དེ་ཡང་རླུང་མཚན་ཉིད་ཟུར་དྲུག་ལྡན་ཐ་མལ་དུ་གནས་པ་ལ། རྐྱེན་དུས་གདོན་ཟས་སྤྱོད་སོགས་ཀྱི་ནུས་པ་རྩུབ་པ་དང་། སོགས་ཁོངས་ནས་ཡང་བ་དང་། ཕྲ་བ་དང་། སྲ་བ་དང་། གཡོ་བའི་ཡོན་ཏན་དང་། དེ་བཞིན་དྲོ་བ་དང་ལྡན་པ་འཕྲད་པའི་ཚེ་ན་རྒྱུ་དེས་རླུང་རང་གནས་སུ་གསོག་པར་བྱེད་དེ། དེ་ཡང་རྩུབ་པ་ལ་སོགས་པའི་ཡོན་ཏན་དེ་རྣམས་རླུང་གི་མཚན་ཉིད་དང་ཆོས་མཐུན་པས། རླུང་འཕེལ་བར་བྱེད་ཀྱང་། དྲོ་བ་དང་ལྡན་པས་རླུང་གི་མགོ་མནན་ནས་ལྡང་བར་མི་ནུས་པས་རེ་ཞིག་རང་གནས་ཏུས་པ

སོགས་ལ་གསོག་པར་བྱེད་དོ། །དེ་ལྟར་བསགས་པའི་རླུང་དེ་ལ་ཡོན་ཏན་གྲང་བ་དང་རྩུབ་པ་སོགས་འཕྲོད་པའི་ཚེ་ན། རླུང་ནད་མངོན་སུམ་དུ་ལྡང་བར་བྱེད་དེ། དེ་ཡང་གྲང་བའི་སྟོབས་ཀྱིས་མགོ་གནོན་གྱི་གཉེན་པོ་མེད་པར་བཟློས་པས། རླུང་ནད་དེ་ཉིད་ཀྱི་སྟོབས་ཤུགས་ཡོངས་སུ་རྒྱས་པའི་གོ་སྐབས་རྙེད་ནས་ལོག་པའི་ལམ་ཞུགས་ཏེ་རང་གི་རྟགས་རྣམས་སྟོན་པར་བྱེད་དོ། །རྒྱུ་དེས་བསླང་བའི་རླུང་ནད་དེ་ཡང་ནམ་ཞིག་གི་ཚེ་སྣུམ་པ་དང་། དྲོ་བ་དང་། ཤུགས་ལས་ལྕི་བ་དང་། འཇམ་པ་དང་། བརྟན་པའི་ཡོན་ཏན་དང་ལྡན་པའི་གཉེན་པོ་བསྟེན་པའམ། དེ་ལྟ་བུ་ཞིག་འཕྲོད་པས་ཞི་བར་འགྱུར་བ་ཡིན་ནོ། །དེ་བཞིན་མཁྲིས་པ་མཚན་ཉིད་ཟུར་བདུན་ལྡན་ཐ་མལ་དུ་གནས་པ་ལ། རྣོ་བ་དང་། སོགས་པའི་སྐྲུས་སྣུམ་བཅས་དང་། ཡང་བ་དང་། དྲི་མནམ་པ་དང་། འཁྲུ་ཞིང་གཤེར་བ་དང་། བསིལ་བའི་ཡོན་ཏན་དང་ལྡན་པའི་རྐྱེན་འཕྲོད་པའི་ཚེ། མཁྲིས་པ་རང་གནས་སུ་གསོག་ཅིང་བསིལ་བས་མགོ་མནན་ནས་མི་ལྡང་ལ། མཁྲིས་པ་ཁོང་དུ་བསགས་པ་དེའི་ངང་ལ་ཚ་བ་དང་རྣོ་བ་སོགས་དང་ལྡན་པའི་རྐྱེན་དང་འཕྲོད་ཚེ། མགོ་མནན་གྱི་ནུས་པ་ཞི་ནས་མཁྲིས་པ་མངོན་སུམ་དུ་ལྡང་བར་འགྱུར་ཞིང་། དེ་ཡང་རྟུལ་བ་དང་། སོགས་པའི་སྐྲུས་གྲང་བ་དང་། སླ་བ་དང་། མཉེན་པ་དང་། སྐམ་པ་དང་། དེ་བཞིན་བསིལ་བ་དང་ལྡན་པའི་གཉེན་པོ་བསྟེན་པའམ་དེ་ལྟ་བུ་འཕྲོད་པས་ཞི་བར་འགྱུར་བའི་ཚུལ་སྔ་མ་ལྟར་རོ། །བད་ཀན་མཚན་ཉིད་ཟུར་བདུན་ལྡན་ཐ་མལ་དུ་གནས་པ་ལ། ལྕི་བ་དང་། སྣུམ་པ་དང་། ཤུགས་བསྟན་རྟུལ་བ་དང་། འཇམ་པ་དང་། བརྟན་པ་དང་། འབྱར་བག་དང་། དེ་བཞིན་བསིལ་བའི་ཡོན་ཏན་ལྡན་པའི་རྐྱེན་འཕྲོད་པའི་ཚེ། ལྕི་སོགས་ཀྱི་ནུས་པས་བད་ཀན་རང་གི་གནས་སུ་གསོག་པར་འགྱུར་གྱི། བསིལ་བས་ཁོང་དུ་གཅིག་ཏུ་བསྡོངས་ཤིང་འཁྱགས་པར་བྱས་པས་ལྡང་བ་མ་ཡིན་གྱི། དེ་ལྟ་བུའི་ངང་ལ་རྣོ་བ་དང་

ལྷི་སོགས་ལྡན་པའི་རྐྱེན་ཞིག་འཕྲད་ན། བསྒོངས་པ་དེ་ཉིད་ཞིག་ནས་བད་ཀན་གྱི་ནད་མངོན་སུམ་དུ་ལྡང་ཞིང་། ནད་ལངས་པ་དེ་ལ་རྩུབ་པ་དང་སོགས་ཕོངས་ནས་ཡང་བ་དང་། སྐྱུ་བ་དང་། ཚ་བ་དང་། རྣོ་བ་དང་། གཡོ་བའི་ཡོན་ཏན་དང་ལྡན་པའི་གཉེན་པོ་བསྟེན་པའམ་དེ་ལྟ་བུ་ཞིག་འཕྲད་པས་ཞི་བར་འགྱུར་བའི་རྣམ་པར་གཞག་པ་ནི་སྔ་མ་ལྟར་རོ། །

གཞན་ཡང་སྙིང་པོ་བསྡུས་པ་ལས། རྩུབ་སོགས་དྲོ་བར་ལྡན་པ་ནི། །རླུང་ནི་སོགས་པར་འགྱུར་བ་ཡིན། །གྲང་བས་ལྡང་བྱེད་སྣུམ་ལ་སོགས། །ཡོན་ཏན་དྲོ་ལྡན་ཞི་བྱེད་འགྱུར། །རྣོ་སོགས་བསིལ་བ་དང་ལྡན་པས། །མཁྲིས་པ་སོགས་པར་བྱེད་འགྱུར་ལ། །དྲོ་བས་ལྡང་ཞིང་རོ་རྩུལ་སོགས། །བསིལ་བར་ལྡན་པས་ཞི་བར་འགྱུར། །སྣུམ་སོགས་གྲང་དང་ལྡན་པ་ཡིས། །བད་ཀན་སོགས་པར་བྱེད་འགྱུར་ལ། །དྲོ་བས་ལྡང་འགྱུར་དེ་ཉིད་ནི། །རྩུབ་སོགས་ཡོན་ཏན་གྱིས་ཞིར་འགྱུར། །ཞེས་པ་དང་། ཟླ་ཟེར་དང་རང་འགྲེལ་ལས་ཀྱང་ཤིན་ཏུ་རྒྱས་པར་གསུངས་སོ། །

༢ གསོག་ལྡང་ཞི་གསུམ་གྱི་ངོ་བོ་བསྟན་པ།

ངོ་བོ་རང་གནས་འཕེལ་བ་གསོག་པ་ཡིན། །རྒྱུ་ལས་འཁྲུག་བྱེད་མི་མཐུན་ཡོན་ཏན་འདོད། །ལྡང་བ་ལོག་པའི་ལམ་ཞུགས་རང་རྟགས་སྟོན། །རང་གནས་མཉམ་གནས་ནད་མེད་ཞི་བ་ཡིན། །ཞེས་པ་སྟེ། གསོག་ལྡང་ཞི་གསུམ་གྱི་ངོ་བོ་ནི། ཙ་རྒྱུད་དུ། བད་ཀན་གླད་པ་ལ་བརྟེན་སྟོད་ན་གནས། །མཁྲིས་པ་མཆིན་མཁྲིས་ལ་བརྟེན་བར་ན་གནས། །རླུང་ནི་དཔྱི་རྐེད་ལ་བརྟེན་སྨད་ན་གནས། །ཞེས་པ་དང་། ཡང་འོག་ཏུ། དེ་ཡང་རླུང་ནི་རུས་པ་ལ་གནས་ཏེ། །མཁྲིས་པ་ཁྲག་དང་རྔུལ་ལ་གནས་པ་ཡིན། །བད་ཀན་ལྷག་མ་རྣམས་ལ་གནས་པའོ། །ཞེས་སོགས་གསུངས་པའི་རླུང་མཁྲིས་བད་ཀན་རྣམས་རང་རང་གི་གནས་སུ་རྐྱེན་དུས་གདོན་ཟས་སྤྱོད་ཀྱིས

འཕེལ་བར་བྱེད་པ་ནི་གསོག་པ་ཞེས་བྱ་སྟེ། བསགས་པ་དེ་ཡང་སྟོབས་སུ་གྱུར་པའི་རྒྱུ་ལས་ནི་རྩུང་ཟད་འཁྲུག་ཅིང་གཡོ་བར་བྱེད་པས་ན་དེ་དང་མི་མཐུན་པའི་ཡོན་ཏན་རྣམ་པ་ལ་སོགས་པ་འདོད་པས་དོན་དུ་གཉེར་བར་བྱེད་དོ། །དེ་ཡང་རང་གནས་སུ་རླུང་བསགས་པ་སྟོབས་སུ་གྱུར་པ་དེའི་ཚེ་རླུང་གི་མཚན་ཉིད་དང་ཆོས་མི་མཐུན་པའི་ཡོན་ཏན་རྣམ་པ་སོགས་འདོད་ཅིང་། མཁྲིས་པ་དང་བད་ཀན་དེ་ལྟར་གྱུར་པའི་ཚེ་རང་རང་གི་མཚན་ཉིད་དང་ཆོས་མི་མཐུན་པའི་ཡོན་ཏན་བསིལ་བ་ལ་སོགས་པ་དང་། ཙུབ་པ་ལ་སོགས་པ་ཡིད་ལ་འདོད་པར་འགྱུར་བ་ཡིན་ནོ། །དེ་ནི་གསོག་པའི་ངོ་བོ་ཡིན་ལ། ལྡང་བའི་ངོ་བོ་ནི་རང་རང་གི་གནས་སུ་བསགས་པ་དེ་ཉིད་དུས་གདོན་ཟས་སྤྱོད་དབང་གིས་ལྡང་སྟེ་རང་རང་གི་གནས་ལས་ལོག་པའི་ལམ་གཞན་གཉིས་པོའི་གནས་སུ་ཞུགས་ནས་ན་བར་འགྱུར་ཏེ། དེའི་ཚེ་རྩ་ཆུ་ཕྱི་ཡུལ་རྣམས་སུ་རང་རང་གི་རྟགས་རྣམས་གསལ་བར་སྟོན་པར་བྱེད་དོ། །ནད་ལྡང་བ་དེ་ལ་གཉེན་པོ་ཟས་སྤྱོད་སྨན་དཔྱད་བསྟེན་པའམ། ཡུལ་དུས་སོགས་ཀྱི་རྐྱེན་འགའ་ཞིག་འཕྲད་དེ་ནད་རྣམས་ཞི་བར་བྱས་ནས་རང་རང་གི་གནས་སུ་ལྡང་ཚད་ཀྱི་རང་བཞིན་དང་མཉམ་པར་གནས་ནས་ནད་མངོན་འགྱུར་མེད་པ་ནི་ཞི་བའི་ངོ་བོ་ཡིན་པར་འདོད་དོ། །

གཞན་ཡང་སྙིང་པོ་བསྡུས་པ་ལས། རང་གནས་ཉིད་དུ་འཕེལ་སོགས་ཡིན། །དཀྱིལ་གྱུར་རྒྱུ་ལས་འཁྲུགས་པ་དང་། །མི་མཐུན་པ་ཡི་ཡོན་ཏན་འདོད། །ལྡང་བ་ལོག་པའི་ལམ་ཞུགས་ཉིད། །རང་གི་རྟགས་ནི་སྟོན་པ་དང་། །བདེ་མེད་ནད་ནི་འབྱུང་འགྱུར་བའོ། །རང་གནས་གནས་པ་མཉམ་ཉིད་དང་། །ནད་རྣམས་མ་བྱུང་ཞི་བ་ཡིན། །ཞེས་པ་དང་། ཟླ་ཟེར་ལས། རང་གི་གནས་ཏེ་ནད་རང་ཉིད་ཀྱི་གནས་སུ་གང་འཕེལ་བར་འགྱུར་བ་དེ་ནི་སོགས་པ་ཡིན་ལ། ནད་རྣམས་སོགས་པར་གྱུར་ནས་དཀྱིལ་དུ་གྱུར་པའི་རྒྱུ་ལས་ནི་འཁྲུགས་ཤིང་གཡོས་པར་གྱུར་པ་དང་། དེ་དང་མི་

མཐུན་པའི་ཡོན་ཏན་སྣུམ་པ་ལ་སོགས་པ་འདོད་པ་སྐྱེས་པར་འགྱུར་རོ། །ཞེས་པ་དང་། རང་འགྲེལ་ལས་ཀྱང་དེ་དག་དང་མཐུན་པར་མང་དུ་གསུངས་སོ། །

༣ གསོག་ལྡང་ཞི་གསུམ་གྱི་དུས་བསྟན་པ།

དུས་ནི་སོ་ག་སོགས་གསུམ་རྒྱུད་གི་སྟེ། །མཁྲིས་པ་དབྱར་དང་བད་ཀན་དགུན་སྨད་དེ། །ཞེས་པ་སྟེ། གསོག་ལྡང་ཞི་གསུམ་གྱི་དུས་ནི་སོ་ག་དང་། སོགས་པའི་སྤྲས་དབྱར་ག་དང་། སྟོན་ག་གསུམ་ནི་རིམ་པ་བཞིན་དུ་རླུང་གི་གསོག་ལྡང་ཞི་གསུམ་གྱི་དུས་ཡིན་ཏེ། དེ་བཞིན་དུ་མཁྲིས་པའི་གསོག་ལྡང་ཞི་གསུམ་གྱི་དུས་ཀྱང་རིམ་པ་བཞིན་དུ་དབྱར་དང་། སྟོན་དང་། དགུན་གསུམ་ཡིན་ལ། བད་ཀན་གྱི་གསོག་ལྡང་ཞི་གསུམ་གྱི་དུས་ནི་དགུན་སྨད་དང་། དཔྱིད་ཀ་དང་། སོ་ག་གསུམ་ཡིན་པར་བཤད་དོ། །

གཞན་ཡང་རང་འགྲེལ་ལས། དེ་ལ་རླུང་དང་། མཁྲིས་པ་དང་། བད་ཀན་གསུམ་གྱི་ནད་དུས་གང་གི་ན་ནད་དཀྱིལ་དུ་གསོག ནམ་ནད་ལྡང་། ཇི་ཙམ་ན་ནད་ཞི་ཞེ་ན་བཤད་པ། སོ་གའི་དབྱར་ཟླ་ར་བ་དང་། དབྱར་ཟླ་འབྲིང་པོའི་ངོ་ལ་རླུང་ནད་དཀྱིལ་དུ་གསོག་གོ །དབྱར་ངོ་དབྱར་ཟླ་ཐ་ཆུང་དང་། སྟོན་ཟླ་ར་བའི་ཚེ་ནི་རླུང་ནད་ལངས་ཏེ་ནའོ། །སྟོན་ངོ་སྟོན་ཟླ་འབྲིང་པོ་དང་། སྟོན་ཟླ་ཐ་ཆུང་གི་ཚེ་ནི་རླུང་ནད་ཞི་བར་འགྱུར་རོ། །དབྱར་ཟླ་ཐ་ཆུང་དང་། སྟོན་ཟླ་ར་བའི་ཚེ་ནི་མཁྲིས་པའི་ནད་དཀྱིལ་དུ་གསོག་གོ །སྟོན་ཟླ་འབྲིང་པོ་དང་སྟོན་ཟླ་ཐ་ཆུང་གི་ངོ་ལ་མཁྲིས་པའི་ནད་ལངས་ཏེ་ན་བར་འགྱུར་རོ། །དགུན་ཟླ་ར་བ་དང་། དགུན་ཟླ་འབྲིང་པོའི་ངོ་ལ་མཁྲིས་པའི་ནད་ཞི་བར་འགྱུར་རོ། །དགུན་ཟླ་ཆུང་དང་དཔྱིད་ཟླ་ར་བ་དང་བཞིའི་བར་དུ་དགུན་སྟོད་དང་དགུན་སྨད་འདྲ་སྟེ་བད་ཀན་གསོག་གོ །དཔྱིད་ཟླ་འབྲིང་པོ་དང་། དཔྱིད་ཟླ་ཐ་ཆུང་གི་ངོ་ལ་བད་ཀན་གྱི་ནད་ལྡང་ངོ་། །དབྱར་ཟླ་ར

བ་དང་། དབྱར་ཟླ་འབྲིང་པོ་ལ་བད་ཀན་གྱི་ནད་ཞི་བར་འགྱུར་རོ། །ཞེས་པ་དང་། སྙིང་པོ་བསྡུས་པ་ལས། ཟས་ལ་སོགས་པའི་དབང་གིས་ནི། །དུས་ལ་བབ་པར་མ་གྱུར་ཀྱང་། །འཕྲལ་དུ་གསོག་པ་ལ་སོགས་འགྱུར། །ཞེས་ཀྱང་གསུངས་སོ། །གཞན་ཡང་དུས་དྲུག་གི་ངོས་འཛིན་ཚུལ་ནི་ཕྱིར་དུས་སྤྱོད་སྐབས་དང་མཚུངས་ཀྱང་། སྐབས་འདིར་ཉེས་པ་གསུམ་གྱི་དང་པོ་རླུང་གི་གསོག་ལྡང་ཞི་གསུམ་གྱི་གོ་རིམ་ཇི་བཞིན་དུ་སོ་ག་ནས་མགོ་རྩོམ་པར་བྱ་སྟེ། དེ་ཡང་ས་ག་ཟླ་བའི་ཚེས་བཅུ་དྲུག་ནས་ཆུ་སྟོད་ཟླ་བའི་ཚེས་བཅོ་ལྔའི་བར་སོ་གའི་དུས་དང་། ཆུ་སྟོད་ཀྱི་བཅུ་དྲུག་ནས་ཁྲིམས་སྟོད་ཀྱི་བཅོ་ལྔའི་བར་དབྱར་གྱི་དུས་དང་། ཁྲིམས་སྟོད་ཀྱི་བཅུ་དྲུག་ནས་སྨིན་དྲུག་གི་བཅོ་ལྔའི་བར་སྟོན་གྱི་དུས་དང་། སྨིན་དྲུག་གི་བཅུ་དྲུག་ནས་རྒྱལ་གྱི་བཅོ་ལྔའི་བར་དགུན་སྟོད་ཀྱི་དུས་དང་། དེ་ནས་རྒྱལ་གྱི་བཅུ་དྲུག་ནས་དབོ་ཡི་བཅོ་ལྔའི་བར་དགུན་སྨད་ཀྱི་དུས་དང་། དབོ་ཡི་བཅུ་དྲུག་ནས་ས་གའི་བཅོ་ལྔའི་བར་དཔྱིད་ཀྱི་དུས་སོ། །

(༧) རླུང་གསོག་ལྡང་ཞི་བའི་དུས་བསྟན་པ།

སོ་གའི་དུས་སུ་ཡང་ལ་རྩུབ་པ་ཡི། །ཡུལ་དང་ལུས་དང་ཟས་སྤྱོད་ཀུན་མཚུངས་པས། །རླུང་གསོག་བྱེད་ཀྱི་རྒྱུ་བས་ལྡང་མི་འགྱུར། །དབྱར་དུས་ཆར་རླུང་གྲང་བ་སྐྱེས་པས་ལྡང་། །སྟོན་དུས་སྣུམ་ལ་དྲོ་བས་ཞི་བར་འགྱུར། །ཞེས་པ་སྟེ། དཔྱིད་ཀ་འདས་ཤིང་ཆར་རླུང་མ་རྒྱས་གོང་གི་སོ་གའི་དུས་སུ་ཡང་ལ་རྩུབ་པ་ཡི་ངོ་བོར་གྱུར་པས། ཡུལ་གང་དང་འདྲ་བ་ཞིག་ཡིན་ཀྱང་ཡང་རྩུབ་ཅན་དུ་གྱུར་པ་དང་། དེ་བཞིན་དུ་ལུས་དང་། ཟས་དང་། སྤྱོད་ལམ་ཡང་དེ་འདྲ་འཛོམས་ན་ཀུན་མཚུངས་པ་ཡིན་པས། དེས་གནས་སྐབས་རླུང་ནད་ཕོང་དུ་མི་མངོན་པའི་ཚུལ་གྱིས་གསོག་པར་བྱེད་ཀྱི། སོ་གའི་ནམ་ཟླ་དྲོ་བའི་སྟོབས་ཀྱིས་མངོན་སུམ་དུ་ལྡང་བར་མི་འགྱུར་རོ། །དབྱར་ཁའི་དུས་སུ་ཆར་བབས་ཤིང་རླུང་གཡོས་ནས་ནམ་ཟླ་གྲང་བ་སྐྱེས་

པས་སྔར་བསགས་པའི་ནད་དེ་ལྡང་བར་འགྱུར་ཞིང་། དེ་ཡང་སྟོན་གྱི་དུས་སུ་སྨུམ་ལ་དྲོ་བ་སོགས་རླུང་གི་མཚན་ཉིད་དང་ཆོས་མི་མཐུན་པ་ཆེར་རྒྱས་པའི་དབང་གིས་ཞི་བར་འགྱུར་བ་ཡིན་ནོ། །

དེ་ཡང་སོ་ག་ནི་དབྱར་བསྒྲོད་མཐར་ཐུག་གི་དུས་ཡིན་པས། དེའི་ཚེ་རླུང་དང་ཉི་མ་དག་གི་ནུས་སྟོབས་ཀྱིས་བླ་བ་ས་ཡི་ཡོན་ཏན་ཟད་པར་བྱས་པས། ཕྱི་འཇིག་རྟེན་ཁམས་དང་ནང་འགྲོ་བའི་ལུས་གཉིས་ཀ་ཡང་ལ་རྩུབ་པའི་ངོ་བོ་རུ་འགྱུར་སྲིད། སྐབས་དེར་ཟས་སྤྱོད་ཀྱང་གཉེན་པོ་ཡང་རྩུབ་དང་ལྡན་པ་བསྟེན་ཚེ། རླུང་ནད་འཕེལ་བར་འགྱུར་རོ། །གལ་ཏེ་ནུས་པ་ལྕི་སྣུམ་སོགས་རླུང་གི་གཉེན་པོ་རུ་གྱུར་པའི་ཟས་སྤྱོད་བསྟེན་ན། རླུང་འཕེལ་བར་མི་ནུས་སོ། །དེས་ན་རྐྱེན་དང་འཕྲད་ཚེ་དུས་དེ་དང་དེ་ཡི་དུས་སུ་རླུང་སོགས་གསོག་ལྡང་བྱེད་ལ། མ་འཕྲད་ན་གསོག་ལྡང་བྱེད་པའི་ངེས་པ་མ་མཆིས་པས། ཉེས་པའི་གསོག་ལྡང་སོགས་ནི་བསྒྱུར་མེད་མ་ཡིན་པར་ཤེས་པ་ནི་གལ་ཆེ་བ་ཡིན་ནོ། །

(༢) མཁྲིས་པ་གསོག་ལྡང་ཞི་བའི་དུས་བསྟན་པ།

དབྱར་དུས་སྨུམ་བསིལ་མཁྲིས་གསོག་ལྡང་མི་འགྱུར། །སྨུམ་དྲོས་སྟོན་ལྡང་དགུན་སྟོད་བསིལ་བས་ཞི། །ཞེས་པ་སྟེ། དེ་བཞིན་དུ་དབྱར་དུས་སྨུམ་པ་ལ་སོགས་པའི་ཡུལ་དང་། ལུས་དང་། ཟས་སྤྱོད་ཀུན་འཛོམས་པས་མཁྲིས་པ་རང་གནས་སུ་འཕེལ་བར་བྱེད་ཀྱང་། ཆར་རླུང་བསིལ་བས་མངོན་སུམ་དུ་ལྡང་བའི་གེགས་བྱས་ཏེ་སྟོབས་ཞན་དུ་བཏང་བས་མཁྲིས་པ་གསོག་པ་ཡིན་གྱི་ལྡང་བར་མི་འགྱུར་ལ། དེ་ཡང་སྨུམ་དྲོ་རྣོ་བ་སོགས་ཀྱི་ཡོན་ཏན་དང་ལྡན་པའི་སྟོན་ཀའི་དུས་སུ་མཁྲིས་པའི་མཚན་ཉིད་དང་ཆོས་མཐུན་པས་ལྡང་ལ། དགུན་སྟོད་ཀྱི་དུས་དེར་བསིལ་བ་ལ་སོགས་པ་མཁྲིས་པའི་མཚན་ཉིད་དང་ཆོས་མི་མཐུན་པའི་ཡོན་ཏན་དང་ལྡན་

པའི་དབང་གིས་ཞི་བར་འགྱུར་བ་ཡིན་ནོ། །

(༣) བད་ཀན་གསོག་ལྡང་ཞི་བའི་དུས་བསྟན་པ།

དགུན་སྨད་བསིལ་སྣུམ་ལྕི་བས་བད་ཀན་གསོག །བསྙོངས་པས་ལྡང་མིན་དཔྱིད་དུས་ཉི་མའི་འོད། །དྲོ་བས་ལྡང་ཞིང་སོ་ག་ཡང་རྩུབ་ཞི། །ཞེས་པ་སྟེ། དགུན་སྨད་ཀྱི་དུས་སུ་ཕྱི་ཡུལ་དང་། ནང་འགྲོ་བའི་ལུས་གཉིས་ཀ་བསིལ་སྣུམ་ལྕི་རྩུབ་སོགས་ཀྱི་རང་བཞིན་དུ་གྱུར་པ་ལ། མི་རྣམས་ཀྱིས་ཀྱང་བསིལ་སྣུམ་ལྕི་རྩུབ་སོགས་ཀྱི་མཚན་ཉིད་དང་ལྡན་པའི་ཟས་དང་སྤྱོད་ལམ་བསྟེན་པར་གྱུར་པས་བད་ཀན་རང་གནས་སུ་གསོག་པར་བྱེད་པ་ཡིན་ཀྱི། དེའི་དུས་སུ་ནམ་ཟླ་ལྟག་པར་གྲང་བས་ཆུ་འཁྱགས་རོམ་དུ་སོང་བའམ་ཞུན་མར་འཁྱགས་ནས་གོང་བུར་འདྲིལ་བ་བཞིན་དུ་བད་ཀན་བསྙོངས་པས་དངོས་སུ་ལྡང་བ་མ་ཡིན་ལ། བསྙོངས་པ་དེ་དཔྱིད་ཀའི་དུས་ཀྱི་ཉི་མའི་འོད་ཟེར་དུ་དྲོ་བས་གོང་བུ་བཤིག་ནས་ནད་དུ་ལྡང་ཞིང་། ལངས་པ་དེ་ཡང་སོ་ག་ཡང་ལ་རྩུབ་པ་སོགས་བད་ཀན་གྱི་མཚན་ཉིད་དང་ཆོས་མི་མཐུན་པའི་ཡོན་ཏན་གྱི་དབང་གིས་ཞི་བར་འགྱུར་བའི་ཚུལ་ཞིབ་པ་ནི་རླུང་གི་སྐབས་ལྟར་ཤེས་པར་བྱའོ། །

(༤) དུས་ངེས་མེད་ཀྱི་གསོག་ལྡང་ཞི་གསུམ་བསྟན་པ།

འོན་ཀྱང་འབྱུང་བའི་དུས་ལ་མ་བབ་ཀྱང་། །ཟས་སྤྱོད་དབང་གིས་འཕྲུལ་ལ་བྱེད་པ་ཡོད། །ཅེས་པ་སྟེ། འོན་ཀྱང་ཞེས་པའི་སྐྲས་ཚ་བ་དང་བསིལ་བ་སོགས་འབྱུང་བ་ལྔའི་ཡོན་ཏན་དང་ལྡན་པའི་དཔྱིད་ཀ་སོགས་ཀྱི་དུས་ཚོ་ན་ལ་མ་བབ་ཀྱང་། ཟས་དང་སྤྱོད་ལམ་དང་ཤུགས་ལས་སྐྱེན་འགའ་ཞིག་གི་དབང་གིས་འཕྲུལ་དུ་གསོག་ལྡང་ཞི་གསུམ་བྱེད་པའང་ཡོད་དེ། དེ་ཡང་རླུང་མཁྲིས་བད་ཀན་འཕེལ་བར་བྱེད་པའི་ཟས་སྤྱོད་རང་རང་གི་གཉེན་པོའམ་མགོ་གནོན་བྱེད་རུང་ཟད་དང་བཅས་པ་བསྟེན་པས་ཉེས་པ་གསུམ་པོ་སོ་སོར་གསོག་པར་བྱེད་ལ། གཉེན་པོའི་མགོ་གནོན་

མེད་པར་འཕེལ་བྱེད་ཟས་སྤྱོད་རྒྱུང་པ་བསྟེན་པས་ནི་ལྷང་བར་འགྱུར་ཞིང་། ཉེས་པ་གསུམ་གང་ཡང་རང་གི་གཉེན་པོ་གསུམ་བཞི་ཙམ་འཚོག་པར་བསྟེན་ན་འཕྲལ་དུ་ཞི་བར་འགྱུར་བའོ། །

གསུམ་པ། སློང་རྐྱེན་དངོས་བསྟན་པ།

ཁྱད་པར་སློང་རྐྱེན་ཐུན་མོང་ཁྱད་པར་གཉིས། །ཞེས་པ་སྟེ། སྤྱི་ཙམ་དུ་བཤད་པའི་སྐྱེ་མཆེད་དང་། གསོག་ལྡང་དེ་ལས་ནད་སྒྱུར་དུ་སྐྱེད་པའི་ཁྱད་པར་སློང་རྐྱེན་ལ། ཐུན་མོང་སྤྱི་ཡི་སློང་རྐྱེན་དང་། ཉེས་གསུམ་ཁྱད་པར་གྱི་སློང་རྐྱེན་གཉིས་སོ། །

༡ ཐུན་མོང་སྤྱིའི་སློང་རྐྱེན་བསྟན་པ།

ནད་ཀུན་སློང་བར་བྱེད་པའི་ཐུན་མོང་རྐྱེན། །འབྱུང་བའི་དུས་དང་གདོན་དུག་མི་འགྲོད་ཟས། །གསོ་བ་ལོག་དང་ལས་ངན་སད་ལས་འབྱུང་། །ཞེས་པ་སྟེ། རླུང་ལ་སོགས་པའི་ནད་ཀུན་སློང་བར་བྱེད་པའི་ཐུན་མོང་གི་རྐྱེན་ནི་སོ་ག་སོགས་འབྱུང་བའི་དུས་དང་། འབྱུང་པོ་སོགས་ཀྱི་གདོན་དང་། གྱུར་པ་ལ་སོགས་པའི་དུག་དང་། མི་འགྲོད་པའི་ཟས་དང་སྤྱོད་ལམ་དང་། སྨན་པས་གསོ་བ་ལོག་པར་བྱས་པ་དང་། སྔོན་འཁོར་བ་ཐོག་མ་མེད་པ་ནས་རྒྱུ་ངེས་པར་བསགས་པའི་ལས་ངན་པའི་བག་ཆགས་སམ་འབྲས་བུ་དེས་བསྐུལ་ནས་སད་བྱེད་ཀྱི་རྐྱེན་ཐུན་མོང་མ་ཡིན་པ་གཅིག་དང་འཕྲད་པ་བཅས་ཀྱིས་ནད་ཀྱི་རྣམ་པ་མི་འདྲ་བ་དཔག་ཏུ་མེད་པ་འབྱུང་བར་འགྱུར་བ་ཡིན་ནོ། །

༢ ཉེས་གསུམ་ཁྱད་པར་གྱི་སློང་རྐྱེན་བསྟན་པ།

ཉེས་གསུམ་ཁྱད་པར་གྱི་སློང་རྐྱེན་བསྟན་པ་ལ་ཡང་རླུང་མཁྲིས་བད་ཀན་ལྡན་འདུས་དང་བཞིའོ། །

(༧) རླུང་གི་ཁྱད་པར་སློང་རྐྱེན་བསྟན་པ།

ཁྱད་པར་ཁ་དང་ཡང་རྩུབ་བསྙེན་དྲགས་དང་། །ཆགས་པས་དུབ་དང་ལྟོ་ཆག་གཉིད་ཆག་དང་། །ལྟོ་སྟོང་ལུས་ངག་བྱ་བ་དྲག་ཤུལ་དང་། །ཁྲག་མང་ཟགས་དང་འབྲུ་སྐྱུག་དྲག་པོས་བཏབ། །བསེར་བུས་བུས་དང་ག་ཆད་དུས་པ་དང་། །སྨྲ་ངན་སེམས་ལས་ཁ་ལས་ཆེས་པ་དང་། །བཅུད་མེད་ཁ་ཟས་ཡན་ལ་གཏད་པ་དང་། །ཤུགས་བཀག་པ་དང་ནན་གྱིས་བཙིར་བ་ཡི། །རྐྱེན་དེ་རྣམས་ཀྱིས་རླུང་ནད་ལྡང་བར་བྱེད། །ཅེས་པ་སྟེ། རླུང་གི་ནད་སློང་བའི་རྐྱེན་ཁྱད་པར་བ་ནི། སྨན་དང་ཟས་སྐོམ་རོ་ཁ་བའི་རིགས་དང་། རོ་ཇི་ལྟར་སྐྱུར་ཀྱང་ཡོན་ཏན་ཡང་ཞིང་རྩུབ་པ་དང་། ཤུགས་ལས་སྲ་ཕྲ་གཡོ་གྲང་དང་ལྡན་པ་བསྙེན་དྲགས་པ་དང་། རྒྱུད་ལ་ཆགས་པ་དྲག་པོ་སྐྱེས་ཏེ་ཡུལ་ལ་སྤྱོད་དྲགས་པས་ལུས་དུབ་པ་སྟེ་ངལ་ཞིང་ཆད་པ་དང་། ལན་མང་པོའི་བར་དུ་ལྟོ་ཆག་པ་དང་། ཉུབ་མང་པོར་གཉིད་ཆག་པ་དང་། ལྟོ་སྟོང་དུ་ལུས་དང་ངག་གི་བྱ་བ་དྲག་ཅིང་ནན་གྱིས་འཇུག་པའི་དྲག་ཤུལ་བྱས་པ་དང་། གཏར་བ་དང་རྨས་པ་ལ་སོགས་པའམ་བུ་ག་རྣམས་ལས་ཁྲག་མང་དུ་ཟགས་པ་དང་། ཡང་ན་འབྲུ་སྐྱུག་དྲག་པོས་བཏབ་པའམ། བསེར་བུ་སྐྱེ་ལྷག་པས་བུས་པ་དང་། ག་ཆད་དེ་ཡི་ཐང་ཆད་ཆད་ཀྱི་བར་དུ་དུས་པ་དང་། རང་དང་གཞན་གྱི་སྨྲོ་ནས་སྨྲ་ངན་དང་། སེམས་ཀྱི་ལས་ཆེས་ཆེར་བྱེད་པ་དང་། ཉིན་མཚན་བསྐྱུད་ནས་ཁ་ཡི་ལས་སླུ་དང་དབྱངས་ལ་སོགས་པ་ཧ་ཅང་ཆེས་པ་དང་། ཡང་ན། ཟླ་ཟེར་ལས། བཟ་ཞིང་བཏུ་བའི་དུས་ལས་ཡོལ་བའི་འབྲུ་གང་ཡིན་པ་དེ་ནི་བཅུད་མེད་པ་ཞེས་བྱ་སྟེ། དེ་ཡང་། ལུང་ལས། འབྲུ་ནི་མ་སྨིན་ཐལ་ཆེས་པ། །བཅུད་མེད་ཟས་ནི་ཡིན་ཞེས་བྱ། །ཞེས་གསུངས་པ་ལྟ་བུའི་འབྲས་བུ་ལ་སོགས་པ་མ་སྨིན་པའམ་ཐལ་ཆེས་པ་སོགས་ཀྱི་བཅུད་མེད་པའི་ཁ་ཟས་ཡན་ལ་གཏད་པ་སྟེ་ཡུན་རིང་དེ་རིགས་བོ་ན་

བསྟེན་པ་དང་། བཤང་གཅི་ལ་སོགས་པའི་ཤུགས་བཅུ་གསུམ་པོ་ཆེད་དུ་བཀག་པ་དང་། མི་འབྱུང་བཞིན་དུ་ནན་གྱིས་བ་ཙོར་བ་ལ་སོགས་པའི་རྐྱེན་དེ་རྣམས་ཀྱིས་ནི་རླུང་གི་ནད་གློ་བུར་དུ་ལྡང་བར་བྱེད་པ་ཡིན་ནོ། །ཡི་གེ་རྙིང་མ་འགར། སྐབས་འདིར་དང་འོག་ཏུ་མཁྲིས་པ་དང་བད་ཀན་སློང་རྐྱེན་སྐབས་སུ་རྒྱུ་དེ་རྣམས་ཀྱིས་ཞེས་ཡོད་ཀྱང་། འདིར་རྐྱེན་འཆད་པའི་སྐབས་ཡིན་པས། རྐྱེན་དེ་རྣམས་ཀྱིས་ཞེས་པ་ལྟར་འགྲེལ་ན་ལེགས་པར་སེམས་སོ། །

(༢) མཁྲིས་པའི་ཁྱད་པར་སློང་རྐྱེན་བསྟན་པ།

ཚ་བའི་རོ་དང་རྩེ་ཚ་སྐྱུམ་བསྟེན་དྲགས། །རྒྱུད་ལ་ཞེ་སྡང་དྲག་པོ་སྐྱེས་པ་དང་། །ཚད་གྲང་གཉིད་ལོག་འདུག་རྗེས་དྲག་ཤུལ་བྱས། །མི་ཐེག་ཁུར་དང་ས་སྲན་བཀོས་པ་དང་། །གཞུ་སྲན་བཀང་དང་འཛིང་ག་བཀྱེ་བ་དང་། །བང་དང་འགྲོ་ལས་དག་གིས་ཉེན་པ་དང་། །རྟ་ཡིས་བརྡབས་དང་གཡང་ལ་ལྷུང་བ་དང་། །འཁྲིབས་འོག་ཚུད་དང་རྩེ་དབྱུག་བརྡུངས་པ་དང་། །ཤ་མར་བྲོ་རམ་ཆང་སོགས་བཟའ་བཏུང་དྲགས། །རྐྱེན་དེ་རྣམས་ཀྱིས་མཁྲིས་ཚད་སློང་བར་བྱེད། །ཅེས་པ་སྟེ། མཁྲིས་པའི་ནད་སློང་བའི་རྐྱེན་ཁྱད་པར་བ་ནི། ཚ་བའི་རོ་དང་ལྡན་པའི་སྨན་དང་ཟས་སྐོམ་རིགས་དང་། རོ་ཇི་ལྟར་ཡིན་ཀྱང་ཡོན་ཏན་རྩེ་ཚ་སྐྱུམ་བཅས་ཡང་བ་སོགས་དང་ལྡན་པའི་སྨན་དང་བཟའ་བཏུང་རིགས་བསྟེན་དྲགས་པ་དང་། རང་གི་རྒྱུད་ལ་གློ་བུར་དུ་ཞེ་སྡང་དྲག་པོ་སྐྱེས་པ་དང་། ཚ་བའི་དུས་ཀྱི་ཉིན་གུང་ལ་གཉིད་ལོག་པ་དང་། གཞི་གཅིག་ཏུ་དལ་བར་འདུག་བཞིན་པའི་རྗེས་སུ་གློ་བུར་དུ་དྲག་ཤུལ་གྱི་ལས་བྱས་པ་དང་། དངོས་པོ་གང་ཡང་ཤིན་ཏུ་ལྕི་བ་མི་ཐེག་བཞིན་དུ་འབད་པས་ཁུར་བ་དང་། ས་ཤིན་ཏུ་སྲ་བའི་རང་བཞིན་ཤུགས་བསྐྱེད་ནས་བཀོས་པ་དང་། གཞུ་སྲན་ནམ་སྲ་མོ་མི་ཐུབ་བཞིན་དུ་བཀང་བ་དང་། རྩེད་མོས་

ཤེད་འགྲན་ནས་འཛིང་ག་དྲག་ཏུ་བཀྱི་བ་དང་། ཐག་རིང་དུ་བང་བཏང་ནས་རྒྱུགས་པ་དང་། འཁྲོ་བ་དང་ལས་ཀ་ཤུགས་དྲག་བྱས་པ་དག་གིས་ཉེན་པ་དང་། ཧ་སོགས་བཞོན་པའི་རིགས་ཀྱིས་ལུས་བརྡབས་པ་དང་། གཡང་ལ་ལྷུང་བ་དང་། ཁང་པ་དང་གད་པ་དང་རྡོ་ཤིང་སོགས་འཕེབས་པ་སྐེ་རྡེབ་པའི་འོག་ཏུ་ཚུད་པ་དང་། རྡོ་དང་དབྱུག་པ་ལ་སོགས་པས་བརྡུངས་པ་དང་། ཤ་རྙིང་དང་མར་རྙིང་དང་བུ་རམ་དང་ཆང་དང་། སོགས་ཁོངས་ནས་ཐུད་ལྷ་བུ་ཏྲོ་ལ་བཙུད་པའི་བཟའ་བ་དང་བཏུང་བ་བསྙེན་དྲགས་པ་སྟེ། དེ་ལྟར་བཤད་པའི་རྐྱེན་དེ་རྣམས་ཀྱིས་ཉེས་པའི་མཁྲིས་པ་ཐང་ལ་ལྷག་པའི་ཚད་པ་སློང་བར་བྱེད་པ་ཡིན་ནོ། །

(༣) བད་ཀན་གྱི་ཁྱད་པར་སློང་རྐྱེན་བསྟན་པ།

ཁ་མངར་ལྕི་བསིལ་སྣུམ་བསྙེན་དྲགས་པ་དང་། །འགྲངས་རྗེས་དལ་བར་འདུག་དང་ཉིན་གཉིད་ལོག །རྣན་སྐྱེང་ཉལ་དང་ཆུར་ཞུགས་གོས་སྲབ་འཁྱགས། །གྲོ་སྲན་གསར་ཐོག་སེར་ཅན་སྲུངས་པ་དང་། །ར་སྐྱོམ་ཤ་རིད་ཆིལ་བུ་འབྲུ་མར་དང་། །ཞོ་མར་རུལ་བ་ལོ་བཟུར་ལ་ཕྱུག་རས། །རི་སྐྱོག་ལ་སོགས་རྗེན་ཟས་མཐའ་དག་དང་། །མ་འཚོས་འཚིག་དང་ཁེངས་པའི་ཟས་རྣམས་དང་། །བ་རའི་འོ་མ་ཞོ་དར་ཆུ་གྲང་ཇ། །བཟའ་བཏུང་ཆེས་ཏེ་ཚོད་ལས་འདས་པའམ། །སྔ་མ་མ་ཞུ་ཕྱི་མ་ཟོས་པ་ཡི། །རྐྱེན་དེ་རྣམས་ཀྱིས་བད་ཀན་གྲང་ནད་སློང་། །ཞེས་པ་སྟེ། བད་ཀན་གྱི་ནད་སློང་བར་བྱེད་པའི་རྐྱེན་ནི། ཟས་སྐོམ་སྣུམ་སོགས་རོ་ཁ་བ་དང་མངར་བ་དང་། རོ་དེ་ལྟར་གྱུར་ཀྱང་ལྕི་བསིལ་སྣུམ་རྟུལ་འཇམ་བརྟན་སོགས་ཀྱི་ཡོན་ཏན་དང་ལྡན་པའི་བཟའ་བཏུང་བསྙེན་དྲགས་པ་དང་། ཟས་ཟོས་ནས་འགྲངས་པའི་རྗེས་སུ་དལ་བར་འདུག་པ་དང་། ར་རོ་བ་སོགས་དང་སོས་ཀའི་དུས་མ་ཡིན་པའི་སྐབས་སུ་ཉིན་པར་གཉིད་ལོག་པ་དང་། རྣན་སྐྱེང་དུ་ཉལ་

བཞམ་ཡུན་རིང་དུ་སྡོད་ལ་སོགས་པའི་རྐྱེན་དེ་རྣམས་ཀྱིས་ལུས་འཁྲུགས་པ་དང་། གྲོ་དང་། སྲན་མ་དང་། ཤུགས་ལས་ཁམ་བུ་སོགས་གསར་ཐོག་ཅེས་བཏུས་ནས་སྐམ་ཐག་མ་ཆོད་པ་དང་། སེར་ཅན་ཏེ་ལྷན་ཅན་དང་། སྲུངས་པ་སྐྱེ་རྙིང་ནས་དྲི་ཪོ་འགྱུར་བའི་ཁ་ཟས་དང་། ར་དང་། སྐྱམ་པོ་ཞེས་རྐྱལ་གྱི་ཤ་ཤིན་ཏུ་རིད་པ་དང་། ཚིལ་བུ་དང་། ཀང་རྣམས་མང་དུ་ཟ་བ་དང་། འབྲུ་མར་དང་། རྩི་མར་ཞེས་སེམས་ཅན་གྱི་མར་རུལ་པ་དང་། ལོ་བཤུར་ཞེས་སྲན་མ་ལ་སོགས་པའི་ལོ་མ་རིངས་པའམ་རྙིང་པ་དང་། ལ་ཕུག་རས་པ་ཞག་ལོན་པ་སྐྱེ་སྦྲོས་ནས་སོབ་སོབ་གྱུར་པ་དང་། རི་སྒོག་ལ་སོགས་པའི་རྟེན་ཟས་ཀྱི་རིགས་མཐའ་དག་ཟ་བ་དང་། ཟས་གང་ཡང་རུང་བ་མ་ཆོས་པ་དང་། འཚིག་ཆེས་པ་དང་། སྐྱོམས་པར་ཆོས་ཀྱང་རུང་། ཡུན་ལོན་པས་ཁེངས་པོར་གྱུར་པའི་ཟས་རྣམས་ཟ་བ་དང་། ཉུས་པ་བསིལ་བ་ཡིན་པའི་བ་རའི་འོ་མ་དང་། ཞོ་དང་། དར་བ་དང་། དེ་བཞིན་ཆུ་གྲང་དང་། ཇ་ལ་སོགས་པ་མང་དུ་འཐུངས་པ་དང་། བཟའ་བ་དང་བཏུང་བའི་ཚད་ནི་སྟོ་བའི་ཆ་གཉིས་ཟས་ལ་ཆ་གཅིག་སྐོམ་དང་། ཆ་བཞི་པ་དེ་རླུང་གི་གནས་སུ་བཞག་ཅེས་པ་དེ་ལས་ཆེས་ཏེ་ཚད་ལས་འདས་པ་དང་། སྔ་མའི་ཟས་མ་ཞུ་བཞིན་དུ་སླར་ཡང་ཕྱི་མ་གཅིག་ཟ་བ་སྟེ། རྐྱེན་དེ་རྣམས་ཀྱིས་བད་ཀན་འཁྲུགས་ནས་ལུས་ཀྱི་མེ་དྲོད་འཇོམས་བྱེད་ཀྱི་གྲང་བའི་ནད་ཐམས་ཅད་སློང་བར་བྱེད་དོ། །རྒྱུད་ཚིག་ཕལ་མོ་ཆེར། ར་ཡི་འོ་སྣོན་ཞོ་དར་ཆུ་གྲང་ཇ། །ཞེས་ཡོད་ཀྱང་། མན་རྒྱུད་བད་ཀན་གསོ་བའི་ལེའུ་དང་། བྱང་པའི་བདུད་རྩིའི་ཆུ་རྒྱུན་སོགས་སུ། བ་རའི་འོ་མ་ཞོ་དར་ཆུ་གྲང་ཇ། །ཞེས་ཡོད་པ་དང་། སྐྱེམས་པའི་འགྲེལ་པ་ལས་ཀྱང་། བ་རའི་འོ་མ་དང་། ཞེས་སོགས་འབྱུང་བ་དང་། རིག་པས་དཔྱད་ནའང་བ་ར་གཉིས་ཀྱི་འོ་ཞོ་སོགས་ནི་ཉུས་པ་བསིལ་བ་ཡིན་པས་བད་ཀན་གྱི་མཚན་ཉིད་དང་ཆོས་མཐུན་ཞིང་། འོ་སྣོན་ཡིན་ན་གོང་སྨོས་རྟེན་ཟས་ཀྱི་

ཡོངས་སུ་གཏོགས་པས། ར་ལོ་ནའི་འོ་མ་ཡིན་དགོས་པའི་ངེས་པའང་མ་མཆིས་པས། རྒྱུད་ཚིག་གོང་ལྟར་བཅོས་ན་འཐད་པར་སེམས་སོ། །

(༩) ཞར་བྱུང་ལྡན་འདུས་ཀྱི་སྦྱོར་རྐྱེན་བསྟན་པ།

དེ་དག་འདྲེས་ལས་ལྡན་འདུས་ནད་དུ་འགྱུར། །ཞེས་གསུངས་སོ། །ཞེས་པ་སྟེ། བཤད་ཟིན་པའི་རླུང་མཁྲིས་བད་ཀན་རྐྱང་པའི་སྦྱོར་རྐྱེན་དེ་དག་རྣམས་ཕན་ཚུལ་འདྲེས་པ་ལས་ལྡན་པ་དང་འདུས་པའི་ནད་བསྐྱེད་པར་འགྱུར་ཏེ། དེ་ཡང་རླུང་མཁྲིས་གཉིས་ཀྱི་སྦྱོར་རྐྱེན་རྣམས་འདྲེས་པར་བསྟེན་ན་རླུང་མཁྲིས་ལྡན་པའི་ནད་དང་། བད་རླུང་གཉིས་ཀྱི་སྦྱོར་རྐྱེན་རྣམས་འདྲེས་པར་བསྟེན་ན་བད་རླུང་ལྡན་པའི་ནད་དང་། བད་མཁྲིས་གཉིས་ཀྱི་སྦྱོར་རྐྱེན་རྣམས་འདྲེས་པར་བསྟེན་ན་བད་མཁྲིས་ལྡན་པའི་ནད་དང་། དེ་གསུམ་ཀའི་སྦྱོར་རྐྱེན་རྣམས་འདྲེས་པར་བསྟེན་ན་གསུམ་ཀ་འདུས་པའི་ནད་དུ་འགྱུར་བ་ཡིན་ནོ་ཞེས་གསུངས་སོ། །

ལེའུའི་མཚན་བསྟན་པ།

བདུད་རྩི་སྙིང་པོ་ཡན་ལག་བརྒྱད་པ་གསང་བ་མན་ངག་གི་རྒྱུད་ལས་ནད་ཀྱི་རྐྱེན་བསྟན་པའི་ལེའུ་སྟེ་དགུ་པའོ།། །།

ལེའུ་བཅུ་པ། ནད་ཀྱི་འཇུག་ཚུལ་བསྟན་པ།

ནད་ཀྱི་ཞུགས་ཚུལ་གྱི་ལེའུའི་གཞུང་དོན་འགྲེལ་བ་ལ་ཉན་པར་གདམས་ཤིང་མཚམས་སྦྱར་བ། གཞུང་དོན་དངོས་བཤད་པ། ལེའུའི་མཚན་བསྟན་པ་བཅས་གསུམ་མོ། །

ཉན་པར་གདམས་ཤིང་མཚམས་སྦྱར་བ།

དེ་ནས་ཡང་དྲང་སྲོང་རིག་པའི་ཡེ་ཤེས་ཀྱིས་འདི་སྐད་ཅེས་གསུངས་སོ། །ཀྱེ་དྲང་སྲོང་ཆེན་པོ་ཉོན་ཅིག ཅེས་པ་སྟེ། ནད་ཀྱི་རྐྱེན་བསྟན་ཟིན་པ་དེ་ནས་ཡང་སྟོན་པ་དྲང་སྲོང་རིག་པའི་ཡེ་ཤེས་ཀྱིས་འདི་སྐད་ཅེས་གསུངས་སོ། །དེ་ཡང་ཀྱི་ཞེས་པོས་ནས་དྲང་སྲོང་ཆེན་པོ་ཡིད་ལས་སྐྱེས་ལ་སོགས་པའི་འཁོར་རྣམས་ལེགས་པར་ཉོན་ལ་ཡིད་ལ་ཟུངས་ཤིག་དང་ངས་བཤད་པར་བྱའོ་ཞེས་མཚམས་སྦྱར་ཏེ་གདམས་སོ། །

གཞུང་དོན་དངོས་བཤད་པ།

གཞུང་དོན་དངོས་བཤད་པ་ལ་ཡང་ནད་ཇི་ལྟར་འཇུག་པའི་ཚུལ་བསྟན་པ་དང་། ནད་གང་དུ་བརྟེན་པའི་གནས་བཤད་པའོ། །

དང་པོ། ནད་ཇི་ལྟར་འཇུག་པའི་ཚུལ་བསྟན་པ།

ཇི་ལྟར་འཇུག་པའི་ཚུལ་བསྟན་པ་ལ་ཡང་། འཇུག་ཚུལ་དངོས་དང་། ཞུགས་

པའི་ལམ་བསྟན་པའོ། །

༡ འཇུག་ཚུལ་དངོས་བསྟན་པ།

འཇུག་ ཚུལ་ དངོས་ བསྟན་ པ་ ལ་ ཡང་ འཇུག་ ཚུལ་ མདོར་ བསྟན་ པ་ དང་། འཕྲོས་ཚུལ་རྒྱས་པར་བཤད་པ། དཔེ་དོན་གྱི་སྒོ་ནས་ཤིན་ཏུ་རྒྱས་པར་བཤད་པ་དང་གསུམ་མོ། །

(༡) འཇུག་ཚུལ་མདོར་བསྟན་པ།

དེ་ལྟར་རྒྱུ་ལ་རྐྱེན་གྱིས་བསྐྱེད་བྱས་ནས། །འཇུག་པའི་ཚུལ་ནི་འཕང་བྱའི་ཡུལ་དེ་ལ། །འཕེན་པར་བྱེད་པའི་རྐྱེན་ནི་རྣམ་བཞི་ཡིས། །འཕེན་བྱ་གཅིག་ལ་ཕོག་དང་འབྲེལ་བས་དཔག །ཅེས་པ་སྟེ། དེ་ལྟར་ནད་ཀྱི་རྒྱུ་རྣམ་པར་མ་གྱུར་པའི་རླུང་མཁྲིས་བད་ཀན་གང་ཞིག་ལ་རྐྱེན་ སྣ་ཚོགས་ཀྱིས་ཉེ་བར་བསྐུལ་ནས་མངོན་སུམ་དུ་བསླངས་ཏེ་བསྐྱེད་པར་བྱས་ཟིན་ནས། གནས་གང་དུ་འཇུག་པའི་ཚུལ་རྣམས་བྱ་བྱེད་ལས་གསུམ་དང་སྐྱེས་བུས་མདའ་འཕེན་པའི་དཔེ་དང་སྦྱར་ནས་གསུངས་པ་ནི། འཕང་བར་བྱ་བའི་ཡུལ་འབེན་ལྟ་བུ་རླུང་མཁྲིས་བད་ཀན་གསུམ་པོ་དེ་ལ། འཕེན་པར་བྱེད་པའི་རྐྱེན་དུས་གདོན་ཟས་སྤྱོད་མི་ལྟ་བུ་རྣམ་པ་བཞི་ཡིས། འཕེན་བྱ་རླུང་མཁྲིས་བད་ཀན་གསུམ་གྱི་མཚན་ཉིད་དང་ཆོས་མཐུན་པ་ཡང་རུང་བ། ཚ་རྟོ། ལྡི་རྟུལ་སོགས་མདའ་ལྟ་བུ་དེ་འཕངས་པ་ན། འབེན་ལྟ་བུའི་ཉེས་གསུམ་གང་རུང་ཞིག་ལ་ཕོག་པ་དང་། གཞན་གཉིས་ཀྱང་འཕེལ་ཟད་འཁྲུགས་པར་འགྱུར་ལ། ནད་ཟུངས་དྲི་མ་བཅས་རྟེན་དང་བརྟེན་པའི་ཚུལ་གྱིས་འབྲེལ་བ་ཡིན་པས། ཟུངས་དང་དྲི་མའི་འགྱུར་བ་ལ་རྗེས་སུ་དཔག་ན། ཉེས་གསུམ་འཕེལ་ཟད་འཁྲུགས་གསུམ་གྱི་ཚུལ་རྣམས་གང་ཡིན་པར་ཤེས་ནུས་སོ། །དེ་ཡང་ལྡི་རྟུལ་སོགས་ཀྱི་ཡོན་ཏན་མདའ་ལྟ་བུ་ནི་བྱ་བ་དང་། དུས་ལ་སོགས་པའི་རྐྱེན་བཞི་པོ་མདའ་འཕེན་མཁན་གྱི་གང་ཟག

ལྟ་བུ་བྱེད་པ། ཡུལ་རླུང་སོགས་གསུམ་པོ་འབེན་ལྟ་བུ་དེ་ལ་ལས་ཞེས་རྟོགས་པར་བྱའོ། །འདིར་འཕང་བྱའི་ཡུལ་ལ་ཁ་ཅིག་གིས་གནོད་བྱ་ཟུངས་དང་དྲི་མ་གཉིས་ལ་འདོད་པ་དང་། ཁ་ཅིག་གིས་ནད་ཟུངས་དྲི་མ་གསུམ་ཀ་ལ་འདོད་པ་དང་། ཡང་ཁ་ཅིག་གིས། རྒྱུད་ཚིག འཕེན་བྱེད་གཅིག་ལ་ཕོག་དང་འབྲེལ་བས་དཔག །ཅེས་བཞག་ནས་འཕེན་བྱེད་མདའ་ལྟ་བུའི་ཉེས་པ་རླུང་མཁྲིས་བད་ཀན་གསུམ་ལ་འདོད་པ་སོགས་འགྲེལ་ཚུལ་མི་འདྲ་བ་སྣ་ཚོགས་འདུག་ཀྱང་། ཟུར་མཁར་བློ་གྲོས་རྒྱལ་པོས་ལེགས་པར་བཀག་ཟིན་པས། འདིར་སྨྲར་ཡང་དགག་བཞག་བྱེད་པའི་དགོས་པ་ཆེར་མ་སྣང་བས། རེ་ཞིག་བཏང་སྙོམས་སུ་བཞག་གོ །

（༢）འབྲེལ་ཚུལ་རྒྱས་པར་བཤད་པ།

དེ་ཡང་རླུང་ནི་རུས་པ་ལ་གནས་ཏེ། །མཁྲིས་པ་ཁྲག་དང་རྔུལ་ལ་གནས་པ་ཡིན། །བད་ཀན་ལྷག་མ་རྣམས་ལ་གནས་པའོ། །དེ་ལྟར་པན་ཚུན་རྟེན་དང་བརྟེན་པའི་ཚུལ། །ཉེས་པ་འཁྲུགས་པས་ལུས་ཟུངས་ཉེན་བྱས་ཏེ། །གཉིས་ཀས་དྲི་མ་ལ་ནི་གནོད་པར་བྱེད། །ཅེས་པ་སྟེ། གོང་དུ་འཕེན་བྱ་གཅིག་ལ་ཕོག་དང་འབྲེལ་བས་དཔག ཅེས་པའི་འབྲེལ་ཚུལ་རྒྱས་པ་དེ་ཇི་ལྟར་ཡིན་ཞེ་ན། དེ་ཡང་ཉེས་པ་གསུམ་ལས་རླུང་ནི་རུས་པ་རྣམས་ལ་གནས་པ་ཡིན་ཏེ། དེ་བཞིན་དུ་མཁྲིས་པ་ནི་ཁྲག་དང་རྔུལ་ལ་གནས་པ་ཡིན་ལ། བད་ཀན་ནི་རུས་པ་དང་། ཁྲག་དང་། རྔུལ་རྣམས་ཀྱི་ལྷག་མ་སྟེ། དྭངས་མ་དང་། ཤ་དང་། ཚིལ་དང་། རྐང་དང་། ཁུ་བ་དང་། བཤང་བ་དང་། གཅི་བ་རྣམས་ལ་གནས་སོ། །དེ་ལྟར་གནོད་བྱ་དང་གནོད་བྱེད་གཉིས་ལས་དྭངས་མ་ལ་སོགས་པ་བཅུ་པོ་རྟེན་དང་། རླུང་ལ་སོགས་པ་གསུམ་པོ་བརྟེན་པ་པོའི་ཚུལ་གྱིས་ཉེ་བར་འབྲེལ་ཞིང་། རྒྱུ་མཚན་དེའི་ཕྱིར་ན་དུས་གདོན་ཟས་སྤྱོད་ཀྱི་རྐྱེན་གྱིས་ཡང་རྩུབ་ལ་སོགས་པ་རླུང་མཁྲིས་བད་ཀན་གྱི་མཚན་ཉིད་དང་ཆ་

མཐུན་པའི་ཡོན་ཏན་རྣམས་ཉེས་པ་གསུམ་པོ་ལ་ཕོག་པས། ཕོག་མར་དེ་གསུམ་པོ་གང་རུང་ཞིག་རང་རང་གི་གནས་དང་ལྷང་ཚད་ལས་འཁྲུགས་པར་འགྱུར་ཞིང་། དེ་འཁྲུགས་པས་དྭངས་མ་ལ་སོགས་པའི་ལུས་ཟུངས་རྣམས་ལ་གནོད་ཅིང་ཉེན་པར་བྱེད་ལ། དེ་ལྟར་འཁྲུགས་ཤིང་ཉེན་པའི་ནད་པའི་ནད་ཟུངས་གཉིས་ཀས་བཤང་བ་ལ་སོགས་དྲི་མ་རྣམས་ལ་ནི་ལྷག་པར་དུ་གནོད་པ་བྱེད་པ་ཡིན་ནོ། །སྙིང་པོ་བསྡུས་པ་དང་། རང་འགྲེལ། ཟླ་ཟེར་སོགས་སུ་འདི་དག་གི་སྐོར་ཤིན་ཏུ་རྒྱས་པ་ཡོད་ཀྱང་སྐབས་འདིར་རྒྱུད་ཚིག་རྣམས་གོ་སླ་བས་མ་སྤྲོས་སོ། །

(༣) དཔེ་དོན་སྦྱོར་ནས་ཤིན་ཏུ་རྒྱས་པར་བཤད་པ།

དེ་ཡང་ནད་དང་རྒྱུ་མཐུན་ཟས་ཀྱི་བཅུད། །ཁྲབ་བྱེད་རླུང་གིས་བུ་ག་རྣམས་སུ་གཏོར། །དེ་ཚེ་དྭངས་མ་གང་དུ་ཆགས་གྱུར་པ། །བུ་གའི་སྐྱོན་དང་དེ་དུས་སྤྱོད་ལམ་གྱིས། །མཁའ་ལ་སྤྲིན་འདུས་ཆར་པ་འབབ་པ་བཞིན། །རང་རང་གནས་སུ་འཕེལ་ཞིང་གསོག་པར་བྱེད། །བསགས་པ་རྐྱེན་ཕྲད་ངེས་པ་ཁོ་ནར་ལྡང་། །ཞེས་པ་སྟེ། ཉེས་པ་འཁྲུགས་པས་ཟུངས་དང་དྲི་མ་ལ་གནོད་པའི་ཚུལ་རྒྱས་པ་ནི་ཇི་ལྟར་ཡིན་ནམ་ཞེ་ན། དེ་ཡང་རླུང་ལ་སོགས་པའི་ནད་དང་རྒྱུའམ་མཚན་ཉིད་མཐུན་པའི་ཟས་ཡང་རྩུབ་དང་ལྡན་པ། ཚ་རྣོ་དང་ལྡན་པ། ལྕི་བསིལ་དང་ལྡན་པ་ལྟ་བུ་གང་ཡང་རུང་བ་རྣམས་ཀྱི་ཟས་ཟོས་པ་དེ་དག་ཕོ་བར་མྱུག་བཞུ་དྭངས་སྙིགས་ཕྱེ་བའི་བཅུད་དེ་ཁྲབ་བྱེད་རླུང་གིས་ཟུངས་རྒྱུ་བའི་བུ་ག་རྣམས་སུ་གཏོར་བ་དེའི་ཚེ། ཡང་རྩུབ་ཀྱི་ཟས་ལས་བྱུང་བའི་དྭངས་མ་དེ་རླུང་གི་གནས་གང་དུ་ཆགས་པར་གྱུར་པ་ལས་རུས་པའི་བུ་ག་རླུང་གི་སྐྱོན་དང་ལྡན་པ་ཉིད་དང་། དེའི་དུས་དང་ལྷན་ཅིག་པར་རླུང་བསྐྱེད་པར་འགྱུར་བའི་སྤྱོད་ལམ་གྱིས་ནད་དུ་འགྱུར་རོ། །དེ་བཞིན་དུ་ཚ་རྣོའི་ཟས་ལས་བྱུང་བའི་དྭངས་མ་དེ་ཡང་ཁྲབ་བྱེད་ཀྱིས་གཏོར་བས་མཁྲིས་ཀྱི་གནས་སུ

ཆགས་པར་འགྱུར་ལ། ཁྲག་རྒྱུ་བའི་བུ་ག་མཁྲིས་པའི་སྐྱོན་དང་ལྡན་པ་ཉིད་དང་། ཁྲག་མཁྲིས་འཕེལ་བའི་སྤྱོད་ལམ་གྱིས་ནད་དུ་འགྱུར་ཞིང་། ལྷི་བསིལ་གྱི་ཟས་ལས་བྱུང་བའི་དྭངས་མ་དེ་ཡང་ཤ་ཚིལ་ལ་སོགས་རྒྱུ་བའི་བུ་ག་བད་ཀན་གྱི་སྐྱོན་དང་ལྡན་པ་དེ་དང་། བད་ཀན་འཕེལ་འགྱུར་གྱི་སྤྱོད་ལམ་གྱི་དབང་གིས་ནད་དུ་འགྱུར་རོ། །དེའང་རླུང་སོགས་རང་རང་གི་རྒྱུ་དང་རྗེས་སུ་མཐུན་པའི་དྭངས་མ་དེ་རྣམས་རང་རང་གི་གནས་སུ་ངེས་པར་ཆགས་པར་འགྱུར་བའི་རྒྱུ་མཚན་ནི་གནས་དེ་དང་དེར་གནས་པའི་ཉེས་པ་རང་རང་གི་མཚན་ཉིད་དང་རྗེས་སུ་མཐུན་པས་དྭངས་མ་དེ་དག་འཛིན་ཞིང་མི་གཏོང་བར་བྱེད་པ་ཡིན་ནོ། །དེ་ཡང་དཔེར་ན་དབྱར་གའི་ནམ་མཁའ་ལ་རྒྱ་མཚོ་ལས་འོངས་པ་སྔོ་སྨུགས་ཀྱི་སྤྲིན་ཆུང་ངུ་ཆུང་ངུ་ནས་འདུས་ཤིང་བསགས་ཏེ་ཆར་པ་འབབ་པ་ཇི་ལྟ་བ་བཞིན་དུ། བུ་གའི་སྐྱོན་དང་ཟས་སྤྱོད་རིགས་མཐུན་འཕྲད་པའི་དབང་གིས་རླུང་མཁྲིས་བད་ཀན་རང་རང་གི་གནས་སུ་འཕེལ་ཞིང་གསོག་པར་བྱེད་ལ། བསགས་པ་དེ་ལས་སླར་ཡང་དུས་གདོན་སོགས་ཀྱི་རྐྱེན་དང་ཕྲད་ན་ངེས་པ་ཁོ་ན་སྟེ་གདོན་མི་ཟ་བར་ལྡང་བར་བྱེད་པ་ཡིན་པས། བུ་ག་ལ་མི་གནོད་པའི་ཟས་བསིལ་དྲོད་སྙོམས་པ་ཁོ་ན་བསྟེན་པ་ནི་ཤིན་ཏུ་གཅེས་པ་ཡིན་ནོ། །ཕྱིར་ཟས་སྤྱོད་གཉིས་ནི་ནད་བསྐྱེད་པར་བྱེད་པའི་རྐྱེན་གཙོ་བོ་ཡིན་པས། འདིར་དཔེ་དང་བཅས་པ་རྒྱས་པར་གསུངས་པ་ཡིན་མོད། དུས་གདོན་གཉིས་སོགས་རྐྱེན་གཞན་གྱིས་ནད་བསྐྱེད་པའི་ཚུལ་ཡང་། ཕལ་ཆེར་དེ་དང་མཐུན་པས། རིགས་འགྲེ་ནས་རྟོགས་པར་བྱ་དགོས་སོ། །

༢ ཞུགས་པའི་ལམ་བཤད་པ།

ལམ་དྲུག་ཞུགས་ནས་བདེ་མེད་ནད་འབྱུང་འགྱུར། །ཞེས་པ་སྟེ། གོང་དུ་བཤད་པ་ལྟར་ནད་རྣམས་རང་རང་གནས་སུ་བསགས་པ་རྣམས་རྐྱེན་དང་ཕྲད་ནས་

ལྡང་བའི་ཚེ་པགས་པ་ལ་སོགས་པ་ལམ་དྲུག་ལ་ཞུགས་ནས་རང་རང་གི་རྟགས་དང་བཅས་ཏེ། ལུས་ཅན་རྣམས་ལ་བདེ་བ་མེད་པའི་ནད་འབྱུང་བར་འགྱུར་ཏེ། དེ་ཡང་པགས་པ་ལ་གྲམ་པ་དང་། ཤ་ལ་རྒྱས་པ་དང་། རྩ་རུ་རྒྱུག་པ་དང་། རུས་ལ་ཞེན་པ་དང་། དོན་ལ་བབ་པ་དང་། སྣོད་ལ་ལྷུང་བ་དྲུག་གོ་རིམ་ཇི་བཞིན་པའམ། གོ་རིམ་ངེས་པ་མེད་པར། ཡང་ན་འཇུག་སྒོ་གང་རུང་ཞིག་ལ་འཇུག་པར་འགྱུར་རོ། །

མེས་ཞལ་ལས། དེ་ལ་རླུང་ལ་སོགས་པ་འཕེལ་ཟད་རེ་རེ་ཡང་འཇུག་སྒོ་དྲུག་ག་ལ་ངེས་པར་འཇུག་པར་ཤེས་དགོས་ཏེ། ཞེས་པ་དང་། ཡང་དེ་ཉིད་ལས། དེ་ཡང་ཐོག་མར་པགས་པ་ལ་གྲམ་ཞིང་ཤ་ལ་རྒྱས་པ་དང་། བར་དུ་རྩ་རྣམས་ལ་རྒྱུག་ཅིང་རུས་ལ་ཞེན་པ་དང་། ཐ་མར་དོན་ལྔ་ལ་འབབ་ཅིང་སྣོད་དྲུག་ལ་ལྷུང་བ་ལས། ཞེས་གསུངས་ཀྱང་། ལར་ཉེས་པ་གསུམ་གྱི་ཆ་ཤས་ལུས་ཡོངས་སུ་ཁྱབ་པས། གོང་དུ་རླུང་རུས་པར་གནས་པ་སོགས་རྟེན་དང་བརྟེན་པའི་རྣམ་གཞག་ཀུན་ཀྱང་གནས་གང་དང་གང་དུ་ཉེས་པ་གང་དང་གང་ཤས་ཆེ་བ་ཙམ་ལ་དགོངས་ནས་སྤྱིར་བཏང་ཙམ་གསུངས་པ་ཡིན་མོད། དེས་ན་ཟས་ཀྱི་ནུས་པ་དང་སྤྱོད་ལམ་གྱི་རྐྱེན་གང་དུ་ཕྲད་པའི་བུ་ག་དེར་ཉེས་པའི་མཚན་ཉིད་འཕེལ་ནས་སྒོ་དྲུག་གང་རུང་ཞིག་ཏུ་ནད་ཞུགས་ཏེ་ལྡང་བར་འགྱུར་བས། ནད་ཐམས་ཅད་འཇུག་སྒོ་དྲུག་ག་ལ་ངེས་པར་འཇུག་པའི་ངེས་པ་མེད་ཅིང་། གོ་རིམ་ཡང་པགས་ལ་གྲམ་པ་ནས་སྣོད་དུ་ལྷུང་བའི་བར་མ་འཚོལ་བར་འཇུག་པའི་ངེས་པའང་མ་མཆིས་ཏེ། དཔེར་ན། སྣོད་ཀྱི་ནད་གཞི་ཁག་གཅིག་ཐོག་མ་ཉིད་ནས་སྣོད་རང་ལ་ཐོག་པ་ཡིན་གྱི་པགས་ལ་གྲམ་པ་མ་ཡིན་པ་དང་། དེའི་རྗེས་སུ་འཇུག་སྒོ་གཞན་ལ་འཇུག་པའི་ངེས་པའང་མེད་པ་ལྟ་བུའོ། །

གཉིས་པ། ནད་གང་དུ་བརྟེན་པའི་གནས་བསྟན་པ།

ནད་གང་དུ་བརྟེན་པའི་གནས་བསྟན་པ་ལ་ཡང་རླུང་གི་གནས་དང་། མཁྲིས་པའི་གནས། བད་ཀན་གྱི་གནས་བསྟན་པ་དང་གསུམ་མོ། །

༡ རླུང་གི་གནས་བསྟན་པ།

དེ་ལྟར་ཞུགས་ནས་གང་དུ་བརྟེན་པའི་གནས། །ཞྭ་བའི་གནས་དང་དཔྱི་རྐེད་རུས་ཚིགས་དང་། །རིག་བྱ་རྣ་བ་རླུང་གི་གནས་ཡིན་ཏེ། །ཁྱད་པར་ཞུ་གནས་ལོང་ན་གནས་པ་ཡིན། །ཞེས་པ་སྟེ། ནད་བསགས་ཤིང་ལངས་པ་འཇུག་སྒོ་དྲུག་ཏུ་དེ་ལྟར་ཞུགས་ནས་ལུས་ཀྱི་ཆ་ཤས་གང་དུ་བརྟེན་པའི་གནས་ནི་ཇི་ལྟར་ཡིན་ནམ་ཞེ་ན། ཞུ་བའི་གནས་ལོང་སོགས་དང་། དཔྱི་དང་། རྐེད་པ་དང་། རུས་པ་དང་། ཚིགས་དང་། རིག་བྱ་སྟེ་པགས་པ་དང་། རྣ་བའི་དབང་པོ་རྣམས་ནི་རླུང་གི་གནས་ཡིན་ཏེ། དེ་རྣམས་སུ་རླུང་རང་དང་རྗེས་སུ་མཐུན་པའི་ནད་རྟགས་རྣམས་འབྱུང་ཞིང་། ཁྱད་པར་དུ་ཟས་ཞུ་བའི་གནས་ལོང་ན་གཙོ་ཆེར་གནས་པར་བྱེད་པ་ཡིན་ནོ། །བྱང་པའི་བདུད་རྩིའི་ཆུ་རྒྱུན་དུ། ཞུ་བའི་གནས་དང་དཔྱི་རྐེད་རུས་ཚིགས་དང་། །ཞེས་པ་དང་། སྙིང་པོ་བསྡུས་པ་ལས་ཀྱང་། ཞུ་བའི་གནས་དང་རྐེད་པ་དཔྱི། །ཞེས་གསུངས་ཤིང་། དེ་བཞིན་སྟ་འགྲེལ་འབུམ་ནག་དང་འབུམ་ཆུང་། སྨིམས་པ་ཚེ་དབང་གི་འགྲེལ་པ། འགྲེལ་ཆེན་དྲི་མེད་ཀུན་གསལ་བཅས་ལ་དཔྱི་རྐེད་ཅེས་པ་ལྟར་འགྲེལ་ཡོད་པས། རྒྱུད་ཚིག་འགར། ཞུ་བའི་གནས་དང་དཔྱི་མིག་རུས་ཚིགས་དང་། ཞེས་པ་ནི་ཡིག་ནོར་དུ་ཟད་པས། འདིར་རྒྱ་གཞུང་ཚད་མ་རྣམས་དང་། གོང་གསལ་འགྲེལ་ཆེན་ཁག་གི་རྗེས་སུ་ཞུགས་ཏེ་འགྲེལ་ཡོད་པ་ཡིན་ནོ། །

གཞན་ཡང་ཟླ་ཟེར་ལས། རླུང་གི་གནས་ནི་ཞུ་བའི་གནས་ལ་སོགས་པ་ཡིན་ཏེ། ལྟེ་བའི་འོག་ནས་རྐེད་པ་དང་། དཔྱི་དང་། རྣ་བ་དང་། རུས་པ་དང་། རེག་པའི་

དབང་པོ་སྟེ་པགས་པ་རྣམས་ཡིན་ལ། དེ་རྣམས་ཀྱི་ནང་ནས་ཀྱང་ཞུ་བའི་གནས་ནི་རླུང་གི་ཁྱད་པར་གྱི་གནས་ཡིན་ཏེ། ཟས་འཇུ་བ་རྣམས་གང་ན་གནས་ཤིང་བརྟེན་པ་དེ་ནི་ལྷག་པར་རླུང་གི་གནས་ཡིན་ནོ། །ཞེས་གསུངས་པས། སྐབས་འདིར་རྒྱུད་ལས་བསྟན་པའི་རེག་བྱ་ནི་ཡུལ་གྱི་རེག་བྱ་ལ་མི་བྱ་བར་ཡུལ་ཅན་པགས་པ་ལ་འཇུག་པར་རྟོགས་ནུས་སོ། །

༢ མཁྲིས་པའི་གནས་བསྟན་པ།

མཁྲིས་གནས་ལྟེ་བ་ཕོ་བ་ཁྲག་དང་རྡུལ། །དྭངས་མ་ཆུ་སེར་མིག་དང་པགས་པ་སྟེ། །ཁྱད་པར་ཞུ་དང་མ་ཞུའི་བར་ན་གནས། །ཞེས་པ་སྟེ། རྣམ་པར་འགྱུར་པའི་མཁྲིས་པའི་གནས་ནི་ལྟེ་བ་ནས་ཕོ་བའི་བར་ཞུ་མ་ཞུའི་མཚམས་དང་། ཁྲག་དང་། རྡུལ་དང་། ཟས་སྙིམ་གྱི་དྭངས་མ་དང་། ཆུ་སེར་དང་། མིག་གི་དབང་པོ་དང་། པགས་པ་རྣམས་ལ་གནས་པ་ཡིན་ཏེ། ཁྱད་པར་དུ་བད་ཀན་གྱིས་མྱུག་ཅིང་རླུང་གིས་མ་སྦྱེ་བའི་ཞུ་བའི་གནས་ཡོང་དང་མ་ཞུ་བའི་གནས་ཕོ་བའི་བར་ན་གནས་སོ། །

གཞན་ཡང་ཟླ་ཟེར་ལས། མཁྲིས་པའི་གནས་ནི་ལྟེ་བ་ལ་སོགས་པ་ཡིན་ཏེ། ཕོ་བ་ནི་ལྟེ་བ་ཡན་ཆད་ཀྱི་མ་ཞུ་བའི་གནས་སྤྱི་ལ་བྱའོ། །ཆུ་སེར་ནི་པགས་པའི་ཤ་མདངས་ན་ཆུར་གནས་ཏེ་འདུག་པ་ལ་བྱ་སྟེ། པགས་པ་ཕྱུགས་པ་ལས་ཆུའི་རྣམ་པར་འབྱུང་བར་སྣང་བའོ། །དྭངས་མ་དང་ཁྲག་ནི་ལུས་ཟུངས་དང་པོ་དང་གཉིས་པའོ། །མིག་ནི་མིག་གི་དབང་པོའོ། །པགས་པ་ནི་རེག་པའི་དབང་པོ་སྟེ། དེ་ནི་རླུང་གནས་ཡིན་པར་བསྟན་མོད་ཀྱི། མཁྲིས་པའི་ཡང་དེ་ཉིད་ཡིན་ཏེ། རླུང་གི་གྲོགས་ཡིན་པའི་ཕྱིར་རོ། །ཞེས་གསུངས་སོ། །

༣ བད་ཀན་གྱི་གནས་བསྟན་པ།

བད་ཀན་བྲང་དང་མགྲུལ་པ་ཀློ་བ་མགོ །དྭངས་མ་ཤ་ཚིལ་ཚིགས་རྐང་ཁྲུ་བ་དང་། །སྣ་ལྕེ་ཁྱད་པར་མ་ཞུའི་གནས་ལ་གནས། །ཞེས་པ་སྟེ། རྣམ་པར་གྱུར་པའི་བད་ཀན་གྱི་གནས་ནི་བྲང་དང་། མགྲུལ་པ་དང་། ཀློ་བ་དང་། མགོ་བོ་སྤྱི་དང་། དྭངས་མ་དང་། ཤ་དང་། ཚིལ་དང་། རུས་པའི་ཚིགས་དང་། རྐང་དང་། ཁྲུ་བ་དང་། སྣ་དང་ལྕེ་ཡི་དབང་པོ་རྣམས་ལ་བརྟེན་ཞིང་། ཁྱད་པར་དུ་མ་ཞུ་བའི་གནས་ཕོ་བ་ལ་གནས་པར་བྱེད་པ་ཡིན་ནོ། །འདིར་རྒྱུད་ཚིག་འགར། དྭངས་མ་ཤ་ཚིལ་རྐང་ཁྲུ་བཤང་གཅི་དང་། ཞེས་ཡོད་ཀྱང་། སྙིང་པོ་བསྡུས་པ་རྩ་འགྲེལ་དང་། འོག་ཏུ་དྲངས་པའི་རང་འགྲེལ། དེ་བཞིན་སྨ་འགྲེལ་འབུམ་ནག་དང་འབུམ་ཆུང་། བྱང་པའི་བདུད་རྩིའི་ཆུ་རྒྱུན་དང་། སྐྱེམས་འགྲེལ་དང་། འགྲེལ་ཆེན་དྲི་མེད་ཀུན་གསལ་སོགས་སུ་བཤང་གཅི་ཞེས་པའི་ཚིག་མི་སྣང་བས་གཞུང་འགྲེལ་པ་པོ་ཁ་ཅིག་གིས་རྩ་རྒྱུད་སྐབས་ཀྱི་རྒྱུ་ལམ་བཅོ་ལྔ་དང་སྒྲ་བསྟུན་ནས་བཅོས་པ་ཡིན་པར་དོགས་པས། འདིར་བྱང་འགྲེལ་བདུད་རྩིའི་ཆུ་རྒྱུན་དུ་བཀོད་པའི་རྩ་བ་ལྟར་འགྲེལ་བཤད་བརྒྱབ་ཡོད་པས། འཐད་མིན་དཔྱད་དུ་གསོལ། དེ་ལྟར་པགས་པའམ་རིག་བྱ་ནི་རླུང་མཁྲིས་ཐུན་མོང་གི་གནས་དང་། དྭངས་མ་ནི་བད་མཁྲིས་ཐུན་མོང་གི་གནས་དང་། རུས་ཚིགས་ནི་བད་རླུང་ཐུན་མོང་གི་གནས་ཡིན་པར་ཤེས་པར་བྱའོ། ། གཞན་ཡང་རང་འགྲེལ་ལས། བད་ཀན་ནི་བྲང་དང་། མགྲུལ་པ་དང་། མགོ་བོ་དང་། ཀློ་བ་དང་། རུས་པའི་ཚིགས་ཀུན་དང་། མ་ཞུ་བའི་གནས་ཕོ་བའི་ནང་དང་། ཟས་ཀྱི་དྭངས་མ་དང་། ཚིལ་དང་། སྣ་དང་། ལྕེ་དང་འདི་རྣམས་ལ་བད་ཀན་གནས་སོ། །འདི་རྣམས་ཀྱི་ནང་ན་ཡང་བད་ཀན་ནི་ལྷག་པར་བྲང་དང་ནམ་ཚོང་ན་རྟག་པར་གནས་སོ། །ཞེས་གསུངས་སོ། །

ལེའུའི་མཚན་བསྟན་པ།

བདུད་རྩི་སྙིང་པོ་ཡན་ལག་བརྒྱད་པ་གསང་བ་མན་ངག་གི་རྒྱུད་ལས་ནད་འཇུག་ཚུལ་གྱི་ལེའུ་སྟེ་བཅུ་པའོ།། །།

ལེའུ་བཅུ་གཅིག་པ། ནད་ཀྱི་མཚན་ཉིད་བསྟན་པ།

ནད་ཀྱི་མཚན་ཉིད་ཀྱི་ལེའུའི་གཞུང་དོན་འགྲེལ་བ་ལ། ཉན་པར་གདམས་ཤིང་མཚམས་སྦྱར་བ་དང་། གཞུང་དོན་དངོས་བཤད་པ། ལེའུའི་མཚན་བསྟན་པ་བཅས་གསུམ་མོ། །

ཉན་པར་གདམས་ཤིང་མཚམས་སྦྱར་བ།

དེ་ནས་ཡང་དྲང་སྲོང་རིག་པའི་ཡེ་ཤེས་ཀྱིས་འདི་སྐད་ཅེས་གསུངས་སོ། །ཀྱེ་དྲང་སྲོང་ཆེན་པོ་ཉོན་ཅིག །ཅེས་པ་སྟེ། ནད་འཇུག་པའི་ཚུལ་བསྟན་ཟིན་པ་དེ་ནས་ཡང་དྲང་སྲོང་རིག་པའི་ཡེ་ཤེས་ཀྱིས་འདི་སྐད་ཅེས་གསུངས་སོ། །དེ་ཡང་ཀྱེ་ཞེས་པོས་ནས་དྲང་སྲོང་ཆེན་པོ་ཡིད་ལས་སྐྱེས་འཁོར་དང་བཅས་པ་རྣམས་ལེགས་པར་ཉོན་ལ་ཡིད་ལ་ཟུངས་ཤིག་ཅེས་ཉན་པར་གདམས་ཤིང་མཚམས་སྦྱར་བའོ། །

གཞུང་དོན་དངོས་བཤད་པ།

ཉེས་པའི་མཚན་ཉིད་འཕེལ་ཟད་འཁྲུགས་པ་གསུམ། །ཞེས་པ་སྟེ། ལུས་ལ་གནོད་ཅིང་སུན་འབྱིན་པའི་ཉེས་པའི་མཚན་ཉིད་ལ་འཕེལ་བའི་མཚན་ཉིད་དང་། ཟད་པའི་མཚན་ཉིད་དང་། འཁྲུགས་པའི་མཚན་ཉིད་དང་གསུམ་མོ་ཞེས་མདོར་བསྟན་པ་དང་། རྒྱས་བཤད་སྐབས་འཕེལ་ཟད་གཉིས་ལྷན་ཅིག་ཏུ་བསྟན་པ་དང་། འཁྲུགས་རྟགས་བསྟན་པ། མཇུག་བསྡུ་བ་དང་གསུམ་མོ། །

དང་པོ། འཕེལ་ཟད་ཀྱི་མཚན་ཉིད་བསྟན་པ།

འཕེལ་ཟད་ནད་ཟུངས་དྲི་མ་རྣམ་གསུམ་སྟེ། །དེ་ལ་རྒྱུ་དང་མཚན་མ་རྟགས་བསྟན་པའོ། །ཞེས་པ་སྟེ། ཉེས་པའི་འཕེལ་ཟད་ལའང་ནད་ཀྱི་འཕེལ་ཟད་དང་། ཟུངས་ཀྱི་འཕེལ་ཟད་དང་། དྲི་མའི་འཕེལ་ཟད་རྣམ་པ་གསུམ་སྟེ། དེ་རེ་རེ་ལའང་རྒྱུ་དང་མཚན་མའམ་རྟགས་བསྟན་པ་སྟེ་གཉིས་གཉིས་སུ་དབྱེ་རུང་ངོ་ཞེས་མདོར་བསྟན་པའོ། །

༡ འཕེལ་ཟད་འབྱུང་བའི་རྒྱུ་མཚན་བསྟན་པ།

འཕེལ་ཟད་འབྱུང་བའི་རྒྱུ་མཚན་བསྟན་པ་ལ་ཡང་ཉེས་པ་འཕེལ་ཟད་ཀྱི་རྒྱུ་མཚན་དང་། ལུས་ཟུངས་འཕེལ་ཟད་ཀྱི་རྒྱུ་མཚན། དྲི་མ་འཕེལ་ཟད་ཀྱི་རྒྱུ་མཚན་བསྟན་པ་བཅས་གསུམ་མོ། །

(༡) ཉེས་པ་འཕེལ་ཟད་ཀྱི་རྒྱུ་མཚན་བསྟན་པ།

དང་པོ་ཉེས་པ་འཕེལ་དང་ཟད་པའི་རྒྱུ། །ཟས་སྤྱོད་མི་འདོད་སྙིང་དང་མི་འཕྲོད་འཕྲོད། །སྟངས་ཅིན་དེ་དང་དེ་འཕེལ་ཟད་པར་འགྱུར། །ཞེས་པ་སྟེ། ནད་ཟུངས་དྲི་མ་གསུམ་ལས་དང་པོ་ཉེས་པ་རླུང་ལ་སོགས་པ་འཕེལ་བ་དང་ཟད་པའི་རྒྱུ་ནི། ཟས་དང་སྤྱོད་ལམ་གཉིས་ཀ་མི་འདོད་པ་དེ་མི་འཕྲོད་ལ། དེ་ཅིན་དྲགས་ན་འཕེལ་བར་འགྱུར་ཞིང་སྟངས་དྲགས་ན་ཟད་པར་འགྱུར་ཏེ། དེ་ཡང་ཕྱོགས་གཅིག་ལ་དཔེར་མཚོན་ནས་བཤད་ན། རོ་ཁ་བ་དང་ཞུས་པ་ཡང་རྩུབ་ཀྱི་ཟས་དང་སྤྱོད་ལམ་སོགས་རླུང་སྐྱེད་པར་བྱེད་པ་རྣམས་རླུང་གི་ནད་ལ་མི་འདོད་ཅིང་དེ་མི་འཕྲོད་ལ། དེ་རྣམས་ཅིན་དྲགས་ན་རླུང་འཕེལ་བར་འགྱུར་ཞིང་སྟངས་དྲགས་ན་ཟད་པར་འགྱུར་བ་ཡིན་ནོ། །བད་ཀན་དང་མཁྲིས་པ་གཉིས་ཀྱང་དེ་དང་འདྲའོ། །དེ་བཞིན་ཟས་དང་སྤྱོད་ལམ་གཉིས་འདོད་ཅིང་སྙིང་བ་དེ་འཕྲོད་ལ། དེ་ཅིན་དྲགས་ན་ཟད་པར་འགྱུར་

ཞིང་། སྤྱངས་དྲགས་ན་འཕེལ་བར་འགྱུར་བའོ། །དེ་ཡང་ཕྱོགས་གཅིག་ལ་དཔེར་མཚོན་ན། རོ་ལན་ཚ་དང་ནུས་པ་སྣུམ་དྲོའི་ཟས་དང་སྤྱོད་ལམ་སོགས་རླུང་སེལ་བར་བྱེད་པ་རྣམས་རླུང་ནད་ལ་འདོད་ཅིང་སྤྱོང་བ་དེ་འཕྲོད་ལ། དེ་བྱིན་དྲགས་ན་ཟད་པར་འགྱུར་ལ། སྤྱངས་དྲགས་ན་འཕེལ་བར་འགྱུར་བ་ཡིན་ནོ། །བད་མཁྲིས་གཉིས་ཀྱང་དེས་རིགས་འགྲེའོ། །

གཞན་ཡང་ཟླ་ཟེར་ལས། ཟས་གང་མི་འདོད་གང་ཞིག་སྤྱོང་། །དེ་ལ་མི་འཕྲོད་འཕྲོད་པ་ནི། །སྤྱང་དང་སྤྱིན་པར་བྱ་བ་དང་། །དེ་དང་དེས་འཕེལ་ཟད་པར་འགྱུར། །ཞེས་བྱ་བ་ལ། བཟའ་བར་བྱ་བའི་ཟས་གང་སྐྱེས་བུས་མི་འདོད་ཅིང་འགྲངས་པ་དང་། ཡང་ཟས་གང་ཞིག་སྤྱོང་ཞིང་འདོད་པར་བྱེད་པ་དེ་དང་དེ་ལ་ཟས་མི་འཕྲོད་པ་དང་ཞེ་འགྲངས་པ་ནི། སྤྱང་ཞིང་མི་བཟའ་བ་དང་། འཕྲོད་པ་དང་ཡིད་ལ་འདོད་པ་ནི་སྤྱིན་ཞིང་བཟའ་བར་བྱ་བ་གང་ཡིན་པ་དེ་དང་དེ་ནི་ནད་འཕེལ་བ་དང་ནད་ཟད་པར་འགྱུར་རོ། །དེ་ཡང་འདོད་ཅིང་སྤྱོང་བའི་ཟས་དེ་མི་འཕྲོད་པ་མེད་པར་གྱུར་ན་བཟའ་བར་བྱའི་གཞན་དུ་ནི་མ་ཡིན་ནོ། །ཉེས་པ་ཕྱིན་ཅི་ལོག་པ་དང་། །མཐུན་པས་སྲིད་པ་སྐྱིད་བྱེད་དེ། །ཕལ་ཆེར་འཕེལ་དང་ཟད་པ་དག །མི་མཁས་པ་ཡིས་མི་ཤེས་སོ། །ཞེས་བྱ་བ་ལ། གང་གི་ཕྱིར་རླུང་ལ་སོགས་པའི་ཉེས་པ་དག་ནི་ཕྱིན་ཅི་ལོག་ཏུ་གྱུར་པའི་ཟས་ཀྱིས་ཡུལ་དེ་ལ་སྲིད་ཅིང་དགའ་བ་སྐྱིད་པར་བྱེད་ལ། དེ་ཡང་ཕལ་ཆེར་ཏེ་ཐམས་ཅད་དུ་མ་ཡིན་ནོ། །ཟད་པ་ནི་ཟས་ཀྱི་རིས་སུ་གཏོགས་པ་དང་ཆ་འདྲ་ཞིང་མཐུན་པའི་ཡོན་ཏན་གྱིས་ཡུལ་དེ་སྲིད་པ་སྐྱིད་པར་བྱེད་དེ། ཇི་སྲིད་རླུང་འཕེལ་བ་ནི། ཟས་སྣུམ་པ་དང་། སྐྱུར་བ་དང་། མངར་བ་ལ་དགའ་བ་སྐྱིད་པར་བྱེད་པའོ། །མཁྲིས་པ་འཕེལ་བས་གྲང་བ་དང་བསིལ་བའོ། །བད་ཀན་འཕེལ་བ་ནི་ཁ་བ་དང་། རྩུབ་པ་ལ་སྲིད་པ་སྐྱིད་པར་བྱེད་དོ། །དེ་ལ་ཟད་པ་ལ་རླུང་ཟད་པས

སྐྲུམ་པ་དང་ལྡན་ཚོའོ། །མཁྲིས་པ་ཟད་པས་ནི་སྐྱུར་བ་ལ་སོགས་པའོ། །བད་ཀན་ཟད་པས་ནི་ཟས་སྐྲུམ་པ་དང་། མངར་བ་ལ་སོགས་པ་ལ་དགའ་བ་སྐྱེད་པར་བྱེད་པ་ནི་དངོས་པོའི་རང་བཞིན་ནམ་ཆོས་ཉིད་ཡིན་ནོ། །ཞེས་གསུངས་སོ། །འདིའི་སྐབས་ཀྱི་རྒྱུད་ཚིག་ནི་སྙིང་པོ་བསྡུས་པའི་ཚིག་སྣ་རྣམས་བསྡུས་ནས་བཀོད་པར་ལགས་པས། རྒྱུད་ཀྱི་གོ་དོན་མི་ནོར་བར་འཆད་པ་ལ། སྙིང་པོ་བསྡུས་པ་རྩ་འགྲེལ་གྱི་བཞེད་ཚུལ་དང་སྦྱར་རྒྱུ་ནི་གལ་ཤིན་ཏུ་ཆེ་བ་ཡིན་མོད། དེས་ན་འདིའི་ཐད་ཀྱི་མེས་ཞལ་གྱི་འགྲེལ་ཚུལ་ནི་གོང་སྨོས་རྒྱ་གཞུང་ཁག་དང་ཕལ་ཆེར་མཐུན་པར་དགའ་བས། འདིར་སྨྲ་འགྲེལ་འབུམ་ནག་གི་འགྲེལ་ཚུལ་དེ་ཉིད་གཞི་རུ་བཞག་སྟེ་བཤད་ན་རྒྱུད་ཀྱི་དགོངས་པ་དངོས་དང་མཐུན་ཆེ་བར་སེམས་སོ། །

(༢) ལུས་ཟུངས་འཕེལ་ཟད་ཀྱི་རྒྱུ་མཚན་བསྟན་པ།

གཉིས་པ་ལུས་ཀྱི་མེ་དྲོད་རང་གནས་འདུག །ཆ་ཤས་ལུས་ཟུངས་ཀུན་ལ་གནས་པ་དེ། །ཁྲི་དང་འབར་བས་འཕེལ་དང་ཟད་པར་འགྱུར། །ཞེས་པ་སྟེ། ལུས་ཟུངས་འཕེལ་བ་དང་ཟད་པ་ཉེ་བར་བསྐྱེད་པའི་རྒྱུའི་གཙོ་བོ་ནི། ལུས་ཀྱི་མེ་དྲོད་མཁྲིས་པ་འཇུ་བྱེད་དེ་ཉིད་རང་གི་གནས་ཞུ་བ་དང་མ་ཞུ་བའི་བར་ན་འདུག་ལ། དེའི་ཆ་ཤས་ལུས་ཟུངས་རེ་རེ་ཀུན་ལ་སོ་སོར་གནས་པ་ལས། དེ་རྣམས་ཀྱི་སྟོབས་ཁྲི་བ་དང་ཆེས་ཆེར་འབར་བས་ལུས་ཟུངས་རྣམས་རིམ་པ་བཞིན་དུ་འཕེལ་བ་དང་ཟད་པར་འགྱུར་ཏེ། དེ་ཡང་ལུས་ཟུངས་དང་པོ་དྭངས་མ་འཕེལ་བས་ནི་ཕྱི་མ་ཕྱི་མ་རྣམས་ཀྱང་འཕེལ་ཞིང་རྒྱས་པར་བྱེད་པ་དང་། དང་པོ་ཟད་པས་ནི་ཕྱི་མ་རྣམས་ཀྱང་ཟད་ཅིང་འགྲིབ་པར་བྱེད་པར་འགྱུར་བ་ཡིན་ཏེ། དཔེར་ན་ཕོ་བའི་མེ་དྲོད་སྤྱི་དང་ཁྲག་ལ་སོགས་པ་རང་རང་གི་མེ་དྲོད་ཁྲི་ཞིང་ཉམས་པ་ན། ཕོ་བར་ཁ་ཟས་མ་ཞུ་བས་དྭངས་མའི་ཉེས་པ་ཆེས་ཆེར་འཕེལ་ཏེ་འོག་ནས་འབྱུང་བའི་ནད་རྟགས་རྣམས་སྟོན་ཞིང་།

དྭངས་མ་མ་ཞུ་བ་དེས་རྒྱུ་བྱས་ནས་ཁྲག་དང་ཤ་ལ་སོགས་པ་རྣམས་ཀྱང་རང་རང་གི་མེ་དྲོད་ཀྱིས་མ་སྨིན་པས་ན་ཕྱི་མ་ཕྱི་མ་རྣམས་ཀྱི་ཉེས་པ་ཚབས་ཆེར་འཕེལ་ཞིང་རྒྱས་ཏེ། སོ་སོའི་ནད་རྟགས་སྟོན་པར་བྱེད་ལ། དེ་བཞིན་དུ་ཞུ་བའི་མེ་དྲོད་སོགས་སྟོབས་ཆེར་འབར་དྲགས་ན་ཁ་ཟས་ཀྱི་དྭངས་མ་སྐེམ་པར་འགྱུར་ཞིང་། དེ་སྐེམས་པས་ནི་ཟུངས་ཕྱི་མ་རྣམས་ཀྱང་ཟད་ཅིང་འགྲིབ་པར་གྱུར་ནས་རང་རང་གི་ནད་རྟགས་འོག་ནས་འབྱུང་བ་ལྟར་སྟོན་པར་བྱེད་པ་ཡིན་ནོ། །

གཞན་ཡང་ཟླ་ཟེར་ལས། ལུས་ཀྱི་མེ་དྲོད་རང་གནས་འདུག །ཆ་ཤས་ལུས་ཟུངས་རྣམས་ལ་བརྟེན། །དེ་རྣམས་འཕྲི་ཞིང་རབ་འབར་བས། །ལུས་ཟུངས་འཕེལ་དང་ཟད་པར་འགྱུར། །ཞེས་བྱ་བ་ལ། ལུས་ཀྱི་མེ་དྲོད་ཅེས་བྱ་བ་ཞུ་བའི་མེ་དྲོད་ཡིན་ལ། རང་གནས་སུ་འདུག་ཅེས་བྱ་བ། རང་གི་གནས་ཞུ་བའི་གནས་ཀྱི་བར་ན་འདུག་པ་དེའི་ཆ་ཤས་གང་ཡིན་པ་རྣམས་ལུས་ཟུངས་ལ་བརྟེན་ཞིང་གནས་པའི་ཆ་དེ་རྣམས་འཕྲི་ཞིང་ཉམས་དམས་པས་དྭངས་མ་ལ་སོགས་པའི་ལུས་ཟུངས་རྣམས་འཕེལ་བར་འགྱུར་ལ། ཆ་ཤས་དེ་རྣམས་ཉིད་རབ་ཏུ་འབར་ཞིང་སྟོབས་ཆེ་བར་གྱུར་པས་ན་ལུས་ཟུངས་རྣམས་ཟད་པར་འགྱུར་རོ། །ལུས་ཟུངས་དང་པོ་ཕྱི་མ་ནི། །རྒྱས་བྱེད་ཟད་པའང་དེ་བཞིན་ནོ། །ཞེས་བྱ་བ་ལ། ལུས་ཟུངས་ཀྱི་དབང་པོ་དྭངས་མ་ཞེས་བྱ་བ་རྒྱས་པར་གྱུར་ན་དེའི་ཕྱི་མ་ཁྲག་ཅེས་བྱ་བའི་ལུས་ཟུངས་རྒྱས་པར་བྱེད་ལ། ལུས་ཟུངས་ཀྱི་དྭངས་མ་ཟད་ན་ཕྱི་མ་ཁྲག་ཀྱང་དེ་བཞིན་དུ་ཟད་པར་འགྱུར་རོ། །ཞེས་པ་དང་། རང་འགྲེལ་ལས། དེ་ལས་ལུས་ཀྱི་མེའི་དྲོད་ཏ་ཙང་འབར་ཆེས་ཏེ་ཆེ་བར་གྱུར་ན། ལུས་ཀྱི་སྲོག་ཟུངས་ཐམས་ཅད་ཚིག་ཅིང་ཟད་པར་བྱེད་དེ་གནོད་དོ། །ཞེས་གསུངས་སོ། །འདིར་རྒྱུད་འགྲེལ་མང་པོ་ཞིག་ཏུ་མེ་དྲོད་རྣམས་འབར་ན་ལུས་ཟུངས་འཕེལ་བར་འགྱུར་བ་དང་། མེ་དྲོད་དེ་རྣམས་གྲི་ན་ལུས་ཟུངས་ཟད་པར་འདོད་པ་ལ།

ཟུར་མཁར་བློ་གྲོས་རྒྱལ་པོས། འདི་འདྲ་བས་ནི་ཕྱོགས་ཙམ་ཡང་མ་རྫོགས་པ་ཡིན་ཏེ། ཅིའི་ཕྱིར་ཞེ་ན། གོང་དུ། མེ་དྲོད་དེ་ནི་ཟས་གང་ལུས་ཟུངས་མདངས། །སྟོབས་རྒྱས་འཕེལ་བར་བྱེད་པའི་རྒྱུ་ཡིན་ཏེ། །ཞེས་སོགས་ཀྱི་དོན་དང་གཅིག་ཏུ་འབྲེལ་བའི་ཕྱིར་རོ། །དེ་ཡང་གོང་དུ་བཤད་པ་དེ་ནི། མེ་དྲོད་རང་གི་ལྷང་ཚད་ལས་མ་གཡོས་པར་གནས་པ་དེ་དྭངས་མ་ལ་སོགས་པ་ལུས་ཀྱི་སྟོབས་རྒྱས་པར་བྱེད་པའི་གཞི་ཡིན་པས་ལུས་བདེ་བའི་རྒྱུ་ཡིན་ལ། སྐབས་འདིར་ནི་ལུས་ཟུངས་ལོག་པར་འཕེལ་བའམ་ཟད་པས་ལུས་ལ་ནད་སྐྱེད་པའི་ཚུལ་སྟོན་པ་ཡིན་ཏེ། ནད་ཟུངས་དྲི་མ་གསུམ་ག་འཕེལ་ཟད་དུ་འགྱུར་བའི་རྒྱུ་བཤད་པའི་སྐབས་ཡིན་པའི་ཕྱིར། གཞན་ཡང་འོག་ནས། དྭངས་མ་འཕེལ་བས་བད་ཀན་དང་འདྲ་ལ། །ཞེས་སོགས་ཀྱི་དྭངས་མ་འཕེལ་ཟད་ཀྱི་རྟགས་སྟོན་པའི་སྐབས་སུ་ལུས་ཟུངས་འཕེལ་བ་ནད་ཡིན་པར་བཤད་ཅིང་། འདིར་ལུས་ཟུངས་འཕེལ་བ་ཡོན་ཏན་དུ་འདོད་པ་ནང་འགལ་ལ། ཁྱད་པར་དུ་ཉེས་པའི་མཚན་ཉིད་སྟོན་པའི་སྐབས་ཡིན་པ་ཙམ་ཡང་མ་ཤེས་པས་ནོངས་སོ། །གཞན་ཡང་གཞུང་མ་དག་པའི་རྗེས་སུ་འབྲངས་པས་ཀྱང་འཁྲུལ་ཏེ། གཞུང་རྙིང་དག་པ་རྣམས་ན། ཁྲི་དང་འབར་བས་འཕེལ་དང་ཟད་པར་འགྱུར། །ཞེས་འབྱུང་བའི་ཕྱིར། ཞེས་སོགས་གསུངས་པ་ནི་རྒྱ་གཞུང་ཚད་ལྡན་དང་རྒྱུད་ཀྱི་དགོངས་པ་འབྲེལ་མེད་ལགས་པས། ལེགས་བཤད་རྨད་དུ་བྱུང་བ་ཞིག་ཡིན་པར་གོར་མ་ཆག་གོ །དེས་ན་འདིར་མེས་ཞལ་གྱི་བཞེད་ཚུལ་ཇི་བཞིན་དུ་བཀོད་ཡོད་དོ། །

(༣) དྲི་མ་འཕེལ་ཟད་ཀྱི་རྒྱུ་མཚན་བསྟན་པ།

དྲི་མ་ཟློགས་དང་ཤིན་ཏུ་འབྱུང་ལས་ཤེས། །ཞེས་པ་སྟེ། དྲི་མ་འཕེལ་ཟད་ཀྱི་རྒྱུ་ནི། ནད་ཟུངས་གཉིས་འཕེལ་ཟད་དུ་གྱུར་པ་དེ་ཉིད་ཡིན་ལ། དེས་དྲི་མ་ལ་གནོད་ནས་འཕེལ་བའམ་ཟད་པར་འགྱུར་ཏེ། དེ་ཡང་དྲི་མ་རྣམས་ཕྱིར་འོང་བ་

ཐོགས་པས་ནང་དུ་གསོག་ཅིང་འཕེལ་བར་འགྱུར་ལ། ཤིན་ཏུ་མང་བར་ཕྱིར་ཕྱུང་བས་ནང་དུ་ཟད་པར་འགྱུར་བ་རྗེས་སུ་དཔག་པ་ལས་ཤེས་ནུས་སོ། །

༢ འཕེལ་ཟད་ཀྱི་རྟགས་བསྟན་པ།

འཕེལ་ཟད་ཀྱི་རྟགས་བསྟན་པ་ལ་ཡང་འཕེལ་བའི་རྟགས་དང་། ཟད་པའི་རྟགས་བཅས་གཉིས་སོ། །

(༡) འཕེལ་བའི་རྟགས་བསྟན་པ།

འཕེལ་བའི་རྟགས་ལའང་ནད་དང་། ཟུངས་དང་། དྲི་མ་བཅས་གསུམ་མོ། །

ཀ༡ ཉེས་པ་འཕེལ་བའི་རྟགས་བསྟན་པ། **དེ་རྟགས་རླུང་འཕེལ་སྐེམ་ནག་ཚོད་ལ་དགའ། །ལུས་འདར་སྐྱོ་བ་སྦྲོ་ཞིང་བཤང་བ་སྲི། །སྨྲ་མང་མགོ་འཁོར་སྟོབས་གཉིད་དབང་པོ་ཉམས། །མཁྲིས་པ་འཕེལ་བས་བཤང་གཅི་ཕྲགས་མིག་སེར། །བཀྲེས་སྐོམ་ལུས་ཚ་གཉིད་ཆུང་འབྲུ་བར་བྱེད། །བད་ཀན་འཕེལ་བས་དྲོད་ཉམས་ཟས་མི་འཇུ། །ལུས་ལྕི་མདོག་དཀར་ཁོང་སྐོམ་ཡན་ལག་ལྷོད། །མཆིལ་མ་ལུད་མང་གཉིད་ཆེ་དབུགས་མི་བདེ། །**ཞེས་པ་སྟེ། གོང་དུ་ཉེས་པ་ལ་སོགས་འཕེལ་ཟད་ཀྱི་རྒྱུ་དང་རྟགས་གཉིས་ཡོད་ཅེས་པ་ལས། དང་པོ་རྒྱུ་བཤད་ཟིན་ནས། གཉིས་པ་རྟགས་འཆད་པར་བྱེད་པ་ལ་འཕེལ་བའི་རྟགས་རྣམས་ཀྱི་ནང་ནས་རླུང་འཕེལ་བའི་རྟགས་སུ་རང་གི་མཚན་ཉིད་རྩུབ་པ་དང་ཕྲ་བ་ཤས་ཆེར་གྱུར་པས་དྭངས་མ་དང་བད་ཀན་ལ་གནོད་པར་བྱས་པས་ལུས་སྐེམ་པ་དང་། རླུང་གི་རང་མདོག་དང་མཚུངས་པར་ལུས་ཀྱི་ཁ་དོག་ནག་པ་དང་། མཚན་ཉིད་གྲང་བས་ཉེན་པས་གཉེན་པོ་ཚོད་ཀྱི་བག་ཡོད་པ་ལ་དགའ་བ་དང་། ཡང་གཡོ་གྲང་བ་འཕེལ་བས་ལུས་འདར་ཞིང་སྐྱོ་བ་སྦྲོས་པ་དང་། མཚན་ཉིད་སྲ་བས་ལེགས་པར་མ་བཞུ་ནས་

བཤང་བ་སྲི་བ་དང་། གྲིན་རྒྱུའི་ཡང་གཡོ་འཕེལ་བས་སྐྲ་བ་མང་བ་དང་། སྲོག་འཛིན་གྱིས་ཡོག་པའི་ལས་བྱེད་པས་མགོ་བོ་ཟི་འཐོམ་དུ་འཁོར་བ་དང་། གཞན་ཡང་རྩ་བ་དང་ཡན་ལག་གི་རླུང་རྣམས་ཀྱིས་ཡོག་པའི་ལས་བྱེད་པས། སྟོབས་དང་གཉིད་དང་དབང་པོ་རྣམས་ཉམས་པ་སྟེ་མཐུ་ཆུང་བའོ། །དེ་བཞིན་མཁྲིས་པ་འཕེལ་བའི་རྟགས་སུ་སྟོད་མཁྲིས་རྩར་ཕུད་པ་དང་། མཁྲིས་པའི་རང་མདོག་གིས་བཤང་བ་དང་། གཅི་བ་དང་། པགས་པ་དང་། མིག་རྣམས་སེར་བ་དང་། འཇུ་བྱེད་ཀྱི་ཚ་རྗེའི་སྟོབས་འཕེལ་བས་བཀྲེས་པ་དང་། སྐོམ་པ་དང་། ལུས་ཚ་བ་དང་། ཡང་བ་འཕེལ་བས་གཉིད་ཆུང་བ་དང་། འཁྲུ་གཤེར་འཕེལ་བས་འཁྲུ་བར་བྱེད་དོ། །བད་ཀན་གྱི་མཚན་ཉིད་བསིལ་བ་འཕེལ་བས་ལུས་ཀྱི་དྲོད་ཉམས་པ་དང་། བསིལ་རྟུལ་གྱིས་ཟས་མི་འཇུ་བ་དང་། ལྕི་བརྟན་གྱིས་ལུས་ལྕི་བ་དང་། བད་ཀན་རང་མདོག་དབང་གིས་པགས་མདོག་དཀར་བ་དང་། ལྕི་བརྟན་གྱིས་ཁོང་སྙོམ་ཞེས་པ་བརྫ་རྙིང་སྟེ། བླ་ཟེར་ལས། ཁོང་སྙོམ་པ་ནི་སྤྲོ་བ་ཆུང་ཞིང་སྙིད་ལུག་པའོ། །ཞེས་པ་ལྟར་བྱ་བ་ལ་སྤྲོ་བ་མེད་ཅིང་མི་དགའ་བ་དང་། བད་ཀན་དང་མཉམ་དུ་ཤ་ཚིལ་ཡང་འཕེལ་བས་ལུས་དང་ཡན་ལག་སྦོད་པ་དང་། བསིལ་བ་དང་འབྱར་བག་གིས་མཆིལ་མ་དང་ལུད་པ་མང་བ་དང་། ལྕི་བརྟན་གྱིས་གཉིད་ཆེ་བ་དང་། སློ་བ་དང་མགུལ་པར་འབྱར་བག་འཕེལ་བས་དབུགས་རྒྱུ་བ་མི་བདེ་བ་དང་བཅས་སོ། །

ཀ༢ ལུས་ཟུངས་འཕེལ་བའི་རྟགས་བསྟན་པ། **དྭངས་མ་འཕེལ་བས་བད་ཀན་དང་འདྲ་ལ། །ཁྲག་འཕེལ་མེ་དབལ་ཁོང་འབྲས་མཆེར་པའི་ནད། །མཛེ་སྐྲན་ཁྲག་མཁྲིས་ནད་དང་མིག་སེར་དང་། །རྙིལ་ནད་བསྐྱོད་དཀའ་མིག་དང་གཅིན་ལྷགས་དམར། །ཤ་འཕེལ་ལྦ་བ་རྨེན་བུ་ཤ་རྒྱས་འབྱུར། །ཚིལ་འཕེལ་ངལ་དང་ནུ་མ་གསུམ་ཚིལ་སྐྱེ། །རུས་པ་འཕེལ་བས་རུས་ལྷག་སོ་ལྷག་འབྱུང་། །**

ཀྲང་འཕེལ་ལུས་སྐྱི་མིག་གཡུང་ཚིགས་ཁ་སྦྲིམ། །ཁྲ་འཕེལ་ཁྲ་བའི་རྫེ་འཇྱུར་བྱད་མེད་དད། །ཅེས་པ་སྟེ། དྭངས་མ་འཕེལ་བའི་རྟགས་ནི་བད་ཀན་འཕེལ་རྟགས་དང་འདྲ་སྟེ་མེ་དྲོད་ཉམས་པ་ལ་སོགས་པ་འབྱུང་ལ། ཁྲག་འཕེལ་བས་ལུས་ལ་མེ་དབལ་གྱི་ནད་འབྲུམ་བུ་དམར་པོ་ལྷགས་པ་སོགས་ལ་ཤིན་ཏུ་ཕྲ་བ་མང་པོ་ཤར་ནས་མེས་ཚིག་པ་ལྟ་བུའི་དྲོད་དང་ཚ་དབལ་འབྱུང་ཞིང་ཆུ་སེར་འཛག་པ་དང་། ཕོང་པའི་ནང་དུ་འབྲས་ཀྱི་ནད་ཆགས་པ་དང་། མཆེར་པ་ལ་ཁྲག་འཕེལ་ནས་ནད་བསྐྱེད་པ་དང་། མཛེ་རིགས་བཅོ་བརྒྱད་ལ་སོགས་པའི་མཛེ་ནད་ཀྱི་རྒྱུར་ཡང་འགྱུར་བ་དང་། ཁྲག་སྐྲན་སྐྱེ་བ་དང་། གཞན་ཡང་ཁྲག་ནད་ཕྱིངས་རྣམས་འབྱུང་བ་དང་། ཁྲག་ཉིད་མཆིན་མཁྲིས་ཀྱི་གནས་སུ་ལྷག་པར་འཕེལ་བས་མཁྲིས་པའི་ནད་མིག་སེར་པོ་ལ་སོགས་པ་འབྱུང་བ་དང་། སོ་རྙིལ་རྣམས་ནས་ཁྲག་རྡུལ་དོན་ཞིང་རྙིལ་ཆད་པ་སོགས་ཀྱི་རྙིལ་ནད་དང་། ལུས་འགུལ་བསྐྱོད་དཀའ་བ་དང་། མིག་དང་གཅིན་པ་དང་ལྤགས་པའི་མདོག་ཀྱང་དམར་པོར་འགྱུར་བ་ལ་སོགས་པ་འབྱུང་ངོ་། །ཤ་འཕེལ་བའི་རྟགས་སུ་ཤ་ལྷག་ལྷ་བའི་རིགས་ཆེར་འཕེལ་བ་དང་། སྐྲེ་མཇིང་སྣེ་ས་ཁྱད་སོགས་ཀྱི་རྨེན་བུའི་རིགས་རྣམས་རྒྱས་པ་དང་། མཁུར་ཚོས་དང་བྲང་དང་ལྟོ་བ་དང་བརླ་དང་མགུལ་པ་སོགས་ཀྱི་ཤ་རྒྱས་ཏེ་སྦོམ་པོར་འགྱུར་བ་དང་བཅས་སོ། །ཚིལ་འཕེལ་བའི་རྟགས་སུ་ལུས་ངལ་ཞིང་དུབ་པས་གྱེན་དུ་འགྲོ་མི་བཟོད་པ་དང་། ནུ་མ་དང་གསུས་པའི་ཚིལ་བུ་རྣམས་ལྷག་པར་རྒྱས་པར་འགྱུར་རོ། །སྙིང་པོ་བསྡུས་པ་ལས། ཚིལ་འཕེལ་དེ་འདྲ་དེ་བཞིན་ངལ། །རྩུང་ཟད་བསྐྱོད་ཀྱང་དབུགས་རྔོད་ཅིང་། །རྐུབ་ཚོས་ནུ་མ་གསུས་འཕྱང་འགྱུར། ཞེས་ཀྱང་གསུངས་སོ། །རུས་པ་འཕེལ་བའི་རྟགས་སུ་རུས་པའི་སྟེང་དུ་རུས་ལྷག་དང་། སོ་རྙིལ་ཕྱི་ནང་དང་ཡ་ཀྲན་རྣམས་སུ་སོ་ལྷག་འབྱུང་བ་ཡིན་ལ། ཀྲང་འཕེལ་བའི་རྟགས་སུ་ལུས་ཡོངས་ལ་བརྩུད་ཀྱིས་ཁྱབ་པའི་སྟོབས་ཀྱིས་ལུས་ལྕི་བ་

སྐེ་འགྲོ་འདུག་དང་འགུལ་སྐྱོད་ལ་སོགས་པ་དཀའ་ཞིང་། མིག་གཡུང་བ་སྐེ་གསལ་པོར་མི་མཐོང་བ་དང་། ཚིགས་ཁ་སྐེ་ཚིགས་མདུད་ཀྱི་མགོ་བོ་རྣམས་སྦོམ་ཞིང་ཆེ་བར་འགྱུར་བ་དང་། ཁྱུ་བ་འཕེལ་བས་ཁྱུ་བ་རང་ཉིད་ལ་བརྟེན་པའི་རྩེའུའི་ནད་འགྱུར་ཞིང་བུད་མེད་ལ་ཤིན་ཏུ་དར་དེ་ཆགས་པར་འགྱུར་རོ། །

ཀ༣ དྲི་མ་འཕེལ་བའི་རྟགས་བསྟན་པ། **བཤང་འཕེལ་ལུས་ལྕི་སྟོ་སྦོ་རྒྱུ་མ་འབྲུག །གཅིན་འཕེལ་ཆུ་སོར་ཟུག་ཅིང་མ་གཅིས་སེམས། །རྔུལ་འཕེལ་རྔུལ་ཆེ་དྲི་ཞོག་ལྤགས་ནད་འབྱུང་། །ཕྲ་མོ་འཕེལ་བས་ལྕི་ཞིང་གཡའ་འཐྲུལ་བྱེད། །**ཅེས་པ་སྟེ། དྲི་མ་རྣམས་ཀྱི་ནང་ནས་བཤང་བ་འཕེལ་བའི་རྟགས་སུ་ལུས་ལྕི་ཞིང་འགུལ་སྐྱོད་དཀའ་བ་དང་། སྟོ་བ་སྦོ་བ་དང་། རྒྱུ་མ་འབྲུག་ཅེས་གཟེར་ཞིང་གྲུག་གྲུག་ཅེས་པའི་སྐད་འབྱུང་བའོ། །གཅིན་འཕེལ་བའི་རྟགས་སུ་ཆུ་སོར་ཟུག་ཅིང་ན་ལ། གཅིས་ཞེས་པ་བརྡ་རྙིང་པ་སྟེ་ཡང་ཡང་བཏང་བའི་དོན་ཡིན་ལ། འདིར་མ་གཅིས་ཞེས་པ་ཡང་ཡང་བཏང་ཡང་དེ་མ་ཐག་ཏུ་མ་བཏང་བ་ཡིན་པར་སྙམ་དུ་སེམས་པ་དག་འབྱུང་སྟེ། སྙིང་པོ་བསྡུས་པ་ལས། གཅིན་འཕེལ་ཆུ་སོར་ཟུག་ཅིང་ན། །གཅིས་ཀྱང་མ་གཅིས་སྙམ་སེམས་འགྱུར། །ཞེས་པ་ལྟར་རོ། །འདིར་འགྲེལ་པ་འགར། གཅིན་འཕེལ་ཆུ་སོར་ཟུག་ཅིང་བཅིངས་སྙམ་སེམས། །ཞེས་པའི་རྩ་བ་ལྟར་འགྲེལ་ཡང་། སྙིང་པོ་བསྡུས་པ་རྩ་འགྲེལ་དང་མི་མཐུན་པས་མ་དག་གོ་སྙམ། རྔུལ་འཕེལ་བའི་རྟགས་སུ་ལུས་ལ་རྔུལ་ནག་ཆེ་བ་དང་། དྲི་ཞོག་སྐྱེ་དྲི་མི་ཞིམ་པ་དང་། གཡན་པ་ལ་སོགས་པའི་ལྤགས་པའི་ནད་སྐྱེད་པར་བྱེད་དོ། །ཕྲ་མོ་སྐྱེ་མིག་དང་རྣ་བ་དང་སྣ་དང་བ་སྤུའི་སྒོ་སོགས་ཀྱི་དྲི་མ་རྣམས་འཕེལ་བས་རང་རང་གི་གནས་ལྕི་ཞིང་གཡའ་ལ་འཐྲུལ་བ་ལ་སོགས་པ་བྱེད་པར་འགྱུར་རོ། །

(༢) ཟད་པའི་རྟགས་བསྟན་པ།

ཟད་པའི་རྟགས་ལ་ནད་དང་། ཟུངས་དང་། དྲི་མ་དང་། མདངས་བཅས་བཞིའོ། །

ཀ༡ ཉེས་གསུམ་ཟད་པའི་རྟགས་བསྟན་པ། **རླུང་ཟད་རྩོལ་ཆུང་སྨྲ་ཉུང་ལུས་མི་བདེ། །དྲན་པ་མི་གསལ་བད་ཀན་འཕེལ་རྟགས་འབྱུང་། །མཁྲིས་ཟད་དྲོད་མདོག་ཉམས་པས་གྲང་དང་ནག །བད་ཀན་ཟད་པས་རང་གི་གནས་སྟོང་ཞིང་། །མགོ་འཁོར་སྙིང་འདར་ཚིགས་མཚམས་ལྷོད་པར་འགྱུར། །**ཞེས་པ་སྟེ། རླུང་བྲི་ཞིང་ཟད་པའི་རྟགས་སུ་ཡང་གཡོ་སོགས་མཚན་ཉིད་དང་། གྱེན་རྒྱུ་སོགས་ངོ་བོ་བྲི་བས་ལུས་ཀྱི་རྩོལ་བ་ཆུང་བ་དང་། སྨྲ་བ་ཉུང་བ་དང་། ལུས་ཀུན་ལ་ཁྱབ་པའི་ངེས་པས་ལུས་སྤྱི་ལ་མི་བདེ་བ་དང་། གྱེན་རྒྱུའི་མཐུ་བྲི་བས་དྲན་པ་མི་གསལ་ཞིང་། བད་ཀན་འཕེལ་བའི་རྟགས་སྟོན་པ་སྟེ་རླུང་ནི་ནམ་མཁའ་དང་རླུང་གི་རང་བཞིན་ཡིན་པས། དེ་ཟད་ན་བད་ཀན་ས་ཆུའི་རང་བཞིན་གྱི་རྟགས་སྟོན་པ་ནི། གཅིག་ཟད་པ་དང་མཚུངས་ལྡན་དུ་ཅིག་ཤོས་མི་མཐུན་པ་འཕེལ་བའི་དོན་ཏོ། །མཁྲིས་པ་ཟད་པས་མེའི་རང་བཞིན་གྱི་དྲོད་དང་མདོག་ཉམས་པས་རེག་བྱ་གྲང་ལ་ཁ་དོག་ནག་པོར་འགྱུར་རོ། །དེ་ནི་མཁྲིས་པ་སྤྱི་དང་ཁྱད་པར་དུ་མདོག་གསལ་ཉམས་པའི་རྒྱུ་ལས་འབྱུང་ངོ་། །བད་ཀན་ཟད་པས་རང་གི་གནས་དྭངས་མ་དང་ཤ་ལ་སོགས་པ་སྟོངས་ཤིང་། རླུང་འཕེལ་བས་མགོ་ཡུ་འཁོར་བ་དང་། སྙིང་དུ་བད་ཀན་ལྷེ་བརྟན་གྱི་མཚན་ཉིད་ཟད་ཅིང་རླུང་ཡང་གཡོའི་མཚན་ཉིད་འཕེལ་བས་སྙིང་འདར་ལ། འཛོར་བྱེད་ཟད་པས་ཚིགས་མཚམས་རྣམས་དམ་པོར་མེད་པ་ལྷོད་པར་འགྱུར་རོ། །རྒྱུད་ཚིག་ཁ་ཅིག་ཏུ། རླུང་ཟད་རྩོལ་ཆུང་སྨྲ་ཉམས་ལུས་མི་བདེ། །ཞེས་ཡོད་ཀྱང་། བདུད་རྩིའི་ཆུ་རྒྱུན་དུ། རླུང་ཟད་རྩོལ་ཆུང་སྨྲ་ཉུང་ལུས་མི་བདེ། །ཞེས་པ་དང་། སྙིང་པོ་བསྡུས་

པ་ལས་ཀྱང་། རླུང་ནད་མཚན་མ་ལུས་མི་བདེ། །སྒྲ་ཞུང་རྩོལ་བ་ཆུང་བར་འགྱུར། །ཞེས་ཡོད་པས། སྒྲ་ཉམས་ཞེས་པ་ནི་མ་དག་པ་ཨེ་ཡིན་སྙམ་པས་བློ་ལྡན་རྣམས་ཀྱིས་དཔྱད་དུ་གསོལ། །

ཀ༢ ལུས་ཟུངས་ཟད་པའི་རྟགས་བསྟན་པ། **དྭངས་མ་ཟད་པས་ཁ་སྐམ་ཟས་མིད་དཀའ། །པགས་རྩུབ་སྒྲ་ཆེར་མི་བཟོད་ན་བར་འགྱུར། །ཁྲག་ཟད་རྩ་ལྡོད་པགས་རྩུབ་བསིལ་སྐྱུར་དགའ། །ཤ་ཟད་ལྷུ་ཚིགས་ན་ཞིང་རུས་པགས་འབུར། །ཚིལ་ཟད་གཉིད་ཆུང་ཁ་སྐམ་སྦོ་སྐྱུར་འགྱུར། །རུས་པ་ཟད་པས་སྐྲ་འཁྲི་སོ་སེན་ལྷུང་། །རྐང་ཟད་སྦུབས་སྟོང་མགོ་འཁོར་མིག་འགྲིབ་འགྱུར། །ཁུ་བ་ཟད་པས་ཁྲག་འཛག་འཆིག་གམ་སེམས།** །ཞེས་པ་སྟེ། ལུས་ཟུངས་བདུན་གྱི་དང་པོ་དྭངས་མ་དེ་ཉིད་ཟད་པའི་རྟགས་སུ་ཤ་ཡི་རྒྱུ་མེད་པས་སྐེམ་པོ་ཆགས་པ་དང་། སྟོབས་ཉོར་བས་ན་ཁ་ཟས་མིད་པར་དཀའ་བ་དང་། རླུང་གི་རྒྱུ་བ་འཕེལ་བས་པགས་པ་རྩུབ་པོར་ཆགས་པ་དང་། བུ་ག་རྣམས་སྟོང་པར་ཆགས་པས་ནམ་མཁའི་ཆ་རུ་གྱུར་ནས་སྒྲ་ཡི་སྟོབས་ལྷག་པར་འཕེལ་བས་ཕྱི་ནས་སྒྲ་སྐད་ཆེ་བར་བསྒྲགས་པ་ན་བཟོད་སླགས་མེད་ཅིང་ལུས་ཀུན་ན་བར་འགྱུར་རོ། །ཁྲག་ཟད་པའི་རྟགས་སུ་རྩ་སྦུབས་རྣམས་སྟོང་པར་གྱུར་པས་རྩ་ལྡོད་པ་དང་། རྩའི་བུ་ག་ཕྲ་མོ་རྣམས་པགས་པའི་ཕྱིར་བསྟན་པ་ལས་དེའི་ནང་གི་རྒྱུ་བ་ཟད་པས་པགས་པ་རྩུབ་པོར་འགྱུར་བ་དང་། རླུང་ཚད་འཁྲུགས་པས་རེག་བྱ་བསིལ་བ་ལ་མངོན་པར་དགའ་ཞིང་འདོད་པ་དང་། ཁྲག་མཁྲིས་སྐྱེད་པའི་རོ་མའི་རང་བཞིན་ཅན་སྐྱུར་བ་ལ་དད་ཅིང་འདོད་དོ། །ཤ་ཟད་ན་ཡན་ལག་གི་ལྷུ་རྣམས་དང་ཚིགས་རྣམས་ལ་ན་ཚ་དང་ཟུག་གཟེར་འབྱུང་ཞིང་། བར་གྱི་ཤ་སྐེམ་པས་རུས་པ་དང་པགས་པ་འབུར་རོ། །ཚིལ་ཟད་པའི་རྟགས་སུ་ཚིལ་བུ་རྣམས་བད་ཀན་གྱི་རྟེན་ཡིན་པས། བད་ཀན་གྱི་ལྟེ་བཏན་བྲི་ནས་རླུང་གི་ཡང་གཡོ་

འཕེལ་བས་གཉིད་ཆུང་བ་དང་། ཤ་རྣམས་ཀུང་སྐམ་ལ་ལུས་ཀྱི་ཁ་དོག་སྔོ་སྐྱར་འགྱུར་རོ། །འདིར། ཚིལ་ཟད་གཉིད་ཆུང་ཤ་སྐམ་སྔོ་ནག་འགྱུར། །ཞེས་པའི་ཙ་བའང་ཡོད་པས་དཔྱད་དུ་གསོལ། རུས་པ་ཟད་པས་རུས་པའི་སྙིགས་མ་འབྱུང་བའི་རྒྱུ་མེད་པས་སྐྲ་འཁྱི་བ་དང་། སོ་དང་སེན་མོ་ཕྱི་རུ་ཕྱུང་སྟེ་བུད་འགྲོ་བའོ། །རྐང་མར་ཟད་པས་རྐང་གི་སྦུབས་སྟོང་པ་དང་། རྐང་གི་ཐེ་བྲག་ཏུ་གྱུར་པའི་ཟླད་པའི་བཅུད་ཉམས་ཤིང་རླུང་ཡང་གཡོའི་མཚན་ཉིད་འཕེལ་བས་མགོ་ཡུ་འཁོར་ཞིང་། མིག་གི་སྟོབས་བསྐྱེད་པའི་རྟེན་ཁྲི་བས་མིག་གི་མཐོང་བྱེད་ཀྱི་ནུས་པ་འགྲིབ་པར་འགྱུར་རོ། །ཁུ་བ་ཟད་པའི་རྟགས་སུ་དེ་ཉིད་ཟད་ནས་ཁུ་བ་ཁྲག་ཉིད་དུ་འབྱུང་བའམ། ཐུར་སེལ་གྱིས་ལོག་པའི་ལས་བྱས་པས་ཕོ་མཚན་ཚིག་གམ་སྐམ་དུ་སེམས་པ་དག་འབྱུང་བ་ཡིན་ནོ། །

ཀ༢ དྲི་མ་ཟད་པའི་རྟགས་བསྟན་པ། **བཤང་ཟད་རྒྱུ་མའི་ནང་དུ་སྒྲ་བཅས་འཁྲིལ། །གྱེན་དུ་འགྲོ་ཞིང་རྩིབ་ལོགས་སྙིང་ག་ན། །གཅིན་ཟད་མདོག་འགྱུར་ཁྲི་དང་ཉུང་ངུར་འགྱུར། །རྔུལ་ཟད་ཕྲགས་འགས་བ་སྤུ་འགྲེང་དང་འབྲི། །ཕྲན་བུ་རང་གནས་སྟོངས་དང་ཡང་ལས་ཤེས། །ལུས་ཟུངས་དྲི་མ་ལ་ནི་བརྟེན་པའི་ཕྱིར། །འཕེལ་བསྐྱེད་ཟད་པས་སྟོབས་ལ་གནོད་པ་ཡིན།** །ཞེས་པ་སྟེ། བཤང་བ་ཟད་པའི་རྟགས་སུ་རླུང་རྒྱུ་མའི་ནང་དུ་ཁུར་སྒྲ་དང་བཅས་པ་འཁྲིལ་བ་དང་། རེས་འགའ་རླུང་གྱེན་དུ་འགྲོ་ཞིང་། དེས་རྩིབ་ལོགས་དང་སྙིང་ག་རྣམས་སུ་ན་ཞིང་ཟུག་གོ །གཅིན་ཟད་པའི་རྟགས་སུ་ཐ་མལ་ནད་མེད་སྐབས་ཀྱི་དྲི་ཚུ་ལས་མདོག་གཞན་དམར་པོའམ་སེར་པོ་སོགས་སུ་འགྱུར་བ་དང་། ཡང་ན་སྒྲི་ནས་བདེ་བླག་ཏུ་མི་འབྱུང་བའམ་ཉུང་ངུར་འབྱུང་བར་འགྱུར་རོ། །རྔུལ་ཟད་ན་པགས་པ་སྐམ་པས་གས་པ་དང་། བ་སྤུ་གྱེན་དུ་འགྲེང་སྟེ་ལངས་པ་དང་། འབྲི་སྟེ་ལྷུང་བར་འགྱུར་རོ། །དྲི་མ་ཕྲན་བུ་ཟད་པའི་རྟགས་སུ་མིག་དང་རྣ་བ་དང་སྣ་དང་བ་སྤུའི་སྒོ་ལ་སོགས་པའི་རང་

གནས་རྣམས་སུ་མིག་སྐྱུག་དང་། ཆ་སྣབས་དང་། སྣབས་ལ་སོགས་པ་ཟད་ནས་སྟོང་པ་དང་། གནས་དེ་དག་ཡང་བ་ལས་ཤེས་པར་བྱའོ། །དེ་ཡང་སྙིང་པོ་བསྡུས་པ་ལས། དྲི་མ་ཤིན་ཏུ་ཕྲ་བ་རྣམས། །ཟད་པས་བརྟག་དཀའ་དྲི་མ་ཡི། །རང་གནས་བཀྲམས་དང་ན་བ་དང་། །སྟོང་དང་ཡང་བ་ལས་ཤེས་བྱ། །ཞེས་གསུངས་པ་ལྟར་རོ། །

མདོར་ན་ལུས་ཟུངས་བདུན་པོ་ནི་རང་རང་གི་དྲི་མ་རྣམས་ལ་བརྟེན་ཏེ་གནས་པའི་ཕྱིར་དྲི་མ་རྣམས་འཕེལ་བས་ནད་བསྐྱེད་པ་མ་ཟད། ཟད་པས་ཀྱང་ལུས་ཀྱི་ཟུངས་སྟོབས་ལ་གནོད་ཚབས་ཆེ་བ་ཡིན་ནོ། །

ཀ༩ མདངས་ཟད་པའི་རྟགས་དང་བཅོས་ཐབས་བསྟན་པ། **མདངས་ནི་སེམས་ལས་སྡུག་བསྔལ་གྱིས་ཟད་དེ། །དངངས་རིད་ཉམ་ཆུང་མི་དགའ་གཟི་མདངས་ཉམས། །འཚོ་བྱེད་འོ་མ་ཤ་ཁྲ་དེ་སྨན་ཡིན། །**ཞེས་པ་སྟེ། ལུས་ཟུངས་མཐར་ཕྱིན་པའི་མདངས་ནི་སེམས་ལས་ཆེས་པ་དང་། སྡུག་བསྔལ་གྱིས་མནར་བས་ཟད་པར་བྱེད་དེ། མདངས་གནས་སའི་སྙིང་གི་རྩ་སྟོང་པར་གྱུར་པ་དེར་རླུང་ཞུགས་པའི་རྐྱེན་གྱིས་སློ་བུར་དུ་དངངས་པ་སྐྲེ་སྐྲག་པ་དང་། ལུས་རིད་པ་དང་། ཉམ་སྟོབས་ཆུང་བ་དང་། སྙིང་མི་དགའ་བ་དང་། གཟི་བརྗིད་དང་མདངས་ཉམས་པར་འགྱུར་རོ། །དེའི་ཕྱིར་མངར་བའི་རོ་ལ་སོགས་པ་འཚོ་བྱེད་ཀྱི་སྨན་སྡེ་དང་། བྱེ་བྲག་ཏུ་བཀའ་བསྟན་བཅོས་མན་ངག་དང་བཅས་པ་རྣམས་ལས་འབྱུང་བའི་བཅུད་ལེན་དང་། རོ་ཙ་བར་བྱེད་པའི་སྨན་གྱི་སྦྱོར་བ་དང་། བཞོས་ཐོག་གི་འོ་མ་དང་། ཤ་བཟང་པོ་གསར་པ་བཙོས་པའི་ཁུ་བ་ལ་སོགས་པ་རྣམས་མདངས་ཟད་པ་དེ་གསོ་བར་བྱེད་པའི་སྨན་ཡིན་པས་ན། སྲོག་ཡུན་རིང་དུ་འཚོ་བར་བྱེད་པའི་ཐབས་སུ་འབད་དེ་བསྟེན་པར་བྱའོ། །འདིར་རྒྱུད་ཚིག་འགར། མདངས་ནི་སེམས་ལ་སྡུག་བསྔལ་གྱིས་ཟད་དེ། །ཞེས་པ་ཡོད་ཀྱང་། སྙིང་པོ་བསྡུས་པ་རྩ་འགྲེལ་དུ། སེམས་ལས་ཞེས་ཡོད་

པས། ཡིག་ཚོར་ཡིན་པར་སེམས་སོ། །

གཉིས་པ། ཉེས་པ་འཁྲུགས་པའི་རྟགས་བསྟན་པ།

ཉེས་པ་འཁྲུགས་པའི་རྟགས་ལ་ཡང་རླུང་དང་། མཁྲིས་པ་དང་། བད་ཀན་དང་གསུམ་གྱི་སོ་སོའི་རྟགས་སོ། །

༡ རླུང་འཁྲུགས་པའི་རྟགས་བསྟན་པ།

འཁྲུགས་རྟགས་རླུང་གི་རྩ་ནི་སྟོང་ལ་རྒྱལ། །ཆུ་ནི་ཆུ་འདྲ་དྭངས་ལ་ལྦོག་རྗེས་སྣ། །འགྲོ་འདོད་ཟུས་འདེབས་ཟེས་པ་ཡང་ལ་འགྱོ། །མགོ་བོ་ཟྲི་འཁོར་རྣ་བ་ཝུར་ལ་འཁྲིག །ལྕེ་སྐམ་དམར་རྩུབ་ཁ་རོ་བསྐ་བ་སྤྲོ། །གཟེར་འཕོ་གྲང་འདར་འགྱུལ་ཁྲབ་ཟུག་དང་སྐོམ། །རེངས་འཁྲུམས་བྱེ་ཆག་འབྱིན་དང་དཀྲིས་སྐམ་བྱེད། །འགྱུལ་ན་ཟུག་ཆེ་སྤུ་བརྗེ་ཟྲུམ་སེར་ཁྱེར། །གཉིད་མེད་གཡལ་འདར་རྐྱང་འདོད་ཚིག་པ་ཟ། །དཔྱི་རྐེད་རུས་ཚིགས་མ་ལུས་བརྡུངས་སྐམ་བྱེད། །ལྷག་པ་བྲང་དང་ཟུར་འགྲམ་ཟུག་ཅིང་གཟེར། །རླུང་གསང་རྣམས་ནི་ཁ་བྱེ་མནན་ན་ན། །སྟོང་སྐྱུགས་བྱེད་ཅིང་ཐོ་རངས་ལྷ་གསོབ་ལྷུ། །སྦོ་འཁྲིག་དགོང་དང་ཐོ་རངས་ཞུ་རྗེས་ན། །ཞེས་པ་སྟེ། གོང་དུ་འཕེལ་ཟད་གྱི་རྟགས་བསྟན་ཟིན་ནས། ད་ནི་འཁྲུགས་པའི་རྟགས་བསྟན་པ་ལ། ཐོག་མར་རླུང་འཁྲུགས་པའི་རྟགས་ལ་རླུང་གི་རྩ་ནི་གྲོགས་ཁྲག་གི་ཚ་བྲི་བས་མནན་མི་བཟོད་པར་སྟོང་ལ། ཡང་གཡོའི་ཚ་དེས་སྟེང་དུ་རྒྱལ་བའི་ཉམས་བྱེད་པ་དང་། ཆུ་ནི་ལུ་མའི་ཆུ་དང་འདྲ་བར་སྦུ་ལ་དྭངས་ཤིང་ཕལ་ཆེར་མི་ལྡོག་ལ། གལ་ཏེ་ལོག་ཀྱང་དེའི་རྗེས་སླ་བ་སྟེ། དེ་ནི་མེ་མཉམ་གྱིས་དྭངས་སྙིགས་ལེགས་པར་ཕྱེས་ནས་རླུང་གི་གྲང་བ་དང་སྲབ་བ་ལུས་ཐམས་ཅད་དུ་ཁྱབ་པས་བད་ཀན་སྙོངས་ཤིང་ཁྲག་མཁྲིས་ཀྱི་མཚན་ཉིད་བཅོམ་པའི་རྒྱུ་མཚན་གྱིས་སོ། །རླུང་ཡང་གཡོའི་མཚན་ཉིད་དང་མཚུངས་པར་གནས་གཅིག་ཏུ་སྡོད་མི་

འདོད་པར་འགྲོ་སྙིང་འདོད་པ་དང་། རླུང་ལ་ཡང་གཡོ་རྒྱུ་སོགས་ཀྱི་མཚན་ཉིད་དང་ལྡན་པས་སེམས་ཀྱང་མི་བདེ་བས་ཐང་ཆད་པའི་སྐབས་ལྟར་ཤུས་འདེབས་པ་དང་། ཉེས་པ་ཡང་ལ་སེམས་འཁྱུ་བ་དང་། རླུང་གླུད་པ་དང་རྣ་བའི་བུ་གར་ཞུགས་པའི་སྟོབས་ཀྱིས་མགོ་བོ་ཟི་འཐོམ་དང་འཁོར་བའི་རྣམ་པས་འཁྱིལ་བུབ་ལ་སོགས་པ་བྱེད་པ་དང་། རྣ་བས་ཨུར་ཨུར་ཤང་ཤང་དང་། ཁྲིག་ཁྲིག་འཁྲིག་པ་ལ་སོགས་ཀྱི་སྒྲ་མེད་བཞིན་དུ་ཐོས་པ་དང་། རླུང་གིས་ཁྲག་དྲག་ཏུ་བུས་པའི་དབང་གིས་ལྕེ་སྐམ་ཞིང་དམར་ལ་རྒྱབ་པ་དང་། ཅི་ཡང་མ་ཟོས་ཀྱང་ཁ་ལ་རོ་བསྐ་བ་བྲོ་བ་དང་། གཟེར་བ་ངེས་མེད་དུ་འཕོ་ཞིང་ལུས་གྲང་ལ་བརྩེ་འདར་བྱེད་པ་དང་། ཤ་སྣ་འགུལ་འཕྲིག་བྱེད་ཅིང་ན་ཟུག་ལུས་ཀུན་ལ་ཁྱབ་པ་དང་། འདིར་འགྲེལ་པ་ཁ་ཅིག་ཏུ་མགུལ་རྒྱབ་དང་། འགུལ་རྒྱབ་ཅེས་པའི་རྩ་བ་ཡོད་ཀྱང་། སྙིང་པོ་བསྡུས་པ་རྩ་འགྲེལ་དང་། སྤྱི་འགྲེལ་ཕལ་མོ་ཆེ་དང་མི་མཐུན་པས་ཡིག་ནོར་ཡིན་པར་སེམས་སོ། །ཟུག་པ་སྟེ་ཡན་ལག་བརྡུང་པ་ལྟར་ན་བ་དང་། སྒོམ་པ་སྟེ་སྒྲིད་ལུག་པ་དང་། ལུས་དང་ཡན་ལག་ཤིང་ལྟར་རེངས་པའམ་ཡང་ན་གྱོང་ལྟར་འཁུམས་པ་དང་། ཤ་དང་པགས་པའི་བར་བྱེ་སྐམ་པ་དང་། རུས་པ་རྣམས་ཆག་གོ་སྙམ་པར་བྱེད་པ་དང་། མིག་སོགས་ཕྱི་རུ་འབྱིན་སྙམ་བྱེད་པ་དང་། ལུས་ཡོངས་སུ་ཐག་པ་ལྟ་བུས་དཀྲིས་སྙམ་བྱེད་པ་དང་། འགུལ་བསྐྱོད་བྱས་ཚེ་གཟེར་ཟུག་ལྷག་པར་ཆེ་བ་དང་། བ་སྤུ་བརྩེ་ཞིང་སྤུམ་སེར་ཁྱེར་བ་སྟེ་གྲང་ཤུམ་བྱེད་པ་དང་། མཚན་མོ་ཡང་གཉིད་མེད་ཅིང་གཡལ་མང་ལ་ལུས་འདར་བར་བྱེད་པ་དང་། རྐང་ལག་ཤུགས་ཀྱིས་རྐྱོང་བར་འདོད་པ་དང་། དོན་མེད་དུ་ཚིག་པ་ཟ་བ་དང་། དཔྱི་དང་རྐེད་པ་དང་རུས་ཚིགས་མ་ལུས་པ་རྡོ་དབྱུག་སོགས་ཀྱིས་བརྡུངས་པ་དང་འདྲ་བ་སྐམ་དུ་བྱེད་དེ་ན་བ་དང་། ལྷག་པར་དུ་ལྟག་པ་དང་བྲང་དང་མུར་འགྲམ་རྣམས་སུ་ཟུག་ཅིང་གཟེར་བ་དང་། ཨན་སྟོང་ཚིགས་པ་དང་པོ་

ལ་སོགས་པའི་རླུང་གསང་རྣམས་ནི་ཁ་བྱེ་ཞིང་མནན་ན་ལྷག་པར་ན་བ་དང་། སྟོང་སྐྱུགས་བྱེད་ཅིང་ལྷག་པར་ཐོ་རངས་ཀྱི་དུས་སུ་ལྦུ་གསོབ་ལུ་བ་དང་། ཕོང་པ་སྒྲ་ཞིང་འཁྲོག་པ་དང་། ལྷག་པར་དུ་དགོང་མོ་དང་། ཐོ་རངས་དང་། ཁ་ཟས་ཞུ་བའི་རྗེས་སུ་ནད་ལྡང་ནས་ན་བ་བཅས་ནི་རླུང་འཁྲུགས་པའི་རྟགས་སོ། །འདིར་འགྲེལ་པ་ཁ་ཤས་ནང་དུ། ལྷག་པར་ཐྲང་དང་མུར་འགྲམ་ཟུག་ཅིང་གཟེར། །ཞེས་པའི་རྩ་བའང་ཡོད་པས། བློ་ལྡན་རྣམས་ཀྱིས་དཔྱད་དུ་གསོལ། །

༢ མཁྲིས་པ་འཁྲུགས་པའི་རྟགས་བསྟན་པ།

མཁྲིས་པ་འཁྲུགས་རྟགས་རྩ་རྒྱས་ཕྲ་ཁྲིམས་མགྱོགས། །ཆུ་མདོག་དམར་སེར་དྲི་དྲགས་རླངས་པ་ཆེ། །མགོ་ན་ཤ་ཚ་ཁ་རོ་སྐྱུར་ལ་ཁ། །ལྤྱི་སྙིང་བད་ཀན་ཆེ་ལ་སྣ་སྒོ་སྐམ། །མིག་སྤྲིན་དམར་སེར་གཟེར་བ་གཅིག་ཏུ་འདྲིལ། །ཉུབ་གཉིད་ཆུང་ལ་ཉིན་པར་གཉིད་མི་ཐུབ། །ལུད་པ་དམར་སེར་ཚ་བྲོ་སྐྱུམ་དང་ཆེ། །ཁྲག་མཁྲིས་འབྲུ་སྐྱུག་རྨུལ་ཆེ་དྲི་མ་མནམ། །ཁ་དོག་དམར་སེར་སྨིན་ཅིང་འཇུལ་བར་བྱེད། །ཉིན་དགུང་མཚན་དགུང་ཞུ་བའི་དུས་ན་ན། །ཞེས་པ་སྟེ། མཁྲིས་པ་འཁྲུགས་པའི་རྟགས་ལ་རྩ་སྟོང་པ་མ་ཡིན་པར་མནན་མི་བཟོད་པར་རྒྱས་ཤིང་རྟ་ཐ་བསྒྲིལ་བ་ལྟར་ཕྲ་ལ་ཁྲིམས་པ་དང་། གྲངས་མགྱོགས་པར་འཕར་བ་དང་། ཆུ་མདོག་དམར་པོའམ་སེར་པོར་སྣང་བ་དང་། མཁྲིས་པའི་མཚན་ཉིད་དྲི་མནམ་པ་དང་རྗེས་སུ་མཐུན་པར་དྲི་དྲགས་ཤིང་ངན་པ་དང་། མཚན་ཉིད་ཚ་བ་དང་མཚུངས་པར་རླངས་པ་ཐུར་བས་ཆེ་བ་དང་། མཁྲིས་ཚད་སྨད་ན་གནས་ཀྱང་སྟོད་དུ་འབར་བས་མགོ་བོ་ན་ཞིང་། མཚན་ཉིད་ཚ་བས་ཤ་ཡི་ཙྲོད་ཚ་བ་དང་། ཁ་ལ་རོ་ཁ་བ་བྲོ་བ་དང་། ལྤྱིའི་སྙིང་དུ་བད་ཀན་གྱི་རྣམ་པ་སྐྱ་སེར་འབྱུར་བག་ཙན་ཆེ་ལ་སྣའི་སྒོ་སྐམ་པ་དང་། རྟེན་ཁྲག་དང་བརྟེན་པ་མཁྲིས་པའི་ཁ་དོག་དང་མཚུངས་པར་མིག་སྤྲིན་

དམར་སེར་དུ་འགྱུར་བ་དང་། གཟེར་བའི་གནས་གཅིག་ཏུ་འདྲིལ་བ་དང་། ནུབ་གཉིད་ཆུང་ལ་ཉིན་པར་གཉིད་བཀག་ཀྱང་མི་ཐུབ་པར་ཁུག་པ་དང་། ལུད་པ་ཁྲག་དང་འདྲེས་པའི་དམར་པོའམ་ཁ་དོག་སེར་པོ་འགྱུར་ཞིང་ཁ་ལ་ཚ་གྲི་བ་དང་། ཚ་བས་བརླན་ཞིང་གཞེར་བ་རྣམས་སྐམ་པས་སྐོམ་དད་ཤིན་ཏུ་ཆེ་བ་དང་། ཁྲག་གམ་མཁྲིས་པའི་རང་བཞིན་ཅན་ཐུར་དུ་འཁྲུ་བའམ་ཡང་ན་གྱེན་དུ་སྐྱུགས་པ་དང་། ལུས་ལ་ཏྲུལ་ཆེ་ཞིང་དྲི་མི་ཞིམ་པ་མནམ་པ་དང་། ལུས་ཀྱི་ཁ་དོག་དམར་སེར་གྱི་རྣམ་པ་སྣང་ཞིང་ལུས་ཀྱི་ཆ་ཤས་རྣམས་སྐྱིན་ཅིང་འདྲུལ་བར་བྱེད་པ་དང་། ཉིན་གུང་དང་མཚན་གུང་དང་ཟས་ཞུ་བའི་དུས་ན་ལྷག་པར་དུ་ན་བར་བྱེད་པ་ཡིན་ནོ། །

༣ བད་ཀན་འཁྲུགས་པའི་རྟགས་བསྟན་པ།

བད་ཀན་འཁྲུགས་རྟགས་རྩ་ནི་བྱིང་རྒྱུད་དལ། །ཆུ་ནི་མདོག་དཀར་དྲི་དང་རླངས་པ་ཆུང་། །ཁ་མངལ་ལྕེ་རྙིལ་སྐྱ་ལ་མིག་དཀར་སྐྲང་། །སྣབས་ལུད་མང་ཞིང་མགོ་འཁོར་ལུས་སེམས་ལྕི། །དང་ག་མི་བདེ་ཟས་མེད་འཇུ་སྟོབས་ཆུང་། །མཁལ་རྐེད་ན་ཞིང་ལུས་སྤྲ་ཕྲ་བ་སྐྱེ། །ཁ་ཟས་བད་ཀན་སྐྱུག་ཅིང་འཁྲུ་བ་དང་། །དྲན་པ་མི་གསལ་གཉིད་ཆེ་སྒྱིད་པ་སྒྱུར། །གཡའ་མཐྲང་ཚིགས་དམ་ཤ་རྒྱས་ལས་མཐའ་རིང་། །ནམ་ཞོད་སྲོད་དང་ཟས་ཟོས་རྗེས་ཐོག་ལྡང་། །ཞེས་པ་སྟེ། བད་ཀན་འཁྲུགས་པའི་རྟགས་ལ་རྩ་ནི་གཏིང་དུ་བྱིང་ཞིང་འཕར་ཚུལ་ཡང་རྒྱུད་ལ་དལ་བ་དང་། བད་ཀན་རང་མདོག་དབང་གིས་དྲི་ཆུ་ནི་མདོག་དཀར་བ་དང་། བསིལ་བས་དྲི་དང་རླངས་པ་ཆུང་བ་དང་། ཁ་མངལ་བ་སྟེ་ཁ་ལ་རོ་མི་གསལ་བ་དང་། ཁྲག་ཟད་པའི་དབང་གིས་ལྕེ་དང་རྙིལ་སྐྱ་ལ་མིག་སྤྲིན་སྟེར་བས་དཀར་བ་དང་། ཆུ་ཁམས་འཕེལ་བས་བྱད་བཞིན་སྐྲང་ཞིང་སྤྲོས་པ་དང་། སྣབས་དང་ལུད་པ་སོགས་ལྷན་ལྷེན་རིགས་ཤིན་ཏུ་མང་ཞིང་མགོ་བོ་འཁོར་བ་དང་། ལྕི་བརྟན་དབང་གིས་ལུས་

སེམས་གཉིས་ཀ་ལྡི་བ་དང་། མེ་དྲོད་ཀྱི་སྟོབས་བྲི་བས་དང་ག་མི་བདེ་ཞིང་ལུས་ཀྱི་ཕྱི་ནང་ཀུན་གི་དྲོད་ཆུང་ལ་ཟས་སྐོམ་འཛུ་སྟོབས་ཀྱང་ཆུང་བ་དང་། ཆུ་ཁམས་ཀྱི་རྟེན་མཁལ་རྐེད་ལ་བད་ཀན་འཕེལ་བས་དེ་རུ་ན་ཞིང་ལུས་ཀུན་སྦོ་ལ་ལྦ་བ་ལྷག་པར་དུ་སྐྱེ་བ་དང་། མེ་དྲོད་ཉམས་པས་ཁ་ཟས་གང་ཟོས་ཀྱང་དེ་ཉིད་རང་མདོག་མ་ཉམས་པར་སྐྱུག་པའམ་འབྲུ་བ་དང་། ཡང་ན་བད་ཀན་གྱི་བེ་སྐབས་ལྷན་ལྷེན་ལ་སོགས་པ་གྱེན་དུ་སྐྱུག་ཅིང་འགའ་ཞིག་ཐུར་དུ་འབྲུ་བ་དང་། སྙིང་གི་རྩ་སྦུབས་སུ་བད་ཀན་གྱི་རྒྱུ་རྙོངས་པ་འཕེལ་བས་དྲན་པ་མི་གསལ་བ་དང་། གཉིད་ཆེ་བ་དང་། མཚན་ཉིད་ལྡི་བས་སྙིད་པ་ཤིན་ཏུ་སྐྱུར་བ་དང་། པགས་པ་རྣམས་གཡའ་བ་དང་། ས་ཡི་རང་བཞིན་སྲ་བ་དང་མཚུངས་ལྷན་ཏུ་ཡན་ལག་དང་ཉིང་ལག་རྣམས་སྲ་ཞིང་མཁྲང་བ་དང་། འབྱར་བག་གིས་ཚིགས་མཚམས་དམ་ཞིང་བརྐྱང་བསྐུམ་དཀའ་བ་དང་། རྟེན་ཤ་ཡིན་པས་དེ་རྒྱས་པ་དང་། ལས་མཐའ་རིང་བ་སྟེ་ལྡི་རྟུལ་འཇམ་བརྟན་དབང་གིས་ནད་ཀྱི་གསོག་ལྷང་དང་། བཅོས་ནས་ཞི་བའི་བར་ཡུན་རིང་དུ་འགོར་བ་དང་། ལྷན་གཤེར་ཆེ་བའི་ནམ་ཟླ་ཆར་ཞོད་ཆེ་བའི་དུས་དང་། སྲོད་དང་སྔ་དྲོ་དང་ཟས་ཟོས་མ་ཐག་ཏུ་བད་ཀན་ལྷང་སྟེ་འཁྲུགས་པར་བྱེད་དོ། །

དེ་ཡང་འཁྲུགས་ཞེས་པའི་གོ་དོན་ནི། སྐྱེམས་འགྲེལ་ལས། གནོད་བྱ་དང་གནོད་བྱེད་ཀྱི་མཚན་ཉིད་དེ་དག་རྐྱེན་བཞིས་སྐྱེད་ཅིང་འདོམས་པ་ལས་མཚན་ཉིད་མཐུན་པ་རྣམས་ལྷན་ཅིག་འཕེལ་ཞིང་སྟོབས་སུ་གྱུར་པས་མཚན་ཉིད་ཟློག་ཕྱོགས་རྣམས་འཛེམས་པ་དང་། སྟོབས་མཉམ་པའི་མི་མཐུན་པ་རྣམས་ཕན་ཚུན་འཐབ་པ་ལ་འཁྲུགས་པའི་ཐ་སྙད་བཞག་ལ། འདིར་ཉེས་པ་གསུམ་པོ་རྣམ་པར་གྱུར་ནས་ནད་འཁྲུགས་པ་ལས་གང་སྟོབས་ཆེ་བ་དེའི་རྟགས་གཙོ་བོར་སྨོས་པའོ། །ཞེས་གསུངས་པ་ལྟར་རོ། །

གསུམ་པ། མཇུག་བསྡུ་བ་བསྟན་པ།

དེ་ལྟར་མཚན་ཉིད་འཕེལ་ཟད་འཁྲུགས་གསུམ་གྱི། །ཇི་ལྟར་བཤད་པའི་རྟགས་ཀྱིས་ནད་ཀུན་ཁྱབ། །ལྡན་འདུས་འདྲེས་པའི་རྟགས་ལས་ཤེས་པར་བྱ། ། འདིར་མ་འདུས་པའི་ནད་རྟགས་ཡོད་མི་སྲིད། །ཅེས་གསུངས་སོ། །ཞེས་པ་སྟེ། དེ་ལྟར་ན་ཉེས་པའི་མཚན་ཉིད་འཕེལ་བ་དང་། ཟད་པ་དང་། འཁྲུགས་པ་གསུམ་གྱི་ཚུལ་དུ་ཇི་ལྟར་བཤད་པའི་རྟགས་དེ་རྣམས་ཀྱིས་རྒྱུད་པའི་ནད་ཀུན་ལ་ཁྱབ་ཅིང་གསལ་བར་འགྱུར་ལ། ལྡན་པ་གསུམ་དང་འདུས་པ་གཅིག་གི་རྟགས་རྣམས་ནི་རྒྱུད་པའི་ནད་རྟགས་གོང་དུ་བཤད་པའི་ཚུལ་ཕན་ཚུན་གཉིས་སམ་གསུམ་ག་འདྲེས་པའི་རྟགས་ལས་ཤེས་ཏེ་རྟོགས་པར་བྱའོ། །

དེ་ལྟར་ཤེས་པར་བྱས་ནས་རྒྱུད་པ་དང་ལྡན་འདུས་བདུན་པོ་འདིར་མ་འདུས་པའི་ནད་ཀྱི་རྟགས་གཞན་གཅིག་ཀྱང་ཡོད་པར་མི་སྲིད་དེ། ནད་རྟགས་ཀྱི་རིགས་གཙོ་ཆེ་བ་ཀུན་ཕྱོགས་གཅིག་ཏུ་བསྡུས་པ་ཡིན་པའི་ཕྱིར་ཞེས་གསུངས་སོ། །དེས་ན་རྒྱུད་པ་དང་འདྲེས་པ་ལ་སོགས་པའི་ནད་རྟགས་ཕྲ་མོ་དང་བཅས་པ་རྒྱས་པར་མན་ངག་རྒྱུད་ཀྱི་ལེའུ་རང་རང་གི་སྐབས་སུ་རྟོགས་པར་བྱའོ། །ཞེས་གསུངས་སོ།

ལེའུའི་མཚན་བསྟན་པ།

བདུད་རྩི་སྙིང་པོ་ཡན་ལག་བརྒྱད་པ་གསང་བ་མན་ངག་གི་རྒྱུད་ལས་ནད་ཀྱི་མཚན་ཉིད་བསྟན་པའི་ལེའུ་སྟེ་བཅུ་གཅིག་པའོ།། །།

ལེའུ་བཅུ་གཉིས་པ། ནད་ཀྱི་དབྱེ་བ་དང་སོ་སོའི་དོན་བསྟན་པ།

ནད་ཀྱི་དབྱེ་བ་དང་སོ་སོའི་དོན་གྱི་ལེའུའི་གཞུང་དོན་འགྲེལ་བ་ལ་ཉན་པར་གདམས་ཤིང་མཚམས་སྦྱར་བ་དང་། གཞུང་དོན་དངོས་བཤད་པ་དང་། ལེའུའི་མཚན་བསྟན་པ་བཅས་གསུམ་མོ། །

ཉན་པར་གདམས་ཤིང་མཚམས་སྦྱར་བ།

དེ་ནས་ཡང་དྲང་སྲོང་རིག་པའི་ཡེ་ཤེས་ཀྱིས་འདི་སྐད་ཅེས་གསུངས་སོ། །ཀྱེ་དྲང་སྲོང་ཆེན་པོ་ཉོན་ཅིག །ཅེས་པ་སྟེ། ནད་ཀྱི་མཚན་ཉིད་བཤད་ཟིན་མ་ཐག་པ་དེ་ནས་ཡང་དྲང་སྲོང་རིག་པའི་ཡེ་ཤེས་ཀྱིས་འདི་སྐད་ཅེས་གསུངས་སོ། །དེ་ཡང་ཀྱེ་ཞེས་བོས་ནས་དྲང་སྲོང་ཆེན་པོ་འཁོར་དང་བཅས་པ་རྣམས་ལེགས་པར་ཉོན་ལ་ཡིད་ལ་ཟུངས་ཤིག་དང་ངས་བཤད་པར་བྱའོ་ཞེས་གདམས་པའོ། །

གཞུང་དོན་དངོས་བཤད་པ།

གཞུང་དོན་དངོས་བཤད་པ་ལ་ཡང་ནད་ཀྱི་དབྱེ་བ་བསྟན་པ་དང་། སོ་སོའི་དོན་བསྟན་པ་གཉིས་སོ། །

དང་པོ། ནད་ཀྱི་དབྱེ་བ་བསྟན་པ།

ནད་ཀྱི་དབྱེ་བ་རྒྱུ་ཡི་དབྱེ་བ་དང་། །རྟེན་དང་རྣམ་པའི་སྒོ་ནས་དབྱེ་བ་གསུམ། །ཞེས་པ་སྟེ། ནད་ཀྱི་ནང་ཚན་རྣམ་པར་ཕྱེ་བའམ་དབྱེ་བ་ལ། བསྐྱེད་བྱ་རྒྱུ་

ཡི་སྒོ་ནས་དབྱེ་བ་དང་། གནས་སྐབས་རྐྱེན་གྱི་སྒོ་ནས་དབྱེ་བ་དང་། རྒྱུས་བསྡུས་རྣམ་པའི་སྒོ་ནས་དབྱེ་བ་དང་རྣམ་པ་གསུམ་མོ། །

༡ བསྐྱེད་བྱ་རྒྱུ་ཡི་སྒོ་ནས་དབྱེ་བ་བསྟན་པ།

བསྐྱེད་བྱ་རྒྱུ་ཡི་སྒོ་ནས་དབྱེ་བ་བསྟན་པ་ལ་མདོར་རྒྱས་གཉིས་སོ། །

(༡) རྒྱུའི་སྒོ་ནས་རྣམ་པར་དབྱེ་བ་མདོར་བསྟན་པ།

དང་པོ་རྒྱུ་ཡི་སྒོ་ནས་དབྱེ་བ་ནི། །ཚེ་འདིའི་ཉེས་དང་སྔོན་གྱི་ལས་ལས་བྱུང་། །དེ་གཉིས་འདྲེས་ལས་བྱུང་དང་རྣམ་པ་གསུམ། །ཞེས་པ་སྟེ། འབྲས་བུ་ཐམས་ཅད་ནི་རྒྱུ་ལ་བལྟོས་པའི་ཕྱིར། དང་པོ་བསྐྱེད་བྱ་རྒྱུའི་སྒོ་ནས་རྣམ་པར་དབྱེ་བ་ནི། ཚེ་འདིའི་ཉེས་པ་མ་སྙོམས་པ་ལས་བྱུང་བའི་ནད་དང་། ཚེ་རབས་སྔོན་གྱི་མི་དགེ་བའི་ལས་ལས་བྱུང་བའི་ནད་དང་། ཉེས་པ་དང་ལས་དེ་གཉིས་འདྲེས་པ་ལས་བྱུང་བའི་ནད་དང་རྣམ་པ་གསུམ་མོ། །

(༢) རྒྱུའི་སྒོ་ནས་རྣམ་པར་དབྱེ་བ་རྒྱས་པར་བསྟན་པ།

རྒྱུའི་སྒོ་ནས་རྣམ་པར་དབྱེ་བ་རྒྱས་པར་བསྟན་པ་ལ་ཡང་རྒྱུ་གསུམ་སྤྱིར་བསྟན་པ་དང་། ཉེས་པ་བྱེ་བྲག་ཏུ་བཤད་པ་གཉིས་སོ། །

ཀ༡ རྒྱུ་གསུམ་སྤྱིར་བསྟན་པ། རྒྱུ་གསུམ་སྤྱིར་བསྟན་པ་ལའང་ཚེ་འདིའི་ཉེས་པ་ལས་བྱུང་བ་དང་། སྔོན་ལས་ལས་བྱུང་བ། དེ་གཉིས་འདྲེས་པ་ལས་བྱུང་བ་དང་གསུམ་མོ། །

ཁ༡ ཚེ་འདིའི་ཉེས་པ་ལས་བྱུང་བ། **དང་པོ་རྒྱུ་རྐྱེན་འཛོམ་ལས་འབྱུང་བ་སྟེ། །**ཞེས་པ་སྟེ། དང་པོ་ཚེ་འདིའི་ཉེས་པ་ལས་བྱུང་བའི་ནད་ནི་གོང་དུ་རྒྱས་པར་བཤད་པའི་ནད་ཀྱི་རྒྱུ་རླུང་མཁྲིས་བད་ཀན་དང་། རྐྱེན་དུས་གདོན་ཟས་སྤྱོད་འཛོམ་པ་ལས་ངེས་པར་འབྱུང་བ་སྟེ། ཡོངས་གྲུབ་ཚེ་འདིའི་ནད་དང་། ལྷར་སྣང་འཁྲུལ་གྱི་

ནད་དང་། ཀུན་བརྟགས་གདོན་གྱི་ནད་ཕལ་ཆེ་བ་རྣམས་སོ། །དེ་དག་ནི་སྨན་དཔྱད་ཟས་སྤྱོད་དང་བགེགས་བསྒྲོད་ཡས་གླུད་གསུང་སྒྲོགས་སོགས་རིམ་གྲོས་བཅོས་པར་བྱའོ། །

ཁ༢ སྔོན་གྱི་ལས་ལས་བྱུང་བ། **ལས་སྐྱེས་རྒྱུ་མེད་པ་ལ་དཀྱིལ་ཆེ་བ།** །ཞེས་པ་སྟེ། གཉིས་པ་སྔོན་གྱི་ལས་ངན་སད་པ་ལས་བྱུང་བ་ནི་ཚེ་རབས་སྔ་མ་རྣམས་སུ་གཞན་ལ་བརྡེག་འཚོག་དང་སྲོག་གཅོད་པ་ལ་སོགས་པའི་མི་དགེ་བ་སྣ་ཚོགས་པ་སྤྱད་པའི་ལས་ངན་པའི་འབྲས་བུ་རྣམས་སད་ཅིང་རྣམ་པར་སྨིན་པ་ལས་སྐྱེས་པས་ན་གོང་དུ་བཤད་པའི་རྒྱུ་རྐྱེན་རྣམས་མེད་པ་ལ་ཡང་ནད་ཀྱི་དཀྱིལ་ཆེ་བ་སྟེ་ཟུག་ཛུ་སྟོབས་དང་ལྡན་པས་ངེས་པར་སྲོག་འཕྲོག་པར་འགྱུར་བ་སྟེ། དེ་ནི་གཞན་དབང་སྔོན་གྱི་ལས་ཞེས་བྱ་བ་ཡིན་ནོ། །འདིར་རྒྱུ་ཞེས་པ་ནི་འོག་ཏུ་འཆད་འགྱུར་ལྟར་སྐྱེད་བྱེད་ཀྱི་རྐྱེན་ལ་གོ་དགོས་སོ། །

ཁ༣ དེ་གཉིས་འདྲེས་པ་ལས་བྱུང་བ། **རྒྱུ་ཆུང་དཀྱིལ་ཆེ་ཉེས་ལས་འདྲེས་པ་ཡིན།** །ཞེས་པ་སྟེ། གསུམ་པ་ཉེས་པ་དང་ལས་འདྲེས་པ་ནི། རྒྱུ་རྐྱེན་ཆུང་ངུ་ཙམ་ལས་མེད་དུ་ཟིན་ཀྱང་ནད་སྟོབས་དཀྱིལ་ཆེན་པོར་གྱུར་པ་གང་ཡིན་པ་དེ་རྣམས་ནི་ཚེ་འདིའི་ཉེས་པ་རླུང་མཁྲིས་བད་ཀན་དང་། སྔ་མའི་ལས་ངན་པའི་རྣམ་སྨིན་གཉིས་ཀ་འདྲེས་པ་ལས་བྱུང་བ་ཡིན་ནོ། །

ཀ༢ ཉེས་པ་བྱེ་བྲག་ཏུ་བཤད་པ། **དང་པོ་ཚེ་འདིའི་ཉེས་པ་རྣམ་གཉིས་ཏེ། །རང་བཞིན་གནས་པ་ཁོང་གི་ཉེས་པ་དང་། །ཕྱི་རྐྱེན་ལས་བྱུང་གློ་བུར་ཉེས་པ་གཉིས། །དང་པོ་རླུང་མཁྲིས་བད་ཀན་གསུམ་ཡིན་ཏེ། །གཉིས་པ་དུག་མཚོན་གདོན་དང་རྣམ་པ་གསུམ།** །ཞེས་པ་སྟེ། གོང་དུ་བཤད་མ་ཐག་པའི་རྣམ་གྲངས་གསུམ་གྱི་ནང་ནས་དང་པོ་ཚེ་འདིའི་ཉེས་པ་ལས་བྱུང་བའི་ནད་ལའང་རྣམ་པ་

གཉིས་ཏེ། ལུས་ལ་རང་བཞིན་གྱིས་གནས་པ་ཁོང་གི་ཉེས་པ་ཞེས་བྱ་བ་དང་། ཕྱིའི་རྐྱེན་འགའ་ཞིག་ལས་བྱུང་བ་གློ་བུར་བའི་ཉེས་པ་གཉིས་སོ། །དེ་ཡང་གང་ཞེ་ན། དང་པོ་ནི་རླུང་དང་མཁྲིས་པ་བད་ཀན་གསུམ་ཡིན་ཏེ། ཐོག་མར་དེ་གསུམ་འཁྲུགས་ནས་གཟོད་ནད་ཀྱི་ཟུག་རྔུ་སྐྱེད་པར་བྱེད་ལ། གཉིས་པ་ནི་སྦྱར་བ་ལ་སོགས་པའི་དུག་དང་། མདའ་རྡོ་ལ་སོགས་པའི་མཚོན་དང་། འབྱུང་པོ་ལ་སོགས་པའི་གདོན་དང་རྣམ་པར་གསུམ་སྟེ། དེ་དག་ནི་ཐོག་མར་ཟུག་རྔུ་སྐྱེད་ནས་གཟོད་འབྱུང་བ་འཁྲུགས་པར་བྱེད་པ་ཡིན་ནོ། །

༢ གནས་སྐབས་རྟེན་གྱི་སྒོ་ནས་དབྱེ་བ་བསྟན་པ།

རྟེན་གྱི་སྒོ་ནས་དབྱེ་ན་སྐྱེས་པ་དང་། །བུད་མེད་བྱིས་པ་རྒས་པའི་ནད་རིགས་བཞི། །ཀུན་ཁྱབ་ཐུན་མོང་བ་དང་རྣམ་པ་ལྔ། །ཞེས་པ་སྟེ། ནད་ལ་རྟེན་གྱི་སྒོ་ནས་དབྱེ་ན་སྐྱེས་པ་ཁོ་ན་ལ་འབྱུང་བ་དང་། བུད་མེད་ཁོ་ན་ལ་འབྱུང་བ་དང་། བྱིས་པ་ཁོ་ན་ལ་འབྱུང་བ་དང་། རྒས་པ་ཁོ་ན་ལ་འབྱུང་བ་སྟེ་ཐུན་མོང་མ་ཡིན་པའི་ནད་རིགས་བཞི་དང་། དེ་བཞི་ག་ལ་ཀུན་ཏུ་ཁྱབ་པ་ཐུན་མོང་གི་ནད་ཅེས་བྱ་བ་དང་རྣམ་པ་ལྔ་ཡོད་དོ། །

(ཀ) སྐྱེས་པའི་ནད་བསྟན་པ།

སྐྱེས་པའི་ནད་ལ་ཁྲ་བ་ཟད་རྒྱུགས་གཉིས། །རྨིག་རྒྱུགས་ཕོ་མཚན་བདུན་དགུ་བཅོ་བརྒྱད་བཤད། །ཅེས་པ་སྟེ། རྟེན་གྱི་སྒོ་ནས་དབྱེ་བའི་ནང་ཚན་སོ་སོ་བ་གང་ཞེ་ན། སྐྱེས་པའི་ནད་ལ་ཁྲུ་བ་ཟད་པ་དང་། ཏ་ཅང་མང་བ་སོགས་ཀྱིས་རླུགས་པའི་ནད་གཉིས་དང་། རླིག་རླུགས་ཀྱི་ནད་ལ། མན་རྒྱུད་ལས། དབྱེ་བ་རླུང་མཁྲིས་བད་ཀན་ཚིལ་ཁྲུར་དང་། །གཅིན་ལས་གྱུར་དང་རྒྱུ་རླུགས་དྲུག་ཏུ་བཤད། །ཅེས་པ་དྲུག དེ་བཞིན་མཁྲིས་པ་བསྟན་པའི་ཤུགས་ལས་ཁྲག་ཀྱང་ཐོབ་ནུས་པས་དེ་བསྟན་པས་

བདུན་ནོ། །ཕོ་མཚན་གྱི་ནད་འབྲུམ་པ་ཅན་དང་། མདུད་པ་འདྲ་བ་དང་། སྦུབས་འབྱར་དང་། གྲ་མ་ཅན་དང་། སོས་ཐྲིན་ལ་རླུང་མཁྲིས་ཁྲག་དང་བད་ཀན་འདུས་པ་ལས་གྱུར་པ་ལྔ་སྟེ་བསྡོམས་པས་དགུའོ། །དེ་ལྟར་ཁུ་བའི་ནད་གཉིས་དང་། ཆགས་རླུགས་ནད་བདུན་དང་། ཕོ་མཚན་གྱི་ནད་དགུ་སྟེ་དྲིལ་བས་བཅོ་བརྒྱད་དོ། །

འདིར་ཁ་ཅིག་གིས། ཆགས་རླུགས་ཕོ་མཚན་དྲུག་དགུ་བཅུ་བདུན་བཤད། །ཅེས་རྒྱུད་ཚིག་བཅོས་པ་དང་། ཡང་ཁ་ཅིག་གིས་སྔོ་སྐྲངས་པ་གཅིག་ཏུ་བགྲང་ནས་གྲངས་འགྲིག་ཐབས་མཛད་ཀྱང་། བྱ་དོན་མ་དང་རྒྱུད་ཆུང་ལས། ཁྲག་གྱུར་སྐྲངས་དམར་ཟྡོད་ཆེ་འདྲུལ། །ཞེས་ཁྲག་ལས་གྱུར་པ་དངོས་སུ་བསྟན་ཞིང་། རྒྱུད་ལས་མཁྲིས་པ་དང་རྟགས་བཅོས་ཐལ་ཆེར་མཚུངས་པས་གབ་པའི་ཚུལ་གྱིས་གསུངས་པས་ན། འདིར་ཆགས་རླུགས་དབྱེ་བའི་སྐབས་སུ་ཁྲག་དང་བཅས་པ་བདུན་བགྲང་ན་འགལ་བ་མེད་དོ་སྙམ།

(༢) བུད་མེད་ཀྱི་ནད་བསྟན་པ།

བུད་མེད་ནད་ལ་སྐྲན་དགུ་མངལ་ནད་ལྔ། །རྩ་ནད་བཅུ་དྲུག་སྲིན་བུའི་ནད་རིགས་གཉིས། །ཕལ་པའི་ནད་བརྒྱད་བཞི་བཅུ་ཐམ་པར་བཤད། །ཅེས་པ་སྟེ། བུད་མེད་ཀྱི་ནད་ལ་སྐྲན་དགུ་ཡོད་པ་ནི། མན་རྒྱུད་ལས། ཚབས་སྐྲན་ཆུ་བུར་ཅན་དང་ཕྲེམ་པོ་དང་། །པེམ་པོ་རྨེན་སྐྲན་ཕོ་སྐྲན་ནག་པོ་དང་། །རྩ་སྐྲན་ས་པོན་སྐྲན་དང་ཟ་ཁུ་དགུ། །ཞེས་སོ། །མངལ་ནད་ལྔ་ནི། དེ་ཉིད་ལས། དབྱེ་བ་རླུང་མཁྲིས་ཁྲག་དང་བད་ཀན་འདུས། །ཞེས་སོ། །རྩ་ནད་བཅུ་དྲུག་ནི། དེ་ཉིད་ལས། ཁྲག་ཚབས་སྒློ་སྙིང་མཆིན་མཆེར་མཁྲིས་པ་མཁལ། །རྒྱུ་མ་འོ་མ་ནུ་མ་གོར་པ་བཅུ། །རླུང་ཚབས་མགོ་དང་རུས་པ་སྙིང་མཁལ་མ། །ཕོ་བ་རྒྱུ་མའི་ཚབས་དང་དྲུག་ཏུ་བཤད། །ཟླ་མཚན་ཆུ་སེར་རླུང་གིས་བྱེར་བ་ལས། །རྩ་ནད་ཅེས་བྱ་ཚབས་ནད་བཅུ་

དྲུག་འགྱུར། །ཞེས་སོ། སྲིན་བུའི་ནད་རིགས་གཉིས་ཞེས་པ་ནི། དེ་ཉིད་ལས། མ་རུ་ཙེ་དང་ཨ་སོ་རྣམ་པ་གཉིས། །མངལ་གྱི་སྲིན་བུ་ལངས་ཁྲིས་ནད་གཉིས་སྐྱེད། །ཅེས་སྲིན་བུ་ལངས་ཁྲིས་གཉིས་སོ། །ཕལ་པའི་ནད་བརྒྱད་ཅེས་པ་ནི། དེ་ཉིད་ལས། མོ་ནད་ཕལ་པ་མཚན་མའི་ནད་དང་ནི། །བུ་མ་ཕྱིན་དང་མགོ་མཇུག་ལོག་པ་དང་། །རོགས་མ་ཕྱིན་དང་སྣོད་ལུག་ཁྲག་མ་ཆོད། །ནད་གཞུག་ལས་དང་དུག་ཐབས་གྱུར་པ་བརྒྱད། །ཅེས་པ་ཀུན་དྲིལ་བས་བཞི་བཅུ་ཐམ་པར་བཤད་དོ། །འདིར་རྩ་བ་མི་འདྲ་བ་སྣ་ཚོགས་པར་མཆིས་ཀྱང་། ཕལ་ཆེར་བསྒྲོས་པའམ་མ་ཚང་བའི་སྐྱོན་མང་ཞིང་། སྨྲེམས་པ་ཚེ་དབང་གིས་མན་རྒྱུད་དང་བསྟུན་ནས་གསར་དུ་བསྒྲིགས་པའི་རྩ་བ་ཁོ་ན་འཐད་ལྡན་དུ་མཐོང་བས། འདིར་དེ་ཉིད་སོར་བཞག་བྱས་ཏེ་བཀོད་ཡོད་པས། འཐད་མིན་བློ་ལྡན་རྣམས་ཀྱིས་དགོངས་བཞེས་ཡོད་པར་འཚལ། །

(༣) བྱིས་པའི་ནད་བསྟན་པ།

བྱིས་པའི་ནད་ལ་ཕྲ་རགས་ཞིབ་ཚོགས་བརྒྱད། །ཅེས་པ་སྟེ། བྱིས་པའི་ནད་ལ་ཕྲ་བ་བརྒྱད་དང་། རགས་པ་བརྒྱད། དེ་བཞིན་ཞིབ་ཚོགས་བརྒྱད་དེ་རྣམ་གྲངས་ཉི་ཤུ་རྩ་བཞི་ཡོད་པ་ལས། ཕྲ་བ་བརྒྱད་ནི། མན་རྒྱུད་ལས། ཕྲ་བ་མགོ་སྐྲངས་གྲེ་བ་འགགས་པ་དང་། །མཆེར་མཁྲིས་ཕོ་ལོང་ས་ཟེར་ཞོ་རས་བརྒྱད། །ཅེས་པ་དང་། རགས་པ་བརྒྱད་ནི། དེ་ཉིད་ལས། རགས་པ་བྲང་དང་གློ་མཆིན་འབྲུ་སྐྱུག་དང་། །རིམས་དང་ལྟེ་བ་རྫེའུའི་ནད་དང་བརྒྱད། །ཅེས་པ་དང་། ཞིབ་ཚོགས་བརྒྱད་ནི། དེ་ཉིད་ལས། ཞིབ་ཚགས་མིག་དང་རྣ་བ་ཁ་ནད་དང་། །མེན་བུ་སྲོག་རྩ་ཤ་ནད་སྲིན་ཕོལ་བརྒྱད། །ཅེས་པའོ། །འདིར་བརྒྱད་ཅེས་པ་མཐའི་གསལ་བྱེད་ཡིན་པས་ཕྲ་རགས་ཞིབ་ཚོགས་གསུམ་ཀ་ལ་སྦྱར་དགོས་སོ། །

(༤) རྒས་པའི་ནད་བསྟན་པ།

རྒས་ནད་འབྱུང་བའི་ལུས་སྟོབས་འགྲིབས་པ་ཡིན། །ཞེས་པ་སྟེ། རྒས་པའི་ནད་ནི་ལུས་ཀྱི་འབྱུང་བའི་ནུས་པ་ཉམས་པས་ལུས་ཀྱི་སྟོབས་འགྲིབས་ཏེ་ལུས་ངག་གི་བྱ་བ་རྣམས་ཡིད་ལ་བསམ་པའི་རྗེས་སུ་མི་འཇུག་པ་ནི་རྒས་པའི་ནད་ཡིན་ཞེས་པའོ། །

(༥) ཀུན་ཁྱབ་ཐུན་མོང་ནད་བསྟན་པ།

ཀུན་ཁྱབ་ཐུན་མོང་ནད་ལ་ཉེས་པ་དང་། །གཙོ་བོ་གནས་དང་རིགས་ཀྱི་དབྱེ་བའོ། །ཞེས་པ་སྟེ། སྐྱེས་པ་དང་། བུད་མེད་དང་། བྱིས་པ་དང་། རྒན་པོ་ཀུན་ལ་ཁྱབ་ཅིང་ཐུན་མོང་བའི་ནད་ལ་གནོད་བྱེད་ཉེས་པའི་དབྱེ་བ་དང་། མཆོག་དམན་གཙོ་བོའི་དབྱེ་བ་དང་། རྟེན་པ་གནས་ཀྱི་དབྱེ་བ། ངོ་བོ་རིགས་ཀྱི་དབྱེ་བ་སྟེ་རྣམ་པ་བཞི་དང་། ཞར་བྱུང་མཇུག་བསྡུ་བ་དང་ལྔའོ། །

ཀ༽ གནོད་བྱེད་ཉེས་པའི་དབྱེ་བ་བསྟན་པ། **ཉེས་པའི་དབྱེ་བ་རླུང་མཁྲིས་བད་ཀན་གསུམ།** །ཞེས་པ་སྟེ། གནོད་བྱེད་ཉེས་པའི་དབྱེ་བ་ལ་རླུང་གི་དབྱེ་བ་དང་། མཁྲིས་པའི་དབྱེ་བ་དང་། བད་ཀན་གྱི་དབྱེ་བ་སྟེ་གསུམ་མོ། །

ཁ༽ རླུང་གི་དབྱེ་བ་བསྟན་པ། **རླུང་གི་ནད་ལ་སྤྱི་དང་བྱེ་བྲག་གཉིས།** །**སྤྱི་ལ་རིགས་དང་གནས་ཀྱི་དབྱེ་བ་གཉིས།** །**རིགས་ཀྱི་དབྱེ་ན་རླུང་ནད་ཉི་ཤུ་སྟེ།** །**གནས་ཀྱི་དབྱེ་ན་འཇུག་སྒོ་རྣམ་པ་དྲུག** །**དབང་པོ་ལྔ་ལ་མེ་ཏོག་ཤར་དང་བདུན།** །**བྱེ་བྲག་སྲོག་འཛིན་ལ་སོགས་རྣམ་ཐུར་ལྔ།** །**བད་ཀན་མཁྲིས་པར་འདྲེས་པས་བཅུ་ཏུ་འདོད།** །**དབྱེ་བ་བཞི་བཅུ་རྩ་གཉིས་རླུང་གི་ནད།** །ཅེས་པ་སྟེ། རླུང་གི་ནད་ལ་དབྱེ་ན་སྤྱི་དང་བྱེ་བྲག་རྣམ་པ་གཉིས་ཡིན་ལ། དང་པོ་སྤྱིའི་སྒོ་ནས་དབྱེ་བ་ལའང་རིགས་ཀྱི་སྒོ་ནས་དབྱེ་བ་དང་། གནས་ཀྱི་སྒོ་ནས་དབྱེ་བ་གཉིས

ལས། དང་པོ་རིགས་ཀྱི་སྒོ་ནས་དབྱེ་ན་རླུང་ནད་ཉི་ཤུ་ཡོད་དེ། མན་ངག་རྒྱུད་ལས། རླུང་ནད་ཨ་ཕ་ར་དང་ད་ཏན་གཉིས། །འགྲམ་པ་ཉམས་དང་ལྕེ་ལྡིབ་སྐྱོགས་གཅིག་གུག །རྩ་འཛིན་གཞོགས་ཕྱེད་སྐམས་དང་ལུས་ཀུན་སྐམས། །ཤིང་རེངས་དཔུང་འཛའ་བི་ཤ་ཅོ་དང་ནི། །སྦྲ་འཐེང་དང་ནི་བརླ་རེངས་ཅི་སྦྱོང་མགོ །ཚེར་མ་གཟུགས་འཁྱུམས་ཁ་ལི་རྐང་བརྗེ་དང་། །རྐང་པ་ཚ་བ་ཞེས་བྱ་ཉི་ཤུར་བཤད། །ཅེས་པ་རྣམས་སོ། །གནས་ཀྱི་སྒོ་ནས་དབྱེ་ན་འཇུག་སྒོ་རྣམ་པ་དྲུག་སྟེ། དེ་ཉིད་ལས། ལྤགས་གྲམ་ཤར་རྒྱས་ཙ་རུ་རྒྱུ་བ་དང་། །རུས་ལ་ཞེན་དང་དོན་བབས་སྣོད་དུ་ལྷུང་། །ཞེས་པ་རྣམས་སོ། །དེའི་སྟེང་དུ་དབང་པོ་མགོ་མིག་རྣ་བ་སྣ་སོ་ལྟེ་ལ་རླུང་རྒྱགས་གསལ་བས་མི་ཧོག་ཤར་བ་དང་བདུན་ནོ། །རླུང་བྱེ་བྲག་གི་སྒོ་ནས་དབྱེ་ན་སྲོག་འཛིན་དང་། ལ་སོགས་པའི་སྐྲུས་གྱེན་རྒྱུ་དང་། ཁྱབ་བྱེད་དང་། མེ་མཉམ་དང་། ཐུར་སེལ་རྣམས་རྣམ་པར་གྱུར་ནས་ནད་དུ་སོང་བ་ཀྲུང་པ་ལྔ་དང་། དེ་ལྔ་པོ་བད་ཀན་དང་འདྲེས་པ་ལྔ་དང་། མཁྲིས་པ་དང་འདྲེས་པས་ལྔ་སྟེ་བཅོ་ལྔ་འདོད་དོ། །དེ་ལྟར་ནད་ཀྱི་དབྱེ་བ་བཞི་བཅུ་རྩ་གཉིས་ནི་རླུང་གི་ནད་ལས་གྱུར་པའོ། །

ཁ༢ མཁྲིས་པའི་དབྱེ་བ་བསྟན་པ། **མཁྲིས་པའི་ནད་ལ་སྤྱི་དང་བྱེ་བྲག་གཉིས། །སྤྱི་ལ་རིགས་དང་གནས་ཀྱི་དབྱེ་བ་གཉིས། །རིགས་ཀྱི་དབྱེ་བ་ཐང་ལ་ལྷགས་པ་དང་། །གནས་སྦྱར་ཁ་ཡུད་རྩ་རྒྱུག་རྣམ་པ་གསུམ། །གནས་ཀྱིས་དབྱེ་ན་སྒོ་དྲུག་དབང་པོ་བདུན། །བྱེ་བྲག་འཛུ་བྱེད་ལ་སོགས་རྣམ་སྦྱར་ལྔ། །རླུང་དང་བད་ཀན་འདྲེས་པས་བཅུ་རུ་འདོད། །དབྱེ་བ་ཉི་ཤུ་རྩ་དྲུག་མཁྲིས་པའི་ནད། །**ཅེས་པ་སྟེ། མཁྲིས་པའི་ནད་ཀྱི་དབྱེ་བ་ལ་སྤྱིའི་སྒོ་ནས་དབྱེ་བ་དང་། བྱེ་བྲག་གི་སྒོ་ནས་དབྱེ་བ་གཉིས་ཡོད་ཅིང་། སྤྱི་ལ་ཡང་རིགས་ཀྱི་སྒོ་ནས་དབྱེ་བ་དང་། གནས་ཀྱི་སྒོ་ནས་དབྱེ་བ་གཉིས་ལས། དང་པོ་རིགས་ཀྱི་སྒོ་ནས་དབྱེ་ན་ནད་གཞིའི་

མཁྲིས་པ་རང་གི་མཚན་ཉིད་ཐང་ལ་ལྷགས་པ་གཅིག་དང་། མེ་དྲོད་མཁྲིས་པ་གཞན་གྱི་གནས་སུ་གྱུར་པ་དང་། སྣོད་ཀྱི་མཁྲིས་པ་ཕྱི་རུ་ཁ་ལུད་པ་དང་། ཐུན་མོང་མཁྲིས་པ་རྩ་རུ་རྒྱུག་པ་དང་རྣམ་པ་གསུམ་སྟེ་རིགས་ཀྱི་སྒོ་ནས་བཞི། གནས་ཀྱི་སྒོ་ནས་དབྱེ་ན་འཇུག་སྒོ་དྲུག་ལ་ཞུགས་པ་དང་། དབང་པོ་ལྔ་ལ་མེ་ཏོག་ཤར་བ་དང་བདུན། བྱེ་བྲག་གི་སྒོ་ནས་དབྱེ་ན་མཁྲིས་པ་འཇུ་བྱེད་དང་། ལ་སོགས་པའི་སྒྲས་མདངས་སྒྱུར་དང་། སྒྲུབ་བྱེད་དང་། མཐོང་བྱེད་དང་། མདོག་གསལ་རྣམ་པར་གྱུར་པ་ལྔ། དེ་དག་རླུང་དང་འདྲེས་པ་ལྔ། བད་ཀན་དང་འདྲེས་པ་ལྔ་སྟེ་ལྡན་པ་བཅུ་རུ་འདོད་ལ། དེ་ལྟར་ཡོངས་སུ་བསྡོམས་པས་དབྱེ་བ་ཉི་ཤུ་རྩ་དྲུག་འབྱུང་བ་ནི་མཁྲིས་པ་ལས་གྱུར་པའི་ནད་ཡིན་ནོ། །རྒྱུད་ཚིག་འགའ་ཞིག་ཏུ་ཉི་ཤུ་རྩ་ལྔ་ཞེས་ཡོད་ཀྱང་། ཡིག་ནོར་དུ་ཟད་པས་གཞུང་དངོས་ཀྱི་དགོངས་པ་ནི་གོང་ལྟར་རོ། །

ཁ༣ བད་ཀན་གྱི་དབྱེ་བ་བསྟན་པ། **བད་ཀན་ནད་ལ་རང་རྒྱུད་གཞན་རྒྱུད་གཉིས། །རང་རྒྱུད་ཅན་ལ་སྤྱི་དང་བྱེ་བྲག་གཉིས། །སྤྱི་ལ་རིགས་དང་གནས་ཀྱི་དབྱེ་བ་གཉིས། །རིགས་ཀྱི་སྒོ་ནས་དབྱེ་ན་ལྷེན་སོགས་དྲུག །གནས་ཀྱིས་དབྱེ་ན་སྒོ་དྲུག་དབང་པོ་བདུན། །བྱེ་བྲག་རྟེན་བྱེད་ལ་སོགས་རྣམ་གྱུར་ལྔ། །རླུང་དང་མཁྲིས་པར་འདྲེས་པས་བཅུ་རུ་འདོད། །གཞན་རྒྱུད་ཅན་ལ་སེར་པོ་སྨུག་པོ་གཉིས། །སྨུག་པོ་བྱེར་རྒྱུས་རྫོལ་དང་འགྲིངས་བ་བཞི། །དབྱེ་བ་སུམ་རྩ་རྩ་གསུམ་བད་ཀན་ནད། །བརྒྱ་དང་རྩ་གཅིག་ཉེས་པའི་དབྱེ་བར་འདོད།** །ཅེས་པ་སྟེ། བད་ཀན་གྱི་ནད་ལ་དབྱེ་ན་རང་གི་མཚན་ཉིད་བདུན་ལྡན་དང་འབྲེལ་བའི་རང་རྒྱུད་ཅན་དང་། གཞན་ཁྲག་མཁྲིས་དང་འབྲེལ་བའི་གཞན་རྒྱུད་ཅན་གཉིས་སོ། །རང་རྒྱུད་ཅན་ལའང་སྤྱི་དང་བྱེ་བྲག་གི་སྒོ་ནས་དབྱེ་བ་གཉིས། སྤྱི་ཡི་སྒོ་ནས་དབྱེ་བ་ལའང་རིགས་དང་གནས་ཀྱི་དབྱེ་བ་གཉིས་ལས། དང་པོ་རིགས་ཀྱི་

སྔོ་ནས་དབྱེ་ན་ལྡེན་དང་། སོགས་པའི་སྨྲས་ལྕུགས་དྲེག་དང་། མི་ཉམས་དང་། མགུལ་འགགས་དང་། གྲུམ་བུ་དཀར་པོ་དང་། འཇུ་སྐེམ་སྟེ་དྲུག གནས་ཀྱི་སྔོ་ནས་དབྱེ་ན་འཇུག་སྔོ་དྲུག་ལ་ཞུགས་པ་དང་། དབང་པོ་ལྔ་ལ་མི་ཏོག་ཤར་བ་སྟེ་བདུན། བྱེ་བྲག་གི་སྔོ་ནས་དབྱེ་ན་བད་ཀན་རྗེན་བྱེད་དང་། ལ་སོགས་པའི་སྨྲས་སྨུག་བྱེད་དང་། སྨྱོང་བྱེད་དང་། ཚིམ་བྱེད་དང་། འགྱུར་བྱེད་རྣམ་པར་གྱུར་པ་ལྔ་དང་། དེ་དག་རླུང་དང་འདྲེས་པ་ལྔ། མཁྲིས་པ་འདྲེས་པ་ལྔ་སྟེ་ལྡན་པ་བཅུ་རུ་འདོད་ལ། གཞན་རྒྱུད་ཅན་ལ་མཁྲིས་པ་དང་འདྲེས་པའི་སེར་པོ་དང་། ཁྲག་དང་འདྲེས་པའི་སྨུག་པོ་གཉིས་ལས། སེར་པོ་ལ་དབྱེ་བ་མེད་པས་གཅིག་སྟེ། དེ་ནི། བད་ཀན་སེར་པོ་མཁྲིས་པའི་ཁ་ལུད་ཡིན། ཞེས་པ་དེའོ། །སྨུག་པོ་ལའང་བྱེར་བ་དང་། རྒྱས་པ་དང་། འཁྱིངས་པ་དང་། འདྲིལ་བ་བཞི་སྟེ། དེ་དག་བསྡོམ་པས་དབྱེ་བ་སུམ་ཅུ་རྩ་གསུམ་འབྱུང་བ་ནི་བད་ཀན་གྱི་ནད་ལས་གྱུར་པའོ། །མེས་པོའི་ཞལ་ལུང་མཁྲིས་ནད་དབྱེ་བའི་སྤྱི་དོན་སྐབས་སུ་དགག་བཞག་རྒྱ་ཆེར་གསུངས་པ་ནི་ལེགས་བཤད་འབབ་ཞིག་ཏུ་འཁྱེམས་ཀྱང་། འདིར་ཡིག་ཚོགས་ལ་འཇིགས་ཏེ་མ་བཀོད་དོ། །

དེ་ལྟར་རླུང་ནད་ཞེ་གཉིས་དང་། མཁྲིས་ནད་ཉེར་དྲུག་དང་། བད་ཀན་གྱི་ནད་སུམ་ཅུ་རྩ་གསུམ་སྟེ་དྲིལ་བས་བརྒྱ་དང་རྩ་བའི་གྲངས་གཅིག་འབྱུང་བ་ནི་ཉེས་པའི་སྔོ་ནས་རྣམ་པར་དབྱེ་བར་གྱུར་པའི་གྲངས་སུ་འདོད་དོ། །

ཀ༢ མཆོག་དམན་གཙོ་བོའི་དབྱེ་བ་བསྟན་པ། **གཙོ་བོས་དབྱེ་ན་རང་རྒྱུད་གཞན་རྒྱུད་ཅན།** །ཞེས་པ་སྟེ། ཉེས་པ་གང་གཙོ་བོར་གྱུར་པའི་སྔོ་ནས་དབྱེ་བ་ནི་བསྡོངས་ཟླ་མེད་པའི་རང་རྒྱུད་ཅན་དང་། བསྡོངས་ཟླ་དང་བཅས་པའི་གཞན་རྒྱུད་ཅན་གཉིས་སོ། །

ཁ༡ རང་རྒྱུད་ཅན་གྱི་ནད་བསྟན་པ། **རང་རྒྱུད་ཅན་ནི་རྐྱང་པ་རང་**

རྟགས་སྟོན། །འཕེལ་དང་རབ་འཕེལ་མཆོག་འཕེལ་ཟད་པར་སྦྱར། །ཞེས་པ་སྟེ། ཉེས་པ་གང་དག་རང་རང་གི་གནས་སུ་འཕེལ་བའི་རང་རྒྱུད་ཅན་དེ་ནི་ནད་ཀྱང་པ་ཡིན་པས་རང་གི་རྟགས་གསལ་པོར་སྟོན་ཏེ། དེ་ལ་ཡང་འཕེལ་བ་ཙམ་དང་། རབ་ཏུ་འཕེལ་བ་དང་། གོང་ན་མེད་པར་མཆོག་ཏུ་འཕེལ་བ་དང་། ཟད་པ་ལའང་དེ་བཞིན་དུ་ཟད་པ་ཙམ་དང་། རབ་ཏུ་ཟད་པ་དང་། མཆོག་ཏུ་ཟད་པར་སྦྱར་བར་བྱ་སྟེ། དེ་ཡང་རྒྱས་པར་བཤད་ན། རླུང་འཕེལ་བ། རླུང་རབ་ཏུ་འཕེལ་བ། རླུང་མཆོག་ཏུ་འཕེལ་བ། མཁྲིས་པ་འཕེལ་བ། རབ་ཏུ་འཕེལ་བ། མཆོག་ཏུ་འཕེལ་བ། བད་ཀན་འཕེལ་བ། རབ་ཏུ་འཕེལ་བ། མཆོག་ཏུ་འཕེལ་བ་དང་དགུའོ། །ཟད་པ་ལ་སྦྱར་ན་རླུང་ཟད་པ། རབ་ཏུ་ཟད་པ། མཆོག་ཏུ་ཟད་པ། མཁྲིས་པ་ཟད་པ། རབ་ཏུ་ཟད་པ། མཆོག་ཏུ་ཟད་པ། བད་ཀན་ཟད་པ། རབ་ཏུ་ཟད་པ། མཆོག་ཏུ་ཟད་པ་དགུ་སྟེ་བཅོ་བརྒྱད་དོ། །

ཁ༢ གཞན་རྒྱུད་ཅན་གྱི་ནད་བསྟན་པ། **གཞན་རྒྱུད་ཅན་ལ་ལྡན་འདུས་ལྷ་གཉན་གསུམ། །**ཞེས་པ་སྟེ། གཞན་རྒྱུད་ཅན་ལ་ལྡན་པ་དང་། འདུས་པ་དང་། ལྷ་གཉན་གྱི་ནད་དང་གསུམ་མོ། །

ག༡ ལྡན་པའི་ནད་ཀྱི་དབྱེ་བ་བསྟན་པ། **ལྡན་པ་མཉམ་གསུམ་གཅིག་རབ་ལྷག་པ་དྲུག །**ཅེས་པ་སྟེ། ལྡན་པ་མཉམ་གསུམ་ཞེས་པ་ལའང་འཕེལ་བ་དང་ཟད་པ་གཉིས་སུ་སྦྱར་བ་ལས། འཕེལ་བ་ནི། རླུང་མཁྲིས་གཉིས་སྟོབས་མཉམ་པར་འཕེལ་བ་རླུང་མཁྲིས་ལྡན་པའི་ནད་དང་། བད་མཁྲིས་མཉམ་པར་འཕེལ་བ་བད་མཁྲིས་ལྡན་པའི་ནད་དང་། བད་ཀན་དང་རླུང་མཉམ་པར་འཕེལ་བ་བད་རླུང་ལྡན་པའི་ནད་དང་གསུམ། དེ་བཞིན་དུ། སྟོབས་མཉམ་པར་ཟད་པའི་ལྡན་པའི་ནད་གསུམ་ལས། རླུང་མཁྲིས་མཉམ་པར་ཟད་པ། བད་མཁྲིས་མཉམ་པར་ཟད་པ།

བད་རླུང་མཉམ་པར་ཟད་པ་གསུམ་སྟེ་དྲུག གཅིག་རབ་ལྷག་པ་དྲུག་ཅེས་པ་ཉེས་གསུམ་གང་རུང་གཅིག་རབ་ཏུ་འཕེལ། གཅིག་དེ་ལས་ལྷག་པར་འཕེལ་བ་ཤས་ཆེ་ཆུང་དང་ལྡན་པའི་འཕེལ་བ་དྲུག ཟད་པ་དྲུག་སྟེ། རླུང་རབ་ཏུ་འཕེལ་མཁྲིས་པ་ལྷག་པར་འཕེལ་བའི་རླུང་མཁྲིས་ལྡན་པ་དང་། རླུང་རབ་ཏུ་འཕེལ་བད་ཀན་ལྷག་པར་འཕེལ་བའི་བད་རླུང་ལྡན་པ་དང་། མཁྲིས་པ་རབ་ཏུ་འཕེལ་རླུང་ལྷག་པར་འཕེལ་བའི་རླུང་མཁྲིས་ལྡན་པ་དང་། མཁྲིས་པ་རབ་ཏུ་འཕེལ་བད་ཀན་ལྷག་པར་འཕེལ་བའི་བད་མཁྲིས་ལྡན་པ་དང་། བད་ཀན་རབ་ཏུ་འཕེལ་རླུང་ལྷག་པར་འཕེལ་བའི་བད་རླུང་ལྡན་པ་དང་། བད་ཀན་རབ་ཏུ་འཕེལ་མཁྲིས་པ་ལྷག་པར་འཕེལ་བའི་བད་མཁྲིས་ལྡན་པ་དང་དྲུག་གོ །ཟད་པ་དྲུག་ནི་རླུང་རབ་ཏུ་ཟད་མཁྲིས་པ་ལྷག་པར་ཟད་པ། རླུང་རབ་ཏུ་ཟད་བད་ཀན་ལྷག་པར་ཟད་པ། མཁྲིས་པ་རབ་ཏུ་ཟད་རླུང་ལྷག་པར་ཟད་པ། མཁྲིས་པ་རབ་ཏུ་ཟད་བད་ཀན་ལྷག་པར་ཟད་པ། བད་ཀན་རབ་ཏུ་ཟད་མཁྲིས་པ་ལྷག་པར་ཟད་པ། བད་ཀན་རབ་ཏུ་ཟད་རླུང་ལྷག་པར་ཟད་པའི་བད་རླུང་ལྡན་པའི་ནད་དང་དྲུག་སྟེ་ལྡན་པའི་འཕེལ་ཟད་བཅོ་བརྒྱད་དོ། །

ག༢ འདུས་པའི་ནད་ཀྱི་དབྱེ་བ་བསྟན་པ། **འདུས་པ་མཚུངས་གཅིག་རབ་འཕྲིང་གསུམ་སྦྱར་དྲུག །གཉིས་གཅིག་ལྷག་པ་ལ་དྲུག་གོ་ལྡོག་ཟད། །འཕེལ་ཟད་འདྲེས་ལ་མཉམ་འཕེལ་ཟད་སྦྱར་དྲུག །གཅིག་ཟད་གཉིས་འཕེལ་གོ་ལྡོག་བཅས་པ་དྲུག །འཕེལ་ཟད་དབྱེ་བ་བདུན་ཅུ་རྩ་བཞི་འོ། །**ཞེས་པ་སྟེ། འདུས་པའི་དབྱེ་བ་ལ་མཚུངས་གཅིག་ཅེས་པ་སྐབས་མཉམ་པའམ་མཚུངས་པ་གཅིག་སྟེ་ཉེས་པ་གསུམ་མཚུངས་པར་འཕེལ་བ་གཅིག་གོ །རབ་འཕྲིང་གསུམ་སྦྱར་དྲུག་ཅེས་པ་ཉེས་པ་གསུམ་གང་རུང་རབ་ཏུ་འཕེལ་བ་དང་འཕྲིང་དུ་འཕེལ་བ་དང་ཐ་མ་ཉུང་ཟད་འཕེལ་བ་གསུམ་དང་སྦྱར་བ་དྲུག་སྟེ། རླུང་ཐ་མར་འཕེལ་མཁྲིས་པ་འཕྲིང་དུ་འཕེལ་

བད་ཀན་རབ་ཏུ་འཕེལ་བའི་འདུས་པ་དང་། རླུང་ཐ་མར་འཕེལ་བད་ཀན་འབྲིང་དུ་འཕེལ་མཁྲིས་པ་རབ་ཏུ་འཕེལ་བ་དང་། མཁྲིས་པ་ཐ་མར་འཕེལ་རླུང་འབྲིང་དུ་འཕེལ་བད་ཀན་རབ་ཏུ་འཕེལ་བ་དང་། མཁྲིས་པ་ཐ་མར་འཕེལ་བད་ཀན་འབྲིང་དུ་འཕེལ་རླུང་རབ་ཏུ་འཕེལ་བ་དང་། བད་ཀན་ཐ་མར་འཕེལ་རླུང་འབྲིང་དུ་འཕེལ་མཁྲིས་པ་རབ་ཏུ་འཕེལ་བ་དང་། བད་ཀན་ཐ་མར་འཕེལ་མཁྲིས་པ་འབྲིང་དུ་འཕེལ་རླུང་རབ་ཏུ་འཕེལ་བའི་འདུས་པའི་ནད་དྲུག་གོ །གཉིས་གཅིག་ལྷག་པ་ལ་དྲུག་ཅེས་པས་ཉེས་པ་གསུམ་གྱི་གཉིས་ཅུང་ཟད་འཕེལ་ཞིང་གཅིག་ལྷག་པར་འཕེལ་བས་འདུས་པ་ལ་དྲུག་སྟེ། རླུང་མཁྲིས་གཉིས་ཅུང་ཟད་འཕེལ་བད་ཀན་ལྷག་པར་འཕེལ་བའི་འདུས་པ་དང་། བད་ཀན་ཅུང་ཟད་འཕེལ་རླུང་མཁྲིས་ལྷག་པར་འཕེལ་བའི་འདུས་པ་དང་། བད་མཁྲིས་ཅུང་ཟད་འཕེལ་རླུང་ལྷག་པར་འཕེལ་བའི་འདུས་པ་དང་། རླུང་ཅུང་ཟད་འཕེལ་བད་མཁྲིས་ལྷག་པར་འཕེལ་བའི་འདུས་པ་དང་། བད་རླུང་ཅུང་ཟད་འཕེལ་མཁྲིས་པ་ལྷག་པར་འཕེལ་བའི་འདུས་པ་དང་། མཁྲིས་པ་ཅུང་ཟད་འཕེལ་བད་རླུང་ལྷག་པར་འཕེལ་བའི་འདུས་པའི་ནད་དང་དྲུག་སྟེ། འཕེལ་བའི་འདུས་ནད་བཅུ་གསུམ་མོ། །གོ་ལྡོག་ཟད་ཅེས་པ་འཕེལ་བ་ལས་གོ་ལྡོག་ནས་ཟད་པ་སྟེ། རླུང་མཁྲིས་བད་ཀན་གསུམ་ཀ་མཚུངས་པར་ཟད་པའི་འདུས་པའི་ནད་དང་། རབ་འབྲིང་གསུམ་སྦྱར་དྲུག་ནི། རླུང་ཐ་མར་ཟད་མཁྲིས་པ་འབྲིང་དུ་ཟད་བད་ཀན་རབ་ཏུ་ཟད་པ་དང་། རླུང་ཐ་མར་ཟད་བད་ཀན་འབྲིང་དུ་ཟད་མཁྲིས་པ་རབ་ཏུ་ཟད་པ། མཁྲིས་པ་ཐ་མར་ཟད་རླུང་འབྲིང་དུ་ཟད་བད་ཀན་རབ་ཏུ་ཟད་པ། མཁྲིས་པ་ཐ་མར་ཟད་བད་ཀན་འབྲིང་དུ་ཟད་རླུང་རབ་ཏུ་ཟད་པ། བད་ཀན་ཐ་མར་ཟད་རླུང་འབྲིང་དུ་ཟད་མཁྲིས་པ་རབ་ཏུ་ཟད་པ། བད་ཀན་ཐ་མར་ཟད་མཁྲིས་པ་འབྲིང་དུ་ཟད་རླུང་རབ་ཏུ་ཟད་པ་དང་དྲུག་གོ །གཉིས་གཅིག་ལྷག་པ་ལ་དྲུག་གོ་ལྡོག་ཟད།

ཅེས་པའི་ཟད་པ་ནི་རླུང་མཁྲིས་གཉིས་ཟད་བད་ཀན་ལྷག་པར་ཟད་པ། བད་ཀན་ཟད་རླུང་མཁྲིས་གཉིས་ལྷག་པར་ཟད་པ། བད་མཁྲིས་ཟད་རླུང་ལྷག་པར་ཟད་པ། རླུང་ཟད་བད་མཁྲིས་གཉིས་ལྷག་པར་ཟད་པ། བད་རླུང་གཉིས་ཟད་མཁྲིས་པ་ལྷག་པར་ཟད་པ། མཁྲིས་པ་ཟད་བད་རླུང་གཉིས་ལྷག་པར་ཟད་པ་དྲུག་སྟེ་ཟད་པའི་འདུས་ནད་བཅུ་གསུམ་མོ། །འཕེལ་ཟད་འདྲེས་ལ་མཉམ་འཕེལ་ཟད་སྦྱོར་དྲུག ཅེས་པ་སྟེ་ཉེས་གསུམ་འཕེལ་ཟད་འདྲེས་པའི་འདུས་པ་ལ་གང་རུང་གཅིག་འཕེལ་ཟད་རུང་ཟད་བྱས་པའི་མཉམ་པར་བཏགས་པ་དང་། གཅིག་འཕེལ་བ་དང་གཅིག་ཟད་པ་གསུམ་ཀ་ལ་སྦྱོར་བ་དྲུག་སྟེ། རླུང་མཉམ་མཁྲིས་པ་འཕེལ་བད་ཀན་ཟད་པའི་འདུས་པ། རླུང་མཉམ་བད་ཀན་འཕེལ་མཁྲིས་པ་ཟད་པའི་འདུས་པ། མཁྲིས་པ་མཉམ་རླུང་འཕེལ་བད་ཀན་ཟད་པའི་འདུས་པ། མཁྲིས་པ་མཉམ་བད་ཀན་འཕེལ་རླུང་ཟད་པའི་འདུས་པ། བད་ཀན་མཉམ་རླུང་འཕེལ་མཁྲིས་པ་ཟད་པའི་འདུས་པ། བད་ཀན་མཉམ་མཁྲིས་པ་འཕེལ་རླུང་ཟད་པའི་འདུས་པའི་ནད་དྲུག་གོ །འདིར་འགྲེལ་པ་ཁ་ཅིག་ཏུ། འཕེལ་ཟད་འདྲེས་ལ་འཁྲུགས་འཕེལ་ཟད་སྦྱོར་དྲུག །ཅེས་པའི་རྩ་བ་བཀོད་ནས། འདིའི་སྐབས་སུ་མཉམ་འཕེལ་ཟད་སྦྱོར་དྲུག་ཅེས་པ། གཞུང་མ་དག་པ་འགའ་ཞིག་ཏུ་བྱུང་བ་ལས། སྨྲ་ཇེ་བཞིན་དུ་འབྲུ་མནན་ནས། རླུང་མཉམ་ཞེས་པ་སོགས་སྤྱ་རབས་ཀྱི་འགྲེལ་པ་གཉིས་གསུམ་དུ་སྣང་ཡང་། མཉམ་པ་ནི་ནད་ཞི་བའི་མིང་ཡིན་པས། དེ་ལྟར་ན་ནད་རེ་རེ་ཞི་ནས་གཉིས་འཁྲུགས་པ་དང་འཕེལ་བར་འགྱུར་ཏེ་ལྡན་པའི་ནད་དུ་འགྱུར་ལ། གཞུང་དག་པ་རྣམས་སུ་གོང་དུ་འབྲུ་གནོན་དང་བཅས་ཏེ་བཤད་པ་ལྟར་ངེས་པར་བྱའོ། །ཞེས་གསུངས་ཀྱང་། སྙིང་པོ་བསྡུས་པ་རྩ་འགྲེལ་དང་། སྤྱ་འགྲེལ་ཐལ་མོ་ཆེ་རུ་མཉམ་པ་ཞེས་ཡོད་པས་ཡིག་ནོར་ཡིན་པའི་ངེས་པ་མེད་ཅིང་། སྐབས་འདིར་མཉམ་པ་ནི་མཚན་ཉིད་ཐ་མལ་དུ་གནས་པ་མ་ཡིན་

ཞིང་ཙུང་ཟད་འཕེལ་ཟད་དུ་སོང་བའི་དོན་ཡིན་པས་ན། ལྷན་པའི་ནད་དུ་འགྱུར་བའི་སྐྱོན་ཡང་མ་མཆིས་སོ། །གཅིག་ཟད་གཉིས་འཕེལ་གོ་ལྡོག་བཅས་པ་དྲུག །ཅེས་པ་སྟེ། ཉེས་པ་གསུམ་གྱི་གང་རུང་གཅིག་ཟད་པ། གཞན་གཉིས་པོ་འཕེལ་བ་དང་། དེ་ལས་གོ་ལྡོག་པར་བཅས་པ་གཉིས་ཟད་གཅིག་འཕེལ་བ་དྲུག་སྟེ། རླུང་ཟད་བད་མཁྲིས་གཉིས་འཕེལ་བ་ཡི་འདུས་པ་དང་། བད་མཁྲིས་ཟད་རླུང་འཕེལ་བ། མཁྲིས་པ་ཟད་བད་རླུང་གཉིས་འཕེལ་བ། བད་རླུང་གཉིས་ཟད་མཁྲིས་པ་འཕེལ་བ། བད་ཀན་ཟད་རླུང་མཁྲིས་གཉིས་འཕེལ་བ། རླུང་མཁྲིས་གཉིས་ཟད་བད་ཀན་འཕེལ་བའི་འདུས་པ་སྟེ་དྲུག་གོ །དེ་ལྟར་རྐྱང་པར་འཕེལ་བ་དགུ། ལྷན་པར་འཕེལ་བ་དགུ། འདུས་པར་འཕེལ་བ་བཅུ་གསུམ་སྟེ་སུམ་ཅུ་སོ་གཅིག་དང་། དེ་ལས་གོ་ལྡོག་པར་ཟད་པ་སོ་གཅིག་དྲིལ་བས་དྲུག་ཅུ་རེ་གཉིས། འཕེལ་ཟད་འདྲེས་པའི་འདུས་ནད་བཅུ་གཉིས་ཏེ་འཕེལ་ཟད་ཀྱི་དབྱེ་བ་བདུན་ཅུ་རྩ་བཞིའོ། །

ག༣ ཐ་གཉན་ནད་ཀྱི་དབྱེ་བ་བསྟན་པ། ཐ་གཉན་ནད་ཀྱི་དབྱེ་བ་བསྟན་པ་ལ་ཡང་ངོ་བོ་མདོར་བསྟན་པ་དང་། རྣམ་གྲངས་རྒྱས་པར་བཤད་པ་གཉིས་སོ། །

ང༡ ངོ་བོ་མདོར་བསྟན་པ། **ཐ་གཉན་ནད་ཀྱི་སྟེང་དུ་ནད་གང་ཞིག །བྱུང་བ་དེ་ཡང་དབྱེ་བ་གསུམ་འགྱུར་ཏེ། །ཞུགས་དང་ལོག་དང་འདོམ་པ་ཞེས་སུ་བཤད། །**ཅེས་པ་སྟེ། ཐ་གཉན་ནི་བརྗ་ཉིང་སྟེ་སྔོན་མ་དང་དོན་གཅིག་པའོ། །དེ་ཡང་ནད་སྔ་མ་ཞིག་གི་སྟེང་དུ་ནད་ཕྱི་མ་གསར་དུ་བྱུང་བ་གང་ཞིག་ཐ་གཉན་གྱི་ནད་ཡིན་ཏེ། ཐ་གཉན་དེ་ལ་ཡང་དབྱེ་ན་གསུམ་དུ་འགྱུར་ཏེ་ཞུགས་པ་དང་། ལོག་པ་དང་། འདོམ་པ་ཞེས་སུ་བཤད་དོ། །

ང༢ རྣམ་གྲངས་རྒྱས་པར་བཤད་པ། **གཅིག་གི་གནས་སུ་ནད་གཞན་ཞུགས་པ་དང་། །རང་མ་ཞི་བར་གཞན་དུ་ལོག་པ་དང་། །ནད་རྣ་གཉིས་སུ**

འཐབ་པས་དགུ་ཚན་གསུམ། །བརྒྱ་དང་རྩ་གཅིག་གཙོ་བོའི་དབྱེ་བར་འདོད། །

ཞེས་པ་སྟེ། ཉེས་པ་གསུམ་པོ་གང་རུང་གཅིག་གི་གནས་སུ་ནད་གཞན་ཞུགས་པ་ནི་འདི་ལྟ་སྟེ། རླུང་གི་གནས་སུ་མཁྲིས་པ་ཞུགས་པ། རླུང་གི་གནས་སུ་བད་ཀན་ཞུགས་པ། རླུང་གི་གནས་སུ་དེ་གཉིས་ཀ་ཞུགས་པ། མཁྲིས་པའི་གནས་སུ་རླུང་ཞུགས་པ། མཁྲིས་པའི་གནས་སུ་བད་ཀན་ཞུགས་པ། མཁྲིས་པའི་གནས་སུ་དེ་གཉིས་ཀ་ཞུགས་པ། བད་ཀན་གྱི་གནས་སུ་རླུང་ཞུགས་པ། བད་ཀན་གྱི་གནས་སུ་མཁྲིས་པ་ཞུགས་པ། བད་ཀན་གྱི་གནས་སུ་དེ་གཉིས་ཀ་ཞུགས་པ་དང་དགུའོ། ། སྡོམ་པའི་ནད་དེ་རང་མ་ཞི་བར་ཕྱི་མ་གཞན་ཞིག་གི་སྟོབས་སུ་གྱུར་པ་ནི་གཞན་དུ་ལྡོག་པ་སྟེ། རླུང་མ་ཞི་བར་མཁྲིས་པར་ལྡོག་པ། རླུང་མ་ཞི་བར་བད་ཀན་དུ་ལྡོག་པ། རླུང་མ་ཞི་བར་དེ་གཉིས་ཀར་ལྡོག་པ། མཁྲིས་པ་མ་ཞི་བར་རླུང་དུ་ལྡོག་པ། མཁྲིས་པ་མ་ཞི་བར་དེ་གཉིས་ཀར་ལྡོག་པ། མཁྲིས་པ་མ་ཞི་བར་བད་ཀན་དུ་ལྡོག་པ། བད་ཀན་མ་ཞི་བར་མཁྲིས་པར་ལྡོག་པ། བད་ཀན་མ་ཞི་བར་རླུང་དུ་ལྡོག་པ། བད་ཀན་མ་ཞི་བར་དེ་གཉིས་ཀར་ལྡོག་པ་དང་དགུའོ། །མཚན་ཉིད་མི་མཐུན་པའི་ནད་སྣ་གཉིས་སུ་འདོམ་ནས་འཐབ་པ་ནི། རླུང་གིས་མཁྲིས་ཡུལ་འཁྲུག་ནས་བད་ཀན་དང་འཐབ་པ། རླུང་གིས་བད་ཀན་གྱི་ཡུལ་འཁྲུག་ནས་མཁྲིས་པ་དང་འཐབ་པ། རླུང་རང་ཡུལ་བཟུང་ནས་དེ་གཉིས་ཀ་དང་འཐབ་པ། མཁྲིས་པས་རླུང་ཡུལ་འཁྲུག་ནས་བད་ཀན་དང་འཐབ་པ། མཁྲིས་པས་བད་ཡུལ་འཁྲུག་ནས་རླུང་དང་འཐབ་པ། མཁྲིས་པས་རང་ཡུལ་བཟུང་ནས་དེ་གཉིས་ཀ་དང་འཐབ་པ། བད་ཀན་གྱིས་རླུང་ཡུལ་འཁྲུག་ནས་མཁྲིས་པ་དང་འཐབ་པ། བད་ཀན་གྱིས་མཁྲིས་ཡུལ་འཁྲུག་ནས་རླུང་དང་འཐབ་པ། བད་ཀན་གྱིས་རང་ཡུལ་བཟུང་ནས་དེ་གཉིས་ཀ་དང་འཐབ་པ་སྟེ་དགུའོ། །དེ་ལྟར་ཞུགས་པ་དགུ་དང་། ལྡོག་པ་དགུ་དང་། འདོམ་པ་དགུ་སྟེ་དགུ་ཚན་གསུམ་ལྷན་ཅིག་ཏུ་

བསྔོམས་པས་ཉེར་བདུན་ནོ། །གླ་གཉན་གྱི་ནད་དང་ལྷན་འདུས་ཀྱི་ནད་ལ་ཁྱད་པར་ཅི་ཡོད་སྙམ་ན། འདི་ལྟ་སྟེ། གླ་གཉན་ནི་ནད་སྔ་མ་གང་ཞིག་བསགས་ནས་སྟོབས་ཡོངས་སུ་རྫོགས་ཏེ་ལྡང་བར་གྱུར་པ་ཞིག་གི་སྟེང་དུ། ནད་ཕྱི་མ་གཞན་ཞིག་ཐོག་བབས་སུ་བྱུང་བ་ལ་བྱ་ཞིང་། ལྷན་འདུས་ནི་རྐྱེན་ལ་རག་ལས་པ་སྟེ། དེ་ཡང་ཉེས་པ་གཉིས་དུས་གཅིག་ཏུ་སློང་ཞིང་ལྡང་བའི་རྐྱེན་དང་འཕྲད་ཚེ་ལྷན་པའི་ནད་དང་། ཉེས་པ་གསུམ་ཀ་དུས་གཅིག་ཏུ་སློང་ཞིང་ལྡང་བའི་རྐྱེན་དང་འཕྲད་ཚེ་འདུས་པའི་ནད་དུ་འགྱུར་བ་ཡིན་པས་སོ། །དེ་ལྟར་འཛེལ་ཟད་བདུན་ཅུ་རྩ་བཞི་དང་། གླ་གཉན་གྱི་ནད་ཉི་ཤུ་རྩ་བདུན་ཏེ་དྲིལ་བས་བརྒྱ་དང་རྩ་གཅིག་ནི་གཙོ་བོའི་དབྱེ་བར་འདོད་དོ་ཞེས་སོ། །

ཀ༣ རྟེན་པ་གནས་ཀྱི་དབྱེ་བ་བསྟན་པ། **གནས་ཀྱི་སྒོ་ནས་དབྱེ་ན་ལུས་དང་སེམས།** །ཞེས་པ་སྟེ། ནད་ཀུན་ཀྱང་རང་རང་གི་གནས་ཀྱི་སྒོ་ནས་དབྱེ་ན། གཙོ་བོར་ལུས་ལ་གནས་པ་དང་། སེམས་ལ་གནས་པའི་དབྱེ་བ་རྣམ་པ་གཉིས་སོ། །

ཁ༡ སེམས་ཀྱི་ནད་ཀྱི་དབྱེ་བ་བསྟན་པ། **སེམས་ལ་གནས་པ་སྨྱོ་བྱེད་བརྗེད་བྱེད་གཉིས།** །ཞེས་པ་སྟེ། ནད་ཀྱི་ཟུག་རྔུ་ནི་ལུས་སེམས་གཉིས་ཀས་ཉམས་སུ་མྱོང་ཡང་། རེ་ཞིག་རྟེན་ཐ་དད་པ་ལ་དགོངས་ནས་གཉིས་སུ་དབྱེ་བ་ལས། སེམས་ལ་གཙོ་ཆེར་གནས་པ་ནི་སྨྱོ་བར་བྱེད་པའི་ནད་དང་། བརྗེད་པར་བྱེད་པའི་ནད་དེ་རྣམ་པ་གཉིས་ཡིན་ནོ། །

ཁ༢ ལུས་ཀྱི་ནད་ཀྱི་དབྱེ་བ་བསྟན་པ། **ལུས་ལ་གནས་པ་སྟོད་སྨད་ཕྱི་ནང་བཞི། །ཕྱི་ནང་ཀུན་ཁྱབ་ནད་དང་རྣམ་པ་ལྔ།** །ཞེས་པ་སྟེ། ནད་གང་ཞིག་ལུས་ལ་གནས་པ་དེ་ཡང་ལུས་ཀྱི་སྟོད་དང་། སྨད་དང་། ཕྱི་དང་། ནང་གི་དབྱེ་བས་བཞི། སྟོད་སྨད་ཕྱི་ནང་ཀུན་ལ་སྤྱིར་ཁྱབ་པའི་ནད་དང་རྣམ་པ་ལྔ་ཡོད་དོ། །

ག༡ སྟོད་ཀྱི་ནད་ཀྱི་དབྱེ་བ་བསྟན་པ། **ལུས་སྟོད་དབང་པོ་མགོ་ལ་གནས་པ་ནི། །མགོ་མིག་རྣ་བ་སྣ་དང་མཆུ་སོ་ལྕེ། །ཁན་དང་ལྐ་བ་གྲེ་བ་ནམ་ཚོང་ནད། །གྲེ་བར་གནས་པ་ནད་དང་གག་པ་དང་། །མགུལ་འགགས་ནད་དང་སྐད་འགགས་རྣམ་པ་བཞི། །ནམ་ཚོང་སྙིང་གནས་སྙོམ་དད་སྐྱིགས་བུ་དང་། །དབུགས་མི་བདེ་དང་ཡིད་འཆུས་ཆམ་པ་ལྔ། །སྤྱི་རུ་བསྡོམས་པས་དབྱེ་བ་བཅོ་བརྒྱད་བཤད། །**ཅེས་པ་སྟེ། མི་རྣམས་ཀྱི་ལུས་ཀྱི་སྟོད་དེ་དབང་པོ་རྣམས་དང་མགོ་བོ་ལ་སོགས་པར་ཉེ་བར་གནས་པའི་ནད་ཀྱི་རྣམ་གྲངས་ནི་མགོ་བོ་སྤྱིར་གནས་པའི་ནད་དང་། དེ་བཞིན་དུ་མིག་དང་། རྣ་བ་དང་། སྣ་དང་། མཆུ་དང་། སོ་དང་། ལྕེ་དང་། ཁན་དང་། ལྐ་བའི་ནད་དེ་དགུ། དེའི་སྟེང་དུ་གྲེ་བ་དང་ནམ་ཚོང་གི་ནད་གཉིས་ལས། དང་པོར་གྲེ་བར་གནས་པ་ལ་ཡང་གྲེ་བ་སྤྱིར་ན་བ་དང་། གག་པ་དང་། མགུལ་འགགས་ཀྱི་ནད་དང་། སྐད་འགགས་ཀྱི་ནད་དེ་རྣམ་པ་བཞི། གཉིས་པ་ནམ་ཚོང་དུ་གནས་པ་ལ་ཡང་ནམ་ཚོང་སྤྱིར་གནས་པའི་ནད་དང་། སྙོམ་དད་དང་། སྐྱིགས་བུ་དང་། དབུགས་མི་བདེ་བ་དང་། ཡི་ག་འཆུས་པའི་ནད་དེ་རྣམ་པ་ལྔ་དང་བཅས་པ་སྤྱིར་བསྡོམས་པས་དབྱེ་བ་བཅོ་བརྒྱད་དུ་བཤད་པ་ཡིན་ནོ། །

ག༢ ནང་གི་ནད་ཀྱི་དབྱེ་བ་བསྟན་པ། **དོན་སྣོད་ནང་ལ་གནས་པའི་ནད་བསྟན་པ། །སྙིང་དང་གློ་བ་མཆིན་མཆེར་མཁལ་མ་དང་། །ཕོ་བ་མཁྲིས་པ་རྒྱུ་ལོང་ཕྲང་པ་དང་། །བསམ་སེའི་ནད་དང་རྣམ་པ་བཅུ་གཅིག་གོ །དོན་སྣོད་སྤྱིར་གནས་མ་ཝུ་སྐྲང་ཐབས་སྐྲན། །སུར་ཡ་ཚད་འབྲུ་རྒྱུ་གཟེར་རྣམ་པ་དྲུག །སྣོད་སྤྱིར་གནས་པ་འབྲུ་སྐྱུགས་རྣམ་པ་གཉིས། །སྤྱི་རུ་བསྡོམས་པས་ནད་རིགས་བཅུ་དགུའོ། །**ཞེས་པ་སྟེ། སྙིང་ལ་སོགས་པའི་དོན་སྣོད་དེ་ལུས་ཀྱི་ནང་ལ་གནས་པའི་ནད་ཀྱི་རྣམ་གྲངས་བསྟན་པ་ནི་སྙིང་དང་། གློ་བ་དང་། མཆིན་པ་དང་།

མཆེར་པ་དང་། མཁལ་མ་སྙེ་དོན་ལྔ་དང་། ཕོ་བ་དང་། མཁྲིས་པ་དང་། རྒྱུ་མ་དང་། ལོང་དང་། ལྒང་པ་དང་། བསམ་སེ་སྟེ་སྣོད་དྲུག་རྣམས་ལ་སོ་སོར་གནས་པའི་ནད་དང་བཅས་རྣམ་པ་བཅུ་གཅིག་གོ །དོན་སྣོད་སྤྱི་རུ་གནས་པ་ལ་མ་ཞུ་བ་དང་། སྐྲང་ཐབས་དང་། སྐྲན་དང་། སུཏྲ་དང་། ཚད་འབྲུ་དང་། རྒྱུ་གཟེར་དང་རྣམ་པ་དྲུག ཁྱད་པར་སྣོད་སྤྱིར་གནས་པ་ལ་འབྲུ་བ་དང་། སྐྱུགས་པ་རྣམ་པ་གཉིས་ཏེ། སྤྱི་རུ་བསྡོམས་པས་ལུས་ཀྱི་ནང་ལ་གནས་པའི་ནད་རིགས་བཅུ་དགུའོ། །འདིར་འགྲེལ་པ་ཁ་ཅིག་ཏུ། མངལ་ནད་བསམ་སེའི་ནད་དང་བཅུ་གཅིག་གོ །ཞེས་པའི་གཞུང་ཚིག་བཀོད་ནས། བུད་མེད་ལ་མངལ་ནད་དང་སྐྱེས་པ་ལ་བསམ་སེའུའི་ནད་དང་བཅུ་གཅིག་གོ་ཞེས་གསུངས་ཀྱང་། དེ་ནི་མངལ་ནད་གོང་དུ་བསྟན་ཟིན་པས་བཟླས་པའི་སྐྱོན་ཡོད་ཅིང་། བསམ་སེའུ་ནི་ཕོ་མོ་གཉིས་ཀ་ལ་ཡོད་པས་གཞུང་དོན་མ་རྟོགས་པའི་སྐྱོན་དུ་ཟད་དོ། །

ག༣ སྨད་ཀྱི་ནད་ཀྱི་དབྱེ་བསྟན་པ། སྨད་ནད་གཞང་འབྲུམ་མཚན་བར་རྫོལ་བ་དང་། །རྒྱུག་འགགས་གཅིན་འགགས་གཅིན་སྙི་རྣམ་པ་ལྔ། །ཞེས་པ་སྟེ། ལུས་ཀྱི་སྨད་ཀྱི་ཆ་ལ་གནས་པའི་ནད་ལ་དབྱེ་ན་གཞང་འབྲུམ་དང་། མཚན་བར་རྫོལ་བ་དང་། རྒྱུག་འགགས་དང་། གཅིན་འགགས་དང་། གཅིན་སྙི་སྟེ་རྣམ་པ་ལྔའོ། །

ག༤ ཕྱིའི་ནད་ཀྱི་དབྱེ་བ་བསྟན་པ། ཕྱིར་གནས་པགས་པ་ཤ་དང་རྩ་རུས་ཏེ། །པགས་པའི་ནད་ལ་ཤ་བཀྲ་བས་ལྷོགས་དང་། །གཡན་པ་སླང་ཤུ་ཟ་རྐོང་ཤུ་བ་དང་། །རིག་པའི་དྲུག་དང་མཛེར་པ་ཛེ་ཁབ་དང་། །ནད་གཞན་ཕྲགས་ལ་ཁྲམ་དང་བཙྭ་རུ་བཤད། །ཤ་ཡི་ནད་ལ་ལྦ་བ་ཆེན་དུ་གཉིས། །ནད་གཞན་ཤ་ལ་རྒྱས་དང་རྣམ་པ་གསུམ། །རྩ་ཡི་ནད་ལ་རྩ་དཀར་རྩ་ནག་གཉིས། །ནད་གཞན་རྩ་རུ་རྒྱུག་དང་རྣམ་པ་གསུམ། །རུས་པའི་ནད་ལ་དྲེག་དང་རྐང་བམ་

གཉིས། །ནད་གཞན་རུས་ལ་ཞེན་དང་རྣམ་པ་གསུམ། །ཤ་རུས་ཀུན་ལ་གནས་པ་གྲུམ་བུའི་ནད། །སྤྱི་རུ་བསྡོམས་པས་ཉི་ཤུ་ཐམ་པའོ། །ཞེས་པ་སྟེ། ལུས་ཀྱི་ཕྱི་ལ་གནས་པའི་ནད་ལ་པགས་པ་དང་། ཤ་དང་། རྩ་དང་། རུས་པ་སྟེ་རྣམ་པ་བཞིའི་སྒོ་ནས་དབྱེ་དགོས་པ་ལས། དང་པོ་པགས་པའི་ནད་ལ་ཤ་བཀྲ་དང་། བས་ལྷོག་དང་། གཡན་པ་དང་། སླང་ཤུ་དང་། ཟ་རྨོང་དང་། ཤུ་བ་དང་། རེག་པའི་དུག་དང་། མཛེར་པ་དང་། ངོ་ཁབ་དང་། ནད་གཞན་པགས་པ་ལ་གྲམས་པ་དང་རྣམ་པ་བཅུ་རུ་བཤད་ཅིང་། གཉིས་པ་ཤའི་ནད་ལ་ལྷྭ་བ་དང་། ཆེན་བུ་གཉིས་དང་། ནད་གཞན་ཤ་ལ་རྒྱས་པ་དང་རྣམ་པ་གསུམ་ཡིན་ལ། གསུམ་པ་རྩའི་ནད་ལ་རྩ་དཀར་དང་། རྩ་ནག་གཉིས། ནད་གཞན་རྩ་རུ་རྒྱུག་པ་དང་རྣམ་པ་གསུམ། བཞི་པ་རུས་པའི་ནད་ལ་དྲེག་དང་། རྐང་འབམ་གཉིས། ནད་གཞན་རུས་ལ་ཞེན་པ་དང་རྣམ་པ་གསུམ། ཤ་རུས་རྩ་ལྤགས་ཀུན་ལ་གནས་པ་གྲུམ་བུའི་ནད་དང་། སྤྱི་རུ་བསྡོམས་པས་ལུས་ཕྱིའི་ནད་ཉི་ཤུ་ཐམ་པའོ། །

གཔ ཕྱི་ནང་ཀུན་ཁྱབ་ནད་ཀྱི་དབྱེ་བ་བསྟན་པ། ཕྱི་ནང་ཀུན་ཏུ་ཁྱབ་པའི་ནད་རིགས་ལ། །མཁྲིས་པ་སྐྱག་པོ་དམུ་འོར་སྐྲ་ཐབ་གཅོང་། །ཚ་བ་སྡེ་དྲུག་འགྲམས་འབྲུགས་རིམས་ནད་དང་། །འབྲུམ་བུ་ལྟོག་པ་སྦུར་དུག་ཐེ་ཟེར་དུག །རྦངས་དུག་ཤ་དུག་མི་འཕྲོད་པ་ཡི་དུག །བཙན་དུག་ཁྲི་དུག་སྲིན་བུ་སྦྲུལ་གྱི་དུག །འབྱུང་པོ་གཟའ་དང་མཛེ་འབྲས་མེ་དབལ་སྲིན། །མགོ་དང་བྱང་ཁོག་ཡན་ལག་རྐེ་ཡི་རྨ། །སྤྱི་རུ་བསྡོམས་པས་སུམ་ཅུ་རྩ་བདུན་ཏེ། །བརྒྱ་དང་རྩ་གཅིག་གནས་ཀྱི་དབྱེ་བར་འདོད། །ཅེས་པ་སྟེ། ལུས་ཀྱི་སྟོད་སྨད་ཕྱི་ནང་ཀུན་ཏུ་ཁྱབ་པའི་ནད་རིགས་ལ་དབྱེ་ན། མཁྲིས་པའི་ནད་དང་། བད་ཀན་སྐྱག་པོ་དང་། དམུ་ཆུ་དང་། འོར་དང་། སྐྲ་ཐབ་དང་། གཅོང་ཆེན་ཟད་བྱེད་དང་། མ་སྨིན་པ་

དང་། རྒྱས་པ་དང་། སྐྱོངས་པ་དང་། གབ་པ་དང་། རྙིངས་པ་དང་། རྙོགས་པ་སྙེ་ཚ་བ་སྙེ་དུག་དང་། འགྲམས་པ་དང་། འབྲུགས་པ་དང་། རིམས་ནད་དང་། འབྲུམ་བུ་དང་། སྐྱོག་པ་དང་། སྦྱར་དུག་དང་། རླུང་གི་རྫི་དུག་དང་། ཉི་ཟེར་གྱི་དུག་དང་། བཙན་དུག་དང་། ཕྱི་དུག་དང་། སྲིན་བུའི་དུག་དང་། སྦྲུལ་གྱི་དུག་དང་། འབྱུང་པོའི་གདོན་དང་། གཟའི་གདོན་དང་། མཛེ་དང་། འབྲས་དང་། མེ་དབལ་དང་། སྲིན་དང་། མགོ་བོའི་རྨ་དང་། བྱང་ཁོག་གི་རྨ་དང་། ཡན་ལག་གི་རྨ་དང་། སྙིའི་རྨ་སྟེ་སྤྱི་རུ་བསྡོམས་པས་ཕྱི་ནང་ཀུན་ཁྱབ་ཀྱི་ནད་སུམ་ཅུ་རྩ་བདུན་ཡོད་དོ། །དེ་ལྟར་སེམས་ལ་གནས་པའི་ནད་རིགས་གཉིས། ལུས་སྟོད་ལ་གནས་པ་བཅོ་བརྒྱད། དོན་སྙོད་ལ་གནས་པ་བཅུ་དགུ། ལུས་ཀྱི་སྨད་ལ་གནས་པའི་ནད་ལྔ། ལུས་ཀྱི་ཕྱི་ལ་གནས་པའི་ནད་ཉི་ཤུ། ལུས་ཕྱི་ནང་ཀུན་ལ་ཁྱབ་པའི་ནད་སུམ་ཅུ་རྩ་བདུན་རྣམས་དྲིལ་བས་བརྒྱ་དང་རྩ་གཅིག་ནི་གཙོ་བོའི་དབྱེ་བར་འདོད་དོ་ཞེས་སོ། །

ཀ༩ ངོ་བོ་རིགས་ཀྱི་དབྱེ་བ་བསྟན་པ། **རིགས་ཀྱི་སྒོ་ནས་དབྱེ་ན་ཕོང་ནད་དང་། །རྨ་དང་ཚད་པ་ཐོར་བུའི་ནད་རིགས་བཞི། །**ཞེས་པ་སྟེ། ནད་ཀུན་ཀྱང་ངོ་བོ་རིགས་ཀྱི་སྒོ་ནས་དབྱེ་ན་ཕོང་ནད་དང་། རྨ་དང་། ཚད་པ་དང་། ཐོར་བུའི་ནད་དང་རིགས་བཞིའོ། །

ཁ༡ ཕོང་ནད་ཀྱི་དབྱེ་བ་བསྟན་པ། **དང་པོ་ཕོང་ནད་སྒོ་ནས་དབྱེ་བ་ལ། །མ་ཞུ་རྒྱུ་དང་འབྲས་བུ་གཅོང་ནད་གཉིས། །མ་ཞུ་ངོ་བོ་རིགས་གྲོགས་དུས་ཀྱིས་བཞི། །འབྲས་བུ་གཅོང་ནད་དབྱེ་བ་གསར་རྙིང་གཉིས། །གསར་པ་བད་ཀན་སྐྱ་བོ་སྨུག་པོ་དང་། །མཁྲིས་པའི་ནད་དང་དུག་གཅོང་རྣམ་པ་བཞི། །སྐྱ་བོ་ལྷེན་དང་ལྷུགས་དྲེག་མེ་ཉམས་དང་། །མགུལ་འགགས་གྲུམ་བུ་དཀར་པོ་འཇུ་སྙེམས་དུག །སྨུག་པོ་ཁྱེར་རྒྱས་ཟོལ་རལ་འཁྱིངས་དང་འདྲིལ། །གབ་**

འཐབ་འོར་ལྷུང་གྲང་བ་སྙིང་ཆད་བཅུ། །མཁྲིས་པ་ཁ་ལུད་རྩ་རྒྱུག་གནས་འཕྱར་གསུམ། །དུག་གི་གཙོང་ལ་ཚ་སྦྱོར་གྲང་སྦྱོར་གཉིས། །སྙིང་པ་སྨན་དང་དམུ་འོར་སྐྱ་རབ་བཞི། །གཙོང་ཆེན་ཟད་བྱེད་ནད་དང་རྣམ་པ་ལྔ། །སྨན་ལ་ཁྲག་མཁྲིས་ལྷེན་དང་རྫོ་ཡི་སྨན། །རླུང་གྲིན་རྩ་ཆུའི་སྨན་དང་བརྒྱད་དུ་བཤད། །དམུ་ཆུ་བྱེར་ཟགས་འཁྲིམས་ཆུ་རྫོལ་ཆུ་བཞི། །འོར་ལ་ཚ་འོར་གྲང་འོར་རྣམ་པ་གཉིས། །སྐྱ་རབ་ཀློ་སྙིང་མཆིན་མཆེར་ཆུ་སེར་ལྔ། །ཟད་བྱེད་རླུང་མཁྲིས་བད་ཀན་ལྷ་གཉན་བཞི། །ཕོང་ནད་སྤྱིར་བསྡོམས་བཞི་བཅུ་རྩ་བརྒྱད་དོ། །ཞེས་པ་སྟེ། དང་པོ་ཕོང་ནད་ཀྱི་སྒོ་ནས་དབྱེ་བ་ལ། མ་ཞུ་བ་གཙོང་གི་རྒྱུ་དང་འབྲས་བུ་གཙོང་ནད་དངོས་གཉིས་ལས། རྒྱུ་མ་ཞུ་བ་ལ་ངོ་བོ་དང་། རིགས་དང་། གྲོགས་དང་། དུས་ཀྱིས་མ་ཞུ་བ་དང་བཞི། འབྲས་བུ་གཙོང་ནད་ལ་དབྱེ་བ་གསར་རྙིང་གཉིས་ལས། གསར་པ་ལ་བད་ཀན་སྐྱ་བོ་དང་། སྨུག་པོ་དང་། མཁྲིས་པའི་ནད་དང་། དུག་གཙོང་དང་རྣམ་པ་བཞི་སྟེ། སྐྱ་བོ་ལ་དབྱེ་ན་ལྷེན་དང་། ལྕགས་དྲེག་དང་། མེ་དྲོད་ཉམས་པ་དང་། མགུལ་འགགས་དང་། གྲུམ་བུ་དཀར་པོ་དང་། འཇུ་སྙེམས་ཏེ་རྣམ་པ་དྲུག་གོ །བད་ཀན་སྨུག་པོ་ལ་དབྱེ་ན་བྱེར་བ་དང་། རྒྱས་པ་དང་། གྱེན་དུ་རྫོལ་བ་དང་། ཐུར་དུ་རལ་བ་དང་། འཁྱིངས་པ་དང་། སྨྲན་དུ་འདྲིལ་བ་དང་། གབ་པ་དང་། འཐབ་པ་དང་། འོར་དུ་ལྷུང་བ་དང་། གྲང་བ་སྙིང་ཆད་པ་དང་བཅུའོ། །མཁྲིས་པ་ལ་དབྱེ་ན་ཁ་ལུད་དང་། རྩར་རྒྱུག་དང་། གནས་འཕྱར་གསུམ་མོ། །དུག་གི་གཙོང་ལ་ཚ་སྦྱོར་དང་། གྲང་སྦྱོར་གཉིས་སོ། །སྙིང་པ་ལ་སྨན་དང་། དམུ་ཆུ་དང་། འོར་དང་། སྐྱ་རབ་དང་བཞི། དེའི་སྟེང་དུ་གཙོང་ཆེན་ཟད་བྱེད་ཅེས་བྱ་བའི་ནད་དང་རྣམ་པ་ལྔ་སྟེ། སྨན་ལ་དབྱེ་ན་ཁྲག་སྨན་དང་། མཁྲིས་སྨན། ལྷེན་སྨན་དང་། རྫོའི་སྨན། རླུང་སྨན། གྲིན་སྨན། རྩ་སྨན། ཆུའི་

སྐྲན་དང་བརྒྱད་དུ་བཤད་དོ། །དམུ་ཆུ་ལ་དབྱེ་ན་དབྱེར་ཆུ་དང་། ཟགས་ཆུ་དང་། འཁྲིམས་ཆུ་དང་། རྡོལ་ཆུ་སྟེ་བཞིའོ། །འོར་ལ་ཚ་བའི་འོར་དང་། གྲང་བའི་འོར་རྣམ་པ་གཉིས་སོ། །སྐྱ་རབ་ལ་དབྱེ་ན་སློ་བ་སྐྱ་རབ་དང་། སྙིང་གི་སྐྱ་རབ། མཆིན་པ་སྐྱ་རབ། མཆེར་པ་སྐྱ་རབ། ཆུ་སེར་སྐྱ་རབ་སྟེ་ལྔ་ཡོད་དོ། །གཙོང་བྱེད་ཟད་བྱེད་ནད་ལ་རླུང་ལས་གྱུར་པ་དང་། མཁྲིས་པ་ལས་གྱུར་པ་དང་། བད་ཀན་ལས་གྱུར་པ་དང་། གཙོང་ཆེན་གྱི་བླ་གཉན་ཏེ་རྣམ་པ་བཞིའོ། །དེ་ལྟར་ཁོང་ནད་ཀྱི་དབྱེ་བ་རྣམས་སྤྱིར་བསྡོམས་པས་བཞི་བཅུ་རྩ་བརྒྱད་ཡོད་དོ། །འགྲེལ་པ་ཁག་ཏུ་དམུ་ཆུ་དང་གཙོང་ཆེན་ཟད་བྱེད་སྐབས་ཀྱི་གཞུང་ཚིག་མི་འདྲ་བ་ལ་བརྟེན་ནས། གྲངས་འདྲེན་ཚུལ་མི་འདྲ་བ་སྣ་ཚོགས་པར་ཡོད་ཀྱང་། སྐབས་འདིར་མེས་ཞལ་གྱི་འཆད་ཚུལ་འདི་ཉིད་ཁུངས་བཙན་པར་མཐོང་བས། རང་ལུགས་ཀྱང་མེས་ཞལ་ལྟར་དུ་འདོད་དོ། །

ཁ༢ རྒྱ་ཡི་ནད་ཀྱི་དབྱེ་བ་བསྟན་པ། **རྒྱ་ལ་ལྷན་ཅིག་སྐྱེས་དང་གློ་བུར་བ། །ལྷན་སྐྱེས་འབྲས་དང་རྨེན་བུ་སུར་ཡ་དང་། །མེ་དབལ་གཞང་འབྲུམ་རྐང་བམ་མཚན་བར་རྡོལ། །གློ་བུར་རྒྱ་ལ་གནས་དང་རིགས་ཀྱིས་དབྱེ། །གནས་ནི་མགོ་སྐེ་བྱང་ཁོག་ཡན་ལག་ལ། །རྒྱ་རིགས་བཀྲུས་བཅད་རྣམ་པར་བཅད་པ་དང་། །འཕྱང་ལྷུང་ཕྱུག་གཟགས་གྲུག་པ་རྣམ་པ་བརྒྱད། །སྤྱི་རུ་བསྡོམས་པས་དབྱེ་བ་བཅོ་ལྔ་འོ།** །ཞེས་པ་སྟེ། ལུས་ཀྱི་རྒྱའི་དབྱེ་བ་ལ་ལྷན་ཅིག་སྐྱེས་པའི་རྒྱ་དང་། གློ་བུར་བའི་རྒྱ་གཉིས་ལས། དང་པོ་ལྷན་ཅིག་སྐྱེས་པའི་རྒྱ་ལ་དབྱེ་ན། འབྲས་དང་། རྨེན་བུ་དང་། སུར་ཡ་དང་། མེ་དབལ་དང་། གཞང་འབྲུམ་དང་། རྐང་བམ་དང་། མཚན་བར་རྡོལ་བ་སྟེ་རྣམ་པ་བདུན་ནོ། །གཉིས་པ་ཕྱི་རྐྱེན་གློ་བུར་ལས་བྱུང་བའི་རྒྱ་ལ་གནས་དང་རིགས་ཀྱི་སྒོ་ནས་དབྱེ་ན། གནས་ནི་མགོ་དང་། སྐེ་དང་། བྱང་ཁོག་དང་། ཡན་ལག་བཞི་པོ་གང་ཡང་རུང་བ་ལ་ངེས་པར་འབྱུང་བའི་རྒྱའི་རིགས་ཀྱི་དབྱེ་

བ་ནི་བཤུས་པ་དང་། བཙད་པ་དང་། རྣམ་པར་བཙད་པ་དང་། འཕྱང་བ་དང་། ལྟུང་བ་དང་། ཞུག་པ་དང་། གཤགས་པ་དང་། གྲུག་པ་སྟེ་རྣམ་པ་བརྒྱད་དོ། །དེ་ལྟར་ལྷན་སྐྱེས་རྨ་ཡི་ནད་རིགས་བདུན་དང་། གློ་བུར་རྨ་ཡི་ནད་རིགས་བརྒྱད་བཅས་སྤྱི་རུ་བསྡོམས་པས་རྨ་ཡི་དབྱེ་བ་བཅོ་ལྔ་རུ་འགྱུར་རོ། །སྐབས་འདིར། གནས་ནི་མགོ་སྐེ་བྱང་ཁོག་ཡན་ལག་ལ། །ཞེས་བསྟན་དགོས་དོན་གང་ཡིན་སྙམ་ན། དེ་ནི་བཤུས་བཙད་ལ་སོགས་པའི་རྨ་རིགས་རྣམས་གང་དུ་འབྱུང་བའི་གཞི་ངེས་པར་བྱ་བའི་ཕྱིར་ཞར་ལ་སྨོས་པ་ཙམ་ཡིན་མོད། འོན་ཀྱང་རིགས་ཀྱི་དབྱེ་བའི་ཁོངས་སུ་བགྲང་བར་བྱ་བ་ནི་མ་ཡིན་ཏེ། འདིར་ནི་གནས་ཀྱི་དབྱེ་བ་འཆད་པའི་སྐབས་མ་ཡིན་པའི་ཕྱིར་རོ། །

ཁ༣ ཚད་པའི་ནད་ཀྱི་དབྱེ་བ་བསྟན་པ། **ཚ་བ་མ་སྨིན་རྒྱས་སྟོངས་གབ་སྙིངས་རྙོགས། །འགྲམས་འཁྲུགས་རིམས་ནད་དུག་ཚད་རྣམ་པ་བཞི། །འགྲམས་ལ་ཕྱི་འགྲམས་ནང་འགྲམས་རྣམ་པ་གཉིས། །འཁྲུགས་ལ་རྒྱས་འཁྲུགས་སྟོང་འཁྲུགས་འཛམ་འཁྲུགས་གསུམ། །རིམས་ལ་བལ་ནད་རྒྱུ་གཟེར་འབྲུམ་པ་དང་། །གག་ལྷོག་ཆམ་པའི་ནད་དང་རྣམ་པ་ལྔ། །དུག་ལ་སྦྱར་དུག་ཟུར་དུག་དངོས་དང་གསུམ།** །ཞེས་པ་སྟེ། ནད་ཀྱི་རྣམ་གྲངས་ཚ་བ་ཞེས་བྱ་བ་ལ་གནས་སྐབས་ཀྱི་སྒོ་ནས་དབྱེ་ན་མ་སྨིན་པ་དང་། རྒྱས་པ་དང་། སྟོངས་པ་དང་། གབ་པ་དང་། སྙིངས་པ་དང་། རྙོགས་པ་སྟེ་དྲུག རིགས་ཀྱི་སྒོ་ནས་དབྱེ་ན་འགྲམས་པ་དང་། འཁྲུགས་པ་དང་རིམས་ནད་དང་དུག་ཚད་རྣམ་པ་བཞི་ལས། དང་པོ་འགྲམས་པ་ལ་ཕྱི་འགྲམས་དང་། ནང་འགྲམས་ཞེས་བྱ་བ་རྣམ་པ་གཉིས། གཉིས་པ་འཁྲུགས་པ་ལ་རྒྱས་འཁྲུགས་དང་། སྟོང་འཁྲུགས་དང་། འཛམ་འཁྲུགས་ཞེས་པ་གསུམ། གསུམ་པ་རིམས་ལ་བལ་ནད་དང་། རྒྱུ་གཟེར་དང་། འབྲུམ་པ་དང་། གག་ལྷོག་དང་། ཆམ་པའི་ནད་དང་རྣམ་པ་ལྔ།

བཞི་པ་དུག་ཚད་ལ་སྦྱར་དུག་དང་། གྱུར་དུག་དང་། དངོས་ཀྱི་དུག་དང་གསུམ་སྟེ་བསྡིལ་བས་བཅུ་དགུའོ། །ཀག་ཉོག་གཉིས་གཅིག་ཏུ་བརྩེ་བའི་རྒྱུ་མཚན་གང་ལགས་སྙམ་ན། དེ་ནི་ཀག་ཉོག་གཉིས་ཀྱི་རྒྱུ་རྐྱེན་རྟགས་བཅོས་སོགས་ཕལ་ཆེར་མཚུངས་པས་མན་རྒྱུད་སྐབས་སུ་དཀྲུས་གཅིག་ཏུ་བཞག་ཅིང་། རྒྱུ་མཚན་དེའི་དབང་གིས་འདིར་ཡང་དེ་གཉིས་རྣམ་གྲངས་གཅིག་ཏུ་བརྩིས་པས། རིམས་ལ་རྣམ་གྲངས་ལྔ་རུ་གྱུར་པ་ཡིན་ནོ། །

༡༨ ཐོར་བུའི་ནད་ཀྱི་དབྱེ་བ་བསྟན་པ། **ཐོར་བུ་སྐད་འགགས་སྐྱིགས་བུ་ཡི་ག་འཆུས། །སྐོམ་དད་དབུགས་མི་བདེ་དང་གླང་ཐབས་གྲིན། །འབྲུ་སྐྱུག་དྲི་མ་གཅིན་འགགས་གཅིན་སྙི་དང་། །ཚད་འབྲུ་དྲེག་གྲུམ་ཆུ་སེར་རྩ་དཀར་དང་། །པགས་ནད་ཕྲན་བུ་ཐོར་བུ་བརྒྱ་དགུའོ། །བརྒྱ་དང་རྩ་གཅིག་རིགས་ཀྱི་དབྱེ་བར་འདོད། །**ཅེས་པ་སྟེ། ནད་རིགས་གཅིག་ཏུ་མ་ངེས་པ་ཐོར་བུའི་སྒོ་ནས་དབྱེ་ན་སྐད་འགགས་དང་། སྐྱིགས་བུ་དང་། ཡི་ག་འཆུས་པ་དང་། སྐོམ་དད་དང་། དབུགས་མི་བདེ་བ་དང་། གླང་ཐབས་དང་། གྲིན་ནད་དང་། འབྲུ་བ་དང་། སྐྱུག་པ་དང་། དྲི་མ་འགགས་པ་དང་། གཅིན་འགགས་པ་དང་། གཅིན་སྙི་བ་དང་། ཚད་པས་འབྲུ་བ་དང་། དྲེག་དང་། གྲུམ་བུ་དང་། ཆུ་སེར་གྱི་ནད་དང་། རྩ་དཀར་གྱི་ནད་དང་། པགས་པའི་ནད་དང་། ཕྲན་བུའི་ནད་དང་བཅས་པས་ཐོར་བུའི་ནད་བཅུ་དགུའོ། །དེ་ལྟར་ཕོང་ནད་བཞི་བཅུ་རྩ་བརྒྱད་དང་། རྒྱ་ཡི་དབྱེ་བ་བཅོ་ལྔ། ཚ་བའི་ནད་རིགས་བཅུ་དགུ་དང་། ཐོར་བུའི་ནད་རིགས་བཅུ་དགུ་སྟེ་རྣམ་གྲངས་བརྒྱ་དང་རྩ་བའི་གྲངས་གཅིག་ནི་རིགས་ཀྱི་དབྱེ་བ་རུ་འདོད་དོ། །རིགས་ཀྱི་དབྱེ་བའི་སྐབས་འདིར་གཞུང་ཚིག་མི་འདྲ་བ་སྣ་ཚོགས་དང་། ནད་ཀྱི་རྣམ་གྲངས་འདྲེན་ལུགས་ཀྱང་མི་འདྲ་བ་སྣ་ཚོགས་པར་མཆིས་ཀྱང་མེས་ཞལ་གྱི་ལུགས་འདི་ཉིད་

གཞུང་གི་དགོངས་པ་དངོས་དང་མཐུན་ཆེ་བར་མཐོང་བས། རང་ལུགས་ཀྱང་དེ་ལྟར་དུ་འདོད་དོ། །

ཀ༥ ཞར་བྱུང་མཇུག་བསྡུ་བ། དེ་ལྟར་ཉེས་པ་གཙོ་བོ་རིགས་གནས་བཞིའི། །དབྱེ་བ་བཞི་བརྒྱ་རྩ་བཞིའི་ནད་ཡོད་དེ། །དེ་ལ་གཞན་དབང་བཅོས་ཀྱང་འཆི་བ་དང་། །ཀུན་བརྟགས་གདོན་ནད་རིམ་གྲོས་གྲོལ་བ་དང་། །ཡོངས་གྲུབ་མ་བཅོས་འཆི་ལ་བཅོས་ན་འཚོ། །ལྟར་སྣང་མ་བཅོས་རང་བཞིན་འཚོ་བ་བཞི། །གཅིག་ལའང་བཞི་སྦྱར་བཞི་བརྒྱ་རྩ་བཞི་སྟེ། །བསྒོམས་པས་སྟོང་དང་དྲུག་བརྒྱ་བཅུ་དྲུག་འགྱུར། །ཞེས་པ་སྟེ། བཤད་མ་ཐག་པ་དེ་ལྟར་ནད་ལ་ཉེས་པ་དང་གཙོ་བོ་དང་རིགས་དང་གནས་ཏེ་རྣམ་པ་བཞིའི་སྒོ་ནས་དབྱེ་བ་བཞི་བརྒྱ་རྩ་བཞིའི་ནད་ཀྱི་རྣམ་གྲངས་ཡོད་པ་སྟེ། དེ་ལ་ཡང་སྔོན་ལས་ཀྱི་གཞན་དབང་འབའ་ཞིག་ཏུ་གྱུར་པས་བཅོས་ཀྱང་འཆི་བའི་ནད་དང་། མེད་བཞིན་དུ་ཀུན་ཏུ་རྟོག་པས་བཏགས་པའི་གདོན་གྱི་ནད་རིམ་གྲོས་གྲོལ་བར་འགྱུར་བ་དང་། ཚེ་འདིའི་ཉེས་པ་ལས་ཡོངས་སུ་གྲུབ་པའི་ནད་སྨན་པས་མ་བཅོས་ན་འཆི་ལ་བཅོས་ན་འཚོ་བ་དང་། དེ་གསུམ་གྱི་མཚན་ཉིད་དང་མི་ལྡན་པའི་ནད་ལྟར་སྣང་བ་སྨན་དཔྱད་རིམ་གྲོས་མ་བཅོས་ཀྱང་རང་བཞིན་གྱིས་འཚོ་བ་དང་བཅས་པའི་རྣམ་པ་བཞི་ལས། གོང་གི་ནད་བཞི་བརྒྱ་རྩ་བཞིའི་ནང་ནས་བརྒྱ་རྩ་གཅིག་གང་ཡང་རུང་བ་ཞིག་ལའང་གཞན་དབང་གི་ནད་སོགས་བཞི་པོ་སྦྱར་བས་བཞི་བརྒྱ་རྩ་བཞི་ཡོད་དེ། དེ་བཞིན་དུ་གཞན་རྣམས་ལའང་སྦྱར་བ་བསྒོམས་པས་ནད་ཀྱི་རྣམ་གྲངས་སྟོང་དང་དྲུག་བརྒྱ་བཅུ་དྲུག་ཏུ་འགྱུར་བ་ཡིན་ནོ། །

༣ རྣམ་པའི་སྒོ་ནས་དབྱེ་བ་བསྟན་པ།

རྒྱས་བསྡུས་རྣམ་པའི་སྒོ་ནས་དབྱེ་བ་ལ་ཡང་གསུམ་སྟེ། དཔག་ཏུ་མེད་པར་

བསྟན་པ། འོན་ཀྱང་ཉེས་པ་གསུམ་ལས་མི་འདའ་བར་བསྟན་པ། དེ་ཡང་ཚ་གྲང་གཉིས་སུ་འདུ་བར་བསྟན་པའོ། །

(༡) རྣམ་པའི་སྒོ་ནས་དཔག་ཏུ་མེད་པར་དབྱེ་བ་བསྟན་པ།

རྣམ་པའི་སྒོ་ནས་དཔག་ཏུ་མེད་པར་དབྱེ། །ཉེས་པ་གནོད་བྱ་ཉི་ཤུ་རྩ་ལྔ་ལ། །རྒྱུད་པ་ལྡན་འདུས་དུ་མའི་རིགས་འབྱུང་བས། །གྲངས་དང་མིང་གི་ངེས་བསྟན་ཡོད་མ་ཡིན། །ཞེས་པ་སྟེ། གོང་དུ་ནད་ལ་ཉེས་པ་གཙོ་བོ་རིགས་གནས་བཞིའི་སྒོ་ནས་དབྱེ་བ་རྣམས་ལ་གྲངས་དང་མིང་སོ་སོའི་ངེས་པ་གསལ་པོར་རེ་རེ་ནས་བསྟན་པ་ཡིན་མོད་དུ་ཟིན་ཀྱང་། ནད་ཀྱི་རྣམ་པའི་སྒོ་ནས་དབྱེ་ན་སྟོང་དང་དྲུག་བརྒྱ་སོགས་ལས་ཤིན་ཏུ་མང་བ་དཔག་ཏུ་མེད་པ་ལྟར་དབྱེར་ཡོད་དེ། དེ་ལྟར་ཉེས་པ་བཅོ་ལྔ་དང་གནོད་བྱ་བཅུ་སྟེ་རྣམ་གྲངས་ཉི་ཤུ་རྩ་ལྔ་པོ་ལ་རྒྱུད་པ་དང་། ལྡན་པ་དང་། འདུས་པ་དང་། ཟླ་གཉན་སོགས་རེ་རེ་ནས་སྦྱར་ཞིང་དབྱེ་ན་དུ་མ་ཞིག་གི་ནད་ཀྱི་རིགས་འབྱུང་བས། གྲངས་སུ་བཅད་པ་འདི་ཙམ་ཞེས་པ་དང་། དེ་རེ་རེ་བཞིན་མིང་གི་ངེས་པ་འདི་དང་འདི་ཞེས་བྱ་བ་སུས་ཀྱང་བསྟན་དུ་ཡོད་པ་མ་ཡིན་ནོ། །

(༢) ཉེས་པ་གསུམ་ལས་མི་འདའ་བར་བསྟན་པ།

འོན་ཀྱང་ཉེས་པ་གསུམ་ལས་ནད་མི་འདའ། །གནོད་བྱ་བཅུ་ལས་ནད་ཀྱི་གནས་མི་འདའ། །དཔེར་ན་འདབ་ཆགས་བྱ་ཡིས་གར་འཕུར་ཡང་། །ནམ་མཁའི་མཐོངས་ལས་འཕུར་ས་མེད་པ་བཞིན། །ཞེས་པ་སྟེ། དེ་ལྟར་གོང་དུ་གྲངས་དང་མིང་གི་ངེས་བསྟན་ཡོད་པ་དང་མེད་པའི་ནད་ཀྱི་རྣམ་གྲངས་མང་དུ་དབྱེ་བ་ཕྱེ་མོད། འོན་ཀྱང་དེ་དག་ཐམས་ཅད་ཀྱི་རྩ་བ་ཉེས་པ་རླུང་མཁྲིས་བད་ཀན་གསུམ་ལས་ནད་གཞན་མི་འདའ་ཞིང་། དེའི་ཡུལ་གནོད་བྱ་ཟུངས་བདུན་དང་དྲི་མ་གསུམ་སྟེ་བཅུ་པོ་དེ་ལས་ནད་ཀྱི་གནས་གཞན་མི་འདའ་བས། དེ་འདྲ་བའི་གནོད་བྱ་གནོད་

བྱེད་ཀྱི་ནང་དུ་ནད་ཀྱི་རིགས་སུ་གཏོགས་པ་ཇི་སྙེད་པ་ཀུན་འདུས་པ་ཡིན་ཏེ། དཔེར་ན་གཡོག་རྩལ་ལྡན་པའི་འདབ་ཆགས་བྱ་ཡིས་ཕྱོགས་གང་དང་གང་དུ་འཕུར་ཡང་། ནམ་མཁའ་འམ་བར་སྣང་གི་མཐོངས་འདི་ལས་འཕུར་སའི་གནས་གཞན་ཅི་ཡང་མེད་པ་ཇི་བཞིན་ནོ། །

(༣) ཚ་གྲང་གཉིས་སུ་འདུས་པར་བསྟན་པ།

བད་རླུང་གྲང་ལ་ཁྲག་མཁྲིས་ཚ་བས་ན། །དུ་མར་ཕྱེ་ཡང་ཚ་གྲང་གཉིས་སུ་འདུས། །ཞེས་པ་སྟེ། དེ་ལྟ་བུའི་ཉེས་པ་རླུང་མཁྲིས་བད་ཀན་གསུམ་དང་། གཉོད་བྱེ་ཁྲག་དང་བཅས་པ་བཞི་ལས། བད་ཀན་དང་རླུང་འཕེལ་བའི་ཚེ་གཉེན་པོ་དྲོ་བས་འཇོམས་པས་གྲང་བར་གཏོགས་ལ། ཁྲག་ནི་ལུས་ཟུངས་ཡིན་ཀྱང་མཁྲིས་པའི་རྟེན་ཡིན་པས། ཁྲག་མཁྲིས་གཉིས་ཞེས་ལྷན་ཅིག་ཏུ་བརྗོད་དེ། དེ་གཉིས་འཕེལ་བའི་ཚེ་གཉེན་པོ་བསིལ་བས་འཇོམས་ཤིང་། ངོ་བོ་ཚ་བ་ཡིན་པས་ན། ནད་ཀྱི་རྣམ་པ་དུ་མར་ཕྱེ་ཡང་ངོ་བོ་ཚ་བ་དང་གྲང་བ་གཉིས་སུ་འདུས་སོ། །

གཉིས་པ། སོ་སོའི་དོན་བསྟན་པ།

སོ་སོའི་དོན་ལ་རྒྱུ་དང་ཞུར་རྩལ་དང་། །རྩལ་ཕྱེད་པ་དང་དཀྱིལ་དུ་ཞྭར་པ་བཞི། །ཞེས་པ་སྟེ། ནད་ཀྱི་དབྱེ་བ་དེ་དག་རེ་རེ་བཞིན་དུ་སོ་སོའི་དོན་རྟོགས་པར་བྱེད་པ་ལའང་རྒྱུ་དང་། ཞུར་གྱི་རྩལ་དང་། རྩལ་ཕྱེད་པ་དང་། དཀྱིལ་དུ་ཞུར་པ་ཞེས་བྱ་བ་བཞི་ཡི་སྒོ་ནས་འཆད་པར་བྱའོ་ཞེས་མདོར་བསྟན་ཞིང་། དེ་དག་གི་དོན་རིམ་བཞིན་བསྟན་པ་ལའང་རྒྱུ་སོགས་བཞི་དང་། དེ་རྣམས་རྟོགས་པར་བྱེད་པའི་རྒྱུ་མཚན་དང་ལྡེ་ལས།

༡ རྒྱུ་བསྟན་པ།

རྒྱུ་ནི་རང་རང་སྐྱེད་པའི་རྐྱེན་ཡིན་ཏེ། །ཞེས་པ་སྟེ། ནད་སོ་སོར་འཆད་

པའི་སྐབས་སུ་རྒྱུ་ཞེས་བྱ་བ་ནི་ནད་རང་རང་སྐྱེད་པར་བྱེད་པའི་རྐྱེན་དེ་དག་ལ་བྱ་སྟེ། དེ་ཡང་སྤྱི་ཙམ་དུ་རྣམ་པར་གྱུར་ན་ནད་དུ་འགྱུར་བ་ལ་དགོངས་ནས། ནད་སྤྱིའི་རིང་རྒྱུ་མ་རིག་པ་དང་། ཉེ་རྒྱུ་རྣམ་པར་མ་གྱུར་པའི་ཉེས་པ་གསུམ་པོ་ཡིན་པར་གསུངས་སོད། ནད་སོ་སོ་འཆད་པའི་སྐབས་སུ། ཟུག་རྫུ་མངོན་གྱུར་བ་མེད་པའི་ཐམལ་ནད་མེད་དུ་གནས་པ་ལས་ན་ཟུག་མངོན་སུམ་དུ་སྐྱེད་པར་བྱེད་པའི་རྐྱེན་དེ་དག་ལ་རྒྱུ་ཞེས་པའི་ཐ་སྙད་ལ་འདོགས་ཏེ། མན་རྒྱུད་སྐབས་སུ་ནད་སློང་བའི་རྐྱེན་ལ་རྒྱུའམ་རྒྱུ་རྐྱེན་ཞེས་པ་མང་དུ་འབྱུང་བ་ཡིས་མཚོན་ནུས་པས་སོ། །རྒྱུད་ཚིག་འགར། རྒྱུ་ནི་རང་རང་སྐྱེད་པའི་རྒྱུ་ཡིན་ཏེ། ཞེས་ཡོད་ཀྱང་། དེ་ནི་ཡིག་ནོར་དུ་འཁྲུམས་པས་འདིར་བཏང་སྙོམས་སུ་བཞག །

༢ སྔར་ཚུལ་བསྟན་པ།

སྔར་ཚུལ་ཞེས་བྱ་བྱེ་བྲག་གསལ་མིན་པ། །ཞེས་པ་སྟེ། ནད་ཀྱི་རྣམ་གྲངས་དེ་རྣམས་ཀྱི་སྔར་ཚུལ་ཞེས་བྱ་བ་ནི་ནད་པ་དེ་ཉིད་ལ་ནད་གང་ཡང་རུང་བས་ན་བ་ནི་མངོན་ཞིང་ཤེས་ལ། བྱེ་བྲག་ཏུ་ནད་གཞི་འདི་ལྟ་བུ་ཞིག་ཡོག་གོ་ཞེས་སྨྲན་པས་མི་རྟོགས་ཤིང་གསལ་པོ་མ་ཡིན་པ་གང་ཡིན་པ་དེ་རྣམས་ལ་བྱའོ། །

༣ ཚུལ་བྱེད་བསྟན་པ།

ནད་རྟགས་གསལ་བར་གྱུར་པ་ཚུལ་བྱེད་ཡིན། །ཞེས་པ་སྟེ། སྔར་ཚུལ་གྱི་གནས་སྐབས་ལས་འདས་ཏེ་ནད་གང་དང་གང་ཞིག་ཡིན་པའི་རྟགས་རྣམས་གསལ་བར་གྱུར་པ་ལ་ཚུལ་བྱེད་ཅེས་བྱའོ། །

༤ དཀྱིལ་དུ་གྱུར་པ་བསྟན་པ།

རང་གནས་མཐར་ཕྱིན་ཤུགས་རྫོགས་དཀྱིལ་གྱུར་ཏོ། །ཞེས་པ་སྟེ། ནད་ཀྱི་རྣམ་གྲངས་དཔག་ཏུ་མེད་པ་དེ་དག་ཐམས་ཅད་ཀྱང་རང་གི་གནས་སུ་ནུས་པ་དང་

སྟོབས་མཐར་ཕྱིན་ཞིང་ཤུགས་ཡོངས་སུ་རྫོགས་པ་དེ་ལ་ནད་དཀྱིལ་དུ་གྱུར་པ་ཞེས་བྱ་བ་ཡིན་ནོ། །

༥ དེ་རྣམས་རྟོགས་པར་བྱེད་པའི་རྒྱུ་མཚན་བསྟན་པ།

དེ་ལ་རྣམ་གྲངས་བརྟག་པ་གཙོ་བོ་སྟོབས། །ཞེས་པ་སྟེ། རྒྱུ་དང་སྣང་ཚུལ་ལ་སོགས་པ་སོ་སོའི་དོན་ལའང་ནད་ཀྱི་རྣམ་གྲངས་དང་། གང་ཡིན་བརྟག་པ་དང་། གཙོ་བོར་གྱུར་པ་དང་། སྟོབས་ཆེ་ཆུང་གི་དབྱེ་བའི་སྒོ་ནས་རྟོགས་པར་བྱའོ། །

(༡) རྣམ་གྲངས་བསྟན་པ།

རྣམ་གྲངས་ནད་རིགས་ནང་ཚན་དབྱེ་བ་སྟེ། །ཞེས་པ་སྟེ། ནད་ཀྱི་རྣམ་གྲངས་ཞེས་བྱ་བ་ནི་ནད་ཀྱི་རིགས་མི་འདྲ་བ་མང་དུ་བཤད་པ་དེ་རྣམས་ཀྱི་ནང་ཚན་སུའང་དབྱེ་བ་སྲ་ཞིབ་བྱེད་པ་སྟེ་དེ་རྣམས་མ་འདྲེས་པར་སོ་སོར་འབྱེད་ཤེས་པ་ལ་བྱའོ། །

(༢) བརྟག་པ་བསྟན་པ།

བརྟག་པ་དེ་རྣམས་མ་འདྲེས་ཕྱེད་པ་ཡིན། །ཞེས་པ་སྟེ། ནད་བརྟག་པ་ཞེས་བྱ་བ་ནི་ནད་ཀྱི་རྣམ་གྲངས་རྒྱས་པར་དབྱེ་བ་དེ་རྣམས་སོ་སོར་མ་འདྲེས་པར་སྲ་ཞིབ་ཕྱེད་པ་སྟེ། འདི་ནི་ནད་འདིའི་བྱེ་བྲག་འདི་ཞེས་བྱའོ་ཞེས་མ་ནོར་བར་ངོས་འཛིན་པ་དེ་ལ་བྱའོ། །

(༣) གཙོ་བོ་བསྟན་པ།

གཙོ་བོ་རང་རྒྱུད་ཅན་དང་གཞན་རྒྱུད་ཅན། །**དེ་ལ་སྔར་སྐྱེས་ལྷ་གཉན་བཅས་པའོ།** །ཞེས་པ་སྟེ། གཙོ་བོ་གང་ཡིན་ཞེ་ན། རང་རྒྱུད་ཅན་ནི་རྐྱང་པ་ཡིན་པས་རང་གཙོ་ཆེ་བ་དང་། གཞན་རྒྱུད་ཅན་ནི་བསྡོངས་ཟླ་དེ་གཙོ་ཆེ་བ་སྟེ། དེ་ཡང་སྔར་ནས་ལྷན་ཅིག་སྐྱེས་པའི་ཚུལ་ནི་ལྷན་འདུས་དང་། ཕྱིས་ནས་གློ་བུར་དུ་བྱུང་བ་ནི་

གླ་གཉན་གྱི་ནད་དང་བཅས་པ་ཡིན་ནོ། །

(༩) སྟོབས་ཆེ་ཆུང་སྒོ་ནས་རྟོགས་པར་བྱ་བའི་རྒྱུ་མཚན་བསྟན་པ།

ནད་སྟོབས་ཡུལ་དུས་རང་བཞིན་ན་ཚོད་དང་། །ནད་ཁམས་ཟས་སྤྱོད་དབང་གིས་གཉིས་སུ་འགྱུར། །ཞེས་གསུངས་སོ། །ཞེས་པ་སྟེ། ནད་སྟོབས་ཆེ་ཆུང་འགྱུར་ཚུལ་ནི། ཡུལ་དང་། དུས་དང་། ལུས་ཀྱི་རང་བཞིན་དང་། ན་ཚོད་དང་། ནད་རང་གི་ཁམས་དང་། དེ་དུས་ཀྱི་ཟས་དང་། སྤྱོད་ལམ་བཅས་ཀྱི་དབང་གིས་ནད་ཀྱི་སྟོབས་ཆེ་ཆུང་རྣམ་པ་གཉིས་སུ་འགྱུར་ཏེ། དཔེར་ན་ཡུལ་ཚ་གདུང་ཅན་དང་། དུས་སྟོན་ཀ་དང་། ལུས་མཁྲིས་པའི་རང་བཞིན་ཅན་དང་། ན་ཚོད་དར་མ་དང་། ནད་ཁམས་ཁྲག་མཁྲིས་ཤས་ཆེ་བ་དང་། ཟས་ཤ་ཆང་སོགས་དྲོད་བཅུད་རིགས་བསྟེན་པ་དང་། སྤྱོད་ལམ་དྲག་ཤུལ་བྱས་པ་སོགས་འདོམས་ན་ཚད་པའི་ནད་སྟོབས་ཆེན་པོ་ཞེས་བྱ་ཞིང་། དེ་དག་ཐམས་ཅད་མ་འཛོམས་པའམ་ལྡོག་ཕྱོགས་འགའ་ཞིག་འདྲེས་པ་ནི་ནད་སྟོབས་ཆུང་བར་འགྱུར་རོ་ཞེས་གསུངས་སོ། །

ལེའུའི་མཚན་བསྟན་པ།

བདུད་རྩི་སྙིང་པོ་ཡན་ལག་བརྒྱད་པ་གསང་བ་མན་ངག་གི་རྒྱུད་ལས་ནད་ཀྱི་དབྱེ་བ་བསྟན་པའི་ལེའུ་སྟེ་བཅུ་གཉིས་པའོ།། །།

གནས་བཞི་པ། བྱ་བ་སྤྱོད་ལམ་གྱི་གནས།

བྱ་བ་སྤྱོད་ལམ་གྱི་གནས་འདིའི་གཞུང་དོན་འགྲེལ་བ་ལ་ཇི་ལྟར་བསླབ་པར་ཞུས་པ་དང་། དེའི་ལན་བསྟན་པའོ། །

ཇི་ལྟར་བསླབ་པར་ཞུས་པ།

དེ་ནས་ཡང་དྲང་སྲོང་ཡིད་ལས་སྐྱེས་ཀྱིས་འདི་སྐད་ཅེས་ཞུས་སོ། །ཀྱེ་དྲང་སྲོང་ཆེན་པོ་རིག་པའི་ཡེ་ཤེས་ལགས། །བྱ་བ་སྤྱོད་ལམ་གནས་ལ་ཇི་ལྟར་བསླབ་པར་བགྱི། །འཚོ་མཛད་སྨན་པའི་རྒྱལ་པོས་བཤད་དུ་གསོལ། །ཞེས་ཞུས་པ་ལས། ཞེས་པ་སྟེ། གོང་དུ་འཕེལ་འགྲིབ་ནད་ཀྱི་གནས་བཤད་ཟིན་མ་ཐག་པ་དེ་ནས་སླར་ཡང་དྲང་སྲོང་ཡིད་ལས་སྐྱེས་ཀྱིས་འདི་སྐད་ཅེས་ཞུས་སོ། །ཀྱེ་ཞེས་པོས་ནས་དྲང་སྲོང་ཆེན་པོ་རིག་པའི་ཡེ་ཤེས་ལགས་ནད་ལ་གསོ་བར་བྱེད་པའི་གཉེན་པོ་ཟས་དང་སྤྱོད་ལམ་དང་། སྨན་དང་དཔྱད་བཅས་རྣམ་པ་བཞི་ཡོད་པ་ལས། སྐབས་སུ་བབས་པ་བྱ་བ་སྤྱོད་ལམ་གྱི་གནས་ལ་ཇི་ལྟར་བསླབ་པར་བགྱི་དགོས་སམ། འཚོ་མཛད་སྨན་པའི་རྒྱལ་པོ་ཁྱེད་ཀྱིས་བདག་ཅག་རྣམས་ལ་བཀའ་སྩོལ་ཅིག །ཅེས་ཞུས་པའོ། །

དེའི་ལན་བསྟན་པ།

དེའི་ལན་བསྟན་པ་ལ་ཡང་། ཉན་པར་གདམས་ཤིང་མཚམས་སྦྱར་བ་དང་། གཞུང་དོན་དངོས་བཤད་པའོ། །

ཞན་པར་གདམས་ཤིང་མཚམས་སྦྱར་བ།

སྟོན་པས་གསུངས་པ། ཀྱེ་དྲང་སྲོང་ཆེན་པོ་ཉོན་ཅིག ཅེས་པ་སྟེ། སྟོན་པ་དྲང་སྲོང་རིག་པའི་ཡེ་ཤེས་ཀྱིས་འཁོར་རྣམས་ལ་གསུངས་པ། ཀྱེ་དྲང་སྲོང་ཆེན་པོ་ཡིད་ལས་སྐྱེས་འཁོར་སྡེ་བཞི་དང་བཅས་པ་ལེགས་པར་ཉོན་ལ་ཡིད་ལ་ཟུངས་ཤིག་དང་ངས་ཁྱེད་རྣམས་ལ་བཤད་པར་བྱའོ། །ཞེས་ཞན་པར་གདམས་ཤིང་མཚམས་སྦྱར་བའོ། །

གཞུང་དོན་དངོས་བཤད་པ།

ནད་ལ་གསོ་བར་བྱེད་པའི་གཉེན་པོ་ཡི། །བྱ་བ་སྤྱོད་ལམ་གནས་ལ་བསྟབ་བྱ་ན། །རྒྱུན་སྤྱོད་དུས་སྤྱོད་གནས་སྐབས་སྤྱོད་ལམ་གསུམ། །ཞེས་པ་སྟེ། སྐྱེས་བུའི་ལུས་ལ་ཉེས་པ་རླུང་མཁྲིས་བད་ཀན་གསུམ་རྣམ་པར་གྱུར་པ་ལས་བྱུང་བའི་ནད་ཀྱི་རིགས་རྣམ་པ་སྣ་ཚོགས་པ་ལ་གཉེན་པོ་རྣམ་པ་བཞི་ཡོད་པའི་ནང་ནས། ད་ལམ་སྐབས་སུ་བབས་པ་སྒོ་གསུམ་གྱི་བྱ་བ་སྤྱོད་ལམ་གྱི་སྒོ་ནས་ནད་བཅོས་པའི་ཐབས་སྟོན་པའི་གནས་འདི་ལ་བསླབ་པར་བྱ་ན། དེ་ཡང་རྒྱུན་དུ་སྤྱོད་པའི་སྤྱོད་ལམ་དང་། དུས་སུ་སྤྱོད་པའི་སྤྱོད་ལམ། གནས་སྐབས་སུ་སྤྱོད་པའི་སྤྱོད་ལམ་བཅས་དོན་རྣམ་པ་གསུམ་གྱི་སྒོ་ནས་བཤད་པར་བྱའོ། །

ལེའུ་བཅུ་གསུམ་པ། རྒྱུན་སྤྱོད།

རྒྱུན་སྤྱོད་ཀྱི་ལེའུའི་གཞུང་དོན་འགྲེལ་བ་ལ། གཞུང་དོན་དངོས་བཤད་པ་དང་ལེའུའི་མཚན་བསྟན་པ་བཅས་གསུམ་མོ། །

གཞུང་དོན་དངོས་བཤད་པ།

དེ་ལ་ཉིན་རེ་རྒྱུན་དུ་སྤྱོད་པའི་ལས། །ཚེ་བསྲུང་འཇིག་རྟེན་པ་དང་དམ་པའོ། །ཞེས་པ་སྟེ། དང་པོ་བྱ་བ་སྤྱོད་ལམ་གྱི་གནས་དེ་ལ་བསླབ་པར་བྱ་ན། ཉིན་རེ་བཞིན་རྒྱུན་དུ་སྤྱོད་པའི་སྤྱོད་ལམ་དེ་ལ་ཚེ་བསྲུང་བའམ་བསྲུང་བའི་སྤྱོད་ལམ་དང་། འཇིག་རྟེན་མི་ཆོས་ཀྱི་སྤྱོད་པ་དང་། དམ་པ་ལྷ་ཆོས་ཀྱི་སྤྱོད་པའོ། །འདིར་ཚེ་རྐྱང་ཞེས་དང་། ཚེ་བསྲུང་། ཚེ་བརྐྱང་ཞེས་པའི་ཡི་གེ་མི་འདྲ་བ་དུ་མ་ཡོད་པ་ལས་གོ་བའང་དེ་ལྟར་མི་འདྲ་བ་སོ་སོར་ལེན་དགོས་མོད། འདིར་ཚེ་བསྲུང་ཞེས་སྦྱར་ན་བསྲུང་བ་དང་བསྲུང་བ་དོན་གཅིག་པས་འདི་ལྟར་སྦྱར་ན་བདེ་བར་སྣང་། བསྡུས་པ་དང་ཟླ་ཟེར་ལས་ཀྱང་། བདེ་གནས་ཚེ་རིང་བསྲུང་བའི་ཕྱིར། །ཞེས་པ་ལྟ་བུའོ། །

དང་པོ། ཚེ་བསྲུང་བའི་སྤྱོད་ལམ་བསྟན་པ།

ཚེ་བསྲུང་བའི་སྤྱོད་ལམ་དེ་ལའང་བཅུ་བཞི་སྟེ། དགོས་ཆེད་བསྟན་པ་དང་། བསྲུང་བ་བཅང་བ་དང་། ནད་མི་འབྱུང་བར་བྱ་ཐབས་དང་། འགྲོ་འདུག་བྱ་ཐབས་དང་། གཉིད་ལོག་ཐབས་དང་། ཉལ་པོ་བྱ་ཐབས་དང་། བསྐུ་བྱུག་བྱ་ཐབས་དང་། རྩོལ་བ་སྤྱོད་ཐབས་དང་། དྲིལ་ཕྱིས་བྱ་ཐབས་དང་། ཁྲུས་བྱ་ཐབས་དང་། མིག་ནད་སྲུང་ཐབས་དང་། ནད་ཀྱི་ཧྲག་པ་

སྲུང་ཐབས་དང་། ཆ་མཉམ་སྤྱོད་པར་གདམས་པ་དང་། དེ་རྣམས་ཀྱི་ཕན་ཡོན་བསྟན་པའོ། །

༧ དགོས་ཆེད་བསྟན་པ།

དང་པོ་ཚེ་བསྐྱང་བ་ཡི་སྤྱོད་ལམ་ནི། །རྟག་ཏུ་བདེ་གནས་འདོད་ཅིང་ཚེ་བསྲིང་ཕྱིར། །ཞེས་པ་སྟེ། ཚེ་བསྐྱང་བ་སྟེ་ཚེ་ཡི་བར་ཆད་ལས་བསྲུང་ཞིང་གནས་པའི་ཐབས་སམ་སྤྱོད་ལམ་དེས་ནི། འཇིག་རྟེན་འདིར་དུས་རྟག་ཏུ་ལུས་སེམས་གཉིས་ཆར་ན་ཚ་དང་སྡུག་བསྔལ་མེད་པའི་བདེ་བ་ལ་ལོངས་སུ་སྤྱོད་པའི་ངང་ལ་གནས་པར་འདོད་ཅིང་། ཚེ་ཡུན་རིང་དུ་བསྲིང་བར་བྱ་བའི་ཕྱིར་འོག་ནས་འཆད་འགྱུར་གྱི་བསྒྲུབ་པའི་བསླབ་བྱ་རྣམས་ཀྱང་བསྟེན་པར་བྱའོ། །

༨ བསྲུང་བ་བཅང་བ་བསྟན་པ།

སྨན་མཆོག་རིན་ཆེན་གྲུབ་པའི་གསང་སྔགས་བཅང་། །ཞེས་པ་སྟེ། དེ་ཡང་བསྲུང་ཞིང་འགོག་པར་བྱ་བའི་དོན་དུ་སྨན་གྱི་མཆོག་དངུལ་ཆུ་རིལ་བུའི་སྦྱོར་བ་དང་། ཨ་རུ་ར་རྣམ་པར་རྒྱལ་བ། དབང་པོ་རིལ་བུ། གུ་གུལ། ཡུངས་ཀར། ཤུ་དག གུ་གེ་ར། ཚ་གྲང་རིན་པོ་ཆེའི་སྦྱོར་བའི་རིལ་བུ་སོགས་ནད་དང་གདོན་པ་སྲུང་ཞིང་ལུས་འཚོ་བར་བྱེད་པའི་མཐུན་རྐྱེན་དེ་དག་དཔུང་པ་གཡོན་པ་ལ་བཏགས་ཤིང་རིན་པོ་ཆེ་ནི། རྡོ་རྗེ་ཕ་ལམ་དང་། དཀར་ཁྲ་མན། བཻཌཱུརྱ། པདྨ་རཱ་ག གཟི་ཆུ་མིག་དགུ་པ། གསེར་ས་བྱུང་མ། མུ་མེན་དང་བྱུ་རུ་སོགས་དར་གྱིས་དྲིལ་ནས་གསེར་གྱི་ཕ་ཏྲའི་ནང་དུ་བཙུགས་ལ་སྤྱི་གཙུག་ཏུ་བཅིང་བ་དང་དངོས་སུ་གྲུབ་པར་གྲགས་ཤིང་ནུས་པ་དངོས་སུ་ཐོན་པའི་རིག་འཛིན་རྣམས་ཀྱིས་ཚུལ་བཞིན་དུ་བསྒྲུབས་པའི་གསང་སྔགས་ཟབ་མོའི་སྲུང་བའི་འཁོར་ལོ་སོགས་མགུལ་དུ་བཏགས་ནས་ནད་གདོན་སྔོན་འགོག་གི་ཐབས་ལ་འབད་པར་བྱའོ། །

༣ ནད་མི་འབྱུང་བའི་བྱ་ཐབས་བསྟན་པ།

ནད་སློང་རྐྱེན་གཉིས་དྲན་པས་རྟག་ཏུ་སྤང་། །ལུས་ངག་ཡིད་ལས་ཉེས་སྤང་ཡང་དག་བསྟེན། །ལྷ་སོགས་དབང་པོ་མནར་དང་ཉམས་བདེར་མིན། །

ཞེས་པ་སྟེ། དེ་ཡང་ནད་སློང་བའི་རྐྱེན་རྣམས་ཀྱི་ནང་ནས་གཙོ་བོར་གྱུར་པ་ནི། ཟས་མི་འཕྲོད་པ་དང་། སྤྱོད་ལམ་མི་མཐུན་པ་གཉིས་པོ་དྲན་པ་དང་ཤེས་བཞིན་གྱིས་ཟིན་པར་བྱས་ནས་རྟག་ཏུ་སྤང་བར་བྱའོ། །ཕྱིར་ནད་སློང་བར་བྱེད་པ་ལ་དུས་གདོན་ཟས་སྤྱོད་བཞི་ཡོད་ཀྱང་གདོན་ནི་བློ་བུར་བ་ཡིན་པས་སྤོང་མི་ནུས། དུས་ནི་ལོ་ལྟར་རྒྱུན་དུ་འབྱུང་བ་ཞིག་ཡིན་པས་སྤོང་མི་ནུས། དེ་བས་ན་ནད་སློང་བར་བྱེད་པའི་རྐྱེན་ཡིན་ལ་རང་ཉིད་ཀྱིས་སྤོང་ཡང་ནུས་པ་ནི། ཟས་དང་སྤྱོད་ལམ་གཉིས་ཡིན་པས་ནན་ཏན་གྱིས་སྤོང་བར་བྱའོ། །

མདོར་ན་དམན་ལྷག་ལོག་པའི་སྐྱོན་མེད་པ་ནི་རྐྱེན་སྤང་བའོ། །དེ་བཞིན་དུ་ལུས་ཀྱི་ལས་འགྲོ་བ། ངག་གི་སྨྲ་བ། ཡིད་ཀྱི་བསམ་པ་བཅས་གསུམ་པོ་ཧ་ཅང་འགྲོ་ཆེས་པ། སྨྲ་མང་བ། རྟོག་དཔྱོད་ཐལ་དྲགས་པ་སོགས་རྩོལ་བ་ཤུགས་དྲག་གི་མཐར་ལྷུང་བ་སྤང་ཞིང་ཧ་ཅང་མི་ངལ་བ་ཙམ་གྱི་ལས་ཡང་དག་པ་བསྟེན་པར་བྱའོ། །ལྷ་ལ་སོགས་པའི་དབང་པོ་རྣམས་རང་རང་གི་ཡུལ་ལ་ལོངས་མི་སྤྱོད་པའམ་ལུས་ངན་པའམ། ཡུལ་མ་རུངས་པར་ལོངས་སྤྱད་པས་ཡོངས་སུ་མནར་ཏེ་ཉམ་ཐག་པར་གྱུར་པའམ་དུབ་པ། ཡང་ན་རང་རང་གི་ཡུལ་ཡིན་ཀྱང་ཉམས་གང་བདེར་ལོངས་སྤྱོད་དྲགས་པ་མ་ཡིན་པ་སྟེ་མཐའ་གཉིས་སུ་མ་ལྷུང་བར་རན་པར་སྤྱོད་པ་ལ་གནས་པར་བྱའོ། །

༤ འགྲོ་འདུག་བྱ་ཐབས་བསྟན་པ།

ཐེ་ཚོམ་གྲུའམ་མི་བརྟུན་བཞོན་པ་དང་། །གསོད་ས་རྩ་ཆེན་མེ་ཡི་ཕུང་པོ་

དང་། གད་སྐྱེང་ཤིང་རྗེར་དབྱར་དགུན་འཛེགས་འགྲོ་སྤང་། །སྡོད་ན་ས་བརྟག་འགྲོ་ན་ལམ་བརྟག་བྱེད་། །མཚན་མོ་དོན་ཆེན་དབྱུག་ཐོགས་གྲོགས་ལྡན་བྱ། །ཞེས་པ་སྟེ། བདེ་ཞིང་ཚེ་རིང་བར་འདོད་པའི་གང་ཟག་གིས་འགྲོ་འདུག་གི་སྤྱོད་ལམ་ཉེས་པ་མེད་པ་ལ་བསླབ་པར་བྱ་སྟེ། དཔེར་ན་ཆུ་ལས་བརྒལ་བའི་ཚེ་ཆུར་མི་བྱིང་བའི་ཆེད་དུ། གྲོས་མི་འཁེལ་བ་ཐེ་ཚོམ་དང་བཅས་པའི་གྲུའམ། རྒྱུད་མི་བརྟན་པའི་བཞོན་པ་སྟེ་མ་བརྟུལ་བའམ། མ་ཐུལ་བས་ཁ་ལོ་མ་ལོབས་པའི་བཞོན་པ་ཞོན་པ། གསོད་ས་སྟེ་རྐུན་ཇག་དང་གཅན་གཟན་གདུག་པོ་སོགས་ཀྱིས་སྲོག་འཕྲོག་པའི་ཉེན་ཡོད་པའི་སར་མི་འགྲོ། དེ་བཞིན་གཏིང་ཚད་མ་ལོན་པའི་ཆུ་བརྒལ་བ། རྦ་རླབས་དྲག་ཏུ་རྒྱུག་པའི་ཆུ་ཆེན་ལ་རྐྱལ་བ། ནགས་ཚལ་དང་། ཁང་ཆེན་སོགས་མེ་ཤུགས་དྲག་ཏུ་འབར་བའི་མེ་ཕུང་གི་དཀྱིལ་དུ་འགྲོ་བ། དབྱར་གད་པ་ཆུས་བཅད་ཀྱི་སྟེང་དང་གཡང་ས་མཐོན་པོའི་རྩེ། དགུན་ཤིང་སྡོང་སྐམ་པོ་ཆག་སླ་བའི་རྩེར་འཛེགས་པ་སོགས་ལྷུང་བའི་ཉེན་ཁ་ཡོད་པས་བདེ་འཇགས་མ་ཡིན་པའི་སར་འཛེགས་པ་དང་འགྲོ་བ་སྤང་བར་བྱའོ། །མདོར་ན་གནས་མལ་གང་དུ་སྡོད་པའི་ཚེ། ས་དགྲ་ཆུ་སྐྱོན་མི་དང་མི་མིན་གྱི་ཉེར་འཚེ་ཡོད་མེད་སྐྱོན་ཡོན་བརྟགས་ལ་སྐྱོན་དང་ལྡན་པ་ལ་ནི་ལྟ་ཅི་ཐེ་ཚོམ་དང་བཅས་པ་ལའང་སྡོད་པར་མི་བྱ། དེ་བཞིན་འགྲོ་བའི་ཚེའང་ལམ་ལ་ཞིབ་ཏུ་བརྟགས་ནས། འཚེ་བ་ཡོང་བའི་གཞི་ཐེ་ཚོམ་དང་བཅས་པའི་སར་མ་བརྟགས་པར་འགྲོ་བར་མི་བྱའོ། །མཚན་མོ་ནི་ཉེས་དམིགས་དང་བྲལ་བའི་གནས་མལ་ལས་འདས་ཏེ་ཕྱོགས་གང་དུའང་འགྲོ་བར་མི་བྱའོ། །གལ་ཏེ་དོན་ཆེན་པོ་དང་ལྡན་པས་ཅིས་ནས་ཀྱང་ཕྱི་རོལ་དུ་འགྲོ་དགོས་པ་བྱུང་ན། དེའི་ཚེའང་། ཚོམ་རྐུན་དང་གཅན་སྤྱང་ལ་སོགས་པའི་འཚེ་བ་དང་། དབང་པོ་དང་ཡན་ལག་བསྣད་པ་སོགས་མི་ཡོང་བའི་ཆེད་དུ་ལྷམ་སོགས་བགོ་བ་ལེགས་པར་བགོ་ཞིང་འཚེ་བ་ཟློག་ཕྱིར། དབྱུག་པ་སོགས་ལག་

ཚ་དང་ལྡན་པའི་གྲོགས་གློས་ཐུབ་དང་དཔུང་བསྡེབས་ནས་འགྲོ་བར་བྱའོ། །སྙིང་པོ་བསྡུས་པར། གསོད་ས་ཁང་སྟོང་འབྲོག་སྟོང་དང་། །དུར་ཁྲོད་དུ་ནི་ཉེན་མོའང་མེད། །ཅེས་གསུངས་པ་ལྟར་རོ། །

༥ གཉིད་ལོག་ཐབས་བསྟན་པ།

མཚན་གཉིད་མ་ལོག་རྒྱུབ་པས་ཅི་བདེར་ལོག །མ་ལོག་ནང་པར་སྨྱུང་བྱ་ཕྱེད་གཉིད་ལོག །ར་རོ་སྟོབས་ཟད་སྨྱ་ངན་རྩོལ་བས་དུབ། །སྐྲ་མང་རྒས་དང་འཇིགས་པའི་མི་རྣམས་ལ། །སོ་ག་རྒྱུབ་ཅིང་མཚན་མོ་ཐུང་བས་ན། །ལུས་ཀྱི་སྟོབས་འཕྲོག་རླུང་འཕེལ་འགྱུར་བའི་ཕྱིར། །ཉིན་པར་གཉིད་ལོག་སྐམ་ཕྱིར་འགྱུར་བས་ཕན། །གཞན་དུ་ཉིན་གཉིད་བད་ཀན་སྐྱེད་ཅིང་སྐྲངས། །རྨོངས་བག་མགོ་ན་སྙིད་སྐྱུར་རིམས་འདེབས་འགྱུར། །གཉིད་འཕེལ་སྐྱུགས་དང་སྨྱུང་བྱ་བྲུད་མེད་བསྙེན། །གཉིད་ཡེར་འོ་མ་ཞོ་ཆང་ཤ་ཁུ་བཏུང་། །མགོ་བོ་བསྐུ་ཞིང་རྣ་བ་སྣུམ་གྱིས་དགང་། །ཞེས་པ་སྟེ། གལ་ཏེ་མི་གང་ཞིག་རྐྱེན་འགའ་ཞིག་གིས་མཚན་མོ་གཉིད་མ་ལོག་པར་གྱུར་པ་དེའི་ཚེ། གཉིད་ཆག་པ་དེ་ནི་ནུས་པ་རྒྱུབ་ཅིང་རླུང་སྐྱེད་པར་བྱེད་པས་སྡུག་བསྔལ་གྱི་ཚོར་བའི་རྒྱུར་འགྱུར་བའི་ཕྱིར་ཅེས་ནས་ཀྱང་གཉིད་བདེ་བར་ལོག་པར་བྱ་ཞིང་གལ་ཏེ་མཚན་མོ་གཉིད་ཆག་ན་དེའི་ཚེ་ནངས་པར་ཟས་མ་ཟོས་པར་སྨྱུང་བར་གནས་པར་བྱས་ཏེ། མདང་ནུབ་གཉིད་ཆག་པའི་ཡུན་དེའི་ཕྱེད་ཙམ་བར་དུ་གཉིད་ལོག་པར་བྱའོ། །དེ་ནི་སྤྱིར་བཏང་བ་སྟེ་དམིགས་བསལ་དུ་ཆང་གིས་ར་རོ་བ་དང་། ལུས་ཀྱི་སྟོབས་ཟད་པ། སྨྱ་ངན་གྱིས་ནོན་པ། རྩོལ་བས་དུབ་པ། སྐྲ་ཤིན་ཏུ་མང་བ། རྒས་པ་དང་། འཇིགས་ཤིང་སྐྲག་པའི་མི་རྣམས་ལ་ནི་བྱུངས་སྟོབས་ཉམས་པའི་འཇིགས་པས་མནར་ཞིང་ནམ་ཟླ་སོ་ཀའི་ཚེ་རྒྱུབ་ཅིང་ཡང་བའི་མཐུ་སྐྱེད་ཅིང་མཚན་མོའང་ཐུང་བ་ཡིན་པས་ན་དེས་ལུས་ཀྱི་སྟོབས་

དང་གཟི་མདངས་འགྲིབ་ཅིང་རླུང་འཕེལ་བར་འགྱུར་བའི་ཕྱིར་ན་དེའི་སྐབས་སུ་ཉིན་པར་ཡང་གཉིད་ཅུང་ཟད་རེ་ལོག་ན་དེས་ནི་སྨུམ་ཞིང་ལྷི་བར་འགྱུར་བའི་ཡོན་ཏན་དང་ལྡན་པས་རླུང་འཇོམས་ཤིང་སྟོབས་དང་མདངས་ལ་ཕན་པའི་ཕྱིར་རོ། དེ་ལྟ་བུ་མ་ཡིན་པར་གཞན་དུ་ཉིན་པར་གཉིད་ལོག་ན་དེས་བད་ཀན་ལྷག་པར་དུ་སྐྱེད་ཅིང་སྐྱ་སོབ་ཏུ་སྐྲངས་པ་དང་མཁྲིས་པ་མང་བར་འགྱུར་ཞིང་། ཉེས་པ་རྫོངས་བག་ཏུ་འགྱུར་བས་མགོ་བོ་ན་ལ། སྙིད་པ་སྐྱུར་བ་དང་། ཚམ་པ་དང་རིམས་ལ་སོགས་པའི་ནད་ཀྱིས་འདེབས་པར་འགྱུར་བའི་ཕྱིར་སྤང་བར་བྱའོ། །གལ་ཏེ་མི་གང་ཞིག་གཉིད་འཕེལ་ཏེ་གཉིད་ཆེ་དྲགས་པ་དེ་ཡི་ཚོན་དེའི་རྒྱུ་བད་ཀན་ཟད་པར་བྱ་བའི་ཕྱིར་དུ་སྐྱུག་གཏོང་བ་དང་། སྐྱུང་བར་བྱ་བ་སྐོ་ཟས་འཕྲི་བ་དང་། བུད་མེད་བསྟེན་པ་སོགས་བྱས་ན་གཉིད་སྲབ་པར་འགྱུར་རོ། །ཡང་གཉིད་ཡེར་ཏེ་གཉིད་དུས་སུ་མི་འབྱུང་ཚེ་འོ་མ་རྟོན་མོ་དང་། ཤ་ཁུ་རྟོན་མོ། ཞོ་དང་ཆང་གར་མོ་སོགས་རྫ་ཞིང་བཙུད་དང་ལྡན་པའི་བཏུང་བ་དང་ཏིལ་མར་ལ་སོགས་པའི་སྣུམ་གྱི་རིགས་མགོ་བོར་བསྐུ་ཞིང་། རྣ་བའང་སྣུམ་གྱིས་དགང་བར་བྱའོ། །

༤ ཉལ་པོ་སྤྱོད་ཐབས་བསྟན་པ།

ཉལ་པོ་སྐྱེ་གནས་མི་མཐུན་བདག་པོ་ཅན། །མི་སྡུག་སྨྲུམ་མ་ཞུགས་ཞན་ཉེན་པ་དང་། །ལྷ་མཚན་ལྡན་དུས་བཀན་བྱེད་འཁྲིག་པ་སྤང་། །དགུན་དུས་རོ་ཙས་དྲེགས་ཆེ་བཀག་པ་མེད། །སྟོན་དཔྱིད་ཞག་གཉིས་དབྱར་སོས་ཟླ་ཕྱེད་སྤྱད། །གཞན་དུ་བུད་མེད་ལ་ཞུགས་དབང་པོ་ཉམས། །མགོ་འཁོར་དུས་མིན་འཆི་བར་བྱེད་པ་ཡིན། །ཞེས་པ་སྟེ། སྐྱེ་བོ་གང་ཞིག་ཉལ་པོ་སྤྱོད་པར་འདོད་པ་ན། རང་རང་དང་རིགས་མི་མཐུན་པའམ་སྐྱེ་གནས་མི་མཐུན་པ་དུད་འགྲོ་སོགས་དང་། བུད་མེད་ཡིན་ཡང་གཞན་གྱིས་བདག་ཏུ་བཟུང་བས་ཁྱིམ་ཐབས་ཅན་ཡིན་ན་བདག་པོ་

ཅན་ཞེས་བྱ་ལ་འོག་གི་དམ་པ་ལྷ་ཆོས་ཀྱི་སྐབས་སུ། ལོག་པར་གཡེམ་པ་ཞེས་པ་གཉིས་ཟློས་པ་མིན་ཏེ། ཕྱི་མས་ནི་མི་དགེ་བ་ཡིན། བདག་པོ་ཅན་གྱི་བུད་མེད་ལ་སྤྱོད་པས་བདག་པོ་དེས་རང་བསད་པ་དང་བརྡུང་བ་ལ་སོགས་པའི་ཉེན་ཡོད་པའི་ཕྱིར་དེ་བསྲུང་བའི་ཕྱིར་གསུངས་པའོ། །གཟུགས་ངན་ཞིང་སྙིང་དུ་མི་སྡུག་པ་དང་། སྨུམ་མ་དང་། ཁྲིས་པ་ཆན་དང་ཤུགས་ཞན་ཉེན། གསུངས་པ་ལྟར། མ་སྨིན་པ་དང་། ཧ་ཅང་རྒས་ཤིང་རྒུད་པ་ཤིན་ཏུ་རིད་པས་ཤུགས་ཞན་པ། ནད་དང་སྡུག་བསྔལ་དྲག་པོ་སོགས་ཀྱིས་ལུས་རབ་ཏུ་ཉེན་པའི་བུད་མེད་ལ་མི་སྤྱོད་པ་དང་། ཟླ་མཚན་དང་ལྡན་པའི་དུས་བཅས་སུ་བུད་མེད་ལ་བཀག་པར་བྱེད་པའམ་འཁྲིག་པ་ཡོངས་སུ་སྤང་དགོས་པ་ཡིན་ནོ། །ཟླ་ཟེར་ལས། ཉལ་པོའི་ཆོས་ནི་སྤང་བར་བྱ། །བཀག་མིན་ཟླ་མཚན་ལྡན་པ་དང་། །སོགས་ཀྱི་སྐབས་སུ། དེའི་འགྲེལ་བར། བཀག་མིན་ཞེས་བྱ་བ་ནི། བཀག་པ་མ་ཡིན་པ་སྤང་བ་སྟེ། དོན་གྱིས་ན་བཀག་ཏེ་བསྟེན་པར་ཉན་པ་མ་ཡིན་ནོ། །ཞེས་གསུངས་པ་ལྟར་རོ། །བཤད་མ་ཐག་པའི་སྤང་བར་བསྟན་པ་དེ་དག་ལ་བསྟེན་ན། ལུས་དང་ཚེ་ལ་བར་དུ་གཅོད་ཅིང་བཀྲ་མི་ཤིས་པ་རྣམས་མང་དུ་འབྱུང་བའི་ཕྱིར་རོ། །དེ་ལྟ་བུ་མ་ཡིན་པའི་བུད་མེད་ལ། །དགུན་གྱི་དུས་སུ་སྐྱེས་པ་རོ་ཙ་བས་ཁུ་བ་ཆེར་འཕེལ་ཏེ་རྡྲིགས་པ་དང་ལྡན་པའི་ཚེ་འཁྲིག་པ་ཡང་ཡང་སྤྱད་ཀྱང་བཀག་པ་མེད་ལ་བཀག་ཆེས་ན་ཁུ་བ་བཀག་པའི་ནད་དུ་འགྱུར་བས་སོ། །སྟོན་དཔྱིད་གཉིས་ཉམས་སྟོབས་འབྲིང་གི་དུས་ཡིན་པས་ཞག་གཉིས་ལ་སྤྱད་དོ། །དབྱར་སོས་གཉིས་ལ་ཉམས་ཆུང་བས་ཟླ་བ་ཕྱེད་ཕྱེད་ལ་སྤྱད། དེ་ལྟར་མ་ཡིན་པའི་གནས་སྐབས་གཞན་དུ་བུད་མེད་ལ་གང་བྱུང་དུ་ཞུགས་པ་ཡིན་ན། མིག་སོགས་དབང་པོ་ཉམས་ཤིང་མགོ་འཁོར་བ་སོགས་མི་བཟད་པའི་ནད་ཀྱིས་བཏབ་ནས་དུས་མིན་དུ་འཆི་བར་བྱེད་པ་ཡིན་པས་ན་སྤང་བར་བྱའོ། །

༧ བསྐུ་ཐུག་བྱ་ཐབས་བསྟན་པ།

རྟག་ཏུ་བསྐུ་ཐུག་སྤྱོད་བྱེད་རྒས་ངལ་རླུང་། །འཇོམས་བྱེད་མགོ་རྐང་རྣ་བ་ལ་བསྟེན་བྱ། །ཞེས་པ་སྟེ། དུས་རྟག་ཏུ་ལུས་ལ་སྣུམ་བསྐུ་ཞིང་ཐུག་པ་དང་མཉེ་བའི་ཚོ་ག་ལེགས་པར་སྤྱོད་པར་བྱེད་པ་དེས་ནི། རྒས་ཀ་སྲ་ཞིང་ཚེ་འཕེལ་བ། གཉིད་ཁུག་ཅིང་དབང་པོ་གསལ་བ། སྟོབས་རྒྱས་ཤིང་ལྤགས་པ་འཇམ་པ། ལུས་ངལ་བའི་ནད་དང་། རླུང་གི་ནད་ཀུན་འཇོམས་པར་བྱེད་པ་བཅས་ཡིན་ཞིང་། རྒྱུ་མཚན་དེས་ན། མགོ་བོ་དང་། རྐང་ལག་གི་མཐིལ་བཞི་ལ་རྩའི་སྣེ་མོ་ཡོད་པས་བསྐུ་ཞིང་ཐུག་པ་དང་། རྣ་བ་ཡང་རླུང་གི་གནས་ཡིན་པས་འབྲུ་མར་གྱིས་དགང་བ་སོགས་སྣུམ་གྱི་ཚོ་ག་ཡང་ཡང་བྱའོ། །

༨ རྩོལ་བ་སྦྱོད་ཐབས་བསྟན་པ།

ལུས་ཡང་ཆོལ་འདྲི་སྐབས་ཕྱེད་མེ་དྲོད་སྐྱེད། །མཁྲེགས་དང་ལས་ནུས་ཡང་དག་རྩོལ་སྦྱོད་འབྱུང་། །ཐལ་དྲགས་ལོག་པས་དེ་ལས་མ་རུངས་འགྱུར། །རྒན་བྱིས་རླུང་མཁྲིས་ནད་ཅན་དེ་སྤང་བྱ། །སྟོབས་ལྡན་སྣུམ་ཟ་དགུན་དང་དཔྱིད་དུས་དང་། །བད་ཀན་ཅན་གྱིས་རྩོལ་བཅག་བསྟེན་པར་བྱ། །ཞེས་པ་སྟེ། རྩོལ་བས་རན་པར་བཅག་པར་བྱས་ན། དེས་ནི་ལུས་ཁམས་ཡང་ཞིང་ཆོལ་འདྲི་བ་དང་། ལུས་ཀྱི་སྐབས་ཕྱེད་དེ་ལུས་ཀྱི་སྟོད་སྨད་ལ་སོགས་པའི་སྒོམ་ཕྲའི་ཆ་སྙོམས་པ་སྟེ། ཆ་རྣམས་སོ་སོར་འབྱེད་པས་ན་སྐྱེ་མཆེད་གཙང་ཞིང་ལྷག་པར་ཕོ་བ་ལ་སོགས་པའི་མེ་དྲོད་ཀྱི་ཆ་ཤས་ཐམས་ཅད་རྒྱས་པ་དང་མཁྲེགས་ཞེས་ལུས་སྲ་ཞིང་གྲིམ་ལ་བརྟན་པས་སྒོ་གསུམ་གྱི་ལས་གང་ཡང་བྱེད་ནུས་པ་སོགས་ཀྱི་རྒྱུ་ནི་གང་ལས་བྱུང་བ་ཡིན་ཞེ་ན་ལུས་ཀྱི་རྩོལ་བ་ཡང་དག་ལས་འབྱུང་བར་འགྱུར་བ་ཡིན་ནོ། །རྩོལ་བ་ཡང་དག་ཅེས་པ་ནི། མི་རྣལ་བཅག་པ་སྤྱོད་ལམ་མཆོག་ཡིན་ནོ། །ཞེས་པའི་དོན་ནོ། །

ཏ་ཙང་ཐལ་དྲགས་པ་ནི་མ་ཡིན་པའོ། །ཏ་ཙང་ཐལ་དྲགས་ན་ལོག་པའི་སྐྱོན་དུ་འགྱུར་བས་གོང་གི་ཡོན་ཏན་དེ་རྣམས་ལས་གཞན་དུ་གྱུར་ཏེ། ལུས་བྲུངས་ཟད་པ་དང་། ལོག་པའི་རྩོལ་བས་བརྡབ་ཆག་གམ་འགྲམས་འཁྲུགས་སྐྱེད་པས་ན་དེའི་ལུས་མ་ཏུངས་པར་འགྱུར་རོ། །དམིགས་བསལ་དུ་རྒན་པོ་དང་བྱིས་པ་དང་། རླུང་གི་ནད་དང་། མཁྲིས་པའི་ནད་དང་། དེ་གཉིས་ཀ་ལྡན་པའི་ནད་ཅན་གྱི་མི་རྣམས་ཀྱིས། རྩོལ་བཅག་ཐལ་དྲགས་པ་དེ་སྤང་བར་བྱའོ། །དེ་ལྟར་བྱིས་པ་སོགས་མ་ཡིན་པའི་མི་སྟོབས་དང་ལྡན་ཞིང་ཁ་ཟས་སྣུམ་བག་ཤས་ཆེར་ཟ་བ་རྣམས་གཞན་དགུན་དང་དཔྱིད་ཀའི་དུས་སུ་རྩོལ་བཅག་འབད་པས་བསྟེན་པར་བྱ་ཞིང་། ལྷག་པར་དུ་ནད་ཁམས་བད་ཀན་ཅན་གྱི་མིས་ནི་རྩོལ་བཅག་འབད་པ་ཆེན་པོས་བསྟེན་པར་བྱའོ། །

༩ ཉྲིལ་ཕྱིས་བྱ་ཐབས་བསྟན་པ།

ཉྲིལ་ཕྱིས་བད་ཀན་སེལ་ཞིང་ཚིལ་འཇུ་བྱེད། །ཤགས་གསལ་ཡན་ལག་བརྟན་པར་བྱེད་པའི་མཆོག །ཅེས་པ་སྟེ། དེ་ལྟར་བསྐུ་མྱུག་དང་། རྩོལ་བཅག་བྱས་པའི་རྗེས་སུ། སྲན་ཕྱེ་སོགས་ཀྱིས་འཕུར་ཏེ་ཉྲིལ་ཞིང་ཕྱིས་པས་བད་ཀན་སེལ་ཞིང་ཚིལ་འཇུ་བར་བྱེད་པ་དང་། ཤགས་པའི་མདོག་ཀྱང་དྭངས་ཤིང་གསལ་བ་ཡན་ལག་རྣམས་ཀྱང་བརྟན་ཞིང་མཉེན་པར་བྱེད་པའི་མཆོག་ཡིན་པས་ན་དེ་ལྟར་བསྟེན་པར་བྱའོ། །

༡༠ ཁྲུས་བྱ་བའི་ཐབས་བསྟན་པ།

ཁྲུས་ནི་རོ་ཙ་ དྲོད་སྟོབས་ཚེ་མདངས་སྐྱེད། །གཡའ་རྑྱལ་དྲི་ང་སྙོམས་ཉམ་ལུས་ཆ་སེལ། །ཆུ་དྲོན་མགོ་བཀྲུས་སྐྲ་མིག་སྟོབས་འཕྲོག་ཡིན། །ཚད་འབྲུ་སྨྱ་སྦྲོས་ཆམ་པ་མ་ཞུ་དང་། །སྣ་མིག་ནད་ཅན་ཟོས་མ་ཐག་ལ་སྤང་། །ཞེས་པ་སྟེ།

ཆུ་གཙང་དྲོ་འཛམ་དུ་ཞུགས་ཏེ་ལུས་ཡང་ནས་ཡང་དུ་འབྲུས་ཤིང་དག་པར་བྱེད་པ་དང་། ལྷག་པར་སྟོན་ཟླ་བརྒྱད་པ། སྐར་མ་རི་ཁྱི་འཆར་ནས་ཆུ་ཀླུང་ནུས་པ་ཅན་དུ་གྱུར་པའི་ཆོན་འབྲུས་བྱས་པས་རོ་ཙ་བ་དང་། ལུས་ཕྱི་ནང་གི་དྲོད་སྐྱེད་པ་དང་སྟོབས་ཆེ་ཞིང་། ཚ་དང་གཟི་མདངས་སྐྱེད་པར་འགྱུར་ལ། པགས་པ་བད་ཀན་གྱིས་གཡའ་ཞིང་མཁྲིས་པས་རྒྱལ་བས་ལུས་ལས་དྲི་ང་བ་བྲོ་བ་དང་། གཞན་ཡང་རླུང་གིས་དྲི་མ་ཆགས་ཤིང་ལུས་སྙོམས་པ་སྟེ་སྒྲིད་པ་སྐྱུར་ཏེ་ལུས་འགུལ་སྤྱོད་བྱེད་སྙིང་མི་འདོད་པ། ཁྲག་གིས་ཁ་སྐོམ་པ་དང་ལུས་ཀྱི་ཚ་བ་རྣམས་འབྲུས་བྱས་པས་སེལ་བར་ནུས་པ་ཡིན་ནོ། །འོན་ཀྱང་ཆུ་དྲོན་གྱིས་མགོ་བོ་བཀྲུས་པ་ཡིན་ན། སྐྲ་དང་མིག་གི་སྟོབས་འགྲིབ་པ་སྟེ། སྐྲ་བྱི་བ་དང་། མིག་གི་རྒྱལ་མོའི་མདངས་ཉམས་པ། འདིར་བཤད་པའི་ཆུ་དྲོན་ནི། གཙོ་བོ་རང་བྱུང་ཆུ་ཚན་གྱི་ནང་ལ། སྐྲ་དང་མིག་གཉིས་བཀྲུ་མི་ཉན་པར་མ་ཟད། སྤྱིར་བཏང་གི་ཆུ་ཚ་པོས་ཀྱང་བཀྲུ་མི་ཉན་པར་བསྟན་པ་ཡིན། ཁྱད་པར་ཚད་པས་འབྲུ་བ་དང་། ལྟོ་བ་སྟོམས་པའི་སྐབས་སུ་ཆུ་ཚ་གྲང་གང་གིས་ཀྱང་བཀྲུ་མི་རུང་། གཞན་ཡང་ཆམ་པ་ཐོག་པ། མ་ཞུ་བས་བཏབ་པ། སྣ་ནད་ཅན་དང་། མིག་ནད་ཅན། ཟས་ཟོས་མ་ཐག་པ་བཅས་ལ་ནི། མགོ་ཙམ་དུ་མ་ཟད་ལུས་ཀུན་ལ་འབྲུས་བྱ་བ་སྤང་དགོས་པར་བསྟན་པ་ཡིན་ནོ། །

༡༡ མིག་བསྲུང་བའི་ཐབས་བསྟན་པ།

མིག་ནི་མེ་ཡི་རང་བཞིན་བད་ཀན་འཇིགས། །མཆི་མ་འཛག་ཕྱིར་མིག་སྨན་སྐྱེར་ཁནྡ། །རྟག་ཏུ་ཞག་བདུན་ལོན་ཚེ་ཉིན་རེ་བླུགས། །ཞེས་པ་སྟེ། མིག་ནི་མཆེན་པ་དང་འབྲེལ་འབྱོར་རམ་མེ་ཏོག་ཡིན་པའི་དོན་གྱིས་མེ་ཡི་ཁམས་སམ་རང་བཞིན་ཡིན་པས་དེས་གསལ་ཞིང་མཐོང་བའི་བྱ་བ་བྱེད་པ་ཡིན་མོད། མེའི་སྟོབས་ལྷག་པར་འཕེལ་དྲགས་པ་ཡིན་ན། དེས་བད་ཀན་ཆོམ་བྱེད་ས་ཆུའི་རང་བཞིན་དེ་

འཛིགས་ནས་སྐེམ་པར་བྱས་ཏེ། མིག་གི་སྐམ་ཚག་དང་གཉན་ཚད་རྒྱས་པར་བྱེད་པས་ན་མིག་གི་ནང་དུ་མཆིམ་སྐྱེ་ཞིང་འཛག་ནས་མིག་གི་གཉན་ཚད་དང་སྐམ་ཚག་མི་སྐྱེ་བའི་ཕྱིར་དུ། མིག་སྨན་སྐྱེར་པའི་ཁནྡ་ཆུ་གཙང་དུ་སྦྱངས་ནས་རྟག་ཏུ་ཞག་བདུན་རེ་ཡོན་ཚེ་ཉིན་རེ་ཐེངས་རེ་བླུགས་ཏེ་མིག་གི་ནང་སྐམ་ཚག་དང་གཉན་ཚད་མི་ཡོང་བའི་སྔོན་འགོག་དང་། མིག་གི་བཅུད་ལེན་དུ་འགྱུར་བའི་ཐབས་ལ་འབད་པར་བྱའོ། །དེའང་བསྡུས་པར། དེ་ནི་མེ་ཡི་རང་བཞིན་ཏེ། །ལྷག་པར་བད་ཀན་ལ་འཛིགས་པས། （འདི་བད་ཀན་ས་ཆུའི་རང་བཞིན་ལ་གནོད་པས། ཞེས་པའི་དོན་ཡིན་ནམ་སྙམ）། མཆི་མ་འཛགས་ཕྱིར་སྐྱེར་ཁནྡ། །ཞག་བདུན་རེ་ནི་བླུགས་པར་བྱ། །ཞེས་གསུངས་པ་ལྟར་རོ། །ཡང་གོ་བ་ལེན་ཚུལ་གཞན་ཞིག་ཏུ་མིག་ནི་མེ་ཡི་རང་བཞིན་ཅན་ཡིན་པས། དེ་དང་ཆོས་མི་མཐུན་པས། བད་ཀན་ས་ཆུའི་རང་བཞིན་ཅན་དེ་འཛིག་ཅིང་གནོད་པར་བྱེད་པས་བད་ཀན་དེ་མཆི་མའི་རྣམ་པས་ཕྱིར་འཛགས་པར་བྱེད་པའི་ཆེད་དུ་མིག་སྨན་སྐྱེར་པའི་ཁནྡ་ཞག་བདུན་རེ་བཞིན་བླུགས་པར་བྱའོ། །ཞེས་བཤད་པའང་ཡོད་དོ། །

༡༢ ནད་ཀྱི་�

ཀློ་བུར་ནད་ལྔའི་དགྲ་ལ་སྐྱེལ་མ་བསྟེན། །ཞེས་པ་སྟེ། རྒྱུན་བསྲིངས་ནས་བཅོས་ལོང་མེད་ཅིང་། སྲོག་ལ་གློ་བུར་དུ་རྒོལ་བའི་དགྲ་བོ་མི་བཟད་པ་སྟེ། རྒྱུད་ཆུང་དུ། ཙ་ལོག ཉ་ལོག གག་པ། ལྷོག་པ། སྣ་ཁྲག་མང་དུ་ཤོར་བ་ལྔ། བྱུང་པས། ཐ་མའི་ཚབ་ཏུ། གཟའ་ནད། ཅེས་པ། གང་ལྟར་དེ་ལྔ་བུའི་ནད་ཀྱི་ཧག་པ་དགྲ་བོ་མི་བཟད་པ་ལྔ་པོ་དེ་སྲོག་གི་གཤེད་དུ་ནམ་འོང་ཆ་མེད་ཡིན་པས། དེ་རྣམས་སོ་སོའི་གཉེན་པོ་འགོག་བཅོས་ཀྱི་ཐབས་གཞུང་དང་མན་ངག་ཟབ་མོ་ལས་ཇི་ལྟར་བྱུང་བ་རྣམས（སྨན་སྡུགས་དཔྱད་ཆས）དགྲ་བོ་ལ་འགོག་སྲུང་སྐྱེལ་མའི་ཚུལ་དུ

ལུས་ལ་བཅང་ཞིང་དུས་རྒྱུན་དུ་བསྟེན་པར་བྱའོ། །ཡང་། སྙིང་པོ་བསྡུས་པར། འབྱུང་པོ་དུག་དང་ཀླུང་དང་མེ། །མཚོན་རྣམས་ཆག་གྲུམ་སྐྱོགས་འབྱུང་དང་། །འདོད་ཆགས་ཞེ་སྡང་འཇིགས་སོགས་གང་། །གློ་བུར་ནད་ཡིན་འཇོམས་པར་བྱ། །ཞེས་གསུངས་པའང་ཡོད། །

༡༣ སྤྱོད་པ་ཐམས་ཅད་སྒོམས་དགོས་པར་བསྟན་པ།

རྟག་ཏུ་གཅིག་ལ་མ་ཡིན་ཀུན་སྒོམས་སྤྱད། །ཅེས་པ་སྟེ། དེ་ལྟར་བཤད་ཟིན་པའམ། འཆད་འགྱུར་གྱི་བྱ་བ་ཀུན་ཀྱང་། སྣེ་གཅིག་གམ། ཉི་མ་གཅིག་གཉིས་ཙམ་མ་ཡིན་པར། དུས་དང་རྣམ་པ་ཀུན་ཏུ་སྤང་བླང་གི་བྱ་བ་མ་འཛོལ་བར་སྒོམས་པར་ཧེ་ཕྱོགས་རིས་མེད་པར་སྤྱད་པར་བྱའོ། །

༡༤ དེ་རྣམས་ཀྱི་ཕན་ཡོན་བསྟན་པ།

དེ་ལྟར་བདག་ནི་ཉིན་མཚན་གནས་འགྲོ་ཞེས། །རྟག་ཏུ་དྲན་པ་ཉེར་འཇོག་སྡུག་བསྔལ་བསྲིང་། །ཞེས་པ་སྟེ། དེ་ལྟར་བསྟན་པའི་སྤྱོད་ལམ་རྣམས་མ་འཛོལ་བར་ཇི་ལྟ་བ་བཞིན་དུ་བདག་རང་ཉིད་ཀྱིས་ནི་དུས་ཉིན་མོའམ་མཚན་མོ་སྤྱོད་ལམ་འགྲོ་བའམ་འདུག་པ་གང་བྱེད་ཀྱང་། ཐང་རེ་བ་མ་ཡིན་པར་རྟག་ཏུ་སྤང་བླང་གི་གནས་མི་བརྗེད་པའི་དྲན་པ་ལ་ཡིད་ཉེ་བར་འཇོག་ཐུབ་པ་བྱུང་ན། ནད་སོགས་སྡུག་བསྔལ་མཐའ་དག་རྒྱང་རིང་དུ་བསྲིང་བའི་བདེ་བའི་རང་བཞིན་ལ་ལོངས་སྤྱོད་པར་འགྱུར་རོ། །གལ་ཏེ་དེ་དག་ལས་ཉམས་ན་སྐྱོན་ཐམས་ཅད་འབྱུང་བའི་ཚུལ། བཤེས་སྤྲིངས་ལས། དབང་ཕྱུག་ལུས་རྟོག་དྲན་པ་བདེ་གཤེགས་ཀྱིས། །བགྲོད་པ་གཅིག་པའི་ལམ་དུ་ཉེ་བར་བསྟན། །དེ་ནི་བསྲིམས་ནས་མངོན་པར་བསྲུང་བགྱི་སྟེ། །དྲན་པ་ཉམས་པས་ཆོས་ཀུན་འཇིག་པར་འགྱུར། །ཞེས་གསུངས་པ་ལྟར་རོ། །

གཉིས་པ། འཛིག་རྟེན་མི་ཆོས་ཀྱི་སྤྱོད་པ་བསྟན་པ།

འཛིག་རྟེན་མི་ཆོས་ཀྱི་སྤྱོད་པ་བསྟན་པ་ལ་ཡང་། མི་ཆོས་ཡོན་ཏན་གྱི་གཞི་ཡིན་པར་བསྟན་པ། མི་ཆོས་ཀྱི་ཐབས་དངོས་བསྟན་པ། དེའི་འབྲས་བུ་བསྟན་པའོ། །

༡ མི་ཆོས་ཡོན་ཏན་གྱི་གཞི་ཡིན་པར་བསྟན་པ།

འཛིག་རྟེན་མི་ཆོས་སྤྱོད་པ་ཡོན་ཏན་ཀུན་གྱི་གཞི། །ཞེས་པ་སྟེ། འགྲོ་བ་སྐྱེ་བོ་གང་དག་གིས་འཛིག་རྟེན་ན་ཡོངས་སུ་གྲགས་པའི་མི་ཡི་ཆོས་ལུགས་བཟང་པོ་དེ་དུས་རྟག་ཏུ་སྤྱོད་ཅིང་ཉམས་སུ་ལེན་པར་འགྱུར་བ་དེ་ནི། ཆོས་དང་འཛིག་རྟེན་གཉིས་ཀྱིས་བསྡུས་པའི་ཡོན་ཏན་གྱི་དགེ་ལེགས་ཀུན་ཐོགས་པ་མེད་པར་འབྱུང་བའི་གཞི་ཉིད་ཡིན་པའི་ཕྱིར་ན་ལུགས་འདི་དོན་གཉེར་གྱི་རྣམ་པས། ཐོག་མ་ཉིད་ནས་ཚུལ་འདི་མཁས་པ་རྣམས་ཀྱི་རྗེས་སུ་འབྲང་སྟེ་ལེགས་པར་སྤྱད་ཅིང་དོན་དུ་གཉེར་བར་བྱའོ། །

༢ མི་ཆོས་ཀྱི་ཐབས་དངོས་བསྟན་པ།

ཆད་དོན་བཙན་པར་བྱ་ཞིང་ཚིག་རྗེས་དོན་གྱིས་བསབ། །ངན་ལས་ཆད་ཀྱང་བཟློག་ཅིང་བཟང་ལས་བརྩོལ་ཡང་བརྩམ། །གཞིག་པ་སྟོན་ལ་བཏང་ཞིང་ཕྱིས་ཀྱི་ལེགས་འཕེན་བཅའ། །ཟེར་རྒྱུ་བདེན་པར་མི་བཟླུང་ལེགས་པར་དཔྱད་ནས་བཟུང་། །སླ་དཀའ་བསམ་ལ་སླ་ཞིང་རང་གི་མདོ་དོན་བསྒོམ། །བྱད་མེད་ངག་ལ་མི་ཉན་ཐད་ཁ་སྤྱི་བར་བྱ། །བྱམས་སྟོས་མི་ལ་ཚིག་རྫོན་མིག་གཞུག་ལྷུག་པར་སླ། །ཅམ་ལ་བརྙིང་ཞིང་འཕྲུལ་ལ་འཁྲོགས་པ་བདེ་བར་བྱ། །དགྲ་བོ་ཡན་པར་མི་གཏོང་འདམ་རིང་ཐབས་ཀྱིས་འདུལ། །ཉེ་འཁོར་ཤ་ཚས་བསྐྱང་ཞིང་ཕར་དྲིན་མིག་རིང་བལྟ། །སློབ་དཔོན་པ་ཁྲ་ལ་སོགས་རྒན་རིགས་ཕུད་དུ་

ཁྲར། །ཕྱུལ་མི་མཛའ་བཤེས་འགྲོགས་དགོས་རྣམས་དང་བློ་སེམས་བསྟུན། །སོ་ནམ་ཞིམ་མོར་བྱ་ཞིང་དགོས་དུས་རྩིང་པོར་སྨྲ། །མི་བདེན་འཕམ་ངོས་བླང་ཞིང་རྒྱལ་ན་ཆོད་ཐིན་བྱ། །མཁས་ན་དྲེགས་པ་བསྒྱུང་ཞིང་ཕྱུག་ན་ཆོག་ཤེས་བྱ། །མི་བཟན་ཁྲད་དུ་མི་གསོད་མཐོ་ལ་ཕྲག་དོག་སྤང་། །མི་ངན་བསྟེན་ཐི་མི་བྱ་བན་པོན་དགྲར་མི་བསླངས། །གཞན་གྱི་ནོར་ལ་མི་འབགས་ལ་ཡོག་མནའ་ལ་འཛེམས། །མི་འགྱོད་རྫོག་གཏང་བྱ་ཞིང་ངན་ལ་དབང་མི་བསྒྱུར། །སེམས་ཀྱི་སྟོབས་དྲང་དང་རིང་ཡངས་ཤིང་གཞི་བསྐྱེད་ལ། །ལས་རྣམས་ཕལ་ཆེར་ཟླ་ཆོད་དུས་སུ་བླང་བ་གཅེས། །ཞེས་པ་སྟེ། དུས་གང་དུའང་རུང་། བྱ་བ་གང་ཞིག་ཡིན་ཡང་། འདི་དང་འདི་བྱའོ་ཞེས་རང་དོན་དང་། མི་ཕན་ཚུན་བར་ཁ་ཆད་བྱས་པ་སྟེ། ཁས་བླང་བའི་དོན་དེ་མི་བསླུ་བར་དབང་བཙན་པར་བྱས་ཏེ་ཆད་ཕུལ་བ་དེ་ལྟར་བསྒྲུབ་པར་བྱ་བ་ལས་གཞན་དུ་འདོར་བར་མི་བྱ་ཞིང་། སྔར་སྨྲས་པའི་ཚིག་གི་རྗེས་དེ་དོན་གྱིས་བསབ་ཐུབ་པ་བྱེད་དགོས། དེ་ནི་སྐྱེས་བུ་དམ་པ་ཡ་རབས་རྣམས་ཀྱི་སྤྱོད་ཚུལ་ཡིན་པས་དེ་ལྟར་དོན་ཐོག་ཏུ་སྨིན་ངེས་བྱེད་དགོས། ཤེས་རབ་སྡོང་བུ་ལས། དམ་པས་མང་པོ་ཁས་འཆེ་མི་བྱ་ཞིང་། །གལ་ཏེ་དཀའ་བའི་ཁས་ནི་བླང་གྱུར་ན། །རྡོ་ལ་རི་མོ་བྲིས་པ་ཇི་བཞིན་དུ། །ཤི་ཡང་གཞན་དུ་འདོར་བ་མ་ཡིན་ནོ། །ཞེས་གསུངས་པ་ལྟར། ངན་པའི་ལས་འཇིག་རྟེན་དུ་སྨད་པར་འོས་པའི་བྱ་བ་གསོད་རྐུ་སོགས་བྱེད་པར་ཆད་ཐིན་ཀྱང་མི་འཇུག་པར་ཐབས་ཀྱིས་བཟློག་པར་བྱེད། བཟང་པོའི་ལས་གཞན་གྱིས་བཤོལ་བཏབ་ཅིང་གནས་སྐབས་ཕྱིར་བཤོལ་བྱ་དགོས་བྱུང་ན་ཡང་། ཐབས་དང་འབད་པ་དུ་མས་སྔར་བཟང་པོའི་ལས་ཀྱི་འཕྲོ་དེ་རྫོམ་པར་བྱའོ། །གཞན་ཡང་། བྱ་བ་གང་དང་གང་ལའང་། ལས་དང་བྱ་བ་གང་ཞིག་བྱེད་ན་ཡང་རང་ཉིད་ཀྱིས་བསམ་གཞིག་སྔོན་དུ་བཏང་ཞིང་བླང་དོར་ཤེས་པ་དང་། གཙོ་བོར་གནས

སྐབས་ཙམ་མ་ཡིན་པར་ཕྱིས་འབྱུང་ལེགས་འཕེན་གྱི་ཆ་གང་ཡིན་པ་དེ་བརྩམ་པར་དམ་བཅའོ། །གཞན་གྱི་ཕྲ་མ་དང་མགོ་སྐོར་འོག་རང་ཉིད་མི་ཚུད་པའི་ཆེད་དུ་གཞན་གྱིས་ཟེར་རོ་ཙོག་ལ་བདེན་པར་མི་བཟུང་བར་ལེགས་པར་བརྟགས་ཤིང་དཔྱད་དེ་བདེན་པའི་ངེས་པ་ཐོབ་ན་གཞི་ནས་དོན་དུ་བཟུང་ངོ་། །རང་ཉིད་ཀྱིས་སྒྲ་རྒྱུ་སྙེ་གཏམ་སྨྲ་བའི་ཚེ། རྫུན་ཕྲ་ཚིག་རྩུབ་སོགས་ངག་གི་ཉེས་པ་མི་འབྱུང་ཕྱིར་ལེགས་པར་བསམས་ལ་སྨྲ་ཞིང་། རང་གི་མདོ་དོན་གྱི་ཚིག་གསང་དགོས་སྲོག་ལ་བབ་ཀྱང་བསྲུང་ཞེས་པ་ལྟར་ནམ་ཡང་མི་སྨྲ་བར་བསྡམ་དགོས། ཁྱད་པར་དུ་བུད་མེད་ངན་མ་སྟེ་ཤེས་རྒྱུ་དང་། བརྟན་ཚུགས་ཆུང་ཞིང་། གཡོ་སྒྱུ་དང་ཕྲག་དོག་ཆེ་བས་གཞན་ལ་གནོད་པ་སྐྱེད་པའི་ཕྲ་མའི་ངག་ལ་ནམ་ཡང་མི་ཉན། རང་གིས་ཀྱང་། དོན་མེད་བྲེ་མོ་ངག་འཆལ་གྱི་རིགས་མི་སྨྲ་བར་ཐད་ཁ་ལྷེ་བར་བྱ། རང་ལ་ཁ་ཞེ་མེད་པར་བྱམས་ཤིང་རེ་ལྟོས་འཆའ་བའི་མི་ལ་གཡོ་ཚིག་རྫུན་གཏམ་ཚིག་ཀྲོན་བསླུ་བ་ཅན་མི་བྱེད་པར་ཟོལ་མེད་ལྷུག་པོའི་གཏམ་གྱིས་ཡིད་མགུ་བར་བྱའོ། །ཅམ་ལ་བརླིང་བ་སྟེ། ཁ་ཞེ་མེད་པར་བབ་ཆགས་པ་བརླིང་བ་འཆལ་བར་མི་སྤྱོད་པ། འཕྲལ་ཡུན་ཀུན་ཏུ་རང་དང་འགྲོགས་དགོས་ཀྱི་མིར་རང་ཚུགས་ཐུབ་པོ་སེམས་དང་བསྟུན་ཏེ་འབྲེལ་བ་བཟང་ལ་འགྲོགས་གཤིབ་བདེ་བར་བྱའོ། །རང་ལ་གནོད་པའི་དགྲ་བོ་སུ་འདྲ་ཞིག་ཡིན་རུང་གཉའ་རེངས་སུ་མི་གཏོང་བ་སྟེ་ཡན་པོར་མི་གཏོང་བ། དགའ་སྡུག་གི་རྣམ་འགྱུར་ཕྱིར་མི་མངོན་པའམ་བསམ་པའི་གཏིང་དཔོག་དཀའ་བས་འདམ་རིང་པོས་ཐབས་ཀྱིས་ནོན་པར་བྱེད་མཁས་པ། རང་ལ་རུས་ཉེ་བའི་གཉེན་ཉེ་དང་། བྲན་འཁོར་ལ་སོགས་པ་རྣམས་ནི། ཤ་ཚས་བསྐྱང་ཞིང་། རང་ལ་ཕྱར་དྲིན་ཆེ་བའི་མི་ལ་མིག་རིང་དུ་བལྟས་ཏེ་ནམ་ཡང་མི་བརྗེད་པར་དྲིན་གཟོ་བ། ཁྱད་པར་སློབ་དཔོན་དང་ཕ་ཁུ་ལ་སོགས་པ་བཀུར་བར་འོས་པའི་རྒན་རིགས་རྣམས་གུས་པས་ཕུད་དུ་ཁུར་བ་སྟེ་གོང་དུ་

བཀུར་བ་དང་། སོགས་སྨྲས་དགེ་སྦྱོང་དང་རྒྱལ་པོ་ལ་སོགས་པའང་བསྡུས་ཏེ། འདུལ་བ་ལས། མི་གང་ནོར་གྱིས་ཆུང་བ་དང་། །རིགས་ཀྱིས་ཆུང་དང་ན་ཚོད་ཆུང་། །དེ་དག་ཐོས་པས་ཆེ་བ་ཡི། །སྒོ་ནས་དོན་དུ་གཉེར་བས་སྨོད། །ཅེས་པས། ཡང་རབ་ཐོས་པས་ཆེ་བ། རབ་རིགས་ཀྱིས་ཆེ་བ། འབྲིང་ནོར་གྱིས་ཆེ་བ། ཐ་མ་ན་ཚོད་ཆེ་བ་སྟེ་དེ་རྣམས་ཀུན་པས་བཀུར་རོ། །ཡུལ་མི་དང་མཛའ་བཤེས་སམ་དུས་རྟག་ཏུ་འགྲོགས་དགོས་རྣམས་དང་བློ་སེམས་ལྷག་པར་བསྟུན་པར་བྱའོ། །མདོར་ན་མཐོ་བ་རྣམས་ནི་ཞྭ་བཞིན་འཁུར། །དམའ་བ་རྣམས་ནི་ས་གཞི་བཞིན་དུ་སྐྱོང་། །མཉམ་ཉིད་རྗེན་དོར་བཞིན་དུ་དགའ་བས་འགྲོགས། །ཞེས་པའི་དོན་བཞིན་ནོ། །སོ་ནམ་བྱ་བཞག་སོགས་འཛིག་རྟེན་ན་ནོར་སྤེལ་ལོངས་སྤྱོད་རྒྱས་པ་བྱེད་པའི་བྱ་བ་རྣམས་སླ་བཅོས་སུ་མ་སོང་བར་ཞིབ་ཚགས་པོའི་སྒོ་ནས་བསྒྲུབ་དགོས་པ་ཡིན་ལ། དེ་ལྟར་བསགས་པའི་རྒྱུ་ནོར་རྣམས་དགོས་ངེས་ཀྱི་དུས་ཤིག་བྱུང་ཚེ། དཔེར་ན་སྦྱིན་པ་གཏོང་བ་ལ་སོགས་པའི་ཚེ་སེར་སྣས་མ་བཅིང་བར་རྩིང་པོར་སྤྱོད་དེ་ཟས་ནོར་ལ་སྙིང་པོ་ལེན་པ་དང་། གཞན་ཡང་། རང་གིས་བཤད་པ་དང་། བྱས་པའི་བྱ་བ་གང་ལའང་རང་ཉིད་ནོར་བ་དང་མི་བདེན་པའི་ཆ་མཐོང་ན་འཕམ་ངོས་བླངས་ཤིང་། རྒྱལ་བར་ཤེས་ན་ཡང་ཚོད་ཟིན་པར་བྱའོ། །མཁས་པའི་བློ་གྲོས་དང་ལྡན་ན་ངའོ་སྙམ་པའི་དྲེགས་པ་བསྐྱུངས་ཤིང་། ལོངས་སྤྱོད་ཀྱིས་ཕྱུག་ནའང་ཆོག་ཤེས་བྱའོ། །རང་ལས་དམན་པའི་རིགས་མི་བྲན་རྣམས་ལ་བརྙས་བཅོས་དང་ཁྱད་གསོད་མི་བྱེད། རང་ལས་ཆེ་ཞིང་མཐོ་བའི་རིགས་རྣམས་ལའང་ཕྲག་དོག་དང་། འགྲན་སེམས་ཀྱི་རྟོག་པ་ངན་པ་སྤང་དགོས། ཀུན་པོ་དང་། ཁྲམ་པ་གཡོ་ཅན་སོགས་རང་གི་འཁོར་དུ་བསྟེན་པའམ་ཡང་ན་དེ་དག་གི་རྒྱབ་གནོན་ནམ་རྒྱབ་རྗེ་བྱས་ན་རང་ལའང་དྲང་པོ་མིན་པའི་གྲགས་པ་ངན་པ་འཐོབ་པས་བྱ་བ་དེ་དག་མི་བྱ་བར་སྤང་དགོས། །གཞན་ཡང་མཐུ

གཏད་སོགས་བྱེད་མཁན་གྱི་བན་པོན་རྣམས་ནམ་ཡང་དགྲར་མི་བཟུང་ལ་གཉེན་དུའང་མི་བཅེ་བར་བཏང་སྙོམས་སུ་འཇོག་ཤེས་པ། རང་ཉིད་དབུལ་པོར་གྱུར་ཀྱང་གཞན་གྱི་ནོར་ལ་རྔམ་སེམས་ཀྱིས་མི་འབགས། གཞན་ལ་མ་བྱས་པའི་ལ་ཡོག་བཀལ་ན་ངན་འབྲས་རང་ཐོག་ལ་འཁོར་བས་སྐྱོན་འཛུགས་དེ་རིགས་དང་། ཡི་ཤེས་དང་། འཇིག་རྟེན་གྱི་ལྷ་སོགས་དཔང་དུ་བཙུགས་པའི་མནའ་སོགས་ལ་འཛེམ་ཞིང་། བྱ་བ་གང་ཞིག་ཡིན་རུང་ཐོག་མ་ནས་མདོ་བསམ་ཞིབ་མོར་བཏང་ནས། ལེགས་ཉེས་དང་། རྒྱལ་ཕམ་ག་རེ་བྱུང་ཡང་འགྱོད་མེད་རྟོག་གཏད་ཡོང་བ་བྱེད་དགོས། སེམས་རྒྱུད་མ་རུངས་པ། ཉེ་རིང་ཀུན་ལ་གཡོ་ཁྲམ་དང་ངན་སེམས་ཕོན་བྱེད་མཁན་གྱི་མི་ངན་པའི་རིགས་ལ་དབང་བསྒྱུར་བར་མི་བྱ། མདོར་ན་སེམས་ཀྱི་སྟོབས་ཤིན་ཏུ་དྲང་ཤིང་དང་རྒྱུད་རིང་ལ་ཁོང་ཡངས་པ། བསླབ་དགོས་ཀྱི་བྱ་བའི་རིགས་ལ། བསམ་བློའི་དོན་དངོས་དང་བསྟུན་ཏེ། འཆར་གཞིའི་རྒྱ་ཁྱོན་ཐུ་དོག་པོ་མིན་པར་སྐྱེད་ལ། གོ་རིམ་དང་། གདེང་ཚོད་ཡོད་པའི་སྒོ་ནས་ཟླ་བ་དང་། ཞག་གྲངས་ཀྱི་དུས་ཕྱི་བཤོལ་མེད་པར་སྒྲུབ་པ་གཅེས་སོ། །

༣ དེའི་འབྲས་བུ་བསྟན་པ།

དེ་འདྲ་གཅིག་པུར་སྐྱེས་ཀྱང་གཞན་ལ་དབང་མི་འཆོར། །ཟྲན་གྱི་ལུས་ཀྱང་སྐྱེ་བོ་མང་པོའི་དཔོན་དུ་འགྱུར། །ཞེས་པ་སྟེ། གོང་དུ་ཇི་སྐད་བཤད་པའི་འཇིག་རྟེན་མི་ཆོས་ཀྱི་སྤྱོད་པ་དེ་རྣམས་ཚུལ་བཞིན་བྱེད་པའི་གང་ཟག་དེ་འདྲ་བ་ནི། ཕ་སོར་ཁྱིམ་ཚང་བཟའ་ཟླ་དང་གཉེན་ཉེ་གང་ཡང་མེད་པར་གཅིག་པུར་སྐྱེས་ཤིང་གནས་ནའང་། རང་དབང་གཞན་ལ་མི་འཆོར་ལ། དེ་ལྟ་བུའི་མི་དེ་ཐ་མ་ཟྲན་གྱི་ལུས་སུ་གྱུར་ཀྱང་མཐར་སྐྱེ་བོ་མཐའ་དག་གིས་བཀུར་ཞིང་བཅེ་བར་འོས་པའི་དཔོན་དུ་འགྱུར་བ་ཐེ་ཚོམ་ཅི་ཡང་མི་དགོས་པར་སྣན་གྲགས་དང་བཅས་ཁེ་ཐོབ་པར་འགྱུར་

བས། དེ་ལྟར་བཀུར་བ་ཐོབ་པར་འདོད་པའི་གང་ཟག་དང་དེ་ལ་བརྟེན་ནས་འགྲོ་བ་རྣམས་ཀྱི་དོན་ཚུལ་བཞིན་དུ་བསྒྲུབ་པར་ནུས་པ་ཞིག་བྱེད་བསམ་ན། ཇི་སྐད་བཤད་པའི་འཇིག་རྟེན་མི་ཆོས་ཀྱི་སྤྱོད་པ་ཡང་དག་པ་ལ་འབད་པས་བསླབ་པར་བྱའོ། །

གསུམ་པ། དམ་པ་ལྷ་ཆོས་ཀྱི་སྤྱོད་པ་བསྟན་པ།

དམ་པ་ལྷ་ཆོས་ཀྱི་སྤྱོད་པ་བསྟན་པ་ལ་ཡང་གཉིས་ཏེ། དམ་པའི་ཆོས་ལ་འབད་པར་གདམས་པ་དང་། དམ་ཆོས་བྱ་བའི་ཐབས་ལམ་གྱི་རིམ་པའོ། །

༡ དམ་པའི་ཆོས་ལ་འབད་པར་གདམས་པ།

དེ་ནས་དམ་པ་ལྷ་ཆོས་སྤྱོད་པ་ནི། །སེམས་ཅན་ཐམས་ཅད་བདེ་བ་འདོད་པའི་ཕྱིར། །རྩོམ་པ་ཀུན་ལ་འཇུག་ཀྱང་ཆོས་མེད་ན། །བདེ་ཉིད་སྡུག་བསྔལ་རྒྱུ་ཕྱིར་ཆོས་ལ་འབད། །ཅེས་པ་སྟེ། འཇིག་རྟེན་མི་ཆོས་ཀྱི་སྤྱོད་པ་བསྟན་ཟིན་པའི་མཇུག་ཐོག་དེ་ནས། ད་ནི་བསྟན་བྱ་དམ་པ་ལྷ་ཆོས་ཞེས་པ་ནི། སྐྱེ་འགྲོ་མཐའ་དག་ལ་འཕྲལ་དང་ཡུན་གྱི་བདེ་བ་བསྐྱུན་པར་མཛད་པ་གང་ཡིན་པ་དེར་བྱ་བ་ཡིན་ཞིང་། དེས་ན་ལུས་ཅན་གྱི་སྐྱེ་འགྲོ་ཐམས་ཅད་བདེ་བ་ཁོ་ན་འདོད་པའི་ཕྱིར་ན། འཇིག་རྟེན་གྱི་བྱ་བ་ཚོང་དང་སོ་ནམ་སོགས་བྱ་བ་སྣ་ཚོགས་པ་རྩོམ་ཞིང་སྒོ་ཀུན་ལ་འབད་པས་འཇུག་ཅིང་དོན་དུ་གཉེར་མོད་དུ་ཟིན་ཀྱང་། ལུང་རྟོགས་ཀྱིས་བསྡུས་པའི་ཐར་པའི་ལམ་སྟོན་དམ་པའི་ཆོས་ཉམས་སུ་བླང་བ་མེད་ན། འདོད་པའི་ཡོན་ཏན་ལྔ་ལ་སོགས་ཕུན་སུམ་ཚོགས་པ་ལ་ལོངས་སུ་སྤྱོད་པའི་ཚེ་འདིའི་བདེ་བ་དེ་ཉིད་ནི། མ་འོངས་པ་ན་ཉམས་སུ་མྱོང་འགྱུར་གྱི་སྡུག་བསྔལ་ཆེན་པོའི་རྒྱུ་རུ་འགྱུར་བའི་ཟག་བཅས་ཉོན་མོངས་པ་ཡིན་པའི་ཕྱིར་ན། ལུང་ལས། བདེ་བ་འདོད་ཀྱང་གཏི་མུག་པས། །རང་གི་བདེ་བ་དགྲ་ལྟར་འཇོམས། །སྡུག་བསྔལ་འདོར་འདོད་བློ་ཡོད་ཀྱང་། །སྡུག་བསྔལ་ཉིད་ལ་མངོན་པར་འཇུག །ཅེས་པ་ལྟར་ཡིན་པས་འདི་ཕྱི་གཏན་

གྱི་བདེ་བ་ཐོབ་པར་འདོད་པ་རྣམས་ཀྱིས་ནི། སྲིད་པའི་ཕུན་ཚོགས་ལ་དོན་གཉེར་གྱི་བློ་སྤངས་ནས། དམ་པའི་ཆོས་སྒྲུབ་པ་ལ་འབད་པར་བྱའོ། །

༢ དམ་པའི་ཆོས་བྱ་བའི་ཐབས་ལམ་བསྟན་པ།

དམ་པའི་ཆོས་བྱ་བའི་ཐབས་དེ་ལ་བཞི་སྟེ། དགེ་བའི་བཤེས་གཉེན་བསྟེན་ཅིང་སྡིག་གྲོགས་སྤོང་བ། སྐྱབས་སུ་འགྲོ་ཞིང་མི་དགེ་བ་སྡོམ་པ། ཚད་མེད་བཞིའི་སྒོ་ནས་སྨོན་པ་བྱང་ཆུབ་མཆོག་ཏུ་སེམས་བསྐྱེད་པ། འཇུག་པ་ཕ་རོལ་ཏུ་ཕྱིན་པ་དྲུག་ཉམས་སུ་ལེན་པའོ། །

(༡) དགེ་བའི་བཤེས་གཉེན་བསྟེན་ཅིང་སྡིག་གྲོགས་སྤོང་བ་བསྟན་པ།

ཐོས་པས་བཤེས་བསྟེན་ཅིག་ཤོས་རིང་དུ་སྤང་། །ཞེས་པ་སྟེ། ཇི་སྐད་དུ། མཚན་ཉིད་རྒྱ་ཆེ་མཁས་དང་མན་ངག་ལྡན། །ངང་རིང་གསོ་ཆུང་བརྩེ་ལ་བཀུར་འོས་བསྟེན། །ཅེས་དང་། རྒྱན་ལས། བཤེས་གཉེན་ཞི་བ་དུལ་བ་ཉེར་ཞི་བ། །ཡོན་ཏན་ལྷག་པ་བརྩོན་བཅས་ལུང་གིས་ཕྱུག །དེ་ཉིད་རབ་ཏུ་རྟོགས་པ་སྨྲ་མཁས་ལྡན། །བརྩེ་བའི་བདག་ཉིད་སྐྱོ་བ་སྤངས་ལ་བརྟེན། །དེ་ཡང་ཡིད་དྭངས་པ་དང་རབ་ཏུ་མོས་པའི་སྒོ་ནས་ཡུལ་ཁྱད་པར་ཅན། དགེ་བའི་ལམ་སྟོན་ཅིང་། མཐོ་རིས་དང་ཐར་པ་ཐོབ་པའི་གྲོགས་བྱེད་ནུས་པའི་བཤེས་གཉེན་མཆོད་གནས་སྐྱེ་གཉིས་སུ་གྲགས་པ་གང་རིགས་བསྟེན་ཏེ་བསྙེན་བཀུར་གྱིས་མཆོད་པ་དང་། དམ་པའི་ཆོས་ཉན་པ་སོགས་བཀའ་བཞིན་བསྒྲུབ་པས་མཉེས་པར་བྱེད་དགོས་པ་སྟེ། བསྟེན་ཐབས་དོགས་པ་མེད་པར་བློ་གཏད་ལ། ངོ་སྐྱོག་མེད་པར་བྱ་བ་བསྒྲུབ་པར་བྱ། སྤྱོད་པ་ཐམས་ཅད་དེ་ཡི་ཡུལ་དང་བསྟུན། །དྲིན་དུ་ཚོར་བས་རྒྱུན་དུ་བསྲིང་བར་བྱ། །དགོས་པ་མྱུར་བར་ཐོབས་དང་མཁས་པར་འགྱུར། །ཞེས་པ་སྟེ། དགེ་བའི་བཤེས་གཉེན་གྱི་མཚན་ཉིད་ནི། མདོ་སྔགས་སོ་སོའི་སྐབས་སུ་རྒྱ་ཆེར་བཤད་ལ། འོག་གི་ལེའུ་ཐ་མའི་སྐབས་སུ་ཇི་

སྐད་བསྟན་པ་བཞིན་གྱི་མཚན་ཉིད་དེ་ལྡན་གྱི་བཤེས་གཉེན་དེ་དང་པོ་ཚུལ་བཞིན་དུ་བརྟགས་ཤིང་བཙལ། དེ་ནས་བསྟེན་ཚར་བའི་རྗེས་སུ། ངོ་སྐྱོག་མེད་པར་མཉེས་པ་འབའ་ཞིག་པ་སྟེ་བཀའ་བཞིན་སྒྲུབ་པའི་མཆོད་པས་མཉེས་པར་བྱས་ན། དེའི་སྟོབས་ཀྱིས་རང་རྒྱུད་ལ་ལུང་རྟོགས་ཀྱི་ཡོན་ཏན་འགྱུར་ཞིང་། སླིན་ཅིང་གྲོལ་བ་ཡིན་ནོ། །ཞེས་པའོ། །ཅིག་ཤོས་ཧེ་དགེ་བའི་བཤེས་གཉེན་གྱི་ཚུལ་དང་མི་མཐུན་པའི་རིགས་གང་ཡིན་པ་དེ་བསྟེན་ཅིང་དཔོན་སློབ་ཏུ་འབྲེལ་བ་ཡིན་ན། སྡིག་པ་དང་། ངན་སོང་གི་གནས་ལ་སྦྱོར་བར་བྱེད་པས་རིང་དུ་སྤང་བར་བྱའོ། །སྡིག་གྲོགས་དེ་ལྟ་བུའི་མགོ་སྐོར་དང་གཡོ་སྒྱུའི་འོག་ཏུ་ཚུད་ན། ལུང་རྟོགས་ཀྱི་ཡོན་ཏན་གང་ཡང་མི་ཐོབ་པའི་ཁར་རང་རྒྱུད་ཀྱང་ཆུད་གཟན་ཅིང་། དེའི་མ་རུངས་ཚུལ་མིན་གྱི་སྤྱོད་པ་དེ་དག་གིས། དད་ལོག་བསྐྱེད་པས་དམ་ཚིག་ཉམས་ཤིང་དཔོན་སློབ་གཉིས་ཀ་སྨད་པར་འགྱུར་ཏེ། འོག་གི་སྨན་པ་ངན་པའི་སྐབས་སུ་བཤད་པ་ལྟ་བུ་དང་། ཡོན་ཏན་མཛོད་དུ་ཡང་། ཤིང་གི་རང་འཐག་ལྟ་བུའི་བླ་མ། སྨྲོན་པའི་ལམ་མཁན་ལྟ་བུའི་བླ་མ། ལོང་བས་ལོང་ཁྲིད་བྱེད་མཁན་གྱི་བླ་མ་དེ་ལྟ་བུ་ནི། དེང་དུས་མི་ཉུང་བ་ཞིག་ཡོད་པས། དང་པོ་བརྟགས་ནས་ལམ་ནོར་དུ་མི་འཕྲུན་པར་སྤྱངས་པ། བར་དུ་བསྟེན་རུང་ལམ་ནོར་ཕྱོག་ཤེས་བྱས་ཏེ་ཐབས་ཀྱིས་སྤོང་བ་སྟེ། མདོར་ན་སྡིག་པའི་གྲོགས་པོའི་དབང་དུ་མི་འགྲོ་བར་བྱའོ། །

(༢) སྐྱབས་སུ་འགྲོ་ཞིང་མི་དགེ་བ་སྤོང་བ་བསྟན་པ།

སྲོག་གཅོད་རྐུ་དང་ལོག་པར་གཡེམ་པ་དང་། །རྫུན་དང་ངག་འཁྱལ་ཚིག་རྩུབ་དབྱེན་སྨྲ་དང་། །བརྣབས་སེམས་གནོད་སེམས་ལྟ་བ་ཕྱིན་ཅི་ལོག །སྡིག་པའི་ལས་བཅུ་ལུས་ངག་ཡིད་ཀྱིས་སྤང་། །ཞེས་པ་སྟེ། དེ་ནས་བསླབ་བྱ་ལུས་ཀྱི་སྒོ་ནས་གཞན་གྱི་སྲོག་གཅོད་པ། གཞན་གྱི་ནོར་བདག་གིས་ཐོབ་འདོད་ཀྱིས། འཕྲོག

པའམ་བརྒྱ་བ། ཡོག་པར་གཡེམ་པ་སྟེ། རང་གི་ཆུང་མ་མ་ཡིན་པའི་གཞན་གྱི་བུད་མེད་ལ་སྤྱོད་པ་དང་། རང་གི་ཆུང་མ་ཡིན་ཡང་། རྟེན་ཁྱད་པར་ཅན་གྱི་དྲུང་དང་། ཉིན་མོར་འཁྲིག་པའི་ལས་བྱེད་པ། ཞར་བྱུང་རབ་ཏུ་བྱུང་བའི་སྡོམ་ལྡན་བཙུན་མ་སྤྱོད་པ་སྟེ་གསུམ། ངག་གི་སྒོ་ནས་མི་བདེན་པར་སྨྲ་བའི་རྫུན་དང་། དགོས་པ་མེད་བཞིན་དུ་ལུང་དུ་མ་བསྟན་པའི་འབྲེལ་མེད་ཀྱི་གཏམ་སྨྲ་བ་ངག་འཁྱལ། ཁྲོས་ཏེ་གཞན་ལ་གནད་དུ་ཟུག་པའི་ཚིག་རྩུབ་སྨྲ་བ། ཕྲ་མས་མཛའ་བ་སོ་སོར་འབྱེད་པའི་དབྱེན་སྤྱོར་སྨྲ་བ་བཅས་བཞི་དང་། ཡིད་ཀྱི་སྒོ་ནས། གཞན་གྱི་ནོར་རྫས་སོགས་ཐོབ་འདོད་ཀྱི་རེ་བ་བརྣབ་སེམས། སེམས་ཅན་གཞན་ལ་སྡང་བས་ཞེ་གནག་པར་འཛིན་པའི་གནོད་སེམས། ལས་རྒྱུ་འབྲས་དང་འཇིག་རྟེན་ཕ་རོལ་སོགས་མེད་པར་འཛིན་པའི་ལྟ་བ་ཕྱིན་ཅི་ལོག་པ་སྟེ་གསུམ་དང་བཅས་པ། སྡིག་པ་མི་དགེ་བའི་ལས་བཅུ་པོ་དེ་རྣམས་ནི་ལུས་ངག་ཡིད་གསུམ་གྱི་སྒོ་ནས་དམ་བཅའ་བ་དང་འབད་དེ་སྤང་བར་བྱ་དགོས་སོ། །

（༣）ཚད་མེད་བཞིའི་སྒོ་ནས་སྔོན་པ་བྱང་ཆུབ་མཆོག་ཏུ་སེམས་བསྐྱེད་པ་བསྟན་པ།

སྨུ་ངན་ནད་ཕོངས་སྡུག་ལ་ནུས་ཕན་གདགས། །འབུ་སྲིན་སོགས་ཀུན་རྟག་ཏུ་རང་འདྲར་བལྟ། །བསླུ་མེད་དེས་པས་འཇམ་ཞིང་དྲང་པོར་སྨྲ། །གནོད་བརྩོན་དགྲ་ལའང་ཕན་གདགས་གཅེར་བྱས་ཏེ། །བྱམས་པས་བྱང་ཆུབ་མཆོག་གི་སེམས་གཉིས་བསྐྱེད། །ཅེས་པ་སྟེ། གཞན་ཡང་འགྲོ་བ་གང་ཞིག ལུས་སེམས་སྨུ་ངན་གྱིས་གདུང་བ། ཟུག་རྫུས་གཅེས་པའི་ནད་པ། ཟས་གོས་དང་བྲལ་བའི་ཕོངས་པ། གཉེན་མེད་བཤེས་བྲལ། རྒས་ཤིང་རྒུད་པ། རང་དབང་དང་བྲལ་བས་སྡུག་བསྔལ་བའི་འགྲོ་བ་རྣམས་ལ་རང་གིས་ཅི་ནུས་པའི་ཕན་གདགས་པ་སྟེ་སྨུ་

ངན་སེལ་བ། གསོ་བྱེད་སྨན། ཟང་ཟིང་ནོར། མི་འཇིགས་པ་སྐྱབས་སོགས་ཀྱིས་མཚོན་ཐབས་ཅི་རིགས་སྒོ་ནས་ཕན་པ་ཅི་ནུས་སུ་གདགས་པ་ནི་སྙིང་རྗེ་ཚད་མེད་ཀྱི་སེམས་བསྐྱེད་དང་། སྤྱིར་སྙིང་རྗེ་ཞེས་པ་ནི་དམིགས་པ་སྡུག་བསྔལ་ལ་དམིགས་ནས། རྣམ་པ་དེ་ཉིད་བྲལ་འདོད་ཀྱི་སེམས་པ་ཞིག་ཡིན། དེས་ན། ཁྱབ་དང་འགྱུར་བ་སོགས་རྩ་བར་གྱུར་བའི་སྡུག་བསྔལ་བཞི་དང་ཡན་ལག་ཏུ། དགྲ་སྡང་བ་དང་འཕྲད་པ། གཉེན་བྱམས་པ་དང་བྲལ་བ་ལ་སོགས་སྡུག་བསྔལ་རྣམ་པ་བཅུ་གཅིག་ལ་སོགས་པ་ལ་དམིགས་ནས་དེ་དག་ཐམས་ཅད་དང་བྲལ་འདོད་ཀྱི་བསམ་པ་དེ་ལ་སྙིང་རྗེ་ཚད་མེད་ཅེས་བྱའོ། །དེ་བཞིན་དུ་འབུ་སྲིན་གྲོག་སྦུར་ལ་སོགས་སྲོག་ཆགས་ཕྲ་མོ་ཀུན་ཀྱང་རང་ཉིད་དང་འདྲ་བར་སྲོག་ལ་གཅེས་ཤིང་། བདེ་བ་འདོད་པ་སྡུག་བསྔལ་མི་འདོད་པ་ཤ་སྟག་ཡིན་པར་བལྟ་བའི་སྒོ་ནས་བདེ་བ་དང་ལྡན་འདོད་ཀྱི་བློ། དེ་ལ་ཡིད་འོང་གི་བྱམས་པ་ཚད་མེད་ཞེས་བྱའོ། །སྐྱེ་བོ་གང་ཞིག གནས་སྐབས་ཐར་པ་དང་། མཐར་གཏན་བདེ་བླ་ན་མེད་པར་འཁོད་ན་ཅི་མ་རུང་སྙམ་པའི་ཤུགས་དྲག་གི་འདུན་པས་གཏམ་སླ་བའི་ཚེ་ཡང་བསླུ་བ་མེད་པས་བདེན་པ། ཕོང་ཡངས་དཀྱིལ་ཆེ་ཞིང་དུལ་བའམ་དེས་པའི་སྒོ་ནས་བཞིན་འཛུམ་པ་དང་བཅས་ཕན་ཚིག་དྲང་པོར་སྨྲ་བ་ནི་དགའ་བ་ཚད་མེད་པའོ། །སྐྱེ་བོ་མི་བསྲུན་པ་ཇི་ལྟར་ཡིན་ཀྱང་། མ་ལ་རང་བཞིན་གྱིས་བྱམས་པར་འགྱུར་ལ། ཐ་ན་ཁྲ་དང་སྤྱང་ཀི་ཡང་དེ་བཞིན་ན། ད་ལྟ་རང་ལ་གནོད་པ་འབབ་ཞིག་སྐྱེ་བར་བརྩོན་པའི་སྐྱེ་བོ་བརླང་པོར་སྤྱོད་པ་དེས་ཀྱང་། ཚེ་རབས་གཞན་དུ་མ་བྱས་པར་ངེས་པ་རྒྱུ་མཚན་དུ་བྱས་ཏེ་འཁོན་དུ་མི་འཛིན་པར་ཕན་འདོགས་པ་གཙོ་བོར་བྱེད་དགོས་ན་གཞན་བར་མའི་འགྲོ་བ་རྣམས་ལ་ལྟ་སྨོས་ཀྱང་ཅི་དགོས། དེས་ན་ཕྱོགས་རིས་མེད་པར་དགྲ་གཉེན་མགོ་སྙོམས་པའི་བདེ་བ་ལྡན་འདོད་ཀྱི་ལྟ་བ་དེ་ལ་ནི་བཏང་སྙོམས་ཚད་མེད་ཀྱི་སེམས་བསྐྱེད་ཅེས་བྱའོ། །མདོར་ན་དེ་

ལྷུར་ཡིད་འོང་གི་བྱམས་པ་དང་བརྩེ་བའི་སྙིང་རྗེས་ཐོག་དྲངས། ཚད་མེད་བཞི་ཡི་སྒོ་ནས་བྱང་ཆུབ་ཀྱི་སེམས་གཉིས་ཏེ་སྨོན་པ་དང་། འཇུག་པའི་སེམས་གཉིས་ལ་ཚུལ་བཞིན་དུ་ཉམས་སུ་ལེན་པར་བྱའོ། །ཞེས་སོ། །

(༨) འཇུག་པ་ཕ་རོལ་ཏུ་ཕྱིན་པ་དྲུག་གི་ཉམས་ལེན་བསྟན་པ།

ལུས་ངག་ཡིད་དུལ་ཕོངས་མེད་གཏོང་སེམས་ལྡན། །གཞན་གྱི་དོན་ལའང་རང་གི་འདྲར་སེམས་པ། །དེ་དག་དམ་པའི་སྤྱོད་པ་མཐར་ཐུག་གོ །ཞེས་གསུངས་སོ། །ཞེས་པ་སྟེ། ལུས་ངག་ཡིད་དང་བཅས་ཞི་ཞིང་དུལ་བས། མི་དགེ་བའི་ཕྱོགས་ཉེས་སྤྱོད་སྡོམ་པ་ནི་ཚུལ་ཁྲིམས་ཀྱི་ཕར་ཕྱིན་དང་། ནོར་དང་ལོངས་སྤྱོད་སོགས་གཞན་དོན་དུ་ཕོངས་སེམས་མེད་པ་སྟེ་སེར་སྣས་མི་འབྲུགས་པའི་གཏོང་བའི་སེམས་པ་རྒྱུན་ཆགས་པ་སྦྱིན་པའི་ཕ་རོལ་དུ་ཕྱིན་པ། འགྲོ་བ་གཞན་གྱི་བདེ་སྡུག་གི་དོན་རྣམས། རང་ཉིད་ཀྱི་དོན་དང་འདྲ་བར་སེམས་པ་སྟེ། གཞན་གྱི་སྡུག་བསྔལ་དང་དུ་ལེན་པ་ནི། བཟོད་པའི་ཕ་རོལ་དུ་ཕྱིན་པ་དང་། དེ་ལ་སོགས་པ་ཕྱིན་དྲུག་གི་ཉམས་ལེན་ལ་གཡེང་བ་མེད་པར་བརྩོན་པས་ཉམས་སུ་ལེན་པ་ནི་བརྩོན་འགྲུས་ཀྱི་ཕ་རོལ་དུ་ཕྱིན་པ་ཉམས་སུ་ལེན་པར་བྱེད་པ་ལ་སོགས་པ་ནི་བྱང་ཆུབ་སེམས་དཔའི་སྤྱོད་པ་མཐར་ཐུག་པ་ཞེས་བྱའོ། །ཞེས་གསུངས་སོ། །

ལེའུའི་མཚན་བསྟན་པ།

བདུད་རྩི་སྙིང་པོ་ཡན་ལག་བརྒྱད་པ་གསང་བ་མན་ངག་གི་རྒྱུད་ལས་ཉིན་རེ་བཞིན་རྒྱུན་དུ་སྤྱོད་པའི་ལེའུ་སྟེ་བཅུ་གསུམ་པའོ།། །།

ལེའུ་བཅུ་བཞི་པ། དུས་སྤྱོད་བསྟན་པ།

དུས་སུ་སྤྱོད་པའི་ལེའུའི་གཞུང་དོན་འགྲེལ་བ་ལ། ཉན་པར་གདམས་ཤིང་མཚམས་སྦྱར་བ་དང་། གཞུང་དོན་དངོས་བཤད་པ་དང་། ལེའུའི་མཚན་བསྟན་པ་བཅས་གསུམ་མོ། །

ཉན་པར་གདམས་ཤིང་མཚམས་སྦྱར་བ།

དེ་ནས་ཡང་དྲང་སྲོང་རིག་པའི་ཡེ་ཤེས་ཀྱིས་འདི་སྐད་ཅེས་གསུངས་སོ། །ཀྱེ་དྲང་སྲོང་ཆེན་པོ་ཉོན་ཅིག །ཅེས་པ་སྟེ། གོང་དུ་ལེའུ་བཅུ་གསུམ་པ་རྒྱུན་སྤྱོད་ཀྱི་དོན་རྣམས་བསྟན་ཟིན་མ་ཐག་པ་དེ་ནས། སླར་ཡང་བྱ་བ་གཞན་གྱིས་བར་མ་ཆོད་པར་རྗེས་མཐུད་དེ་བཤད་རྒྱུད་སྟོན་པ་པོའི་དྲང་སྲོང་རིག་པའི་ཡེ་ཤེས་ཀྱིས་འདི་སྐད་ཅེས་གསུངས་སོ། །ཀྱེ་ཞེས་འབོད་ནས་དྲང་སྲོང་ཡིད་ལས་སྐྱེས་ཀྱིས་གཙོས་པའི་འཁོར་རྣམས་ཡིད་དང་རྣ་བའི་དབང་པོ་གཞན་དུ་མ་ཡེངས་པར་རྩེ་གཅིག་ཏུ་ཉོན་པར་གྱིས་ཤིག་དང་། ངས་བྱ་བ་སྤྱོད་ལམ་གྱི་གནས་ལས་དུས་བཞི་སོགས་ལོ་གཅིག་གི་དུས་སྐབས་སོ་སོར་སྤྱོད་པའི་བྱ་བ་སྤྱོད་ལམ་གྱི་དོན་རྣམས་བཤད་པར་བྱའོ། །ཞེས་ཉན་པར་གདམས་ཤིང་མཚམས་སྦྱར་བའོ། །

གཞུང་དོན་དངོས་བཤད་པ།

གཞུང་དོན་དངོས་བཤད་པ་ལ་ཡང་རྣམ་པ་གསུམ་ཡོད་པ་སྟེ་དུས་དྲུག་གི་མཚན་ཉིད་བགྲོད་ཚུལ་མདོར་བསྟན་པ་དང་། ཉི་མ་ལྷོ་བྱང་དུ་འགྲོ་བའི་མཚན་ཉིད་

རྒྱས་པར་བཤད་པ། དུས་དྲུག་གི་བྱ་བ་ཕྱེ་བྲག་ཏུ་བསྟན་པ་བཅས་སོ། །

དང་པོ། དུས་དྲུག་གི་མཚན་ཉིད་བགྲོད་ཚུལ་མདོར་བསྟན་པ།

དུས་དྲུག་གི་མཚན་ཉིད་བགྲོད་ཚུལ་བསྟན་པ་ལ་ཡང་། དུས་དྲུག་གི་གྲངས་དང་དབྱེ་བ་བསྟན་པ་དང་། དུས་ཀྱི་ཚད་བཟུང་ཐབས་བསྟན་པ། དུས་མཚམས་ཉི་མས་བཟུང་ཚུལ་བསྟན་པ་དང་གསུམ་མོ། །

༡ དུས་དྲུག་གི་གྲངས་དང་དབྱེ་བ་བསྟན་པ།

གཉིས་པ་དུས་སུ་སྤྱོད་པའི་སྤྱོད་ལམ་ནི། །དགུན་སྟོད་དགུན་སྨད་དཔྱིད་དང་སོ་ག་དང་། །དབྱར་སྟོན་དགུན་ཟླ་ར་སོགས་གཉིས་རིམ་བཞིན། །ཞེས་པ་སྟེ། བྱ་བ་སྤྱོད་ལམ་གྱི་གནས་ལ་ལེའུ་འམ་དོན་རྣམ་པ་གསུམ་ཡོད་པའི་གཉིས་པ་ལོ་རེའི་དུས་ཚིགས་སོ་སོའི་སྐབས་སུ་ཕྱི་ནང་འབྱུང་བའི་འཕོ་འགྱུར་དང་འཚམས་པར་ལུས་ཅན་རྣམས་ཀྱིས་ནད་མི་འབྱུང་ཞིང་ཚེ་ཡུན་རིང་དུ་ནད་མེད་པའི་སྒོ་ནས་བདེ་བར་གནས་ཐུབ་པའི་ཆེད་དུ་སྤྱོད་ལམ་སྲུང་སྐྱང་གི་གནད་རྣམས་མ་ནོར་བར་ཚུལ་བཞིན་བསྟེན་པར་བྱ་བའི་ཐབས་ཤེས་པར་བྱ་དགོས་ལ། དེའི་སྤྱོད་ལམ་ལེགས་པར་ཤེས་པར་ཐོག་མར་དུས་ཀྱི་དབྱེ་བ་དང་། དུས་ཚིགས་ཀྱི་ངོས་འཛིན་ཤེས་དགོས་པས་དེའི་ཆེད་དུ་བསྟན་པ་ནི། ཕྱིར་ལོ་གཅིག་ཟླ་བ་བཅུ་གཉིས་ལ་དུས་གཉིས་སུ་དབྱེ་བ་དང་། དུས་གསུམ་དུ་དབྱེ་བ། དུས་བཞིར་དབྱེ་བ། དུས་དྲུག་ཏུ་དབྱེ་བ་སོགས་དུས་ཚིགས་དབྱེ་ལུགས་གནས་སྐབས་མི་འདྲ་བའི་དབང་གིས་མང་དུ་ཡོད་ཀྱང་། སྐབས་འདིར་དུས་དྲུག་ཏུ་དབྱེ་ནས་དེ་དག་སོ་སོའི་རིང་ལ་སྤྱོད་ལམ་སྲུང་སྐྱང་ཇི་ལྟར་བྱེད་དགོས་པ་གཙོ་བོར་བསྟན་པ་ཡིན་པས་ཐོག་མར་དུས་དྲུག་ཅེས་པ་ནི། དགུན་སྟོད་དང་དགུན་སྨད་དང་། དཔྱིད་དང་། སོ་ག་དང་། དབྱར་དང་། སྟོན་བཅས་སུ་

དབྱེ་བ་ཡིན་ནོ། །དེ་དག་གི་ཟླ་བའི་གོ་རིམ་ནི། དཔྱིད་ཟླ་ར་བ་སོགས་གཉིས་རིམ་བཞིན་ཞེས་པ་ལྟར་ཡིན་ཡང་དཔྱིད་ཟླ་ར་བ་གང་ལ་ངོས་འཛིན་མིན་གྱི་ཐད་སོ་སོའི་བཞེད་པ་མི་འདྲ་བ་དུ་མ་ཞིག་སྣང་ཡང་། འདུལ་མངོན་དང་རགས་རྩིས་ཀྱི་ལུགས་ལྟར་བྱས་ན་སྨིན་དྲུག་ཟླ་བ་སྟེ་ཟླ་བ་བཅུ་པའི་ཚེས་བཅུ་དྲུག་ནས་མར་ངོ་སྟོན་འགྲོར་བརྩི་དགོས་པ་སྟེ། སྨིན་དྲུག་ཟླ་བའི་མར་ངོའི་ཚེས་བཅུ་དྲུག་ནས་རྒྱལ་ཟླ་བའི་ཚེས་བཅོ་ལྔ་བར་ལ་དཔྱིད་སྟོད། རྒྱལ་ཟླའི་བཅུ་དྲུག་ནས་དབོ་ཟླའི་བཅོ་ལྔའི་བར་དུ་དཔྱིད་སྨད། དེ་ནས་ས་གའི་བཅོ་ལྔ་བར་དུ་དཔྱིད། དེ་ནས་ཆུ་སྟོད་ཀྱི་བཅོ་ལྔ་བར་དུ་སོས་ཀ། དེ་ནས་ཁྲུམས་སྟོད་ཀྱི་བཅོ་ལྔའི་བར་དུ་དབྱར་ཁ། དེ་ནས་སྨིན་དྲུག་གི་བཅོ་ལྔའི་བར་སྟོན་གྱི་དུས་སུ་ཟླ་བ་གཉིས་གཉིས་ཀྱིས་དུས་རེ་རེ་རིམ་པ་བཞིན་དུ་ཤར་བ་ཡིན་ནོ། །

༢ དུས་ཀྱི་ཚད་བརྩི་ཐབས་བསྟན་པ།

སྐད་ཅིག་ལ་སོགས་ཐང་ཅིག་ཡུད་ཙམ་ལ། །ཉིན་ཞག་ཟླ་བ་དུས་དང་ལོར་འགྱུར་ཏེ། །ཞེས་པ་སྟེ། ཟླ་བ་དང་ལོ་ལ་སོགས་པའི་དུས་དེ་དག་ཀྱང་ལིངས་པོ་གཅིག་ཏུ་གྲུབ་པ་མ་ཡིན་པར་ཕྲ་རགས་ཀྱི་ཆ་ཤས་དུ་མ་རིམ་པ་བཞིན་བསགས་པ་ལས་བྱུང་བ་ཡིན་ཏེ། དེ་དག་གི་ཚད་བརྩི་ཚུལ་ནི་མཛོད་ལས། སྐད་ཅིག་མ་བརྒྱ་ཉི་ཤུ་ལ། །དེ་ཡི་སྐད་ཅིག་དེ་དག་ཀྱང་། །དྲུག་ཅུ་ལ་ནི་ཐང་ཅིག་གོ །ཡུད་ཙམ་ཉིན་ཞག་ཟླ་བ་རྣམས། །གོང་ནས་གོང་དུ་སུམ་ཅུར་འགྱུར། །ཟླ་བ་བཅུ་གཉིས་ལ་ལོ་གཅིག །ཅེས་པ་ལྟར། དུས་ཀྱི་ཐུང་མཐའ་སེམས་ཀྱི་རྣམ་པར་རྟོག་པ་གཅིག་སྐད་ཅིག་མ་གཅིག་ཡིན་ལ། དེ་བརྒྱ་དང་ཉི་ཤུ་ལ་དེའི་སྐད་ཅིག་མ་གཅིག་སོགས་ཀྱི་སྒྲས་དེའི་སྐད་ཅིག་མ་སུམ་ཅུ་ལ་ཐང་གཅིག དེ་སུམ་ཅུ་ལ་ཡུད་ཙམ་གཅིག དེ་སུམ་ཅུ་ལ་ཉིན་ཞག་གཅིག དེ་སུམ་ཅུ་ལ་ཟླ་བ། ཟླ་བ་གཉིས་ལ་དུས་གཅིག དུས་དྲུག་ལ་ལོ་རུ་འགྱུར་

བའོ། །གཞན་ཡང་དུས་མཐའི་སྐད་ཅིག་མ་ནས་ཟླ་བ་བར་དུ་བརྩི་ལུགས་གཅིག་པ་ཡིན་ཡང་། ཟླ་བ་གསུམ་ལ་དུས་རེ་སྟེ་དུས་བཞིར་བརྩི་བའི་སྐབས། དུས་བཞིར་ལོ་གཅིག་ཏུ་འགྱུར་བ་སོགས་ནི་གནས་སྐབས་མི་འདྲ་བའི་དབང་ཙམ་ལས་དོན་དུ་གྲངས་ཀྱི་ངེས་པ་ལོ་གཅིག་ལ་ཟླ་བ་བཅུ་གཉིས་ནི་ཕྱིར་བཏང་རགས་རྩིས་ཀྱི་དབང་དུ་བྱས་པ་དང་། བཞོལ་ཟླ་འབྱུང་བ་སོགས་ནི་དམིགས་བསལ་གྱི་ལོ་ཟླ་ཡིན་པས་དེ་དག་གི་ཕྲ་བའི་འགྱུར་བ་དག་ནི་སྐར་རྩིས་ཀྱི་རི་མོའི་ལམ་ནས་ཤེས་པར་བྱའོ། །

༣ དུས་མཚམས་ཉི་མས་བཟུང་ཚུལ་བསྟན་པ།

ཉི་མ་བརྒྱད་གསུམ་དབྱར་དགུན་དབྱུས་སུའང་ལྡོག །གསུམ་ནི་སྟོ་དང་བྱང་དུ་འགྲོ་ཞེས་བྱ། །རྣམ་དང་ཉི་མ་ཕྱེད་ན་མཉམ་པ་ཡིན། །བརྒྱད་དང་བཅུ་ན་སྒྲ་སྒྲོགས་ཆད་པར་འགྱུར། །ཞེས་པ་སྟེ། དེ་ལྟར་གོང་དུ་དུས་ཀྱི་ཚད་འཛིན་ཚུལ་བསྟན་ནས་ཉི་མ་ལྡོག་ཚུལ་སོགས་དུས་མཚམས་ཀྱི་ཚད་བཟུང་ཚུལ་བསྟན་པ་ལ་ཉི་མ་ལྡོག་པའི་དུས་ཚིགས་ནི། བརྒྱད་གསུམ་ཞེས་ཡོད་པར་འགྲེལ་བྱེད་མཁན་པོ་རྣམས་ཀྱིས་རང་རང་གི་དགོངས་པ་བཞེད་ལུགས་མི་འདྲ་བ་དུ་མ་ཡོད་ཀྱང་དེ་རྣམས་ལ་དགག་བཞག་གི་སྤྲོས་པ་དེ་ཙམ་དགོས་དོན་མེད་པར་སེམས་ཏེ། དེ་ཡང་གསོ་དཔྱད་ཀྱི་སྐབས་འདིར་ཉི་ལྡོག་དང་། ཉིན་མཚན་མཉམ་པ་སོགས་ཀྱི་དུས་ཚིགས་བསྟན་པ་འདི་དག་ཐམས་ཅད་རགས་རྩིས་པོ་ནའི་དབང་དུ་གསུངས་པ་ཡིན་གྱི། དེ་དག་སོ་སོའི་ཕྲ་ཞིང་ཞིབ་པའི་ཉིན་ཞག་དང་ཆུ་ཚོད་སོགས་ཀྱི་དུས་ངེས་པ་ཅན་ཤེས་པར་བྱེད་པ་ནི་སྐར་རྩིས་ཀྱི་རི་མོའི་ལམ་ནས། དབུགས་དང་། ཆུ་སྲང་། སྐར་མ། ཉིན་ཞག་ལ་སོགས་ཀྱི་རྣམ་གཞག་ཕྲ་མོའི་ཐབས་ཚུལ་ཐུན་མོང་མིན་པར་བསྟེན་ནས་ཤེས་དགོས་པ་ལས་སྨན་དཔྱད་ཀྱི་སྐབས་འདིར་རྟོགས་པར་དཀའ་ལ། བསྟན་དོན་དངོས་ཀྱང་མིན་པས། སྐབས་འདིར་དོན་དུ་ཉི་མའི་ལྡོག་དུས་དང་། ཉིན་མཚན་གྱི་

མཉམ་དུས་སོགས་ཀྱི་དུས་རགས་པ་ཙམ་ནི་བརྩི་ཚུལ་མི་འདྲ་བ་ཙམ་ལས་གཅིག་ཏུ་མཐུན་པར་མཐོང་ངོ་། །དེ་བས་ན་དབྱར་ཉི་ལྡོག་པའི་དུས་ཚོད་རགས་པ་ནི། ཟླ་འགོ་དགུན་ཟླ་ར་བ་ནས་བཟུང་བ་ཡིན་པས་སྨིན་དྲུག་ཟླ་བ་ནས་བགྲངས་པའི་ཟླ་བ་བརྒྱད་པ་སྟེ་སྟོན་ཟླ་བ་ལ་འཁེལ་བ་དང་། སྟོན་ཉིན་མཚན་མཉམ་ཟིན་པ་ནས་བགྲངས་པའི་ཟླ་བ་གསུམ་པ་སྟེ་མགོ་ཟླ་བར་དགུན་ཉི་ལྡོག་པ་ཡིན་ཞེས་སྤྱིར་རགས་པའི་དབང་གིས་བསྟན་པའོ། །དེ་ལྟར་གོ་བ་བླངས་ན། སྐར་རྩིས་ལས་རྩིས་པ་དང་གནས་ཚུལ་དངོས་ཀྱི་ཉི་ལྡོག་གི་དུས་ཚོད་ནི་སྤྱིར་དབྱར་ཉི་ས་ག་ཟླ་བའི་ཚེས་བཅུ་དྲུག་ནས། སྟོན་ཟླ་བའི་ཚེས་བཅོ་ལྔ་བར་ལ་ལྡོག་པ་དང་། དགུན་ཉི་སྨིན་དྲུག་ཟླ་བའི་ཚེས་བཅུ་དྲུག་ནས། མགོ་ཟླ་བའི་ཚེས་བཅོ་ལྔ་བར་ལ་ལྡོག་པ་ཡིན་པས། དེ་གཉིས་ཡར་ངོ་དང་མར་ངོའི་ཁྱད་པར་ཙམ་ལས་རགས་རྩིས་ཙམ་དུ་ཁ་མཐུན་པར་མཐོང་ངོ་། །དེས་ན་དབྱར་དགུན་དབུས་སུ་ལྡོག་ཅེས་གསུངས་པ་སྟེ། དབྱར་གྱི་དབུས་ཏེ་དུས་བཞིར་བརྩིས་པའི་དབྱར་ཟླ་འབྲིང་པོ་ཟླ་བ་ལྔ་པར་དབྱར་ཉི་ལྡོག་པ་དང་། དགུན་གྱི་དབུས་ཏེ་དགུན་ཟླ་འབྲིང་པོ་ཟླ་བ་བཅུ་གཅིག་པར་དགུན་ཉི་ལྡོག་པ་ཡིན་ཞེས་རགས་པའི་སྒོ་ནས་ཉི་ལྡོག་གི་ཟླ་བ་སྤྱི་ཙམ་དུ་བསྟན་པའོ། །ཉི་མ་གང་དུ་ལྡོག་པའི་ཉིན་དེ་ནས་དུས་གསུམ་སྟེ་ཟླ་བ་དྲུག་གི་རིང་ལ་ནི་ཉི་མ་ལྷོ་བགྲོད་དང་། བྱང་བགྲོད་གཉིས་སུ་འགྲོ་བ་ཞེས་བྱ་བ་ཡིན་ཏེ། དེ་ཡང་ཉི་མ་ལྷོའི་མཐར་ཐུག་པར་སླེབས་ནས་དགུན་ཉི་ལྡོག་པ་ཡིན་ལ། དགུན་ཉི་ལྡོག་པའི་ཉིན་དེ་ནས་རིམ་བགྲོད་ཀྱིས་དུས་གསུམ་སྟེ་ཟླ་བ་དྲུག་གི་རིང་ལ་བྱང་གི་མཐར་མ་ཐུག་བར་དུ་འགྲོ་བ་ལ་ཉི་མ་བྱང་བགྲོད་ཅེས་བྱ་བ་དང་། ཉི་མ་བྱང་གི་མཐར་ཐུག་པར་སླེབས་ནས་དབྱར་ཉི་ལྡོག་པ་ཡིན་ལ་དབྱར་ཉི་ལྡོག་པའི་ཉིན་དེ་ནས་སླར་རིམ་བགྲོད་ཀྱིས་དུས་གསུམ་སྟེ་ཟླ་བ་དྲུག་གི་རིང་ལ་ལྷོའི་མཐར་མ་ཐུག་བར་དུ་འགྲོ་བ་ལ་ཉི་མ་ལྷོ་བགྲོད་ཅེས་བྱ་བ་ཡིན་ནོ། །

དེ་ལྟར་སྔོ་བྱང་དུ་ཟླ་བ་དྲུག་རེ་འགྲོ་བའི་ཕྱེད་ཀྱི་ཟླ་བ་གསུམ་ན། ནམ་སྟེ་མཚན་མོ་དང་། ཉི་མ་སྟེ་ཉིན་མོ་གཉིས་ཀྱི་དུས་རིང་ཐུང་མཉམ་པར་གྱུར་པ་རེ་འབྱུང་བས། དེ་ནི་ཉིན་མཚན་མཉམ་པ་ཞེས་པ་དེ་ཡིན་ལ། དེ་ཡང་ཉི་མ་བྱང་བགྲོད་ཀྱི་ཟླ་བ་དྲུག་གི་ཕྱེད་ཀྱི་ཟླ་བ་གསུམ་ན་ཉིན་མཚན་དུས་མཉམ་པ་ནི། དཔྱིད་ཉིན་མཚན་མཉམ་པ་ཡིན་ཞིང་། ཉི་མ་ལྷོ་བགྲོད་ཀྱི་ཟླ་བ་དྲུག་གི་ཕྱེད་ཀྱི་ཟླ་བ་གསུམ་ན་ཉིན་མཚན་དུས་མཉམ་པ་ནི་སྟོན་ཉིན་མཚན་མཉམ་པ་ཡིན་ནོ། །དཔྱིད་ཉིན་མཚན་མཉམ་པའི་ཉིན་དེ་ནས་ཞག་པོ་བརྒྱད་དང་། སྟོན་ཉིན་མཚན་མཉམ་ནས་ཞག་པོ་བཅུ་སོང་མཚམས་སུ་རིམ་བཞིན་དུ་ནམ་ཟླའི་ཚོད་འཛིན་ནམ་སྟོན་བཙ་ལྟ་བུར་འབྲུག་གི་སྒྲ་སྒྲོག་པ་དང་། ཆད་པར་འགྱུར་བ་ཡིན་ནོ། །

གཉིས་པ། ཉི་མ་ལྷོ་བྱང་དུ་འགྲོ་བའི་མཚན་ཉིད་རྒྱས་པར་བཤད་པ།

ཉི་མ་ལྷོ་བྱང་དུ་འགྲོ་བའི་མཚན་ཉིད་རྒྱས་པར་བཤད་པ་ལ་ཡང་། ཉི་མ་བྱང་བགྲོད་ཀྱི་མཚན་ཉིད་དང་། ཉི་མ་ལྷོ་བགྲོད་ཀྱི་མཚན་ཉིད། དོན་བསྡུས་ཏེ་བསྟན་པ་དང་གསུམ་མོ། །

༡ ཉི་མ་བྱང་བགྲོད་ཀྱི་མཚན་ཉིད་བསྟན་པ།

དེ་ལ་དགུན་ཟླ་ཐ་ཆུང་ལ་སོགས་པ། །ཉི་མ་བྱང་དུ་འགྲོ་བའི་དུས་ཀྱི་ཚེ། །ཤིན་ཏུ་རྩེ་ཚ་རྩུབ་པའི་རོ་ཐོར་འགྱུར། །རླུང་དང་ཉི་མ་དག་གི་ནུས་སྟོབས་ཀྱིས། །ཟླ་བ་ས་ཡི་ཡོན་ཏན་ཟད་པར་བྱེད། །འདིར་ནི་ཚ་བསྐ་ཁ་བའི་རོ་སྟོབས་ཆེ། །མི་རྣམས་ཀྱི་ནི་མཐུ་སྟོབས་ཉིན་རེ་འགྲིབ། །ཅེས་པ་སྟེ། བཤད་མ་ཐག་པའི་དུས་དྲུག་ཉི་མའི་བགྲོད་གཉིས་ལ་སོགས་པ་དེ་དག་ལས། དགུན་ཉི་ཤོག་མ་ཐག་པའི་དགུན་ཟླ་ཐ་ཆུང་ལ་སོགས་པ་ཉི་མ་བྱང་དུ་འགྲོ་བའི་ཡུན་དབྱར་ཉི་མ་ལོག

བར་གྱི་ཟླ་བ་དྲུག་གི་རིང་ལ་དུས་ཀྱི་འགྱུར་བའི་དབང་གིས་ཕྱི་ནང་འབྱུང་བའི་ཁམས་ཀུང་ཤིན་ཏུ་རྣོ་ལ་ཚ་ཞིང་རྩུབ་པའི་ངོ་བོར་འགྱུར་བ་ཡིན་ཏེ། རླུང་དང་ཉི་མ་དག་གི་ནུས་སྟོབས་འཕེལ་བའི་དབང་གིས་ཟླ་བ་ས་ཡི་རང་བཞིན་ཅན་གྱི་ཡོན་ཏན་བསིལ་ལ་སྙུམ་པ་སོགས་འཛོམ་ཞིང་ཟད་པར་བྱེད་པ་ཡིན་པས། དུས་འདིར་ནི་ཟས་སྐྱོམ་ལ་སོགས་པའི་རོ་ཡང་ཚ་བ་དང་ཁ་བ་དང་བསྐ་བ་སྟེ། ལུས་ཁམས་འཚོ་སྐྱེད་ཀྱི་ནུས་སྟོབས་ཆུང་ལ་ཡོན་ཏན་དམན་པའི་རོ་དེ་དག་གི་སྟོབས་ཆེ་བར་འཕེལ་བའི་རྐྱེན་གྱིས། མི་ལ་སོགས་པའི་འགྲོ་བ་རྣམས་ཀྱི་མཐུ་སྟོབས་ཀུང་ཉིན་རེ་བཞིན་དུ་ཟད་ཅིང་འགྲིབ་པར་བྱེད་དོ། །

༢ ཉི་མ་ལྷོ་བགྲོད་ཀྱི་མཚན་ཉིད་བསྟན་པ།

ཆར་དུས་ལྷོ་ཕྱོགས་འགྲོ་ཚེ་སྣར་སྟོབས་སྐྱེད། །བསིལ་བ་ཟླ་བའི་སྟོབས་ལྡན་ཉི་མ་འབྲི། །ཆར་བབས་རླུང་གིས་ས་སྙིང་ཚ་བ་ཞི། །སྐྱུར་དང་ལན་ཚ་མངར་བའི་རོ་སྟོབས་སྐྱེད། །ཅེས་པ་སྟེ། ཆར་དུས་ཏེ་གོང་ལས་ལྡོག་སྟེ་དབྱར་ཉི་ལྡོག་པ་ནས་ཉི་མ་ལྷོ་ཕྱོགས་སུ་འགྲོ་བའི་ཚེ་ཆར་བབས་པའི་དུས་སུ་སླེབས་པ་དང་ཉི་མ་ལྷོ་བགྲོད་མཐར་ཐུག་ཏུ་མ་སླེབས་བར་གྱི་ཟླ་བ་དྲུག་གི་རིང་ལ། སྔར་ཉི་མ་བྱང་བགྲོད་ཀྱི་དུས་སུ་མི་རྣམས་ཀྱི་མཐུ་སྟོབས་ཟད་པ་རྣམས་སླར་རིམ་བཞིན་སྟོབས་སྐྱེད་པར་འགྱུར་བ་ཡིན་ལ། ཕྱི་ནང་གི་འབྱུང་བའི་ངོ་བོ་ཡང་ས་ཆུའི་རང་བཞིན་ཟླ་བའི་སྟོབས་དང་ལྡན་ལ་ནུས་པ་རྣོ་ལ་ཚ་ཞིང་རྩུབ་པའི་ཉི་མའི་རང་བཞིན་གྱི་སྟོབས་རྣམས་འབྲི་བར་འགྱུར་བའོ། །དེའི་ཚེ་ས་སྙིང་དུ་ཆར་བབས་པའི་དབང་གིས་ཆར་རླུང་གི་བརླན་གཤེར་དང་བསིལ་བའི་རང་བཞིན་གྱིས་ས་སྙིང་གི་ཚ་བ་ཞི་ནས། ཕྱི་ནང་འབྱུང་བའི་རོ་སྟོབས་ཀུང་རོ་སྐྱུར་བ་དང་ལན་ཚ་བ། མངར་བ་སྟེ་དང་པོའི་རོ་གསུམ་གྱི་སྟོབས་ཤས་ཆེ་བར་སྐྱེ་བར་འགྱུར་བ་ཡིན་ནོ། །

༣ དོན་བསྡུས་ཏེ་བསྟན་པ།

དགུན་ཆེ་སོས་དང་དབྱར་ཆུང་སྟོན་དཔྱིད་འབྲིང་། །ཞེས་པ་སྟེ། མདོར་ན་ཉི་མ་ལྷོ་བྱང་གི་བགྲོད་གཉིས་ཀྱི་དུས་ཀྱི་འགྱུར་བའི་དབང་གིས་ཕྱི་ནང་འབྱུང་བའི་སྟོབས་ཀྱང་འཕེལ་འགྲི་འགྱུར་བ་འབྱུང་བ་དང་། དེའི་དབང་གིས་མི་ལ་སོགས་པའི་འགྲོ་བའི་ལུས་ཁམས་ཀྱི་སྟོབས་ཀྱང་འཕེལ་འགྲི་ཆེ་ཆུང་དུ་འགྱུར་བ་ཡིན་ཏེ། དེ་ནི་ཇི་སྐད་དུ། ཇི་ལྟར་ཕྱི་རོལ་ཇི་བཞིན་ནང་། །ཞེས་པ་ལྟར་ཕྱི་ནང་སྣོད་བཅུད་ཀྱི་འབྱུང་བའི་འཕེལ་འགྲིབ་ཀྱང་མཐར་ཐུག་ངོ་བོ་བདག་ཉིད་གཅིག་ཏུ་གྱུར་པས་སོ། །དེ་ཡང་སྤྱིར་ན་མི་རྣམས་ཀྱི་ལུས་སྟོབས་ཆེ་ཆུང་ནི། དགུན་སྟོད་དང་དགུན་སྨད་གཉིས་སུ་སྟོབས་ཆེ་ལ། སོས་ཀ་དང་དབྱར་གྱི་དུས་སུ་སྟོབས་ཆུང་བ། སྟོན་ཁ་དང་དཔྱིད་ཀྱི་དུས་སུ་སྟོབས་འབྲིང་དུ་འགྱུར་བ་ཡིན་ཞེས་དུས་དྲུག་གི་དབང་དུ་བྱས་ན་སྤྱིར་རགས་པ་ཙམ་དུ་དེ་ལྟའི་སྟོབས་ཆེ་ཆུང་དུ་འགྱུར་བར་བསྟན་པ་ལས། དེ་དག་གི་སྟོབས་ཆེ་ཆུང་གི་འཕེལ་འགྲིའི་འགྱུར་བ་ནི། དུས་མཚམས་སོ་སོའི་དབར་ལ་ཉིན་གཅིག་གི་འགྱུར་བས་དགུན་ཆེ་བ་དང་སོས་དང་དབྱར་ཆུང་བ་སྟོན་དང་དཔྱིད་གཉིས་འབྲིང་དུ་གསུངས་པ་མ་ཡིན་ཏེ་དེ་ལྟའི་སྟོབས་ཆེ་ཆུང་གི་འགྱུར་བ་ནི་ཉི་མ་རེ་རེ་བཞིན་ཆ་ཡི་སྒོ་ནས་རིམ་བཞིན་འཕེལ་འགྲིབ་ཀྱི་འཁོར་ལོ་འཁོར་བ་ཡིན་ནོ། །

གསུམ་པ། དུས་དྲུག་གི་བྱ་བ་བྱེ་བྲག་ཏུ་བསྟན་པ།

དེ་ལྟར་བགྲོད་དུས་རྣམ་པ་གཉིས་བསྟན་ནས། །ད་ནི་ནམ་ཟླ་དུས་དྲུག་སྤྱོད་ལམ་ནི། །ཞེས་པ་སྟེ། བཤད་མ་ཐག་པའི་དོན་དེ་ལྟར་ཏེ་ཉི་མ་ལྷོ་བགྲོད་དང་བྱང་བགྲོད་ཀྱི་དུས་རྣམ་པ་གཉིས་ཀྱི་མཚན་ཉིད་སོགས་དེ་ལྟར་བསྟན་ཟིན་ནས། ད་ནི་གོང་བཤད་དེ་ལས་ཅུང་ཟད་བྱེ་བྲག་ཕྱེ་སྟེ་ནམ་ཟླ་དགུན་སྟོད་སོགས་དུས་དྲུག་པོ་སོ་

སོའི་སྐབས་ཀྱི་ཆོས་ཉིད་དང་མཐུན་པའི་སྤྱོད་ལམ་བསྟན་པ་ནི་ཞེས་མདོར་བསྟན་ནས་དེ་དག་རྒྱས་པར་བཤད་པ་ལ་དྲུག་ཡོད་པ་སྟེ། དགུན་སྟོད་ཀྱི་སྤྱོད་ལམ་བསྟན་པ་དང༌། དགུན་སྨད་ཀྱི་སྤྱོད་ལམ་བསྟན་པ། དཔྱིད་དུས་ཀྱི་སྤྱོད་ལམ་བསྟན་པ། སོ་ཀའི་སྤྱོད་ལམ་བསྟན་པ། དབྱར་ཁའི་སྤྱོད་ལམ་བསྟན་པ། སྟོན་ཀའི་སྤྱོད་ལམ་བསྟན་པ་དང་དྲུག དེ་རྣམས་མཇུག་དོན་བསྡུ་བ་དང་བདུན་ནོ། །

༡ དགུན་སྟོད་ཀྱི་སྤྱོད་ལམ་བསྟན་པ།

དགུན་སྟོད་གྲང་བས་བ་སྤུའི་སྒོ་བཀག་སྟེ། །མེ་ཡི་སྟོབས་ལྡན་རླུང་གིས་སྲར་བ་ཡིས། །ཟས་ཉུང་ཟུར་ན་ལུས་ཟུངས་འབྲི་བར་འགྱུར། །དེ་ཕྱིར་དང་པོའི་རོ་གསུམ་བསྟེན་པར་བྱ། །དེ་ཚེ་མཚན་མོ་རིང་བས་བཀྲེས་ཟུར་ཏེ། །དེ་ཡིས་ལུས་ཟུངས་འབྲི་བར་འགྱུར་བའི་ཕྱིར། །ཏིལ་མར་གྱིས་ཉུག་ཤ་ཁུ་སྨན་པ་བཟའ། །ཕྲུགས་པའི་གོས་དང་ལྷམ་ནི་རྟག་ཏུ་བགོ །དུགས་དང་མེ་ཉིའི་འོད་ལ་རན་པར་བསྲོ། །ས་ཡི་ཁང་པ་ཉིས་རིམ་ནང་དུ་བསྡད། །ཅེས་པ་སྟེ། དགུན་སྟོད་ཀྱི་དུས་སུ་ཕྱི་ཡུལ་དུ་གྲང་ངར་ཤིན་ཏུ་ཆེ་བའི་དབང་གིས། མི་ཡི་ལུས་ཀྱི་བ་སྤུའི་སྒོ་རྣམས་ཆོས་ཉིད་ཀྱི་དབང་གིས་རང་བཞིན་དུ་བཀག་སྟེ། ནང་ལུས་ཁམས་ཀྱི་མེ་དྲོད་སྟོབས་དང་ལྡན་པར་གྱུར་ཅིང༌། ལྷག་པར་དུ་མེ་མཉམ་རླུང་གིས་ཆེས་ཆེར་བུད་ཅིང་སྦར་བར་བྱས་པ་ཡིས་ནང་ཁོང་པའི་མེ་དྲོད་ཀྱི་སྟོབས་ཤིན་ཏུ་ཆེ་བར་གྱུར་པས་དེའི་ཚེ་གལ་ཏེ་ཁ་ཟས་ཟོས་ཉུང་བར་གྱུར་ན་དྭངས་མ་ལ་སོགས་པའི་ལུས་ཟུངས་རྣམས་སྐེམ་ཞིང་བསྲེགས་པས་སྟོབས་བྲི་བར་འགྱུར་རོ། །དེའི་ཕྱིར་དགུན་སྟོད་ཀྱི་དུས་དེར་མིའི་ལུས་ཟུངས་ཀྱི་སྟོབས་མི་ཟད་པའི་ཆེད་དུ་ཟས་སྐོམ་གྱི་རོ་མངར་བ་དང༌། སྐྱུར་བ་དང་ལན་ཚྭ་བ་སྟེ་དང་པོའི་རོ་གསུམ་ལུས་སྟོབས་གསོ་བའི་སྟོབས་ཆེ་ལ་རླུང་འཇོམས་ཤིང་མེ་དྲོད་ཉམས་པར་བྱེད་པ་ཡིན་པས། དེ་དག་ཤས་ཆེར་བསྟེན་པར་བྱ་

ལ། དེའི་ཚེ་ལྷག་པར་དུ་ཡང་མཚན་མོའི་དུས་རིང་བས་ཐོ་རངས་ཀྱི་ཚེ་བགྲེས་པར་འགྱུར་བ་ཡིན་པས། ཐོ་བའི་ནང་ཟས་སྐོམ་མེད་པས་དེས་མེ་དྲོད་ཀྱི་ཤུགས་བརྟེན་མི་ནུས་པར་ལུས་ཟུངས་དང་སྣུམ་བཅུད་རྣམས་འབྲི་བར་འགྱུར་བའི་ཕྱིར། དུས་དེར་རྒྱུན་དུ་ཏིལ་མར་གྱིས་ལུས་ལ་བྱུག་པ་བྱེད་པ་དང་། ཤ་ཁུ་ལ་སོགས་པའི་ཁ་ཟས་སྣུམ་ལ་བཅུད་དང་ལྡན་པ་གཙོ་ཆེར་ཟ་ཞིང་། བུ་རམ་དང་། ཆང་དང་། འོ་མ་ལ་སོགས་པ་བསྟེན་པ་དང་། གོས་ཀྱང་སླགས་པའི་གོས་ལ་སོགས་པ་ཧླུང་ཐུབ་ཅིང་དྲོ་བའི་རིགས་དང་། ལྷམ་ཡང་དུས་རྟག་ཏུ་དྲོ་བར་བགོ་བར་བྱའོ། །དེར་མ་ཟད་སྐབས་སྐབས་སུ་ལུས་ལ་དྲོད་དུགས་བྱེད་པ་དང་། མེ་དང་ཉི་མའི་དྲོད་ལ་ཡང་ཏ་ཙང་ཐལ་བ་མ་ཡིན་པར་འདུག་པ་སྟེ་རན་པར་བསྲོ་བར་བྱ་ལ། ས་ལ་ཟབས་སུ་བརྐོས་པའི་ནང་གྱང་ལས་བྱས་པའི་ཁང་པའམ་དེ་མིན་ཡང་རྒྱུ་ས་ལས་བྱས་པའི་ཁང་པ་གྱང་རིམ་པ་གཉིས་ཡོད་པ་ལྟ་བུ། མདོར་ན་ཧླུང་དང་གྲང་ངར་མི་ཤོར་བའི་ཁང་པ་དྲོ་སར་བསྡད་པར་བྱའོ། །

༢ དགུན་སྨད་ཀྱི་སྤྱོད་ལམ་བསྟན་པ།

དགུན་སྨད་དུས་ན་ལྷག་པར་གྲང་བས་ན། །དེར་ཡང་སྤྱོད་ལམ་འདི་ཉིད་སྤྱད་པར་བསྔགས། །ཞེས་པ་སྟེ། དགུན་སྨད་ཀྱི་དུས་ནའང་ཕྱི་ཡུལ་དུ་ལྷག་པར་གྲང་ངར་ཆེ་བས་ན། དུས་དེར་ཡང་བཤད་མ་ཐག་པའི་དགུན་སྟོད་ཀྱི་སྤྱོད་ལམ་འདི་ཉིད་སྤྱད་པར་བྱ་བ་བསྔགས་པ་ཡིན་ནོ། །

༣ དཔྱིད་དུས་ཀྱི་སྤྱོད་ལམ་བསྟན་པ།

དགུན་དུས་བད་ཀན་ཁོག་ཏུ་གསོག་པ་སྟེ། །དཔྱིད་དུས་ཉི་འོད་དྲོས་པས་མེ་དྲོད་ཉམས། །བད་ཀན་ལྡང་ཞིང་ཐ་མའི་རོ་གསུམ་བསྐྱེད། །ནས་རྙིང་སྐམ་པའི་ཟ་དང་སྦྲང་ཆུ་དང་། །ཆུ་སྐོལ་སྣ་ཐང་བཏང་ཞིང་རྩུབ་པ་བསྟེན། །རྩོལ་

བས་བཅག་དང་དྲིལ་ཕྱིས་བད་ཀན་བསལ། །དྲི་ཞིམ་སྐྱིད་སེམས་ཚལ་གྱི་ཉེ་གྲིབ་འདུག །ཅེས་པ་སྟེ། དཔྱིད་དུས་ཀྱི་སྤྱོད་ལམ་བསྟན་པ་ནི། སྤྱིར་དགུན་གྱི་དུས་སུ་ནང་མེ་ཡི་ལུས་ཁམས་ཀྱི་རང་བཞིན་ལྡེ་ལ་སྣུམ་པའི་ངོ་བོར་གྱུར་ལ་ཕྱི་འབྱུང་བའི་ཁམས་ཤིན་ཏུ་བསིལ་བའི་དབང་གིས་ནང་གི་བད་ཀན་ཁོག་ཏུ་གསོག་པ་ཡིན་ལ། དཔྱིད་ཀྱི་དུས་སུ་ཕྱི་རོལ་དུ་ཤིན་ཏུ་དྲོ་ལ་ཉི་མའི་འོད་ཟེར་ཚ་བའི་རང་བཞིན་གྱིས་ལུས་ཀྱི་བ་སྤུའི་སྒོ་གདངས་ཤིང་ནང་ལུས་ཁམས་ཀྱི་མེ་དྲོད་ཉམས་པ་དང་། སྔར་དགུན་དུས་སུ་བསགས་པའི་བད་ཀན་གྱི་ནད་རྣམས་མངོན་འགྱུར་དུ་ལྡང་བར་བྱེད་པ་ཡིན་པས། དེ་ཞི་བའི་ཐབས་སུ་བད་ཀན་གྱི་གཉེན་པོར་གྱུར་པའི་ཐ་མའི་རོ་ཁ་བ་དང་ཚ་བ་དང་བསྐ་བ་གསུམ་པོ་ཤས་ཆེ་བར་བསྟེན་ལ། ཁྱད་པར་དུ་ནས་སྙིང་པ་ལོ་ལོན་པའི་རྩམ་པ་དང་། སྐམ་སར་གནས་པའི་སྲོག་ཆགས་ཀྱི་ཤ་དང་། སྦྲང་རྩི་དང་། ཆུ་སྐོལ་དང་། སྒའི་ཆེག་ཐང་སོགས་བཏང་ཞིང་། ཟས་སྐོམ་ངོ་བོ་རྩུབ་པའི་རིགས་རྣམས་བསྟེན་པར་བྱའོ། །སྤྱོད་ལམ་ཀྱང་དུས་རྒྱུན་དུ་རྩོལ་བཅག་རན་པར་བྱ་བ་དང་། དྲིལ་ཕྱིས་བྱ་བ་སོགས་ཀྱིས་བད་ཀན་གྱི་ནད་བསལ་བའི་ཐབས་བསྟེན་པ་དང་། དྲི་ཞིམ་ལ་འཁོར་ཡུག་དྭངས་ཤིང་གཙང་བའི་སྐྱིད་སེམས་ཚལ་གྱི་ཉེ་གྲིབ་ནང་འདུག་པར་བྱའོ། །

༤ སོ་ཀའི་སྤྱོད་ལམ་བསྟན་པ།

སོ་ཀ་ཉི་མའི་འོད་ཟེར་རབ་ཚ་བས། །སྟོབས་འཕྲོག་ཕྱིར་ན་མངར་ཡང་སྣུམ་བསིལ་བཟའ། །ལན་ཚ་ཚ་སྐྱུར་རྩོལ་བ་ཉི་འོད་སྤང་། །བསིལ་ཕྱིར་ལུས་བཀྲུ་ཆང་ཆུ་བསྲེས་པ་བཏུང་། །རབ་ཕྲའི་གོས་བགོ་བསིལ་ཁང་དྲི་བཟང་བསྟེན། །ཤིང་གྲིབ་རྫི་ཆར་བསེར་བུ་དང་ལྡན་བྱ། །ཞེས་པ་སྟེ། སོས་ཀ་ནི་དཔྱིད་ཀའི་ཉི་འོད་ཚ་བ་དེ་ལས་ཀྱང་འོད་ཟེར་རབ་ཏུ་ཚ་བ་ཡིན་པས་ཕྱི་ནང་གི་མེ་

དྲོད་ལྷག་པར་སྐྱེས་ཏེ་ལུས་ཟུངས་སྐམས་པའི་ཚུལ་གྱིས་སྟོབས་འགྲིབ་ཅིང་ཟད་པར་བྱེད་པའི་ཕྱིར་ན། མར་དཀར་ལ་སོགས་པའི་རོ་མངར་བ་དང་ནུས་པ་ཡང་ཞིང་སྣུམ་པ་དང་། བསིལ་བའི་ཟས་སྐོམ་གྱི་རིགས་བསྟེན་ཅིང་བཟའ་བར་བྱ་བ་དང་རོ་ལན་ཚ་བ་དང་། ཚ་བ། སྐྱུར་བ་རྣམས་དང་། ནུས་པ་ཚ་ལ་རྣོ་ཞིང་རྩུབ་པའི་རིགས་ཀྱི་ཟས་སྐོམ་དང་དེ་བཞིན་སྤྱོད་ལམ་རྩོལ་བཅག་བྱེད་པ་དང་མེ་དང་ཉི་མའི་འོད་ལ་བསྲོ་བ་སོགས་ཀྱིས་ལུས་ཟུངས་འཛད་ཅིང་གནོད་པར་བྱེད་པས་དེ་རིགས་སྤང་བར་བྱ་ལ། དུས་དེའི་ཚེ་བསིལ་ལ་གཙང་མའི་ཆུས་ལུས་ཡང་ཡང་བཀྲུ་ཞིང་། ཆང་རག་སོགས་ཀྱང་ཆུ་མང་དུ་བསྲེས་པའི་སླ་མོ་བཏུང་བ་དང་། རབ་ཏུ་ཕྲ་ཞིང་སྲབ་པའི་གོས་ཡང་ཞིང་བསིལ་བའི་རིགས་བགོ་ལ། ཁང་པ་ཡང་བསིལ་ལ་དྲི་བཟང་པོ་དང་ལྡན་པའི་ནང་འདུག་ཅིང་བསྟེན་པ་དང་། ཁང་པའི་ཕྱིར་འགྲོ་འདུག་བྱེད་པའི་ཚེ་ཡང་། ཤིང་གྲིབ་ཡོད་ས་དང་ཐེ་ཆར་ཏེ་རླུང་བསིལ་ཆར་ཆུའི་ཐིགས་མ་དང་ལྡན་པའི་སར་བསེར་བུའི་གྲང་ངད་ཅུང་ཟད་དང་ལྡན་པར་འདུག་ཅིང་འགྲོ་བར་བྱའོ། །

༥ དབྱར་དུས་ཀྱི་སྤྱོད་ལམ་བསྟན་པ།

དབྱར་དུས་མཁའ་ལ་སྤྲིན་འདུས་ཆུ་ཡིས་བརླན། །རླུང་དང་གྲང་བ་ས་རླངས་ཆུ་རྙོག་ཅན། །མེ་དྲོད་གནོད་པས་མེ་དྲོད་སྐྱེད་པ་བསྟེན། །དང་པོའི་རོ་གསུམ་ཡང་དྲོ་སྣུམ་བཅས་བཟའ། །སྐམ་སའི་ཆང་བཏུང་ཁང་སྟེང་བསིལ་ཕྲངས་གནས། །ཞེས་པ་སྟེ། དབྱར་གྱི་དུས་སུ་ཕྱི་སྣོད་ཀྱི་འཇིག་རྟེན་གྱི་མཁའ་ལ་ཆར་སྤྲིན་འདུས་ཞིང་ཡུལ་ཁམས་ཕལ་ཆེར་ལ་སྤྱིར་ན་ཆུ་ཡི་ཁམས་ཀྱི་བརླན་གཤེར་དང་ལྡན་ལ། བསེར་བུའི་རླུང་དང་གྲང་བའི་ཁམས་རྒྱས་ཤིང་ས་རླངས་དང་བརླན་གཤེར་གྱི་གཞའ་ཚན་འཕེལ་ཞིང་། ཡོངས་སུ་སྤྱོད་རྒྱུའི་ཆུ་རྣམས་ཀྱང་ཅུང་ཟད་རྙོག་པ་ཅན་དུ་གྱུར་པས། ནང་བཅུད་ཀྱི་སེམས་ཅན་གྱི་ལུས་ཀྱི་མེ་དྲོད་ཀྱི་སྟོབས་ལ་གནོད་

པས་དུས་དེའི་ཚེ་ངེས་པར་དུ་མེ་དྲོད་སྐྱེད་ཅིང་འཕེལ་བར་བྱེད་པའི་ཟས་དང་སྤྱོད་ལམ་བསྟེན་པར་བྱའོ། །ཁ་ཟས་ཀྱི་རོ་ཡང་དང་པོའི་རོ་གསུམ་སྟེ་མངར་སྐྱུར་ལན་ཚྭའི་རིགས་དང་། ངོ་བོ་ཡང་ལ་དྲོ་ཞིང་། སྣུམ་དང་ལྡན་པའི་རིགས་བཅས་བསྟེན་ཅིང་བཟའ་བར་བྱ་བ་སྟེ། དཔེར་ན་ཡུལ་སྐམ་སའི་གནས་སུ་སྐྱེས་པའི་འབྲུ་ལས་བཙོས་པའི་ཆང་བཏུང་བ་དང་། རྒྱུན་དུ་འདུག་སའི་ཁང་པ་ཡང་སྟེང་ཁང་བརྟན་གཤེར་ཆུང་བའི་ནང་དུ་འདུག་པ་དང་། སྤྱོད་ལམ་བསིལ་བ་སྤངས་ཏེ་དྲོ་སྤྱོད་རན་པར་གནས་དགོས་སོ། །

༨ སྟོན་དུས་ཀྱི་སྤྱོད་ལམ་བསྟན་པ།

དབྱར་བསིལ་འཕྲལ་དུ་ལུས་ལ་ཉི་ཟེར་གདུངས། །ཆར་དུས་བསགས་པའི་མཁྲིས་པ་སྟོན་ན་ལྡང་། །དེ་བསལ་ཕྱིར་ན་མངར་ཁ་བསྐ་བ་བསྟེན། །ག་བུར་ཙན་དན་ཨུ་ཤིར་དྲི་ལྡན་པའི། །གོས་བགོ་ཁང་པ་ཆག་ཆག་བཏབ་པར་འདུག །ཅེས་པ་སྟེ། དབྱར་གྱི་དུས་སུ་སྣུམ་ཞིང་རྗེ་བའི་རང་བཞིན་གྱིས་མཁྲིས་པ་འཕེལ་ཡང་ཆར་སླུང་གི་བསིལ་བས་མགོ་མནན་ནས་མཁྲིས་པ་གསོག་པར་བྱེད་པ་དེ་སྟོན་གྱི་དུས་སུ་སླེབས་པ་དང་། ཆར་རྒྱུན་རིམ་བཞིན་ཆད་ཅིང་གྲང་སླུང་ཞི་ནས་འཕྲལ་དུ་སྟོན་ཚད་ཀྱི་ཉི་ཟེར་དང་འཕྲད་པ་དང་། དེས་གདུངས་ནས་ཆར་དུས་སུ་བསགས་ནས་ཡོད་པའི་མཁྲིས་པ་དེ་མགོ་གནོན་མེད་པས་མངོན་དུ་ལྡང་བར་བྱེད་པ་ཡིན་ནོ། །དེ་བས་ན་སྟོན་གྱི་དུས་སུ་མཁྲིས་ནད་ལྡང་བ་དེ་བསལ་ཞིང་ཞི་བར་བྱེད་པའི་ཕྱིར་དུ། ཟས་སྐོམ་གྱི་རོ་ཡང་མངར་བ་དང་ཁ་བ་དང་། བསྐ་བ་རྣམས་ཤས་ཆེ་བར་བསྟེན་ལ། དེ་ཚེ་རྒྱུན་དུ་སྨན་མཆོག་ག་བུར་དང་། ཙན་དན། ཨུ་ཤིར་ཏེ་སྤོ་བུ་ཤེལ་ཅེའི་དྲི་དང་ལྡན་པའི་གོས་བགོ་བ་དང་། ཁང་པའི་ནང་དུའང་སྨན་བཟང་བསིལ་ལ་དྲི་ཞིམ་དང་ལྡན་པ་འདི་དག་གི་དྲི་ཆུས་ཆག་ཆག་བཏབ་པའི་བསིལ་བའི་

གནས་སུ་འདུག་པར་བྱའོ། །

༧ མཇུག་དོན་བསྡུ་བ་བསྟན་པ།

མདོར་ན་ཟས་སྐོམ་དབྱར་དགུན་དྲོ་བ་བསྟེན། །དཔྱིད་རྒྱབ་སོས་དང་སྟོན་ཀ་བསིལ་བར་བྱ། །དབྱར་དང་དགུན་ནི་དང་པོའི་རོ་གསུམ་བསྟེན། །དཔྱིད་ཀ་ཐ་མའི་རོ་གསུམ་སོ་ག་མངར། །སྟོན་ཀ་མངར་ཁ་བསྐ་བ་བསྟེན་པར་བྱ། །སྟོན་དཔྱིད་བཤལ་སྐྱུགས་དབྱར་ག་འཇམ་རྩི་བསྟུགས། །དམན་ལྷག་ལོག་ན་དེ་དང་འཚམས་པར་དཔྱད། །ཅེས་གསུངས་སོ། །ཞེས་པ་སྟེ། དེ་ལྟར་གོང་དུ་དུས་དྲུག་སོ་སོའི་ཟས་སྤྱོད་ཀྱི་སྲུང་སྐྱང་གི་ཚུལ་བསྟན་པ་དེ་དག་གི་དོན་མདོར་སྡིལ་གྱིས་འདྲིལ་ནས་བསྟན་པ་ཡིན་ན། འདི་ལྟ་སྟེ། ཟས་སྐོམ་དང་སྤྱོད་ལམ་ཀུན་དབྱར་ཁའི་དུས་དང་དགུན་གྱི་དུས་སུ་དྲོ་བའི་རིགས་རྣམས་བསྟེན་པ་དང་། དཔྱིད་ཀའི་དུས་སུ་རྒྱབ་པའི་རིགས་བསྟེན་པ་དང་། སོས་ཀ་དང་སྟོན་གའི་དུས་སུ་བསིལ་བར་བྱ་བའོ། །ཟས་སྐོམ་སོགས་ཀྱི་རོའི་དབང་དུ་བྱས་ན་དབྱར་ཁ་དང་དགུན་ཁའི་དུས་སུ་ནི་མངར་བ་དང་སྐྱུར་བ་དང་ལན་ཚྭ་བ་སྟེ་དང་པོའི་རོ་གསུམ་བསྟེན་པར་བྱ། དཔྱིད་ཀ་ནི་ཐ་མའི་རོ་གསུམ་སྟེ་ཁ་བ་དང་ཚ་བ། བསྐ་བ་བཅས་བསྟེན་པ་དང་། སོ་ག་ནི་མངར་བ་བསྟེན་པ། སྟོན་ཀའི་དུས་སུ་མངར་བ་དང་ཁ་བ་བསྐ་བ་བཅས་བསྟེན་པར་བྱའོ། །སྨན་དཔྱད་ལ་མཚོན་ན་སྟོན་གྱི་དུས་སུ་བཤལ་བྱ་བ་དང་། དཔྱིད་ཀྱི་དུས་སུ་སྐྱུགས་གཏོང་བ། དབྱར་ཀ་འཇམ་རྩི་གཏོང་བ་བཅས་དུས་ཀྱི་ཆོས་ཉིད་དང་། ནད་ཀྱི་གསོག་ལྡང་གི་དབང་གིས་དེ་ལྟར་བསྟུགས་པ་ཡིན་ནོ། །དེ་དག་ནི་སྤྱིར་བཏང་གི་དུས་སོ་སོའི་ཁྱད་ཆོས་དང་མཐུན་པའི་བྱ་སྤྱོད་ཀྱི་སྲུང་སྐྱང་བསྟན་པ་ཡིན་ལ། གལ་ཏེ་སྤྱིར་བཏང་གི་ཆོས་ཉིད་ལས་འགལ་བའི་དུས་དམན་ལྷག་ལོག་པ་བྱུང་ན་ནི། དེ་ལ་དེ་དང་གང་འཚམས་པའི་སྤྱོད་ལམ་བསྟེན་དགོས་པ་ནི་རིག་པས་དཔྱད་ཅིང་སྲུང་སྐྱང་གི་

གནས་ལ་འཇུག་པར་བྱའོ། །ཞེས་བསྟན་པའོ། །ཞེས་གསུངས་སོ། །

ལེའུའི་མཚན་བསྟན་པ།

བདུད་རྩི་སྙིང་པོ་ཡན་ལག་བརྒྱད་པ་གསང་བ་མན་ངག་གི་རྒྱུད་ལས་དུས་སུ་སྦྱོད་པའི་ལེའུ་སྟེ་བཅུ་བཞི་པའོ།། །།

ལེའུ་བཅོ་ལྔ་པ། གནས་སྐབས་ཀྱི་སྤྱོད་ལམ་བསྟན་པ།

གནས་སྐབས་ཀྱི་སྤྱོད་ལམ་བསྟན་པའི་ལེའུའི་གཞུང་དོན་འགྲེལ་བ་ལ་ཉན་པར་གདམས་ཤིང་མཚམས་སྦྱར་བ་དང་།

གཞུང་དོན་དངོས་བཤད་པ། ལེའུའི་མཚན་བསྟན་པ་བཅས་གསུམ་མོ། །

ཉན་པར་གདམས་ཤིང་མཚམས་སྦྱར་བ།

དེ་ནས་ཡང་དྲང་སྲོང་རིག་པའི་ཡེ་ཤེས་ཀྱིས་འདི་སྐད་ཅེས་གསུངས་སོ། །ཀྱེ་དྲང་སྲོང་ཆེན་པོ་ཉོན་ཅིག །ཅེས་པ་སྟེ། གོང་དུ་དུས་སྤྱོད་ཀྱི་ལེའུའི་དོན་བསྟན་ཟིན་མ་ཐག་པ་དེ་ནས་སླར་ཡང་དྲང་སྲོང་རིག་པའི་ཡེ་ཤེས་ཀྱིས་འདི་སྐད་ཅེས་གསུངས་སོ། །ཀྱེ་ཞེས་འབོད་ནས་དྲང་སྲོང་ཆེན་པོ་ཡིད་ལས་སྐྱེས་དང་བཅས་པའི་འཁོར་རྣམས་ཉོན་ཅིག་དང་ངས་བཤད་པར་བྱའོ། །ཞེས་གདམས་པའོ། །

གཞུང་དོན་དངོས་བཤད་པ།

གཞུང་དོན་དངོས་བཤད་པ་ལ་ཡང་རྣམ་པ་གསུམ་ཡོད་པ་སྟེ། མདོར་བསྟན་པ་དང་། རྒྱས་པར་བཤད་པ། མཇུག་བསྡུ་བ་བཅས་གསུམ་ཡོད་པ་ལས།

དང་པོ། མདོར་བསྟན་པ།

གསུམ་པ་གནས་སྐབས་སྤྱོད་ལམ་བསྟན་པ་ནི། །བཀྲེས་སྐོམ་སྒྱུག་པ་

གཡལ་དང་སྲིད་པ་དང་། །དབུགས་གཉིད་ལུད་པ་མཆི་མ་བཤང་བ་འཕྱེན། །གཅིན་དང་ཁུ་བའི་ཤུགས་ནི་བགག་མི་བྱ། །ཞེས་པ་སྟེ། གོང་དུ་བྱ་བ་སྤྱོད་ལམ་གྱི་གནས་ལ་དོན་ཆེན་པོ་གསུམ་ཡོད་པར་བསྟན་པའི་གསུམ་པ་གནས་སྐབས་ངེས་མེད་སོ་སོར་སྤྱོད་པའི་སྤྱོད་ལམ་བསྟན་པར་བྱ་བ་ནི། བཀྲེས་པ་དང་། སྐོམ་པ། སྐྱུག་པ། གཡལ། སྲིད་པ། དབུགས། གཉིད། ལུད་པ། མཆི་མ། བཤང་བ། འཕྱེན། གཅིན་པ། ཁུ་བ་བཅས་བཅུ་གསུམ་པོ་འབྱུང་བའི་ཤུགས་རྣམས་ནི་བཙན་ཐབས་ཀྱིས་བགག་པར་མི་བྱའོ་ཞེས་མདོར་བསྟན་པའོ། །

གཉིས་པ། རྒྱས་པར་བཤད་པ།

དེ་དག་རྒྱས་པར་བཤད་པ་ལ་དོན་རྣམ་པ་བཅུ་གསུམ་ཡོད་པ་སྟེ་བཀྲེས་པའི་དུས་སུ་ཟས་བཀག་པའི་ནད་དང་དེའི་བཅོས་ཐབས། སྐོམ་པའི་དུས་སུ་བཏུང་བ་བཀག་པ་དང་དེའི་བཅོས་ཐབས། དེ་བཞིན་དུ་སྐྱུག་པ་དང་གཡལ། སྲིད་པ། དབུགས། གཉིད། ལུད་པ། མཆི་མ། བཤང་བ། འཕྱེན། གཅིན། ཁུ་བ་བཅས་སོ་སོའི་ཤུགས་བཀག་པའི་ནད་དང་དེའི་བཅོས་ཐབས་བསྟན་པའོ། །

༡ བཀྲེས་དུས་ཟས་བཀག་པའི་ནད་དང་དེའི་བཅོས་ཐབས་བསྟན་པ།

བཀྲེས་བཀག་ལུས་ཞིག་ཉམ་ཆུང་ཡི་ག་འཆུས། །མགོ་འཁོར་དེ་ཟས་ཡང་སྣུམ་དྲོ་ཆུང་སྦྱར། །ཞེས་པ་སྟེ། མདོར་བསྟན་སྐབས་བཀྲེས་སྐོམ་ལ་སོགས་པ་དེ་དག་བཀག་པར་མི་བྱ་ཞེས་བསྟན་པས། གལ་ཏེ་བཀག་པ་ཡིན་ན། འདི་ལྟར་འབྱུང་བ་ཡིན་ཞེས་བསྟན་པ་ནི། བཀྲེས་པར་གྱུར་ནས་ད་དུང་དེ་ལ་ཟས་བཀག་སྟེ་མ་ཟོས་པ་ཡིན་ན། ལུས་ཞིག་པ་སྟེ་ལུས་ཤུགས་ཉོར་ནས་རིམ་གྱིས་ཚོ་མི་ཟིན་པ་དང་། ལུས་སེམས་ཐམས་ཅད་ཉམ་ཆུང་བར་གྱུར་པ་མཐར་ཟས་ཀྱི་ཡི་ག་འཆུས་ནས་ཁ་ཟས་བཟའ་མི་ཐུབ་པ་དང་མགོ་བོ་འཁོར་བ་སོགས་ཀྱི་ནད་དུ་འགྱུར་བས་དེ་དག་མི་འབྱུང་

བའི་ཆེད་དུ་བཀྲེས་པའི་དུས་སུ་དེ་ལ་གང་འདོད་པའི་ཟས་བཟའ་བ་དང་། གལ་ཏེ་ཟས་བཀག་ནས་གོང་གི་ཉེས་པ་དེ་དག་བྱུང་ཟིན་ན་ཕན་ཟས་ཡང་ལ་སྙུམ་ཞིང་ཟྲ་བའི་རིགས་ཆ་ཆུང་ངུ་ནས་སྦྱར་ཞིང་བསྟེན་པར་བྱའོ། །

༢ སྐོམ་དུས་བཏུང་བ་བཀག་པའི་ནད་དང་དེའི་བཅོས་ཐབས་བསྟན་པ།

སྐོམ་བཀག་ཁ་སྐམ་མགོ་འཁོར་སྙིང་ནད་འབྱུང་། །སྐྱོས་འགྱུར་དེ་བསིལ་ཆོ་ག་ཐམས་ཅད་ཕན། །ཞེས་པ་སྟེ། སྐོམ་ནས་བཏུང་བ་བཀག་སྟེ་མ་འཐུང་པ་ཡིན་ན་ཁ་སྐམ་པ་དང་། རིམ་བཞིན་མགོ་བོ་འཁོར་བ་དང་། སྙིང་ནད་འབྱུང་བ། མཐར་སྐོམ་གྱིས་སྐྱོས་པར་འགྱུར་བས་དེ་ལ་སྐོམ་པ་སེལ་ཞིང་ནད་དེ་དག་མི་འབྱུང་བའི་ཆེད་དུ་བསིལ་བའི་སར་འདུག་པ་དང་། ཆུ་བསིལ་ལ་སོགས་པའི་བཏུང་བ་རན་ཚོད་ཀྱིས་འཐུང་བ་སོགས་ཀྱི་བསིལ་བའི་ཐབས་སམ་ཆོ་ག་ཐམས་ཅད་ཕན་པས་བསྟེན་པར་བྱའོ། །

༣ སྐྱུགས་བཀག་པའི་ནད་དང་དེའི་བཅོས་ཐབས་བསྟན་པ།

སྐྱུགས་བཀག་དང་ག་འགག་དང་དབུགས་མི་བདེ། །སྐྲ་ཐབ་མེ་དབལ་གཡན་པ་འབྲས་དང་མཛེ། །མིག་ནད་ལུད་པ་རིམས་ནད་འབྱུང་བར་འགྱུར། །སྐྱུང་གནས་དུད་སྔོན་ཁ་བགང་དགོ་བར་བྱ། །ཞེས་པ་སྟེ། སྐྱུགས་པ་བྱུང་ཡང་བཀག་ནས་མ་སྐྱུག་པ་ཡིན་ན་ཟས་ཀྱི་དང་ག་འགག་པ་དང་། དབུགས་མི་བདེ་བ། སྐྲ་ཐབ་དང་མེ་དབལ། གཡན་པ། འབྲས་ནད་དང་མཛེ་ནད། མིག་ནད། ལུད་པ་འཕེལ་བ། རིམས་ནད་བཅས་ཀྱི་ནད་འབྱུང་བར་འགྱུར་བས། དེ་ལྟར་མི་འབྱུང་བའི་སླད་དུ་སྐྱུགས་པ་རང་བབས་སུ་སྐྱུག་པ་དང་། གོང་གི་ནད་འགྱུར་དེ་དག་ལ་ཕན་པའི་ཆེད་དུ་གནས་སྐབས་ཟས་སྐོམ་སྐྱུང་བར་གནས་ཏེ་མི་བཟའ་བ་དང་། དུད་སྔོན་ཏེ་ཙན་དན་དང་ཨ་ག་རུ་སོགས་ཀྱི་དུད་པ་སྔོན་པོ་རྡུབས་པ་དང་། དེ་འདྲ་བའི་སྨན་

གྱི་ཁུ་བས་ཁ་བཀང་ནས་ཕྱིར་འཐོ་བར་བྱའོ། །

༤ སྐྲིད་པ་བཀག་པའི་ནད་དང་དེའི་བཅོས་ཐབས་བསྟན་པ།

སྐྲིད་བཀག་དབང་པོ་མི་གསལ་མགོ་བོ་ན། །གཉའ་བ་རེངས་དང་ཁ་ཡོ་འགྲམ་ཆག་འགྱུར། །དུད་སྔོན་སྣ་སྨན་ཉི་མ་བལྡུ་བས་བསལ། །ཞེས་པ་སྟེ། སྐྲིད་པ་བྱུང་ཡང་བཀག་ན། མིག་ལ་སོགས་པའི་དབང་པོ་མི་གསལ་བར་འགྱུར་བ་དང་། མགོ་བོ་ན་བ། གཉའ་བ་རེངས་ནས་འགྱུར་དཀའ་བ། ཁ་ཀྱོག་ནས་ཡོ་བ། རླུང་ནད་འགྲམ་ཆག་གིས་འགྲམ་པའི་བྱེད་ལས་ཉམས་ནས་ཁ་ཟས་ཟ་མི་ཤེས་པར་འགྱུར་བ། དེ་དག་ལ་ཨ་ག་རུ་ལ་སོགས་པའི་དུད་པ་སྔོན་པོ་གོང་ལྟར་རྫབས་པར་བྱ་བ་དང་ཕྱི་རྒྱུད་ལས་བསྟན་པའི་སྣ་སྨན་བསྟེན་པ་དང་། མིག་གིས་ཉི་མར་ནན་གྱིས་བལྟ་བས་བསལ་བར་བྱ་བའོ། །

༥ གཡལ་བཀག་པའི་ནད་དང་དེའི་བཅོས་ཐབས་བསྟན་པ།

གཡལ་བཀག་དེ་འདྲ་ཆོ་ག་རླུང་འཇོམས་ཕན། །ཞེས་པ་སྟེ། གཡལ་བཀག་པས་ནི་གོང་གི་སྐྲིད་པ་བཀག་པའི་ནད་དེ་དག་དང་འདྲ་བར་འབྱུང་བས་བཅོས་ཐབས་ཀྱང་དེ་བཞིན་བསྟེན་ལ། ཁྱད་པར་དུ་དེ་ལ་ནི་རླུང་འཇོམས་པར་བྱེད་པའི་སྨན་དཔྱད་ཀྱི་ཆོ་ག་ཅི་རིགས་པ་རྣམས་བསྟེན་པས་ཕན་པར་འགྱུར་རོ། །

༦ ངལ་དུབ་ཀྱི་དུས་དབུགས་བཀག་པའི་ནད་དང་དེའི་བཅོས་ཐབས་བསྟན་པ།

ངལ་དུབ་དབུགས་བཀག་སྐྲན་དང་སྙིང་ནད་འབྱུང་། །སྨྱོས་འགྱུར་དེར་ནི་ངལ་གསོ་རླུང་སེལ་ཕན། །ཞེས་པ་སྟེ། ལུས་རྩོལ་བས་ངལ་ཞིང་དུབ་པའི་དུས་སུ་དབུགས་དྲག་ཏུ་བྱུང་བ་དེ་བཀག་པ་ཡིན་ན། སྐྲན་གྱི་ནད་དང་སྙིང་ནད་འབྱུང་བར་འགྱུར་བ་དང་། སྨྱོས་ཤིང་དྲན་མེད་དུ་འགྱུར་བ་ཡིན་པས་དེར་ནི་ལུས་ངལ་གསོ་ཞིང་། རླུང་སེལ་བར་བྱ་བའི་ཐབས་བསྟེན་པས་ཕན་པའོ། །

༧ གཉིད་བཀག་པའི་ནད་དང་དེའི་བཅོས་ཐབས་བསྟན་པ།

གཉིད་བཀག་གཡལ་མང་ལུས་སྒོམ་མགོ་བོ་ལྡི། །མིག་འཁྲིབ་ཁ་ཟས་མི་འཇུ་ཤ་ཁྲ་དང་། །ཚང་བཏུང་བསྐུ་མཉེ་བྱ་ཞིང་གཉིད་ལོག་ཕན། །ཞེས་པ་སྟེ། གཉིད་དུ་ཡུར་ཡང་བཀག་ནས་མ་ཉལ་བ་ཡིན་ན་གཡལ་སྟོང་མང་དུ་འབྱུང་ལ། ལུས་སེམས་གཉིས་ཀ་ཉོབ་པ་དང་མགོ་བོ་ལྡི་བ། མིག་འཁྲིབ་པ། ཁ་ཟས་ཟོས་པ་ཡང་མི་འཇུ་བ་བཅས་ཀྱི་ནད་འབྱུང་བས་དེ་ལ་ཤ་ཁུ་དང་ཚང་བཟང་པོ་བཏུང་ལ་སྣུམ་བག་ལྡན་པས་བསྐུ་མཉེ་བྱ་ཞིང་། གཉིད་བདེ་བར་ལོག་ན་ཕན་པས་དེ་ལྟར་བསྟེན་པར་བྱའོ། །

༨ ལུད་པ་བཀག་པའི་ནད་དང་དེའི་བཅོས་ཐབས་བསྟན་པ།

ལུད་པ་བཀག་པས་ལུད་འཕེལ་དབུགས་མི་བདེ། །ཤ་སྐེམ་སྙིགས་བུ་སྙིང་ནད་ཡི་ག་འཆུས། །དེར་ནི་ལུད་པ་བསལ་བའི་ཆོ་ག་བྱ། །ཞེས་པ་སྟེ། ལུད་པ་བྱུང་ཡང་ཕྱིར་མི་ལུ་བར་བཀག་པས། དབུགས་ལམ་ནང་ལུད་པ་མང་དུ་འཕེལ་ནས་དབུགས་འབྱིན་རྔུབས་མི་བདེ་བ་དང་། ལུས་ཀྱི་ཤ་ཡང་རིམ་གྱིས་སྐེམ་པ་དང་། སྙིགས་བུའི་ནད་དང་། སྙིང་ནད། ཡི་ག་འཆུས་པ་སོགས་ཀྱི་ནད་འབྱུང་བ་ཡིན་པས། དེ་ལ་ནི་ལུད་པ་ཕྱིར་བསལ་བར་བྱ་བའི་ཆོ་གའམ་ཐབས་སུ་སྣར་བུའི་ཐང་གཏོང་བ་དང་། བཙའ་སྣ་དང་། པི་པི་ལིང་སོགས་བུ་རམ་དང་སྦྱར་བའི་ལྡེ་གུ་གཏོང་བ་སོགས་བྱའོ། །

༩ མཆི་མ་བཀག་པའི་ནད་དང་དེའི་བཅོས་ཐབས་བསྟན་པ།

མཆི་མ་བཀག་པས་སྙིང་དང་མགོ་བོ་ན། །སྣ་ཆུ་འཛག་ཅིང་མགོ་འཁོར་ཡི་ག་འཆུས། །དེ་ལ་ཚང་བཏུང་གཉིད་ལོག་གཏམ་སྙན་ཕན། །ཞེས་པ་སྟེ། མིག་གི་ནད་ལས་བྱུང་བའམ། སེམས་ལ་མྱ་ངན་བྱུང་བ་ལ་བརྟེན་ནས་མིག་ལས་མཆི་མ་འོང་བ་བཀག་ནས་དོན་དུ་མ་བཏུག་པ་ཡིན་ན། སྙིང་དང་མགོ་བོ་ན་བ་དང་། སྣ་

ཆུ་མང་དུ་འཛག་ཅིང་མགོ་ཡུ་འཁོར་བ། ཡི་ག་འཆུས་པ་སོགས་ཀྱི་ནད་འབྱུང་བ་ཡིན་པས། དེ་ལ་ནི་ཚང་བཏུང་བ་དང་། གཉིད་ལོག་པ་གཏམ་སྙན་པོ་ཉན་པ་སོགས་ཀྱིས་ཕན་པས་དེ་ལྟར་བསྟེན་པར་བྱའོ། །

༡༠ འཕྱིན་བཀག་པའི་ནད་བསྟན་པ།

འཕྱིན་བཀག་རྟུག་སྐམས་འཕྱིན་དང་བཤང་བ་འགག །སྐྲན་གཟེར་མིག་རྟུལ་རྡོད་ཆུང་སྙིང་ནད་འགྱུར། །ཞེས་པ་སྟེ། འཕྱིན་ཏེ་རྟུག་དྲི་འོང་བ་བཀག་ནས་མ་བཏང་བ་ཡིན་ན། རྟུག་པ་སྐམས་པོར་འགྲོ་བ་དང་། འཕྱིན་དང་བཤང་བ་སྣད་གཏོང་བར་རྩོམ་ཚེ་འགག་ནས་གཏོང་མི་ཐུབ་པ་དང་། སྐྲན་ནད་འབྱུང་བ་དང་། ཁོང་པ་གཟེར་བ། མིག་རྟུལ་བར་གྱུར་པ་སྟེ་མིག་མི་རྣོ་བའམ་མི་གསལ་བ། ལུས་རྡོད་ཆུང་དུ་འགྲོ་བ་དང་སྙིང་ནད་འབྱུང་བར་འགྱུར་བ་བཅས་སོ། །འཕྱིན་དང་བཤང་བ། གཅིན་གསུམ་བཀག་པའི་ནད་ཀྱི་བཅོས་ཐབས་གཤམ་དུ་ལྷན་ཅིག་ཏུ་བསྟན་ནོ། །

༡༡ བཤང་བ་བཀག་པའི་ནད་བསྟན་པ།

བཤང་བ་བཀག་པས་ཁ་རུ་མི་གཙང་འབྱུང་། །གླད་པ་ན་ཞིང་ཉྭ་འགྱུར་ཚམ་པས་འདེབས། །སྟེར་བཤད་ནད་འགྱུར......། ཞེས་པ་སྟེ། བཤང་བ་འོང་བཞིན་དུ་བཀག་ནས་མ་བཏང་བ་ཡིན་ན། ཡུན་རིང་དུ་སོང་ནས་ཁ་རུ་མི་གཙང་བ་རྟུག་པའི་དྲི་འབྱུང་བ་དང་། གླད་པ་ན་ཞིང་རྐང་ལག་གི་ཉྭ་འགྱུར་བ། ཚམ་པས་འདེབས་པ་དེར་མ་ཟད་སྟེར་འཕྱིན་བཀག་གི་སྐབས་ལས་བཤད་པའི་ནད་རྣམས་སུའང་འགྱུར་བ་ཡིན་ནོ། །

༡༢ གཅིན་བཀག་གི་ནད་དང་དེ་དག་གི་བཅོས་ཐབས་བསྟན་པ།

......གཅིན་བཀག་རྡེའུ་ནད་དང་། །ཆུ་སོ་ཕོ་མཚན་དཀྲུ་ནད་སྟེར་ནད་འབྱུང་། །དེ་སྨན་རེང་བུ་མས་བཏང་ལུས་བཅིང་དང་། །བསྐུ་ཐུག་དུགས་དང་སྨན་མར་བསྟེན་པར་བྱ། །ཞེས་པ་སྟེ། གཅིན་ཡུན་རིང་དུ་བཀག་པ་ཡིན་ན། ལྷང་

པའི་རྫེའུ་སྐྲན་ལ་སོགས་པའི་རྫེའུའི་ནད་འབྱུང་བ་དང་། ཆུ་སོ་དང་། ཕོ་མཚན། དཀྱུ་སྐྱེ་མང་ལ་སོགས་གཅིན་ལམ་གྱི་ནད་དང་། དེ་དག་ལ་སྔར་ནད་གང་ཡོད་པ་རྣམས་ལྡང་ཞིང་འབྱུང་བ་ཡིན་ནོ། །གོང་གསལ་འཁྲེན་བཀག་པ་དང་། བཤང་བ་བཀག་པ། གཅིན་བཀག་པ་བཅས་ལས་བྱུང་བའི་ནད་རྣམས་ལ་བཅོས་ཐབས་ལྷན་ཅིག་ཏུ་བསྟན་པ་ནི། དེ་དག་ནད་སོ་སོ་ཞི་བྱེད་ཀྱི་གཉེན་པོའི་སྨན་གང་ཡིན་པ་རྣམས་གང་ལ་དེ་འཚམས་ཀྱིས་བསྟེན་པར་བྱ་དགོས་ལ་དེ་བཞིན་སྤྱི་སོ་ཆ་དང་དུད་པ། ཚྭ་བཅས་སྦྱར་བའི་རིང་བུ་དང་། དེ་བཞིན་མས་བཏང་སྐྱེ་འཛམ་རྩེ་དང་། སྨན་གྱི་ལུམས་ཀྱིས་ལུས་བཅིང་བ་དང་། རོ་སྨད་ལ་སྣུམ་གྱིས་བསྐུ་ཕྱུག་དང་ཧྲོད་དུགས་བྱ་ཞིང་རྩ་བ་ལྷུ་སོགས་ཀྱི་སྨན་མར་བསྟེན་པར་བྱའོ། །

༧༣ ཁུ་བ་བཀག་པའི་ནད་དང་དེའི་བཅོས་ཐབས་བསྟན་པ།

ཁུ་བ་བཀག་པས་དེ་འཛག་ཕོ་མཚན་ན། །ཆུ་འགགས་རྫེའུ་འཕེལ་དང་མ་ཉིང་འགྱུར། །མས་བཏང་ལུས་བཅིང་བུད་མེད་སྤྱོད་པར་བྱ། །ཏིལ་མར་འོ་མ་ཁྲིམ་བྱ་ཧ་ཆང་བཏང་། །ཞེས་པ་སྟེ། ཁུ་བ་བྱུང་བ་ཡུན་རིང་དུ་བཀག་པས། དེ་ནད་དུ་གྱུར་ནས་སླར་ཁུ་བ་རང་དབང་མེད་པར་རྒྱུན་དུ་འཛགས་པ་དང་ཕོ་མཚན་དང་། ཁུ་བའི་ལམ་དུ་ན་ཞིང་གཟེར་བ། དེས་དྲི་ཆུ་འགགས་པ་དང་། གཅིན་ལམ་དང་ཁུ་བ་འབྱུང་བའི་ལམ་དུ་རྫེའུ་འཕེལ་བ་དང་། མ་ཉིང་དུ་འགྱུར་ཞེས་པ་སྟེ། ཁུ་བ་ཡུན་རིང་བཀག་པའི་དབང་གིས་མཐར་དབང་པོ་མི་ལྡང་བ་དང་། འདོད་པ་སྤྱོད་མི་ཐུབ་པ་སོགས་དབང་པོ་ལས་སུ་མི་རུང་བས་མ་ཉིང་ལྟར་དུ་འགྱུར་བར་བྱེད་པ་ཡིན་ནོ། །དེ་ལ་ནི་མས་བཏང་དང་། ལུམས་ཀྱིས་ལུས་བཅིང་བ་སོགས་ནད་དང་འཚམས་པའི་གཉེན་པོ་བསྟེན་པ་དང་། ཁུ་བ་འཕེལ་ནས་ཡུན་རིང་མི་བགག་པར་དུས་སུ་བུད་མེད་ལ་འཁྲིག་པ་སྤྱད་ནས་ཁུ་བ་བདེ་བར་འབྱིན་པར་བྱ་ལ། ཏིལ་མར་དང་འོ་མ་ཁྲིམ་

བྱའི་ཤ། དེ་བཞིན་ཆང་ཞིམ་པོ་བཅས་བཏང་བར་བྱའོ། །

གསུམ་པ། མཇུག་དོན་བསྡུ་བ་བསྟན་པ།

དེ་ལྟར་ཐུགས་ཉེ་བཀག་དང་བཙོར་བ་ཡིས། །ནད་ཀུན་འབྱུང་འགྱུར་འཕྲལ་དུ་རྒྱུད་འཁྲུགས་པས། །དེ་ཕྱིར་དེ་ཡི་ཟས་དང་སྨན་སྐོམ་སྦྱར། །ནད་གང་སྐྱུང་དང་ཞི་བས་བཟུ་བྱས་ཀྱང་། །རོ་མ་ལྷང་འགྱུར་ལེགས་སྦྱངས་སླར་མི་འབྱུང་། །དེ་ཕྱིར་དགུན་བསགས་གྲང་ནད་དཔྱིད་དུས་སྦྱང་། །སོས་བསགས་དབྱར་སྦྱང་དབྱར་བསགས་སྟོན་དུས་སྦྱང་། །ལེགས་པར་སྦྱང་བས་རོ་ཐོན་ནད་མེད་འགྱུར། །རྟག་ཏུ་ཕན་པའི་ཟས་དང་སྤྱོད་ལམ་རྣམས། །ཉམས་ལྡན་བསྟེན་པར་བྱེད་ན་ནད་མི་འབྱུང་། །ནད་ཀུན་མི་སྐྱེ་སྐྱེས་པའང་ཞི་བྱའི་ཕྱིར། །གནས་སྐབས་སྤྱོད་པའི་ཚིག་འདི་ཉིད་བསྡུགས། །ཞེས་གསུངས་སོ། །ཞེས་པ་སྟེ། གོང་དུ་བཤད་མ་ཐག་པའི་གནས་ལུགས་དེ་རྣམས་ལྟར། རྒྱུན་དུ་སྐྱེས་བུའི་ལུས་ཁམས་དབང་པོ་རྣམས་ཀྱི་བྱེད་ལས་སམ་རྣམ་འགྱུར་ལས་རང་བབས་སུ་འབྱུང་དགོས་ངེས་ཀྱི་བྱ་སྤྱོད་དེ་རིགས་བཙན་ཐབས་ཀྱིས་བཀག་པའམ། ཡང་ན་མི་འབྱུང་བཞིན་དུ་ནན་ཤུགས་ཀྱིས་བ་ཙོར་བ་སོགས་ཐ་མལ་གྱི་ཆོས་ཉིད་གང་ཡིན་པ་ལས་ལོག་པར་སྤྱོད་ན་དེ་ཡིས་མཐར་ལུས་ལ་མི་རུང་བའི་ནད་གདུག་པ་ཅན་ཀུན་སློང་ཞིང་འབྱུང་བར་འགྱུར་བ་དང་། གལ་ཏེ་དེ་མ་ཐག་ནད་དྲག་པོར་འགྱུར་བ་མ་ཡིན་ཡང་དེས་རྐྱེན་པས་ལུས་ཀྱི་རླུང་རྣམས་འཁྲུགས་པར་འགྱུར་བའོ། རྒྱུ་མཚན་དེ་ཡི་ཕྱིར་ན། རྒྱུན་དུ་ལུས་ཁམས་དབང་པོའི་རང་བཞིན་གྱི་རྣམ་འགྱུར་གང་ཡིན་པ་དེ་དག་རང་བབས་སུ་འཇོག་པ་ལས། དེ་ལ་བཙན་ཐབས་ཀྱིས་བྱུང་བཞིན་དུ་བཀག་པ་དང་། མི་འབྱུང་བཞིན་དུ་བ་ཙོར་བ་སོགས་ཀྱི་ལོག་པའི་སྤྱོད་ལམ་དེ་རིགས་སྤང་བར་བྱ་ལ། གལ་ཏེ་དེ་ལྟའི་སྤྱོད་ལམ་ལོག་པ་དག་བྱས་ཟིན་ནས་རླུང་འཁྲུགས་པ་སོགས་ཀྱི་ནད་འབྱུང་བ་ཡིན་ན། དེ་

དག་སོ་སོར་ཕན་པའི་ཟས་དང་གཉེན་པོའི་སྨན་དེ་བཞིན་སྐྱོམ་སོགས་གང་ལ་དེ་འཚམས་སུ་སྦྱར་ནས་བསྟེན་པར་བྱའོ། །དེ་ཙམ་དུ་མ་ཟད་ནད་གང་ཞིག་ཡིན་རུང་ཟས་སྐྱོམ་སྲུང་བ་དང་། གཉེན་པོའི་སྨན་གྱིས་ཞི་བའི་ཐབས་བསྟེན་ནས་ནད་བཞུ་བར་བྱས་ཀྱང་། ནད་ཀྱི་རོ་མ་རྩད་ནས་འབྱིན་མ་ཐུབ་པར་ལུས་ན། སླར་ལྡང་བར་འགྱུར་བས་ནད་རོ་རྩད་ནས་ལེགས་པར་སྦྱངས་ནས་སླར་མི་འབྱུང་བ་དེའི་ཕྱིར། དགུན་དུས་བསགས་པའི་བད་ཀན་གྲང་ནད་ནི་དཔྱིད་ཀྱི་དུས་སུ་སྐྱུགས་ཀྱིས་སྦྱང་བ་དང་སོས་ཀ་བསགས་པའི་རླུང་ནད་དེ་ཉིད་དབྱར་ཁའི་དུས་སུ་འཇམ་རྩིས་སྦྱངས་པ་དབྱར་དུས་བསགས་པའི་མཁྲིས་པའི་ནད་དེ་སྟོན་གྱི་དུས་སུ་བཤལ་གྱིས་སྦྱངས་དགོས་པ་ཡིན་ནོ། །དེ་ལྟར་ལེགས་པར་ནད་རོ་སྦྱངས་པས་ནི། ནད་ཀྱི་རྩ་བ་ཐོན་པས་ནད་མེད་པར་འགྱུར་བ་ཡིན་ནོ། །དེ་བཞིན་དུ་དུས་རྟག་ཏུ་ལུས་ལ་ཕན་ཞིང་ནད་མི་ལྡང་བའི་ཟས་སྐྱོམ་དང་སྤྱོད་ལམ་འཕྲོད་པའི་རིགས་རང་ངམ་སྨན་པ་མཁས་པ་དག་གིས་ཉམས་གཞིགས་དང་ལྡན་པའི་སྒོ་ནས་ཇི་ལྟར་བསྒོ་བ་བཞིན་དུ་བསྟེན་པར་བྱེད་ན། ནད་མི་འབྱུང་བ་དེའི་ཕྱིར་ན། གནས་སྐབས་ཀྱི་སྤྱོད་ལམ་ལོག་པའི་དབང་གིས་ནད་ཀུན་སྟར་མེད་གསར་དུ་མི་སྐྱེ་བ་དང་། སྐྱེས་ཟིན་པ་རྣམས་ཀྱང་སྐབས་འཕྲལ་གསར་ཐོག་ཏུ་ཞི་བར་བྱ་བའི་ཕྱིར་དུ། གནས་སྐབས་ངེས་མེད་དུ་སྤྱོད་དགོས་པའི་སྤྱོད་ལམ་གྱི་ཚོ་ག་འདི་ཉིད་ཤིན་ཏུ་བསྔགས་པའི་གཉེན་པོ་ཞིག་ཡིན་པས་ལུས་ཅན་ཀུན་གྱིས་དྲན་ཤེས་ལྡན་པས་ཉམས་སུ་ལོངས་པར་གྱིས་ཤིག །ཅེས་གསུངས་སོ། །

ལེའུའི་མཚན་བསྟན་པ།

བདུད་རྩི་སྙིང་པོ་ཡན་ལག་བརྒྱད་པ་གསང་བ་མན་ངག་གི་རྒྱུད་ལས་གནས་སྐབས་ཀྱི་སྤྱོད་ལམ་བསྟན་པའི་ལེའུ་སྟེ་བཅོ་ལྔ་པའོ།། །།

མཁས་དབང་ཁྲོ་རུ་ཚེ་རྣམ་མཆོག་གི་གསུང་འབུམ། པོད་གཉིས་པ།

གསོ་རིག་རྒྱུད་བཞིའི་འགྲེལ་ཆེན་བཞུགས་སོ། ། ༡

ཇུས་འགོད་པ།	ཀང་བརྩེགས།
གཙོ་སྒྲིག་པ།	བསོད་ནམས་འཚེ་མེད།
གཙོ་སྒྲིག་གཞོན་པ།	གཡང་མེར།
རྩོམ་སྒྲིག་འགན་འཁུར་བ།	པ་སངས་དབང་ཆེན།
མདུན་ཤོག་མཛེས་འཆོས་པ།	སྐལ་བཟང་ནོར་བུ།
པར་འདེབས་འགན་འཁུར་བ།	བཀྲ་ཤིས་བསམ་གྲུབ།
དཔེ་སྐྲུན་འགྲེམས་སྤེལ་ཚན་པ།	བོད་ལྗོངས་མི་དམངས་དཔེ་སྐྲུན་ཁང་། (ལྷ་ས་གླིང་སྐོར་བྱང་ལམ་སྒོ་ཨང་20པ།)
པར་འདེབས་ཚན་པ།	ལྷ་ས་གྲོང་ཁྱེར་མིང་ཤིན་པར་འདེབས་ཚད་ཡོད་ཀུང་སི།
རེབ་ཚད།	787 ×960 1/16
པར་ཤོག	24. 625
ཡིག་གྲངས།	ཁྲི28
པར་གཞི།	2019ལོའི་ཟླ8པར་པར་གཞི1བསྒྲིགས།
པར་ཐེངས།	2023ལོའི་ཟླ8པར་པར་ཐེངས2བཏབ།
པར་གྲངས།	2,001 –4,000
དཔེ་རྟགས།	ISBN 978 –7 –223 –06222 –0
རིན་གོང་།	སྒོར 68.00